中医护理"三基"培训指导

主　编　胡利民　张月娟　蒋谷芬

副主编　林　奕　何　花　汤　仙　朱诗林

编　委　（按姓氏笔画排序）

王　晴	王希蕊	王婷婷	尹罗娟	邓　旭	邓海鹰
冯　进	皮桂芳	朱诗林	刘　杰	刘开英	汤　仙
许永红	李　英	李兵娇	李益龙	何　花	余艳兰
邹　婵	邹秋玉	宋水燕	宋柳燕	张吉妹	张月娟
张晶晶	陈　红	陈　芳	陈　燕	陈芊妤	陈洪涛
奉水华	林　奕	周群香	周红霞	周晓雯	郑朝晖
胡利民	胡春花	钟小平	段丽娜	段晓诚	贺　霞
贺涟漪	赵　燕	高　娟	郭　元	聂含竹	梁晓云
龚婷英	彭小玉	蒋谷芬	焦珞珈	曾　韧	曾碧君
詹庆华	廖若夷				

科学技术文献出版社
SCIENTIFIC AND TECHNICAL DOCUMENTATION PRESS
·北京·

图书在版编目（CIP）数据

中医护理"三基"培训指导 / 胡利民，张月娟，蒋谷芬主编. — 北京：科学技术文献出版社，2017.2
ISBN 978-7-5189-2186-7

Ⅰ. ①中… Ⅱ. ①胡… ②张… ③蒋… Ⅲ. ①中医学 – 护理学 – 技术培训 – 教学参考资料 Ⅳ. ①R248

中国版本图书馆 CIP 数据核字（2016）第 316139 号

中医护理"三基"培训指导

策划编辑：杜新杰　　　责任编辑：张宪安　　　责任校对：许　艳　　　责任出版：张志平

出　版　者　科学技术文献出版社
地　　　址　北京市复兴路15号　邮编 100038
编　务　部　(010) 58882938，58882087（传真）
发　行　部　(010) 58882868，58882874（传真）
邮　购　部　(010) 58882873
官 方 网 址　www.stdp.com.cn
发　行　者　科学技术文献出版社发行　全国各地新华书店经销
印　刷　者　长沙鸿发印务实业有限公司
版　　　次　2017 年 2 月第 1 版　2023 年 6 月第 4 次印刷
开　　　本　787×1092　1/16
字　　　数　627千
印　　　张　29.75
书　　　号　ISBN 978-7-5189-2186-7
定　　　价　58.00元

前　言

　　中医药是我国独特的卫生资源，潜力巨大的经济资源，具有原创优势的科技资源，优秀的文化资源和重要的生态资源，在经济社会发展中发挥着日益重要的作用。随着国家对中医药事业的高度重视和大力支持，医疗卫生机构发挥中医药特色的措施越来越完善，中医药确切的临床疗效、灵活的治疗方式、突出的养生保健作用，深受人民群众的认可与欢迎。中医护理是在中医药理论的指导下，用独特的传统护理技术，结合预防、保健、康复和养生等措施，对护理对象施以辨证护理，以促进健康、延年益寿。中医护理工作是中医药工作的重要组成部分，在防病治病、养生保健等工作中的作用与优势日益突显。狠抓中医护理队伍内涵建设，提高中医护理人员专业素质、业务能力、技能水平就显得十分重要。中医护理"三基"是中医护理人员必须掌握的基本功，是提升中医护理队伍整体素质的重要途径和方法，是确保护理质量和安全的有效措施和手段。

　　本书分上、下两篇共 18 章，上篇为中医基础理论，包括阴阳五行、藏象、精气血津液神、经络与腧穴、四诊、辨证、中药与方剂、体质与治未病。下篇为中医护理基本知识与技能，包括中医护理基本内容、内科护理、外科护理、妇产科护理、儿科护理、急危重症护理和常见中医护理操作技术及考核评分标准。

　　本书从中医护理实际需要出发，采取表格归纳、命题练习、考核评分等方式，阐述中医护理"三基"理论与知识，编写方式新颖、内容丰富、重点突出、条理清晰、通俗易懂、便于记忆，对临床辨证施护有很大的帮助。本书具有科学性、实用性、针对性和可操作性强等特点，可做为各级各类医疗机构护理人员中医护理"三基"训练和岗位培训考试考核用书，尤其适合做为"西医院校毕业的护士，在中医医疗机构工作 3 年内完成中医理论与技能培训时间累计 100 学时"的培训教材和考试考核用书。

　　本书编写过程中，参编人员倾注了大量的心血，历时三年多，几易其稿，以竭尽全力满足广大中医护理人员的需求。但由于水平有限，疏漏和不妥之处在所难免，敬请读者指出雅正，以便再版时修改、充实、提高。

湖南省中医药和中西医结合学会

中医护理专业委员会

目 录

上篇 中医基础理论

下篇　中医护理基本知识与技能

上 篇
中医基础理论

第一章　概述

中医学是研究人体生理、病理、疾病防治等理论与实践的一门科学。是我国人民长期同疾病做斗争的经验积累和总结，其经历数千年而不衰，显示其强大的生命力，是历代传承并发展创新的原创性医学理论体系，为我国人民的保健事业和世界医学的发展做出了巨大的贡献。

第一节　中医学发展简史

中医学是中华民族灿烂文化的重要组成部分，以其显著的疗效、浓郁的民族特色、独特的诊疗方法、系统的理论体系屹立于世界医学之林。

一、中医学理论体系的形成和发展梗概

（一）中医药理论体系的形成

中医学理论体系是受古代哲学思想深刻影响，以整体观为指导，以脏腑经络理论为核心，以辨证论治为诊疗特点，理、法、方、药完备的独特的医药学理论体系。这一理论体系形成于战国至秦汉时期，主要代表著作有 4 部。

1.《黄帝内经》包括《素问》和《灵枢》两部分，共 18 卷，162 篇，是我国现存第一部医学理论专著。该书以古代哲学理论（阴阳五行等）为指导，系统地阐述了人体生理、病理、诊断、养生、治疗的理论。

2.《难经》又名《黄帝八十一难经》，相传系秦越人（扁鹊）所作，成书于汉代。该书论述了人体生理、病理、诊断、病证、治疗等多方面内容，尤其是有关脉诊的论述具有创造性，从某些方面补充了《黄帝内经》论述之不足。

3.《伤寒杂病论》包括《伤寒论》和《金匮要略》两部分，系东汉医家张仲景所著。其中《伤寒论》为外感病的辨证论治，确立了六经辨证体系；《金匮要略》以脏腑经络为理论基础，专论内伤杂病的辨证论治。《伤寒杂病论》的问世，确立了中医辨证论治理论体系，而且《伤寒杂病论》共载经典方剂 323 首，又为中医方剂学之祖。

4.《神农本草经》是我国现存最早的药物学专著。载药 365 种，根据养生、治病和有毒无毒分为上、中、下三品，提出了单行、相须、相使、相畏、相恶、相反、相杀"七情和合"的药物配伍理论，奠定了中药学理论体系的基础。

（二）中医理论体系的发展

汉代以后，历代医学家通过大量医学实践，从不同角度研究和发展了中医药学理论。其中较具代表性的医学著作和研究成果包括以下内容。

1. 晋代王叔和的《经脉》是我国现存最早的脉学专著。该书对浮、芤、洪、滑、数、弦、紧等 24 种病脉进行了详细的论述，发展了中医脉诊理论。

2. 隋代巢元方的《诸病源候论》是我国第一部病因病机证候学专著。该书分别论述了内科、外科、妇科、儿科、五官科、皮肤科疾病的病因病机及症状，尤其是重视对病源的探讨，为后世病因学的发展起到了重要的促进作用。

3. 唐代苏敬等编撰的《新修本草》是世界上最早由国家制定并颁发的药典，共收药物 850 种，分玉石、草、木、兽、禽、虫鱼、果、菜、米谷 9 类。总结了唐代以前的药学成就。

4. 唐代孙思邈的《备急千金要方》《千金翼方》为中医药学最早的百科全书。该书集唐以前医学之大成，结合个人经验，从中医理论、诊法、方剂等方面进行较为系统的论述，代表了当时医学发展水平。同时，该书载方 7000 余首，体现了当时方剂学研究的成就。

5. 由宋代官府药局编纂的成药配方范本《太平惠民和剂局方》载方 788 首，流传甚广，是我国历史上第一部由政府编制的成药药典，也是宋代以来著名方书之一。

6. 宋代唐慎微的《经史证类本草》，简称《证类本草》，集《神农本草经》之后至北宋以前各家医药名著等有关本草资料，收载药物 1746 种，在明代《本草纲目》之前，上下 500 年间一直被作为研究本草学的范本。

7. 宋代陈无择的《三因极一病证方论》在《伤寒杂病论》基础上，提出"三因学说"，将病因分为外因、内因、不内外因三类，对后世病因学的发展起到了重要作用。而且，该书在内科、外科、妇科、儿科各科疾病之后均附有治疗方剂，其中不少方剂在宋以前的医学文献中没有记载，对方剂学的研究和发展也有着深远影响。

8. 金人成无己的《伤寒明理论》系统地阐述了张仲景《伤寒论》20 首经方的组方原理及方、药之间的配伍关系，开创方论之先河，拓展了方剂学的学术领域。

9. 金元时期，以刘完素（刘河间）、张从正（张子和）、李杲（李东垣）、朱丹溪（朱震亨）为代表的"金元四大家"，创造性地提出不同学术观点。其中刘完素以"火热"立论，提出"六气皆从火化"、"五志过极，皆为热甚"，善用寒凉药治病，后人称其为"寒凉派"；张从正倡导"攻邪"理论，认为病由邪生，主张"邪去则正安"，力主汗、吐、下攻邪三法，后人称其为"攻邪派"；李杲重视脾胃，提出"内伤脾胃，百病由生"，善用补益脾胃之法，后世称其为"补土派"；朱丹溪倡导"阳常有余、阴常不足"之论，善用滋阴降火之法，后世称其为"养阴派"。这些医学从不同角度探讨和发展了中医理论，而且也为制方用药的研究提供了理论基础。

10. 明代朱棣等编著的《普济方》收集资料极为广泛，共载方 61739 首。是我国古代规模最大的方剂大全。

11. 明代李时珍的《本草纲目》收藏药物 1892 种，药方 1 万多个，李时珍在实践中积累大量科学资料，提出科学的药物分类法，并对此前本草学中的错误进行了改正，对我国中药学的发展起到了重大的促进作用。之后，明代缪希雍的《炮炙大法》叙述了 400 多种药物的炮制法。每种药物之下均列有出处、采集季节、鉴别方法、炮制材料、操作程序、储存收藏等，是一部中药炮制学专著。

12. 清代王清任的《医林改错》对中医药学理论的发展主要表现在两个方面：一是纠正了古代解剖中的部分错误，二是发展了瘀血致病理论，所创活血化瘀诸方，如补阳还五汤、血府逐瘀汤等疗效确切，至今仍广泛应用于临床。

13. 清代叶桂（叶天士）、吴瑭（吴鞠通）等创立的外感温热病理论体系，是中国医学史上的一次重大突破。其中叶桂的《外感温热篇》创立了卫气营血辨证体系；吴瑭的《温病条辨》创立了三焦辨证体系，并以此指导处方用药。特别是吴瑭所创的一些方剂如银翘散、桑菊饮等至今仍广泛应用于临床实践，且疗效可靠。

14. 近现代时期，由于西方文化和科学技术大量传入我国，从而促进了中西汇通和运用现代科学技术研究中医药。在中西汇通方面，相继出现了一批推崇中西汇通的医家，如张锡纯的《医学衷中参西录》等。中华人民共和国成立之后，国家强调中西并重，倡导中西结合，越来越多地将中西医结合治疗运用于临床实践，展现了中西结合的优势和发展前景。此外，近 30 年来，大量运用现代科学技术研究中医中药，内容涉及医学模式、脏象实质、经络实质、病机模型、四诊客观化、微观辨证、方药配伍和有效成分分析、方剂的作用机制等各个领域，为建立与中医药学科的科学性和先进性相适用的医学体系奠定了良好的研究基础。

15. 近年来，对方剂、本草学的研究最为突出的是两本著作。一是由南京中医药大学彭怀仁主编的《中医方剂大辞典》，共 11 个分册，收录历代方剂 96592 首，汇集了古今方剂学研究成果，填补了自明初《普济方》问世以来缺少大型方书的空白。二是 1999 年由国家中医药管理局组织编写的《中华本草》，共 34 卷，收载药物 8980 种，全面总结了中华民族 2000 多年来传统药学成就，集中反映了 20 世纪中药学科发展水平的综合性本草著作。

上述历代各家的研究成果，分别从不同方面为中医药学的发展做出了巨大的贡献，逐步完善了中医药学的理论体系。

第二节　中医学的基本特点

中医药学经过数千年发展，形成了完整而系统的医学体系，这一理论体系有两个基本特点：一是整体观念，二是辨证论治。

一、整体观念

中医学认为，人体是一个有机的整体，各个组成部分之间在结构上不可分割，功能上相互调节、相互为用，病理上相互影响；同时，人体与自然环境也有密切的关系。这种机体自身整体性的思想及人与环境之间的统一性称之为整体观念，它贯穿于中医生理、病理、诊法、辨证、治疗各个方面。

（一）人体是有机的整体

人是以五脏为中心，通过经络把各脏腑、组织、器官联系在一起的有机整体，通过精、气、血、津液的作用来完成机体的功能活动。在生理功能上，各个脏腑之间相辅相成，协同作用；在病理变化上，各个脏腑之间相互影响。

（二）人与环境的统一性

1. 人与自然环境的统一性　自然界的任何变化，如时令的交替、气象的变迁、地理环境和生活环境的改变等，均可使人体产生一定的生理和病理反应。人体为适应自然界的变化，在生理上必须做出适应性调节。当自然界气候变化剧烈时，人体不能适应其变化，就会发生疾病。

2. 人与社会环境的统一性　人生活在纷纭复杂的社会环境中，其生命活动必然受到社会环境的影响。人与社会环境是统一的，相互联系的。一般来说，良好的社会环境和融洽的人际关系可使人精神振奋，勇于进取，有利于身心健康；而不利的社会环境，可使人精神压抑或紧张恐惧，从而危害身心健康。

二、辨证论治

辨证论治分为辨证和论治两部分。所谓辨证，就是将四诊所收集的资料，通过症状和体征分析、综合、概括，诊断为某种性质的证候。论治，即是根据辨证的结果，确定相应的治疗方法。

病，是对某一疾病全过程的总体属性、特征和规律的概括，如感冒。

症，即症状和体征，是指患者自觉感到的异常变化及医者通过四诊等诊察手段获得的形体上的异常征象，如发热、恶寒、舌苔、脉象等。

证，又称证候，是疾病过程中某一阶段或某一类型的病理概括。它包括病位、病因、性质及邪正关系，更深刻、正确地揭示了疾病的本质，如风寒感冒、风热感冒等。

中医临床治病，不仅着眼于"病"的异同，更重要的是着眼于"证"的区别，可以在辨证论治的原则下，采取"同病异治"或"异病同治"的方法来处理。所谓"同病异治"，是指同一种疾病，由于发病的时间、地区以及患者机体的反应性不同，或处于疾病的不同发展阶段，表现出来的证不同，故治法不同；所谓"异病同治"，是指不同的疾病，在其发展过程中，由于出现了相同的病机，故可以采用同一种治疗方法。这种针对疾病发展过程中不同质的矛盾用不同的方法去解决的法则，就是辨证论治的实质。

练习题

一、选择题

A 型题

1. 中医理论体系形成的时期是（　　　）
   - A. 战国至秦汉时期
   - B. 两晋、隋、唐
   - C. 宋、金、元
   - D. 明清
   - E. 近代

2. 为中医学理论体系的确立奠定了基础的著作是（　　　）
   - A.《黄帝内经》
   - B.《伤寒杂病论》
   - C.《难经》
   - D.《神农本草经》
   - E.《金匮要略》

3. 我国现存最早的药物学专著是（　　　）
   - A.《黄帝内经》
   - B.《伤寒杂病论》
   - C.《难经》
   - D.《神农本草经》
   - E.《千金要方》

4. 提出"阳常有余，阴常不足"的医家是（　　　）
   - A. 叶天士
   - B. 刘河间
   - C. 张子和
   - D. 朱震亨
   - E. 李杲

5. 我国第一部病因病机证候学专著是（　　　）
   - A.《黄帝内经》
   - B.《诸病源候论》
   - C.《伤寒杂病论》
   - D.《神农本草经》
   - E.《三因极一病证方论》

6. 下列哪一项不属于"证"所包含的基本内容（　　　）
   - A. 发病原因
   - B. 邪正关系
   - C. 病变性质
   - D. 病情轻重
   - E. 病变部位

7. 认为百病多因于火，治疗主张以寒凉清热的医家是（　　　）
   - A. 张从正
   - B. 李杲
   - C. 刘完素
   - D. 朱丹溪
   - E. 王叔和

8. 温病学说的形成，对发展中医基础理论做出了重大贡献。首创"三焦辨证"理论的温病学家是（　　　）
   - A. 吴又可
   - B. 吴鞠通
   - C. 叶天士
   - D. 吴琨
   - E. 以上都不是

9. 认为"病由邪生，攻邪已病"的医家是（　　　）
   - A. 张仲景
   - B. 张从正
   - C. 王叔和
   - D. 李杲
   - E. 张景岳

10. "夫百病者，多以旦慧、昼安、夕加、夜甚"，说明了（　　　）
    - A. 人体自身的完整性
    - B. 自然环境对人体生理的影响
    - C. 自然环境对人体病理的影响
    - D. 社会环境对人体生理的影响
    - E. 社会环境对人体病理的影响

11.《备急千金要方》成书于（　　）

    A. 唐代　　　　　　　　　B. 宋代　　　　　　　　　C. 元代

    D. 明代　　　　　　　　　E. 清代

12."攻邪派"的代表医家是（　　）

    A. 刘完素　　　　　　　　B. 张从正　　　　　　　　C. 叶天士

    D. 朱丹溪　　　　　　　　E. 李东垣

13. 论治的依据是（　　）

    A. 病因　　　　　　　　　B. 病位　　　　　　　　　C. 病性

    D. 邪正消长　　　　　　　E. 辨证的结果

14. 下列关于《本草纲目》叙述错误的是（　　）

    A. 将药物分 16 纲，60 类　　B. 载药 1892 种　　　　　C. 绘图 1109 幅

    D. 历时 27 年而成　　　　　E. 分类比林奈早 157 年

X 型题

1. 下列哪两项说明辨证论治比辨病论治更为重要（　　）

    A. 同病异治　　　　　　　B. 异病同治　　　　　　　C. 审因论治

    D. 标本同治　　　　　　　E. 对症施治

2. 属于"金元四大家"的是（　　）

    A. 张从正　　　　　　　　B. 刘完素　　　　　　　　C. 吴又可

    D. 朱震亨　　　　　　　　E. 李杲

3. 下列哪些属于"证"的概念（　　）

    A. 肝阳上亢　　　　　　　B. 心血瘀阻　　　　　　　C. 咳嗽

    D. 风寒犯肺　　　　　　　E. 恶心

4. 中医学的基本特点是（　　）

    A. 整体观念　　　　　　　B. 恒动观念　　　　　　　C. 辨证论治

    D. 辨证施护　　　　　　　E. 整病施护

5. 下列哪些观点能体现中医学的整体思想（　　）

    A. 人体是一个以五脏为中心，通过经络的联系而构成有机整体

    B. 中医学是以"有诸内必形诸外"为理论依据进行察病的

    C. 中医学诊治用药强调结合机体内外因素进行全面考虑

    D. 中医养生原则之一是强调顺应自然

    E. 中医学对局部病变的治疗，不是头痛医头，脚痛医脚

二、名词解释

1. 整体观念

2. 证候

三、简答题

1. 简述中医学的基本特点。

2. 何谓辨证论治？何谓"同病异治"和"异病同治"。

选择题参考答案

A型题:

1.A　　2.A　　3.D　　4.D　　5.B　　6.D　　7.C　　8.B　　9.B　　10.C　　11.A

12.B　　13.E　　14.E

X型题:

1.AB　　　　2.ABDE　　　3.ABD　　　4.AC　　　5.ABCDE

第二章　阴阳五行

第一节　阴阳学说

阴阳是对自然界相互关联的某些事物和现象对立双方属性的概括，它既可以代表两个相互关联又对立的事物，也可以代表同一事物内部存在的相互对立的两个方面。阴阳最初的涵义是指日光的向背而言，即向日光者为阳，背日光者为阴。一般来说，凡是运动的、外在的、上升的、明亮的、温热的、功能的、兴奋的、功能亢进的，都属于阳的范畴；凡是静止的、下降的、晦暗的、寒冷的、物质的、抑制的、功能减退的，都属于阴的范畴。如以天地而言，则"天为阳，地为阴"；以水火而言，则"水为阴，火为阳"；以动静而言，则"静者为阴，动者为阳"；以物质的运动变化而言，则"阳化气，阴成形"。

阴阳学说是中国古代朴素的对立统一理论，是人们借以认识世界和解释世界的一种世界观和方法论。阴阳学说认为，世界本身是阴阳二气对立统一的结果，宇宙间一切事物都包含着阴阳相互对立的两个方面，如白昼和黑夜，晴天与阴天，炎热与寒冷等。阴阳的变化构成了一切事物，并推动着事物的发生发展。故《素问·阴阳应象大论》说："阴阳者，天地之道也，万物之纲纪，变化之父母，生杀之本始，神明之府也。"

一、阴阳学说的主要内容

（一）阴阳的对立制约

阴阳对立是指自然界一切事物或现象都存在着相互对立的阴阳两个方面，如上与下、左与右、天与地、动与静、出与入、升与降、昼与夜、明与暗、寒与热、水与火等。

阴阳制约是指事物阴阳中的一方可抑制和约束与之相对立的另一方。

由于阴阳的相互制约，使阴阳达到统一，维持相对的动态平衡，称之为"阴平阳秘"。若阴阳双方中某一方过于亢盛，则对另一方过度抑制和约束，可致另一方的不足；反之，某一方过于虚弱，对另一方的抑制和约束不足，可致另一方偏亢。这样，阴阳双方失去了相对的平衡，引起"阴阳失调"，故导致疾病的发生。

（二）阴阳的互根互用

阴阳互根是指一切事物或现象中相互对立的阴阳两个方面总是相互依存的，任何一方都不能脱离另一方而单独存在。

阴阳互用是指阴阳双方的某一方不断地资生、促进和作用于另一方。如《素问·阴阳应象大论》说："阴在内，阳之守也；阳在外，阴之使也。"即概括了机体物质与物质之间、功能与功能之间、功能与物质之间相互为用的关系。在相互为用的双方中，某一方虚弱日久，必导致另一方的不足，继而出现"阴损及阳"或"阳损及阴"的病理变化。

阴阳的互根互用是阴阳转化的依据。

（三）阴阳的交感互藏

阴阳的交感是指阴阳二气在运动中相互感应而交合，亦即相互发生作用。阴阳交感是宇宙万物赖以生存和变化的根源。

阴阳的互藏是指相互对立的双方中的任何一方都蕴含着另一方，即阴中有阳，阳中有阴。

（四）阴阳的消长平衡

阴阳的消长是指阴阳对立的双方总是处在此长彼消、此消彼长的不断变化之中，而且这种消长变化是绝对的。以人体的生理功能而言，白天阳盛，故机体的生理功能也以兴奋为主；黑夜阴盛，故机体的生理功能以抑制为主。子夜一阳生，日中阳气隆，机体的生理功能由抑制逐渐转向兴奋，即是"阴消阳长"的过程；日中至黄昏，阳气渐衰，阴气渐盛，机体的生理功能也从兴奋逐渐转向抑制，即是"阳消阴长"的过程。

阴阳平衡是指阴阳对立的双方在一定的时间、一定的范围或一定的限度内维持着相对稳定的状态，即阴阳平衡状态。阴阳平衡是相对的，当阴阳平衡遭到破坏，则出现阴阳的偏盛或偏衰，对人体来说，也即是病理状态。如《素问·阴阳应象大论》说："阴胜则阳病，阳胜则阴病。"

二、阴阳学说在中医学中的应用

（一）说明人体的组织结构

人体的组织结构可以用阴阳两方面来概括说明。就人体部位来说，上部为阳，下部为阴；体表属阳，体内属阴；外侧属阳，内侧属阴。就脏腑来说，六腑属阳，五脏属阴。具体到每一脏腑，又有阴阳之分，如心有心阴、心阳，肾有肾阴、肾阳等。总之，人体上下、内外各组织结构之间，以及每一组织结构本身都可用阴阳来加以概括说明。

（二）说明人体的生理功能

人体的正常生理功能，是阴阳双方保持对立统一的协调关系的结果。如以功能与物质为例，功能属阳，物质属阴，物质与功能的关系就是对立统一关系的体现。人体的生理功能是以物质为基础的，没有物质就无以产生生理功能，而生理功能的结果，又不断促进物质的新陈代谢，人体功能与物质的关系也就是阴阳相互依存、相互消长的关系。如果阴阳不能相互为用而分离，人的生命也就终止了。

（三）说明人体的病理变化

人体的正气和病邪皆可分为阴阳两个方面，人体内部有阴阳，病邪也有阴阳。阳邪致病，就会出现阳盛伤阴的热证；阴邪致病，就会出现阴盛伤阳的寒证。阳气虚不能制阴，则出现虚寒证；阴液不足不能制阳，则出现虚热证。由于正邪的抗争和病情的衍变，机体阴阳双方虚损到一定程度时，常导致对方的不足，即所谓"阳损及阴"、"阴损及阳"，甚至出现"阴阳两虚"。在某些慢性病的发展过程中，常见由于阳气虚弱而累及阴精的生化不足，或由于阴精的亏损而导致阳气生化无源的病理变化。

（四）用于疾病的诊断

由于疾病发生发展的机制在于阴阳失调，所以任何疾病尽管其临床表现错综复杂，千变万化，但都可以用阴阳来加以概括说明。正确的诊断首先要分清阴阳，才能执简驭繁，抓住本质。例如望诊中色泽鲜明者属阳，晦暗者属阴；闻诊中声音宏亮者属阳，低微断续者属阴；脉象中浮、大、滑、数、实者属阳，沉、小、涩、迟、虚者属阴。

（五）指导疾病的治疗

治疗疾病的原则就是调整阴阳，即补其不足，损其有余，以促使阴阳恢复平衡。如阳热盛者，可损其有余之阳，用"热者寒之"的治法；阴寒盛者，可损其有余之阴，用"寒者热之"的治法。反之，若因阴液不足不能制阳而致阳亢者，就须补其阴；因阳气不足不能制阴而造成阴盛者，就应补其阳，以使阴阳恢复新的相对平衡。阴阳不仅用于确定治疗原则，还可概括药物性能，指导用药。寒、热、温、凉四种药性，酸、苦、甘、辛、咸药物的五味，升、降、沉、浮药物的作用趋势均有阴阳，其中寒凉属阴，温热属阳；酸苦咸属阴，辛甘属阳；沉降属阴，升浮属阳。根据这些药物的阴阳属性，调整疾病的阴阳失调，以达到治疗目的。

（六）指导疾病的预防

中医学认为，人体内部的阴阳变化如能保持与天地间阴阳变化协调一致，就能够祛病延年。如在春夏季节要保养阳气，秋冬季节需固护阴精，以顺应四时，调节阴阳，不仅可使人体健康，还可增强预防疾病的能力。相反，如不能顺应四时，把握阴阳，便会导致疾病的发生。

第二节　五行学说

五行学说是研究木火土金水五种基本物质的运动变化规律，并用以阐释宇宙万物的发生、发展、变化及相互联系，指导疾病的诊断和防治的一种中医学独特理论和方法。

一、五行学说的主要内容

（一）五行的特性

1. 木的特性　"木曰曲直"，指树木枝干曲直，向上向外周舒展。引申为凡具有生长、升发，条达舒畅等作用的事物和现象，均归属于木。

2. 火的特性　"火曰炎上"指火具有温热、上炎的特性。引申为凡具有温热、升腾等作用的事物和现象，均归属于火。

3.土的特性　"土爰稼穑"指土有播种和收获农作物的作用。引申为凡具有生化、承载、受纳等作用的事物和现象，均归属于土。

4.金的特性　"金曰从革"，指顺从、变革的意思。引申为凡具有肃杀、收敛、清洁等作用的事物和现象，均归属于金。

5.水的特性　"水曰润下"指水具有寒凉、滋润、向下的特性。引申为凡具有寒凉、滋润、向下、闭藏等作用的事物和现象，均归属于水。

（二）五行学说的属性归类

五行学说是根据五行的特性，采用归类和推演等方法，将自然界的各种事物和现象及人体的生理病理现象，分别归属木、火、土、金、水五行之中，从而将人体的生命活动与自然界的事物和现象联系起来，形成了联系人体内外环境的五行结构系统（表2-1）。

表2-1　五行学说属性归类表

自然界							人体				
五味	五音	五色	五化	五气	五方	五季	五行	五脏	五腑	五官	形体	五志
酸	角	青	生	风	东	春	木	肝	胆	目	筋	怒
苦	徵	赤	长	暑	南	夏	火	心	小肠	舌	脉	喜
甘	宫	黄	化	湿	中	长夏	土	脾	胃	口	肉	思
辛	商	白	收	燥	西	秋	金	肺	大肠	鼻	皮毛	悲
咸	羽	黑	藏	寒	北	冬	水	肾	膀胱	耳	骨	恐

（三）五行的生克乘侮

五行的相生相克关系可以解释事物之间的相互资生、相互制约的关系，而五行的相乘相侮则用来表示事物之间平衡被打破后的相互影响。

1.相生规律　相生即互相资生、助长、促进之意。五行之间存在着有序相互滋生和促进的关系称为五行相生。五行相生的次序是：木生火，火生土，土生金，金生水，水生木。

2.相克规律　相克即相互制约、克制、抑制之意。五行之间存在着有序的相互制约的关系称之为五行相克。五行相克的次序是：木克土，土克水，水克火，火克金，金克木。

五行生克是一切事物发展变化的正常现象。在上述生克关系中，任何一行皆有"生我"和"我生"，"克我"和"我克"四个方面的关系。以水为例，"生我"者金，"我生"者木；"克我"者土，"我克"者火。相生相克是密不可分的，只有保持相生相克的动态平衡，才能使事物正常的发生与发展（图2-1）。

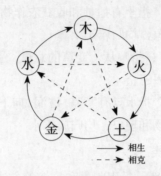

图2-1　五行生克示意图

3. 相乘规律　乘即乘虚侵袭之意。相乘即相克太过，超过正常制约的程度，使事物之间失去了正常的协调关系。五行之间相乘的次序与相克一致。

4. 相侮规律　侮即欺侮，有恃强凌弱之意。相侮是指五行中的任何一行本身太过，使原来克它的一行，不仅不能去制约它，反而被它所克制。五行中相侮的规律是以反克推之。

五行乘侮均为破坏相对协调统一的异常表现，是相克关系破坏后出现的太过和不及两个方面。五行之中，任何一行太过就乘其所胜而侮其所不胜。五行之中任何一行不足就会被所不胜相乘，被所胜而侮。如：木过强时，既可以乘土，又可以侮金；金虚时，既可以受到木的反侮，又可以受到火乘（图 2-2）。

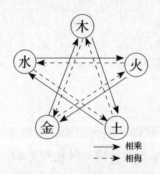

图2-2　五行乘侮示意图

二、五行学说在中医学中的应用

（一）说明五脏的生理功能及相互关系

五行学说将人体的五脏分别归属于五行，以五行的特性来说明五脏的部分生理功能。如木性条顺畅达，肝属木，故肝喜条达而恶抑郁，有疏泄的功能；火性温热、炎上，心属火，故心阳有温煦之功；土性敦厚，有生化万物的特性，脾属土，故脾为气血生化之源；金性清肃、收敛，肺属金，故肺气有肃降之能；水性寒润、下行，肾属水，故肾有藏精、主水功能。

五行学说运用五行生克制化的理论来说明脏腑生理功能的内在联系。五脏相互资生的关系，肝藏血济心火，心火温养脾阳，脾运化水谷养肺，肺清肃下行通水道，肾藏精以养肝。五脏之间的相互制约关系，肝气疏泄以制脾之壅滞，脾之运化以制肾水泛滥，肾水上奉以制心火亢炎，心火之阳以制肺气清肃太过，肺气肃降以制肝阳上亢。

（二）说明五脏病理变化及相互影响

根据五行的特性，用以说明五脏病变的性质和特点。如心属火，舌为心之苗，若心火炽盛，其性炎上，则出现舌红赤及口舌糜烂之症。

人体是一个有机整体，五脏既然在生理上相互联系，那么在病理上必然相互影响。本脏之病可以传至他脏，他脏之病也可以传至本脏，这种病理上的相互影响称之为传变。如肝脏有病，可以传心称为母病及子，传肾，称为子病及母。这是按相生关系传变。若肝病传脾，称为木乘土，传肺，称为木侮金。这是按相克关系的传变。

（三）用于指导疾病的诊断、预防、治疗

1. 用于诊断　当内脏有病时，都可以反映到体表相应的组织器官，出现色泽、声音、形态、脉象等方面的异常变化。由于五脏与五色、五音、五味等都以五行分类归属形成一定的联系，因此，在临床，就可以综合望、闻、问、切四诊所得的资料，根据五行属性及其生克乘侮规律，来推断病情。如面见赤色，口味苦，脉象洪，多为心火亢盛。

2. 用于预防、治疗

（1）运用五行生、克、乘、侮理论阐述疾病传变规律从而确定预防性治疗和护理措施，如肝气太过，应先健脾胃以防其传变。脾胃不伤，则病不传，易于痊愈。

（2）运用生克规律来确定治疗原则，如治疗肺气虚的咳喘用健脾的方法称"培土生金法"。

（3）指导情志疾病的治疗，如《素问·阴阳应象大论》中"怒伤肝，悲胜怒；喜伤心，恐胜喜；思伤脾，怒胜思；忧伤肺，喜胜忧；恐伤肾，思胜恐"，即以情胜情。

（4）指导用药，如青色、酸味入肝；赤色、苦味入心；黄色、甘味入脾；白色、辛味入肺；黑色、咸味入肾。

（5）指导针灸取穴。

练习题

一、选择题

A 型题

1. 构成世界的本原是（　　　）

    A. 天气　　　　B. 精气　　　　C. 地气　　　　D. 水精　　　　E. 阳气

2. 气的根本属性是（　　　）

    A. 上升　　　　B. 下降　　　　C. 外出　　　　D. 运动　　　　E. 静止

3. 精气学说中所谓的"精"主要指（　　　）

    A. 生殖之精　　　　　　　B. 后天之精　　　　　　　C. 水谷精微

    D. 肾中所藏之精　　　　　E. 自然界之清气

4. 阴阳比较完整而简要的概念是（　　　）

    A. 事物的对立　　　　　　　　　　B. 事物的对立统一

    C. 事物的一分为二　　　　　　　　D. 事物内部的一分为二

    E. 事物特定属性的一分为二

5. "阴者，藏精而起亟也；阳者，卫外而为固也"说明阴阳的（　　　）

    A. 制约　　　　B. 交感　　　　C. 消长　　　　D. 互根　　　　E. 互用

6. 根据阴阳属性的可分性，五脏中属于阴中之阳的脏是（　　　）

    A. 心　　　　B. 肺　　　　C. 肝　　　　D. 脾　　　　E. 肾

7. 根据阴阳属性的可分性，五脏中属于阳中之阴的脏是（　　　）

    A. 心　　　　B. 脾　　　　C. 肝　　　　D. 肺　　　　E. 肾

8. "重阴必阳，重阳必阴"，说明阴阳的什么关系（　　　）

    A. 交互感应　　　B. 对立制约　　　C. 互根互用　　　D. 消长平衡　　　E. 相互转化

9. 根据阴阳属性的可分性，一日之中属于阴中之阴的是（　　　）

    A. 上午　　　　B. 下午　　　　C. 前半夜　　　　D. 后半夜　　　　E. 以上均非

10. 自夏至秋及冬，气候由炎热逐渐转凉变寒，属（　　　）

    A. 阴制约阳　　　B. 阳制约阴　　　C. 由阳转阴　　　D. 由阴转阳　　　E. 阴阳平衡

11. 下列哪项属于阴的症状（　　　）

    A. 声高气粗　　　B. 多言躁动　　　C. 舌苔黄腻　　　D. 脉象细涩　　　E. 脉象洪大

12. 五味入五脏，多食酸则伤（　　　）

    A. 心　　　　B. 肝　　　　C. 脾　　　　D. 肺　　　　E. 肾

13. 根据事物属性的五行归类，西方、秋天、辛味及白色归属于（　　　）

    A. 心　　　　B. 肝　　　　C. 脾　　　　D. 肺　　　　E. 肾

14. 具有生化、承载、受纳等性质或作用的事物，应归属于（　　　）

    A. 木　　　　B. 火　　　　C. 土　　　　D. 金　　　　E. 水

15. 下列除哪一项外皆属于五行之水（　　）

    A. 五志之恐　　　　　　　　B. 五华之发　　　　　　　　　C. 五体之骨

    D. 六腑之膀胱　　　　　　　E. 五味之辛

16. 根据五行归类，五体中属木的是（　　）

    A. 脉　　　　B. 筋　　　　C. 皮毛　　　　D. 肉　　　　E. 泪

17. 属于"子病犯母"的是（　　）

    A. 肝病及脾　　B. 肺病及肾　　C. 肾病及肝　　D. 心病及肝　　E. 脾病及肾

18. 五行中具有"润下"特性的是（　　）

    A. 木　　　　B. 火　　　　C. 土　　　　D. 水　　　　E. 金

19. 以下不属于五行相生的是（　　）

    A. 木生火　　B. 土生金　　C. 金生水　　D. 火生金　　E. 水生木

20. "见肝之病，知肝传脾"是指（　　）

    A. 木克土　　B. 木乘土　　C. 土侮木　　D. 母病及子　　E. 子病及母

21. 脾病传肾属于（　　）

    A. 相生　　　B. 相克　　　C. 相乘　　　D. 相侮　　　E. 母病及子

22. "泻南补北"法适用于（　　）

    A. 肾阴虚而相火妄动　　　　　　　B. 心阴虚而心阳亢

    C. 肾阴虚而心火旺　　　　　　　　D. 肾阴虚而肝阳上亢

    E. 肾阳虚而心火越

23. 按五行生克规律脾之"所不胜"是（　　）

    A. 心　　　　B. 肺　　　　C. 胃　　　　D. 肾　　　　E. 肝

24. 下列不宜用阴阳的基本概念来概括的是（　　）

    A. 寒与热　　B. 上与下　　C. 动与静　　D. 邪与正　　E. 升与降

25. 根据七情分属五脏的理论，下列情志中属心所主的是（　　）

    A. 喜　　　　B. 怒　　　　C. 悲　　　　D. 惊　　　　E. 忧

26. 把"脾"归属土，主要采用的是何归类法（　　）

    A. 取象比类法　　　　　B. 推演络绎法　　　　　C. 以表知里法

    D. 试探法　　　　　　　E. 反证法

27. 以温肾阳而补脾阳的治法是（　　）

    A. 益火补土　　　　　　B. 滋水涵木　　　　　　C. 培土生金

    D. 抑木扶土　　　　　　E. 金水相生

28. "阴阳离决，精神乃绝"是指（　　）

    A. 阴阳平衡关系的破坏　　　B. 阴阳对立关系的破坏

    C. 阴阳互根关系的破坏　　　D. 阴阳消长关系的破坏

    E. 阴阳转化关系的破坏

29. 面见青色，脉见弦象的是（　　）

    A. 肝病　　　B. 心病　　　C. 脾病　　　D. 肺病　　　E. 肾病

30. 五行学说用来指导情志的治疗与护理,其中思胜(　　)
　　A.喜　　　　　B.怒　　　　　C.悲　　　　　D.恐　　　　　E.惊

31. 下列哪项不属于阴阳的特征(　　)
　　A.抽象性　　　B.绝对性　　　C.相对性　　　D.普遍性　　　E.相关性

32. 阴阳的含义中,下列属阳的是(　　)
　　A.下降的　　　B.功能的　　　C.寒凉的　　　D.静止的　　　E.晦暗的

33. 下列说法正确的是(　　)
　　A.阴胜则寒　　B.阴虚则寒　　C.阳虚则热　　D.阳胜则寒　　E.阴胜则热

34. "孤阴不生,独阳不长"所描述的阴阳关系是(　　)
　　A.对立制约　　B.互根互用　　C.消长平衡　　D.互相转化　　E.平衡统一

35. 阴阳的属性是(　)
　　A.绝对的　　　B.不变的　　　C.相对的　　　D.量变的　　　E.质变的

36. 四季的更替变化,属于(　)
　　A.阴阳对立　　B.阴阳制约　　C.阴阳互根　　D.阴阳转化　　E.阴阳消长

37. 阴阳的相互转化是(　　)
　　A.决定的　　　B.有条件的　　C.偶然的　　　D.必然的　　　E.量变的

38. 五行"木"的特性是(　　)
　　A.曲直　　　　B.炎上　　　　C.润下　　　　D.从革　　　　E.稼穑

39. 五行"土"的特性是(　　)
　　A.曲直　　　　B.炎上　　　　C.润下　　　　D.从革　　　　E.稼穑

40. 药味属"阳"的是(　　)
　　A.酸　　　　　B.苦　　　　　C.甘　　　　　D.咸　　　　　E.涩

41. 五行相生的次序正确的是(　　)
　　A.木为水之母　　　　　B.金为水之子　　　　　C.土为火之子
　　D.火为木之母　　　　　E.水为火之母

42. 下列情志相胜中,错误的是(　　)
　　A.惊胜恐　　　B.恐胜喜　　　C.怒胜思　　　D.喜胜忧　　　E.思胜恐

43. 日出东方,与木的生发特性相似,故东方归属于木,这种归类方法属于(　　)
　　A.取象比类法　　　　　B.推演络绎法　　　　　C.以表知里法
　　D.比较法　　　　　　　E.试探法

44. 已知肝属木,由于肝合胆,主筋,故胆、筋亦属木,这种归类方法属于(　　)
　　A.取象比类法　　　　　B.推演络绎法　　　　　C.以表知里法
　　D.比较法　　　　　　　E.试探法

45. 心火亢盛,导致肺阴不足,属于(　　)
　　A.金克火　　　　　　　B.火侮金　　　　　　　C.火克金
　　D.金生火　　　　　　　E.火乘金

46. 属于五行中"火"一行的是（ 　　 ）
　　A.白色　　　　B.西方　　　　C.寒　　　　　D.肝　　　　　E.心

47. 不属于五行中"金"一行的是（ 　　 ）
　　A.肺　　　　　B.大肠　　　　C.皮毛　　　　D.惊恐　　　　E.鼻

48. 肝失疏泄，导致肺气上逆，属于（ 　　 ）
　　A.水不涵木　　　　　　B.土壅木郁　　　　　　C.木火刑金
　　D.子病及母　　　　　　E.母病及子

49. 一昼夜中属于阴中之阳的时间是（ 　　 ）
　　A.上午　　　　B.下午　　　　C.中午　　　　D.前半夜　　　　E.后半夜

50. 根据五行相生关系确立的治疗方法是（ 　　 ）
　　A.培土生金　　B.培土制水　　C.抑木扶土　　D.佐金平木　　E.泻火补水

X 型题

1. 精气的两种存在状态是（ 　　 ）
　　A.弥散　　　　B.变幻莫测　　C.凝聚　　　　D.气化　　　　E.以上均是

2. 对中医学理论体系的形成和发展最有影响的古代哲学思想是（ 　　 ）
　　A.水地说　　　B.道家思想　　C.精气学说　　D.阴阳学说　　E.五行学说

3. 广义之"精"，泛指人体中的（ 　　 ）
　　A.气　　　　　B.血　　　　　C.津液　　　　D.先天之精　　E.水谷之精

4. 人体脏腑分阴阳，属于阳者有（ 　　 ）
　　A.胃　　　　　B.心　　　　　C.大肠　　　　D.肺　　　　　E.肾

5. 下列脉象中，属阳的是（ 　　 ）
　　A.滑脉　　　　B.数脉　　　　C.浮脉　　　　D.涩脉　　　　E.迟脉

6. 根据阴阳的基本概念，下列哪些特性属阳（ 　　 ）
　　A.无形　　　　B.外向　　　　C.明亮　　　　D.干燥　　　　E.滋润

7. 阴阳的相对性表现在（ 　　 ）
　　A.阳制约阴　　　　　　B.阴根于阳　　　　　　C.阴消则阳长
　　D.阴阳中复有阴阳　　　E.阴阳双方是通过比较而分阴阳的

8. 下列各征象中属阳的有（ 　　 ）
　　A.色泽鲜明　　B.语言低微　　C.呼吸有力　　D.脉浮数　　　E.脉细数

9. 阴阳偏盛的治疗方法是（ 　　 ）
　　A.寒者热之　　B.热者寒之　　C.阴中求阳　　D.阳病治阴　　E.阳病治阴

10. 五行中某一行太过或不及，均可引起（ 　　 ）
　　A.相生　　　　B.相克　　　　C.相乘　　　　D.相侮　　　　E.制化

11. 五行中属火的特性是（ 　　 ）
　　A.升发　　　　　　　　B.温热　　　　　　　　C.上升
　　D.收敛　　　　　　　　E.生长

12. 下列可归属于"金"的有（　　　　）

    A. 爪　　　　　　B. 皮毛　　　　　　C. 发　　　　　　D. 鼻　　　　　　E. 大肠

13. 下列属于水行的是（　　　　）

    A. 爪、筋、皮、肉、口　　　　　　　　　　B. 冬、膀胱、耳、骨、恐

    C. 冬、鼻、口、胃、长　　　　　　　　　　D. 恐、呻、栗、耳、冬

    E. 北、寒、藏、黑、咸

14. 下列有相克关系的两脏是（　　　　）

    A. 肺　　　　　　B. 肝　　　　　　C. 胆　　　　　　D. 胃　　　　　　E. 肾

15. 按五行生克规律，针对肺肝脾三脏病变的相互影响而制定的相关治法有（　　　　）

    A. 佐金平木　　　　　　B. 滋水涵木　　　　　　C. 培土生金

    D. 益火补土　　　　　　E. 抑木扶土

16. 以"比类取象"的方法对事物进行归类，属于"土"的有（　　　　）

    A. 六腑之胃　　　　　　B. 五味之酸　　　　　　C. 六腑之胆

    D. 五志之思　　　　　　E. 五方之中

17. 五华是指（　　　　）

    A. 皮　　　　　　B. 爪　　　　　　C. 面　　　　　　D. 唇　　　　　　E. 筋

18. 在五行关系中，木气有余可以导致（　　　　）

    A. 克土　　　　　　B. 乘土　　　　　　C. 生火　　　　　　D. 侮金　　　　　　E. 侮水

19. 哪些可以归属于五行中的木类（　　　　）

    A. 春　　　　　　B. 南　　　　　　C. 化　　　　　　D. 肝　　　　　　E. 青

20. 下列哪些属五行理论在情志病治疗中的具体应用（　　　　）

    A. 思胜恐　　　　　　B. 惊胜思　　　　　　C. 悲胜怒　　　　　　D. 怒胜忧　　　　　　E. 恐胜喜

21. 根据"虚则补其母"确立的治法是（　　　　）

    A. 培土制水法　　　　　　B. 益火补土法　　　　　　C. 滋水涵木法

    D. 佐金平木法　　　　　　E. 培土生金法

22. 根据五行归类，下列哪些征象可作为心病的辨证依据（　　　　）

    A. 口泛甜味　　B. 急躁易怒　　C. 舌尖红赤　　D. 面见赤色　　E. 耳鸣耳聋

23. 中医学思维方法的特点是（　　　　）

    A. 注重整体上的研究　　　　　　B. 比较　　　　　　C. 擅长哲学思维

    D. 强调功能联系　　　　　　E. 从宏观的角度观察事物

24. 关于"阴阳转化"，下列说法正确的是（　　　　）

    A. 动极则静，阳极反阴　　　　　　B. 重阴必阳，重阳必阴

    C. 阴胜则阳病，阳胜则阴病　　　　　　D. 下部为阴，上部为阳

    E. 阴平阳秘，精神乃治

25. 用阴阳学说说明人体组织结构，下列哪项是正确的（　　　　）

    A. 内为阴，外为阳　　　　　　B. 背为阴，腹为阳

C. 下部为阴，上部为阳　　　　　　　　D. 五脏属阴，六腑属阳

E. 四肢外侧为阳，内侧为阴

26. 古代医家采用"比类取象"的方法，按照事物的不同性质、作用与形态分别归属于五行之中，下列属于金的是（　　　）

A. 五气之燥　　　　　　B. 五色之黑　　　　　　C. 五季之秋

D. 五化之收　　　　　　E. 五运之气

27. 五行相克的规律和次序正确的是（　　　）

A. 金克木　　　B. 水克火　　　C. 火克木　　　D. 木克土　　　E. 土克水

28. 属"母子关系"的是（　　　）

A. 木和火　　　B. 土和水　　　C. 水和木　　　D. 金和木　　　E. 水和金

29. 下列属阴的特性有（　　　）

A. 发散　　　B. 抑制　　　C. 减退　　　D. 晦暗　　　E. 温煦

30. 下列属阳的特性有（　　　）

A. 温热　　　B. 兴奋　　　C. 推动　　　D. 潜藏　　　E. 滋润

31. 对中医学影响最为深刻的哲学思想家是（　　　）

A. 五行学说　　　B. 筋络学说　　　C. 阴阳学说　　　D. 病机学说　　　E. 唯物论

32. 根据五行归类，下列哪些征象可作为肾病的辨证依据（　　　）

A. 耳鸣耳聋　　　B. 口中味苦　　　C. 呕吐腹泻　　　D. 牙齿枯槁　　　E. 面见黄色

33. 下列五行相侮关系中描述正确的是（　　　）

A. 肺病及肾　　　B. 心病及脾　　　C. 肝病及肺　　　D. 脾病及肝　　　E. 肾病及脾

34. 能用阴阳转化的理论来解释的变化是（　　　）

A. 阳损及阴　　　B. 重阴必阳　　　C. 热极生寒　　　D. 阴损及阳　　　E. 寒极生热

二、名词解释

1. 精气学说

2. 气化

3. 阴阳

4. 五行

5. 阴平阳秘

6. 五行相生

7. 五行相克

8. 五行相乘

9. 五行相侮

10. 类比法

三、简答题

1. 简述阴阳之间的相互关系。

2. 人体五脏阴阳是怎样划分的？

3. 简述五行生克的规律与次序。

4. 简述五行中的相侮与相乘有何异同？

5. 如何以五行生克乘侮理论指导情志病的治疗？

选择题参考答案

A型题：

1.B	2.D	3.D	4.E	5.E	6.C	7.D	8.E	9.C	10.C	11.D
12.B	13.D	14.C	15.E	16.B	17.D	18.D	19.D	20.B	21.C	22.C
23.E	24.D	25.A	26.A	27.A	28.C	29.A	30.D	31.B	32.B	33.A
34.B	35.C	36.E	37.B	38.A	39.E	40.C	41.C	42.A	43.A	44.B
45.E	46.E	47.D	48.C	49.E	50.A					

X型题：

1.AC	2.CDE	3.ABCDE	4.AC	5.ABC	6.ABCD	7.DE
8.ACD	9.AB	10.CD	11.BC	12.BDE	13.BDE	14.AB
15.ACE	16.ADE	17.BCD	18.BD	19.ADE	20.ACE	21.BCE
22.CD	23.ACDE	24.AB	25.ACDE	26.ACD	27.ABDE	28.ACE
29.BCD	30.ABC	31.AC	32.AD	33.CDE	34.BCE	

第三章　藏象

第一节　概论

"藏"是指藏于体内的脏腑，"象"是指脏腑显现于外的生理表现和病理现象。脏藏于内，象呈于外，故称"藏象"。藏象学说是通过对人体外部生理和病理现象的观察来探求人体内部各脏腑组织的生理功能、病理变化及其相互关系的学说。其主要特点如下。

一、阴阳五行学说指导下的五脏中心论

藏象学说受阴阳学说的影响将脏腑分为阴阳两类，又在五行学说的指导下将脏腑分为以心、肝、脾、肺、肾为中心的五大系统。脏为阴，腑为阳，一阴一阳配一脏一腑，彼此由经络相互络属而成表里关系。五脏各有外候与形体诸窍形成特定的联系，与精神情志和自然界也密切相关。如肝属阴，胆属阳，足厥阴肝经与足少阴胆经的经脉相互络属，肝与胆相表里；肝开窍于目，主筋，其华在爪，肝、胆、目、筋、爪构成肝系；依据五行归类进行推衍，将五行中的木配属于肝，将情志变化的"怒"分属于肝等。

二、以"象"来考证"脏"的功能活动

藏象学说依据有诸内者，必形诸外的原理，运用"司外揣内"的法则，通过体表征象来考察证实体内脏腑的变化。如面色红润、神志清晰、精神充沛、思维敏捷，舌红润灵活，脉和缓有力，则反映心之气血充盈；若面色无华，心悸气短，失眠多梦，舌淡，脉细弱，则提示心之气血亏虚；若经治疗后，原来的气血亏虚症状消失而转为正常，又可证实治疗方法正确。藏象学说正是通过对色、神、舌、脉等征象的考察，来推测脏腑功能的正常与否，且由此而证实治疗方法的正误。

三、解剖、生理、病理学的统一体

脏象学说中的脏腑虽具有现代解剖学中的概念，但更重要的是具有现代医学中生理、病理学等的涵义。如肾不但具有解剖学意义上的"肾"，更主要的是具有藏精，主生长发育与生殖，主水，主纳气，主骨生髓等生理功能。肾与膀胱相表里，肾、膀胱、骨、髓、脑、发、耳、二阴构成了一个肾系统。肾病患者可出现生长发育迟缓，阳痿不育或宫寒不孕，水肿气喘，骨软无力，头晕健忘，发白早脱，耳鸣耳聋，二便失常等病理表现。由此可见，藏象学说中一脏的生理功能，包含现代解剖生理学中几个脏器的功能，现

代解剖生理学中一个脏器的生理功能又分散于藏象学说几个脏腑的生理功能之中。生理、病理学的表现亦与此相似。

第二节　五脏

五脏即心、肝、脾、肺、肾的合称。五脏的主要功能是化生和贮藏精气，并能藏神而称为"神脏"。《素问·五脏别论》有简明精辟的论述："所谓五脏者，藏精气而不泻也，故满而不能实。"

一、心

心位于胸中，两肺之间，有心包卫护于外。心的主要功能是主血脉和主神志。心开窍于舌，其华在面，在志为喜，在液为汗。心与小肠相表里。

（一）主血脉

脉为血之府，是血液运行的通道。心主血脉，包括主血和主脉两个方面，全身的血依赖心的推动在脉中运行，周流不息，循环无端。推动血液运行的动力主要靠心气。心气充沛，血脉充盈，则脉象和缓有力。若心气不足，运血无力，则血脉空虚，脉细弱无力。

（二）主神志

主神志即主神明，亦称心藏神。"神"有广义和狭义之分。广义的神，泛指人体生命活动总的体现；狭义的神则主要是指人的精神、意识、思维活动等。心主神志，是指心有主宰人体生命活动和精神、意识、思维活动的功能。人的精神、意识、思维活动虽分属于五脏，但主要为心所主。由于血液是神志活动的主要物质基础，故心主神志的功能与心主血脉的功能密切相关。心血充盈，则神志清晰，思维敏捷，精神充沛；心血不足，则心神不宁，思维迟钝，精神萎靡。

（三）在体合脉，其华在面，开窍于舌

心合脉，指全身血脉都归属于心。华，是光彩的意思，心的功能正常与否，可以从面部的色泽反映出来。心气旺盛，心血充盈，则面部红润光泽，心血亏虚，则面白无华；心脉瘀阻，则面色青紫。

心经的别络上系于舌，心的气血与舌相通，舌的正常功能有赖于心主血脉和主神的功能，所以说"心开窍于舌"。心的气血充足，则舌体红润灵活，味觉灵敏，语言流利。心阳不足，则舌质淡白胖嫩；心阴不足，则舌质红绛干瘦；心火上炎，则舌尖红，口舌生疮；心血瘀阻，则舌质紫暗或有瘀斑。

（四）在志为喜，在液为汗

喜为心之志，心的生理功能与精神情志中的"喜"有关。一般来说，喜有益于心的功能。但"喜则气缓"，喜乐过度，又可使心神受伤。

汗为津液化生，津液是血的重要组成部分，血为心所主，所以说"汗为心之液"。心气不足，卫表不固，则可自汗；心阴亏虚，火热内扰，可见盗汗。

【附】心包

心包，又称心包络，是心外的包膜，有保护心的作用。外邪侵袭于心，则包络受病。如温病学将温热之邪内陷，出现神昏、谵语等证，称为"热入心包"。

二、肺

肺位于胸中，左右各一，上通喉咙。肺的主要生理功能是主气、司呼吸，主宣发肃降，通调水道。肺外合皮毛，开窍于鼻，在志为忧，在液为涕。肺与大肠相表里。

（一）主气、司呼吸

肺主气，包括主一身之气和呼吸之气两方面。肺主一身之气，指肺有主持、调节全身之气的作用。肺主呼吸之气，指肺通过呼吸，进行着体内外的气体交换，呼浊吸清，以保证人体新陈代谢的正常进行。

肺司呼吸，指肺有呼吸功能，呼吸功能是肺主气作用的基础。肺的呼吸功能正常，才能保证气的生成，令气机调畅。

（二）主宣发、肃降，通调水道

宣发，指肺气向上升宣和向外布散的作用。肺主宣发主要体现在排出体内的浊气。将脾转输的津液和水谷精微布散全身；宣发卫气，调节腠理的开阖，将津液化为汗液，排出体外。若肺失宣发，则呼吸不利，咳嗽，胸闷，无汗，鼻塞。

肃降，指肺气向下通降和使呼吸道保持洁净的作用。肺主肃降主要体现在吸入自然界的清气。将吸入的清气和由脾转输至肺的津液、水谷精微向下布散；肃清肺和呼吸道内的异物，保持呼吸道净洁。若肺失肃降，则呼吸短促、咳痰、喘息。宣发与肃降，生理上相互协调、制约，病理上相互影响。

通调水道，指肺通过宣发和肃降对体内水液的输布、运行和排泄起着疏通和调节作用。肺气宣发，将水液布散全身，并调节汗液的排泄；肺气肃降，将水液向下输送，经肾和膀胱的气化作用，生成尿液排出体外。若肺气通调水道的功能失职，则使水液代谢停滞，聚饮生痰，甚或水肿。

（三）在体合皮，其华在毛，开窍于鼻

皮毛为一身之表，是人体抵御外邪侵袭的屏障。肺宣发卫气，输布水谷精微以温养和润泽皮毛。

鼻与喉相通而联于肺，是呼吸的门户，外邪袭肺，多从鼻喉而入，所以说"肺开窍于鼻"、"喉为肺之门户"。鼻和喉的通气，鼻的嗅觉和喉的发音，都依赖于肺气的作用。

（四）在志为忧，在液为涕

忧、悲为肺之志。忧、悲则气消，易于伤肺；而肺虚时，也易产生忧、悲的情绪。涕源于鼻，肺有病变，可反映于涕。

三、脾

脾位于中焦，主要功能是主运化、升清和统摄血液。脾开窍于口，其华在唇，主肌肉、四肢，在志为思，在液为涎。脾与胃相表里。

（一）主运化、升清

1. 主运化　主要依赖于脾气的作用。

（1）运化水谷：指对饮食的消化、吸收。饮食入胃，脾助胃将水谷化为精微，后经过脾的转输和散精功能，将水谷精微布散全身，以营养五脏六腑及各组织器官。若脾运化水谷精微的功能减退，则可见食欲不振，肌体消瘦，腹胀便溏。

（2）运化水液：指对水液的吸收、转输和布散作用。全身水液的代谢主要通过脾的运化，肺的通调和肾的气化功能来完成。脾将饮食水谷中水液的清者吸收后，转输上升于肺，经肺而布散全身。若脾运化水液功能减退，则可致水湿停滞，出现水肿、痰饮等病理表现。

2. 升清　脾气的运化特点以上升为主，故称"脾气主升"。水谷精微等营养物质称之为"清"，脾气将水谷精微上输于心、肺、头、目，通过心肺的作用化生气血以营养全身，故又称"脾主升清"。若脾不升清，则见神疲乏力，头晕目眩，腹胀便溏；若脾气下陷，则久泄脱肛，内脏下垂。

（二）主统血

主统血，是指脾具有统摄血液在经脉中运行，防止其溢出脉外的功能。脾能统血，是由于脾为气血生化之源，气能摄血。如脾气健运，则气血充盈，气的固摄作用健全，血液不致外溢。若脾失健运，脾气的固摄功能减退，血不归经而导致出血，称为"脾不统血"。

（三）在体合肉，主四肢，开窍于口，其华在唇

脾主运化为气血生化之源，全身的肌肉、四肢均靠其来营养，所以说脾主肌肉四肢。脾气健运，则肌肉丰满、壮实，四肢轻劲有力。若脾失健运，则肌肉瘦削，甚或痿废。

脾开窍于口，指食欲、口味与脾的运化功能有关。如脾气健运，食欲旺盛，则口味正常；脾失健运，则食欲减退，口淡乏味；湿邪困脾，则口腻口甜。口唇的色泽能反映出脾主运化的功能和化生气血的状况。若脾气健运，气血充盈，则口唇红润光泽；脾失健运，气血虚少，则口唇淡白无华，或萎黄不泽。

（四）在志为思，在液为涎

思为脾之志。思虑过度，所欲不遂，可导致气滞、气结，影响脾的运化和升清。涎为口津，即唾液中较清稀的部分，可润泽口腔，帮助吞咽和消化。若脾失健运，津生无源，则口干咽燥，脾胃不和，常可导致涎流不止。

四、肝

肝位于腹部横膈之下，右胁之内。肝的主要生理功能是主疏泄和主藏血。肝开窍

于目，主筋，其华在爪，在志为怒，在液为泪。肝与胆相表里。

（一）主疏泄

肝主疏泄指肝具有疏通、调达、升发的特性，有调畅人体全身气机的功能。肝的疏泄功能表现在以下几方面。

1.促进气、血、水的运行　肝主疏泄直接影响气、血、水的运行。疏泄功能正常则气血和调；疏泄功能异常，一方面表现为疏泄不及，另一方面表现为疏泄太过。疏泄不及使气机郁结，气滞血瘀，出现胸胁、两乳胀痛、刺痛，癥积结块等症；疏泄太过令肝气上逆，可见面红目赤，烦躁易怒，甚或呕血吐血。肝调节水的运行，主要体现在调畅三焦气机，维持三焦水道通畅。如肝的疏泄失职，气机失调，不但影响到三焦水道的通利，使水液的输布排泄障碍，而且气滞则血瘀，瘀血阻滞脉道，进一步阻遏气机，而致水湿停留于人体某些部位，留而为饮，凝而为痰，痰气互结，又可形成痰核、瘰疬。如水湿停留于胸腹腔，则形成胸水和腹水症。

2.促进消化吸收　肝的疏泄功能正常，是保持脾胃升降协调的重要条件。肝失疏泄，可致脾胃升降失常。脾气不升则腹胀、纳呆、泄泻、眩晕；胃气不降则呕逆、嗳气、脘腹胀痛。肝的疏泄还调节着胆汁的分泌与排泄，帮助脾胃对食物消化吸收。肝气郁结，胆汁失于排泄，则胸胁苦满，甚或出现黄疸。

3.调节精神情志　精神情志与肝的疏泄功能密切相关。肝的疏泄功能正常，气机调畅，气血和调，则精神愉快，心情舒畅；肝失疏泄，则精神抑郁，沉闷不乐，多愁善感；肝疏泄太过，则烦躁易怒，失眠多梦。

4.调理冲任二脉　冲脉为血海，其血量主要靠肝的疏泄来调节；任脉为阴脉之海，与肝经脉相通。肝的疏泄影响着冲任二脉的通利协调。肝失疏泄，冲任失调，则经行不畅，引发痛经、闭经、带下、不孕等。

（二）主藏血

肝主藏血，指肝具有贮藏血液和调节血量的功能。肝贮藏血液，既可濡养自身，制约肝的阳气升腾，勿使过亢，又可防止出血。肝还能调节人体各部分的血量分配，当活动剧烈或情绪激动时，肝就把贮藏的血液向外输布；而安静休息及情绪稳定时，外周的血液需用量相对减少，部分血液便归藏于肝。肝藏血功能失常，可致血液亏虚或血液妄行，引起肝血虚或呕血等出血症。

（三）在体合筋，其华在爪，开窍于目

筋是连接关节、肌肉、主司肢体运动的组织。筋司运动的功能有赖肝血的滋养。肝血充盈，筋得所养，则关节运动灵活有力。肝血不足，筋失所养，则手足震颤，肢体麻木，屈伸不利。若热邪燔灼肝经，血不营筋，则四肢抽搐，牙关紧闭，角弓反张。

肝血的盛衰，还可影响爪甲的荣枯。"爪为筋之余"，肝血充足，则爪甲坚韧明亮，红润光泽。肝血不足，爪失所养，则爪甲薄软，枯萎脆裂。

肝的经脉上联目系，目的视物功能有赖于肝气疏泄和肝血濡养，所以说"肝开窍

于目"。肝血不能上养于目，则两目干涩，视物不清，畏光羞明。

（四）在志为怒，在液为泪

肝在志为怒，大怒则伤肝，可致肝的阳气升发太过。泪从目出，濡润、保护眼睛，故泪为肝之液。肝阴不足，泪液减少，则两目干涩。

五、肾

肾位于腰部脊柱两侧，左右各一，故称"腰为肾之府"。肾的主要生理功能是藏精，主水，主纳气。肾主骨生髓，其华在发，开窍于耳和二阴，在志为恐，在液为唾。肾与膀胱相表里。

（一）藏精

肾藏精，指肾对精有闭藏、贮存的功能。肾所藏的精，按其来源可分为"先天之精"和"后天之精"。先天之精禀受于父母，与生俱来，所以说"肾为先天之本"。后天之精，是出生之后摄入的饮食经脾胃运化而生成的水谷精微及脏腑在生理活动中化生出的精气。先天之精和后天之精两者相互依存，相互为用。先天之精依赖于后天之精的不断培育和充养，才能充分发挥其生理功能；后天之精则必须依赖于先天之精的活力资助。

精能化气，气能生精，肾精所化之气称为"肾气"。肾精和肾气互生互化，互为体用，构成肾生理活动的物质基础。肾中所藏精气是人体生命活动之本，其主要功能是主持人体的生长、发育和生殖。人从幼年开始，由于肾中精气的逐渐充盛而"齿更发长"；到青春期，肾中精气进一步充盛，从而产生一种中医学称为"天癸"的促使性功能成熟的物质，男女性功能成熟而具有生殖能力，体魄也日见强盛；中年之后，肾中精气渐弱，"天癸"日见衰少直至耗竭，性功能和生殖能力也随之减退以至消失，形体也逐渐衰老而步入老年。由此可见，人的生长发育衰老过程就是肾中精气自然盛衰的反应。

从阴阳属性的角度，可把肾中精气的生理功能概括为肾阴和肾阳两个方面：对人体各脏腑组织器官起滋养、濡润作用的称为肾阴；对人体各脏腑组织器官起推动、温煦作用的称为肾阳。肾阴和肾阳是人体各脏阴阳的根本，故又称元阴和元阳，或真阴和真阳。肾阴和肾阳之间相互制约，相互依存，相互为用，维持着肾脏本身及各脏阴阳的相对平衡。如这种相对平衡遭到破坏而又不能自行恢复时，则可形成肾阴虚和肾阳虚的病理状态。肾阴不足，可见虚热、眩晕耳鸣、腰膝酸软、男子遗精、女子梦交等症；肾阳亏损，则形寒肢冷、腰膝冷痛、性功能和生殖功能减退。

（二）主水

肾主水，指肾气具有主司和调节全身水液代谢的功能。《素问·逆调论》说："肾者水藏，主津液。"肾气对于水液代谢的主司和调节作用，主要体现在以下两方面。

1. 肾气对参与水液代谢脏腑的促进作用　肾气及肾阴肾阳对水液代谢过程中各脏腑之气的功能，尤其是脾肺之气的运化和输布水液的功能，具有促进和调节作用。水液代谢在肺、脾、肾、胃、大肠、小肠、三焦、膀胱等脏腑的共同参与下完成。但各脏腑之气必须在其阴阳协调平衡的状态下才能正常参与水液代谢，而肾气分化的肾阴、肾阳是各脏腑阴阳的根本。肾气及肾阴、肾阳通过对各脏腑之气及其阴阳的资助和促进作用主司和调节着机体水液代谢的各个环节。

2. 肾气的生尿和排尿作用　尿的生成和排泄是水液代谢的一个重要环节。水液代谢过程中，各脏腑形体官窍代谢后产生的浊液，通过三焦水道下输于肾或膀胱，在肾气的蒸腾气化作用下，分为清浊，其清者由脾气的转输作用通过三焦水道上腾于肺，重新参与水液代谢；浊者则化为尿液，在肾与膀胱之气的推动作用下排出体外。可见，只有肾阴肾阳协调平衡，肾气的蒸腾气化和推动作用发挥正常，输于肾或膀胱的水液才能升清降浊，化生尿液和排泄尿液。若肾的气化失司则出现尿少、水肿，关门不利则出现尿频、尿多。

（三）主纳气

肾主纳气，是指肾具有摄纳肺吸入之气而调节呼吸的功能。呼吸虽为肺所主，但必须依赖肾的纳气作用。肾能纳气，则呼吸均匀和调，肾不纳气，则呼多吸少，动则喘甚。

（四）主骨生髓，其华在发，开窍于耳和二阴

骨的生长发育依赖于骨髓的滋养，而骨髓为肾中精气所化生。肾中精气充足，骨髓充盈，则骨骼发育正常，坚固有力；肾精不足，骨髓空虚，则骨软无力。

髓除骨髓外，还有脊髓、脑髓，均由肾中精气所化生。脊髓上通于脑，脑为髓海，由髓聚而成。所以，脑的功能与肾有关。肾中精气充足，则脑髓充盛，人就精力充沛，思维敏捷，耳聪目明；若肾中精气不足，髓海亏虚，则见神疲倦怠，思维迟钝，健忘，耳鸣目眩，腰膝酸软。

"齿为骨之余"，由肾中精气所充养。牙齿的生长与脱落，与肾中精气的盛衰密切相关。肾中精气充足，牙齿坚固有力。肾中精气不足，则牙齿松动易落。

发的生长依赖于精血的滋养。肾藏精，精能化血，精血充足，发长而润泽，故说肾"其华在发"。由于头发有赖于血的濡养，故又称"发为血之余"。肾精不足，发失所养，则须发白，枯槁易脱。

耳的听觉功能主要依赖肾中精气的充养。肾中精气充盈，髓海得养，则听觉灵敏；肾中精气虚衰，髓海失养，则听力减退，耳鸣耳聋。故说"肾开窍于耳"。

二阴，即前阴和后阴。前阴包括尿道和外生殖器，是排尿和生殖的器官；后阴即肛门，是排泄粪便的通道。尿液的排泄虽属膀胱的功能，但必须依赖肾的气化才能完成。粪便的排泄虽属大肠的传化功能，但亦与肾的气化有关。肾的藏精和肾气的固摄作用还与生殖和性功能有密切关系，因此，肾气亏虚常导致二便和生殖、性功能等的异常。

（五）在志为恐，在液为唾

恐为肾之志，恐则气下，易于伤肾，使肾气不固，可致二便失禁。唾亦为口津，为唾液中较稠厚的部分，为肾精所化，咽唾可滋养肾精；多唾或久唾，则耗损肾精。

【附】命门

命门一词，首见于《灵枢·根结》："命门者，目也。"自《难经·三十六难》始将其作为内脏而言之，遂为后世医家所重视。对命门的形态、部位及其功能有不同见解。从形态而言，有有形与无形之论；从部位而言，有右肾与两肾之间之辨；从功能而言，有主火与非火之争。但对命门的生理功能与肾息息相通的看法是没有分歧的。故一般认为：肾阳亦即命门之火，肾阴亦即命门之水。古代医家所以称命门，无非是强调肾中阴阳的重要性而已。另外，如单提命门，习惯上多指肾阳。

第三节　六腑

六腑是胆、胃、小肠、大肠、膀胱、三焦的总称。腑的主要功能是受盛和传化水谷，生理特点是"泻而不藏"，"实而不能满"。《素问·五脏别论》"六腑者，传化物而不藏，故实而不能满也。"

一、胆

胆附于肝，居六腑之首，胆内所藏胆汁由肝之余气所化生。胆的主要生理功能是主决断，助消化。

（一）主决断

胆与肝相表里，胆气亦喜升发条达。胆主决断，影响精神情志。若胆气豪壮，则善于应变，判断准确，能当机立断；若胆气虚弱，则善恐易惊，胆怯怕事，遇事谋虑不决。

（二）助消化

胆汁依赖肝的疏泄注入小肠，以助食物的消化，使脾胃的运化功能得以正常进行。肝的疏泄正常，则胆汁排泄畅达，脾胃运化健旺。肝的疏泄失职，则胆汁排泄不利，影响脾胃运化，出现胁下胀痛，厌食油腻，腹胀腹泄等症。胆汁外溢，则为黄疸。

胆的形态似腑，胆汁直接帮助食物的消化，故为六腑之一。但因胆藏精汁，而无传化水谷的功能，故又属奇恒之腑。

二、胃

胃位于中焦，上口为贲门接食管，下口为幽门通小肠。胃分三部，分别称为上脘、中脘、下脘，统称胃脘。胃的主要生理功能是受纳与腐熟水谷和主降浊。

（一）受纳与腐熟水谷

水谷入口，经过食道，容纳于胃，故称胃为"水谷之海"。水谷经过胃的腐熟，下传于小肠，其精微经脾之运化而营养全身。若胃之受纳与腐熟水谷功能失常，则胃脘胀痛，纳呆厌食，或多食善饥。

（二）主降浊

胃主降浊，指胃气通降将食物残渣下输于小肠和大肠的功能。胃气以降为和，以通为用，从而保证水谷的不断下输和消化吸收；胃喜润恶燥，胃中津液充足，则能维持其受纳与腐熟功能和通降下行的特征。胃主降浊是其受纳的前提。若胃失通降，则脘腹胀闷疼痛，大便秘结；若胃气上逆，则恶心、呕吐、嗳气。

胃的生理功能源于胃气。胃气的盛衰和有无，直接影响营养的来源和脏腑的功能活动甚至生命的存亡。中医临床诊治疾病十分重视胃气，认为"人以胃气为本"，诊脉须察胃气的有无，治疗以保护胃气为重要的原则。

三、小肠

小肠位于腹中，上端接幽门与胃相通，下端接阑门与大肠相连。小肠的主要生理功能是受盛化物、泌别清浊和主液。

（一）受盛化物

小肠受盛化物功能主要表现在两个方面：一是盛受经胃初步消化的食物，起到容器的作用；二是食物在小肠内缓慢下输，消化吸收。

（二）泌别清浊

小肠泌别清浊的功能是指小肠对食物消化的同时，随之进行分清别浊。分清，是将食物中的精华吸收，再经脾运化全身。别浊，一是将食物残渣下输大肠，形成粪便；二是将剩余的水液经肾的气化渗入膀胱，形成尿液，故有"小肠主液"之说。

（三）主液

小肠吸收谷物精华的同时，吸收了大量的津液，这些津液与谷物精华合为水谷之精。

四、大肠

大肠位于腹中，上端在阑门处与小肠相接，下端紧接肛门。大肠的主要生理功能是传化糟粕与主津。传化，即传导、变化。大肠接受小肠下输的食物残渣，向下传导，同时吸收其中部分水液，将糟粕化为粪便，经肛门排出体外。大肠的功能失调，主要表现传导失常和排便的改变。

五、膀胱

膀胱位于下腹，肾之下，大肠之前。膀胱的主要生理功能是贮存和排泄尿液。水液经肾的气化生成尿液，下输于膀胱。膀胱内的尿液贮存到一定容量，经肾和膀胱的气化作用，可及时自主地排出体外。膀胱功能失调主要表现为尿液的排泄失常。

六、三焦

三焦是上焦、中焦、下焦的合称，三焦的概念其一为六腑之一，其二为单纯的部位概念。

作为六腑之一，三焦的主要生理功能是通行元气和运行水液。通行元气是指三焦是元气运行的通道。元气是人生命活动的原动力，根源于肾，通过三焦而充沛于全身，三焦通行元气的功能，关系到全身的气化作用。运行水液是指三焦具有疏通水道，运行水液的作用，是水液升降出入的通路，三焦的水道通利，水液才能正常代谢；三焦水道不利，会导致水液停聚，发为多种病症。

作为部位概念的三焦，其上焦、中焦、下焦的部位划分和各自的功能特点如下：

（一）上焦

上焦为膈以上的部分，包括心、肺和头部。其功能主宣发卫气，输布水谷精微和津液，发挥营养和滋润作用，如雾露之溉，故称"上焦如雾"。

（二）中焦

中焦为膈以下，脐以上的部分，包括脾、胃。主受纳腐熟水谷，运化水谷精微和津液，化生气血，如酿酒一样，故称"中焦如沤"。

（三）下焦

下焦为脐以下部分，包括肝、肾、小肠、大肠、膀胱、女子胞和阴部。肝按其部位应归中焦，但因其生理功能和肾关系密切，故习惯上一同划归下焦。下焦主泌别清浊、排泄糟粕和尿液，有如水浊不断向下疏通和向外排泄一样，故称"下焦如渎"。

第四节　奇恒之腑

奇恒之腑包括脑、髓、骨、脉、胆、女子胞，既有异于五脏，又有别于六腑，虽有类似五脏的贮藏精气的作用，但形态位置与五脏迥异；虽然以"腑"名，但其"藏而不泻"的功能又明显区分于六腑的"泻而不藏"（髓、骨、脉、胆前已述）。

一、脑

脑位于颅内，由髓汇集而成，故又名"髓海"。脑的主要生理功能是主精神、意识、思维和感觉。但以五脏为中心的脏象学说将脑的功能分属五脏而统归于心。因此，关于精神、意识、思维、情志方面的病证，常以心为主，按照五脏功能来辨证论治。

二、女子胞

女子胞，又称胞宫，子宫，位于小腹。女子胞的主要生理功能是主月经和孕育胎儿。

（一）主月经

女子到14岁左右，肾中精气旺盛，天癸至，任脉通，太冲脉盛，女子胞发育成熟，月经来潮。到50岁左右，肾中精气渐衰，天癸渐绝，冲、任二脉的气血也逐渐衰少，月经紊乱，而至绝经。所以，女子胞在女子发育成熟后主持月经，它和肾、天癸、冲脉、任脉的关系密切并受其制约和调节。

（二）孕育胎儿

月经正常来潮后，女子胞就具备了生殖和养育胎儿的能力。受孕之后，女子胞就成为保护胎元、孕育胎儿的主要器官。

第五节 脏腑之间的关系

一、脏与腑之间的关系

脏与腑之间的关系，主要是阴阳表里互相配合的关系。脏为阴，腑为阳；阳者为表，阴者为里。一脏一腑，一阴一阳，一里一表相互配合，由其经脉互为络属，使得五脏与六腑在生理功能上相互联系，病理变化上相互影响。

（一）心与小肠

心与小肠通过经脉的相互络属而形成密切的联系。生理上相互濡养；病理方面互相影响，如心有实火，可移热于小肠，小肠有实热，亦可循经上炎于心。

（二）肺与大肠

肺气肃降有助于大肠传导功能的发挥，大肠传导功能正常亦有助于肺的肃降。若肺失肃降，津液不能下达，则大肠传导功能受阻；反之，若大肠实热，腑气不通，又可影响肺的肃降。

（三）脾与胃

脾与胃运纳协调，升降相因，燥湿相济，共同完成食物的消化吸收及水谷精微的输布，以滋养全身，化生气血津液，故称脾胃为"后天之本"。脾主运化，胃主受纳，两者相互为用，协调配合；脾气主升，胃气主降，脾升胃降不仅是水谷精微输布和食物残渣下行的动力，而且是人体气机升降的枢纽。脾与胃在病理上亦相互影响，若脾运化失职，清气不升，即可影响胃的受纳与降浊；而胃受纳失司，浊气不降，亦可影响脾的运化与升清。

（四）肝与胆

胆附于肝，胆汁来源于肝，胆汁的贮藏和排泄，有赖于肝的疏泄。而胆汁排泄畅通，则有利于肝主疏泄功能的发挥。生理上密切相关，导致病理上互相影响，肝病常影响及胆，胆病也常波及肝脏，往往肝胆同病。此外，肝主谋虑，胆主决断，谋虑后必当决断，而决断又来自谋虑，肝胆相济，勇敢乃成。

（五）肾与膀胱

肾与膀胱同居下焦，肾为水脏，膀胱为水腑。膀胱的贮尿和排尿功能，依赖于肾的气化和固摄作用，肾气帮助膀胱气化津液，控制尿液的排泄。肾气充足，固摄有权，膀胱开阖有度，则小便排泄正常。

二、脏与脏之间的关系

（一）心与肺

心与肺之间的关系，体现于血和气的关系。心主血脉，上朝于肺；肺主宗气，贯通心脉。血的运行虽为心所主，但必须依赖肺气的推动；宗气要贯通心脉，又必须得到血的运载，才能敷布全身。肺朝百脉，助心行血，是血液正常运行的必要条件；而只有正常的血液循行，才能维持肺司呼吸的正常进行。由于宗气具有贯心脉、行呼吸的功能，从而加强了血液循行和呼吸之间的密切联系；若肺气虚弱，宗气不足，则运血无力，心血瘀阻。若心气不足，心阳不振，血行不畅，则肺失宣降，肺气上逆。

（二）心与脾

心与脾之间的关系，主要表现在血液的生成和运行方面。心血赖脾气健运以化生，而脾气的运化功能又赖心血滋养和心阳推动。血在脉内循行，既赖心气的推动，又靠脾气的统摄，使血行脉中而不致溢出脉外。若思虑过度，不仅暗耗心血，而且影响脾的运化功能；若脾气虚弱，化源不足，或脾不统血，血液妄行，均可导致心血不足；若心血不足，无以滋养于脾，致脾气虚弱，最终均可形成心脾两虚。

（三）心与肝

心与肝之间的关系，主要表现在血液运行和精神情志两方面。心主血，肝藏血，心有所主，则肝有所藏，才能发挥其贮藏血液和调节血量的作用；肝的疏泄功能正常，有助于心主血脉的功能正常进行，血行不致瘀滞。心血充足，肝血亦旺，肝得阴血濡养，疏泄才能正常。所以，心血不足和肝血亏虚常常并见。人的精神活动虽由心所主，但与肝的疏泄功能亦密切相关。血液是神的物质基础，心肝都赖血液的滋养；心肝均以阳用事，情志所伤，多易化火伤阴。

（四）心与肾

心在五行属火，位居于上而属阳；肾在五行属水，位居于下而属阴。从阴阳、水火的升降理论来说，在下者以上升为顺，在上者以下降为和。心火必须下降于肾，与肾阳共同温煦肾阴，使肾水不寒；肾水必须上济于心，与心阴共同涵养心阳，使心火不亢。心为君火，肾为相火，两者各安其位，肾阴阳升降的动态平衡，维持着心肾功能的协调，称为"心肾相交"，或"水火既济"。心肾阴阳升降的平衡失调，心肾的生理功能就会失去协调，而发生病变。如肾阴不足，不能上济于心，而导致心火偏亢，称为"心肾不交"，若心阳不振，不能下温于肾，而导致肾的阳虚水泛，称为"水气凌心"。

（五）肺与脾

肺与脾的关系主要体现在气的生成和水液的输布方面。肺吸入的清气，脾化生的水谷精气，是构成气的物质基础，肺气有赖于脾运化水谷精气的不断充养，故脾气不足，则肺失滋养。反之，肺气不足，病久也可影响及脾，终致肺脾两虚。肺主宣降，通调水道，脾主运化水液，共同参与水液代谢。肺的宣降和通调，有助于脾的运化，脾传输水液于肺，是肺通调水道的前提，也是肺中津液的来源。若脾失健运，水液停聚，则生痰成饮，影响肺的宣降而咳喘痰多，故有"脾为生痰之源，肺为贮痰之器"之说。

（六）肺与肝

肺与肝的关系，主要表现在气机的协调方面。肺居上焦，其气肃降，肝居下焦，其气升发；肝升肺降，相互协调，以维持人体气机的升降运动。若肝升太过，或肺降不及，则气火上逆致咳逆上气，甚则咯血，称为"肝火犯肺"。

（七）肺与肾

肺与肾的关系主要体现在水液代谢和呼吸运动、阴阳互资三个方面。肺的宣降和通调水道，有赖于肾的蒸腾气化；肾主水的功能，有赖于肺的宣降和通调水道。肺失宣降，通调失职，必累及于肾，令气化失司；肾失气化，必影响肺气肃降；肺司呼吸，肾主纳气，肾气充盛，吸入之气才能经肺之肃降下纳于肾，故有"肺为气之主，肾为气之根"之说。若肺气久虚，久病及肾，则肾不纳气。肺金为肾水之母，肺阴足则肾阴足；肾阴肾阳为阴阳之根本，肾阴肾阳又资助肺阴肺阳。老年久病咳喘，多属肺肾阳虚。

（八）肝与脾

肝与脾的关系表现在饮食消化和血液运行两方面。肝之疏泄可协调脾胃的升降，有助于脾胃的消化，若肝失疏泄，则影响脾胃的运化，形成肝脾不调。脾生血统血，肝藏血，肝血有赖于脾气的化生，脾气健运，生血有源，统血有力，则肝血充足，方能贮藏血液，调节血量，若脾失健运，生血不足，或脾不统血，失血过多，均可致肝血不足，形成肝脾两虚。

（九）肝与肾

肝与肾的关系表现在精血互生和阴液相通两方面。肝肾同居下焦，肝藏血，肾藏精，精能生血，血能化精，故有"精血同源"、"肝肾同源"之说。肾精亏损，可致肝血不足；肝血不足，可致肾精亏损。肝肾阴液息息相通，肾阴充盈，滋养肝阴，可制约肝阳使之不亢，称"水能涵木"。若肾阴不足，"水不涵木"，可致肝阴不足，肝阳上亢。反之，肝火太盛，也可耗伤肾阴，导致肾阴不足，形成肝肾阴虚的病理状态。

（十）脾与肾

脾与肾的关系表现在先后天相互资助和水液代谢方面。脾主运化，化生精微，运行水液，须借助于肾阳的温煦，故说"脾阳根于肾阳"。肾主水，肾中精气有赖于脾所运化的水谷精微的培育和充养，才能充盛。即先天温养后天，后天滋养先天。若肾阳不足，不能温煦脾阳;或脾阳久虚，进而损及肾阳，均可导致脾肾阳虚。脾主运化水液，须有肾阳的温煦蒸腾气化；肾主水，又赖脾气的制约，脾肾两脏相互协调，共同完成水液代谢，脾虚不运或肾虚不化，均可致水肿，尿少。

三、腑与腑之间的关系

六腑之间的关系，主要体现于食物的消化、吸收和废物排泄过程中的相互联系和密切配合。

饮食入胃，经胃的腐熟，下传于小肠。胆排泄胆汁进入小肠助消化。小肠泌别清浊，清者为水谷精微和津液，经脾的运化和转输以营养全身；浊者为剩余的水液和食物残渣，水液经肾的气化，一部分渗入膀胱形成尿液，再经肾和膀胱的气化，排出体外；食物残渣下传大肠，经大肠吸收水液和向下传导，形成粪便，排出体外。六腑传化水谷，需要不断地受纳、消化、传导和排泄，虚实更替，宜通而不宜滞，所以说"六腑以通为用"、"腑病以通为补"。

六腑之间在病理上亦相互影响。如胃有实热，消灼津液，可使大肠传导不利；大肠传导失司，亦可影响胃的和降，使胃气上逆。又如胆火炽盛，常可犯胃，使胃失和降；脾胃湿热，熏蒸肝胆，可使胆汁外溢，出现黄疸。

练习题

一、选择题

A 型题

1. 藏象的基本含义是（　　　）

    A. 五脏六腑的形象　　　　　　　　B. 内在组织器官的形象

    C. 五脏六腑和奇恒之腑　　　　　　D. 藏于内的脏腑及表现于外的生理病理现象

    E. 以五脏为中心的整体观

2. 藏与象之间的关系哪项是错的（　　　）

    A. 藏变决定象变　　　　　　B. 藏决定象　　　　　　　　C. 象变反映藏变

    D. 象变决定藏变　　　　　　E. 象反映藏

3. 五脏生理功能的特点是（　　　）

    A. 传化物而不藏，实而不能满　　　　B. 藏精气而不泻，实而不能满

    C. 藏精气而不泻，满而不能实　　　　D. 传化物而不藏，满而不能实

    E. 虚实交替，泻而不藏

4. 机体的生长发育主要取决于（　　　）

    A. 血液的营养　　　　　　　B. 津液的滋润

    C. 水谷精微的充养　　　　　D. 肾中精气的充盈　　　　　E. 心血的充盈

5. 既属六腑之一，又属奇恒之腑的脏器是（　　　）

    A. 膀胱　　　　B. 三焦　　　　C. 胆　　　　D. 脑　　　　E. 女子胞

6. 下列哪项不属于奇恒之腑（　　　）

    A. 脉　　　　B. 女子胞　　　　C. 三焦　　　　D. 胆　　　　E. 脑

7. 气血生化之源是（　　　）

    A. 心　　　　B. 肝　　　　C. 脾　　　　D. 肾　　　　E. 肺

8. 称为全身阴阳之根本的脏是（　　　）

    A. 心　　　　B. 肝　　　　C. 脾　　　　D. 肾　　　　E. 肺

9. 肾在液为（　　　）

    A. 泪　　　　B. 涎　　　　C. 汗　　　　D. 唾　　　　E. 涕

10. 心对血液的主要作用是（　　　）

    A. 化生血液　　　　　　　B. 推动血行　　　　　　　C. 固摄血液

    D. 贮藏血液　　　　　　　E. 调节血量

11. "朝百脉"是何脏的功能（　　　）

    A. 心　　　　B. 肝　　　　C. 脾　　　　D. 肾　　　　E. 肺

12. 下列属于肾的生理功能的是（　　　）

    A. 主气　　　　B. 纳气　　　　C. 生气　　　　D. 调气　　　　E. 养气

13. 肺的生理特征是（　　　）

    A. 喜和降   B. 喜清肃   C. 喜燥恶湿

    D. 喜润恶燥   E. 喜条达

14. 肾其华在（　　　）

    A. 面   B. 唇   C. 毛   D. 发   E. 爪

15. 称为"后天之本"的是（　　　）

    A. 脾   B. 肝   C. 心   D. 肾   E. 肺

16. 在肝主疏泄的各种生理作用中最根本的是（　　　）

    A. 调节情志   B. 调节脾胃升降   C. 调畅气机

    D. 调节胆汁分泌   E. 调节女子月经和男子排精

17. 内脏下垂与下列哪个脏腑功能失常有关（　　　）

    A. 心   B. 肝   C. 脾   D. 肾   E. 肺

18. 称为"娇脏"的是（　　　）

    A. 心   B. 肝   C. 脾   D. 肾   E. 肺

19. 成人牙齿松动，过早脱落的根本原因在于（　　　）

    A. 肾阳虚衰   B. 肾阴亏乏   C. 命门虚寒

    D. 肾精亏损   E. 肾气不固

20. 《素问·水热穴论》称为"胃之关"的是（　　　）

    A. 脾   B. 肾   C. 贲门   D. 幽门   E. 魄门

21. 命门之火实际上是指（　　　）

    A. 心阳   B. 肝阳   C. 脾阳   D. 肾阳   E. 肺阳

22. 大怒主要影响机体的（　　　）

    A. 呼吸功能   B. 疏泄功能   C. 藏精功能   D. 气化功能   E. 运化功能

23. 情志抑郁与下列哪个生理功能失调关系最密切（　　　）

    A. 心神不足   B. 髓海空虚   C. 肝失疏泄   D. 肝火上炎   E. 肺气虚损

24. 下列哪一种不属于"五液"（　　　）

    A. 尿   B. 涎   C. 涕   D. 泪   E. 唾

25. 与脑髓充盈关系最密切的脏是（　　　）

    A. 心   B. 肺   C. 脾   D. 肾   E. 肝

26. 具有化湿而恶湿特点的脏是（　　　）

    A. 肾   B. 脾   C. 肺   D. 肝   E. 心

27. 脾为气血生化之源的生理基础是（　　　）

    A. 脾主升清   B. 脾主统血   C. 人以水谷为本

    D. 脾为后天之本   E. 脾主运化水谷精微

28. 冲脉为（　　　）

    A. 髓海   B. 阳脉之海   C. 阴脉之海   D. 血海   E. 水谷之海

29. 下列哪项不属于肺的宣发功能（　　　）

　　A. 排出体内浊气　　　　　　　　　　　B. 将津液输布全身，外达皮毛

　　C. 宣发卫气　　　　　　　　　　　　　D. 使全身的血液会聚于肺

　　E. 将代谢后的津液化为汗液排出体外

30. 下列哪项有误（　　　）

　　A. 心在体合脉　　　　B. 肺在体合鼻　　　　C. 脾在体合肉

　　D. 肝在体合筋　　　　E. 肾在体合骨

31. 五脏六腑之大主是（　　　）

　　A. 心　　　　B. 肺　　　　C. 脾　　　　D. 肝　　　　E. 肾

32. 下列哪项不符合心火旺（　　　）

　　A. 舌淡白无华　　　　B. 面赤舌红　　　　C. 脉数

　　D. 心胸烦热　　　　E. 舌尖深红起刺

33. 胆汁的化生和排泄主要依赖于（　　　）

　　A. 脾主运化功能　　　　B. 肾主藏精功能　　　　C. 肺主宣发功能

　　D. 肝主疏泄功能　　　　E. 心主血脉

34. 下列五脏所藏中错误的是（　　　）

　　A. 心藏神　　　　B. 肝藏魂　　　　C. 肺藏魄　　　　D. 肾藏智　　　　E. 脾藏意

35. 下列不属于表里关系的脏腑是（　　　）

　　A. 心与心包络　　　　B. 脾与胃　　　　C. 肝与胆

　　D. 肺与大肠　　　　E. 肾与膀胱

36. "上焦如雾"，实际是指何项作用（　　　）

　　A. 心主血脉　　　　B. 肺主气　　　　C. 心肺输布气血

　　D. 胃的受纳　　　　E. 肺主治节的作用

37. 称为"水谷气血之海"的是（　　　）

　　A. 脾　　　　B. 大肠　　　　C. 小肠　　　　D. 三焦　　　　E. 胃

38. "泌别清浊"是属于（　　　）

　　A. 胃的生理功能　　　　B. 小肠的生理功能　　　　C. 大肠的生理功能

　　D. 膀胱的生理功能　　　　E. 肾的生理功能

39. 精血同源是指哪两脏的关系（　　　）

　　A. 心与肾　　　　B. 脾与肾　　　　C. 肝与肾　　　　D. 肺与肾　　　　E. 肝与脾

40. 调节全身气机主要是哪两脏（　　　）

　　A. 心与肾　　　　B. 脾与肾　　　　C. 肝与脾　　　　D. 肝与肺　　　　E. 肝与心

41. 两脏关系表现为阴阳水火既济的是（　　　）

　　A. 心与肾　　　　B. 肝与肾　　　　C. 脾与肾　　　　D. 心与肺　　　　E. 心与肝

42. 两脏之阴常相互资生的是（　　　）

　　A. 心与肝　　　　B. 肺与心　　　　C. 脾与肾　　　　D. 肝与肾　　　　E. 肺与肾

43. 舌赤糜烂,小便短赤多属（　　　　）

    A. 心火亢盛　　　　　　　　B. 小肠实热　　　　　　　　C. 肝胆火旺

    D. 膀胱湿热　　　　　　　　E. 心火下移小肠

44. 腹胀冷痛,下利清谷,五更泄泻,水肿者,多属（　　　　）

    A. 脾胃虚寒　　　　　　　　B. 脾肾阳虚　　　　　　　　C. 肝脾不调

    D. 脾气虚　　　　　　　　　E. 肾阳虚

45. 与"气虚"关系最大的两个脏腑是（　　　　）

    A. 心与肺　　　　　　　　　B. 肺与脾　　　　　　　　　C. 脾与胃

    D. 肝与肺　　　　　　　　　E. 肺与肾

46. 贮痰之器是（　　　　）

    A. 肝　　　　B. 肾　　　　C. 脾　　　　D. 心　　　　E. 肺

47. 生痰之源是（　　　　）

    A. 肝　　　　B. 肾　　　　C. 脾　　　　D. 心　　　　E. 肺

48. 称为"华盖"的脏是（　　　　）

    A. 肝　　　　B. 肾　　　　C. 脾　　　　D. 心　　　　E. 肺

49. 皮肤与何脏关系最密切（　　　　）

    A. 心　　　　B. 脾　　　　C. 肺　　　　D. 肾　　　　E. 肝

50. "先天之本"是指（　　　　）

    A. 心　　　　B. 脾　　　　C. 肺　　　　D. 肾　　　　E. 肝

51. 肺在液为（　　　　）

    A. 汗　　　　B. 津　　　　C. 尿　　　　D. 涕　　　　E. 液

52. 与呼吸关系最为密切的两脏是（　　　　）

    A. 肺与心　　　　　　　　　B. 心与肾　　　　　　　　　C. 脾与肺

    D. 肺与肾　　　　　　　　　E. 肺与肝

53. 既主疏泄又主藏血的脏是（　　　　）

    A. 心　　　　B. 脾　　　　C. 肺　　　　D. 肾　　　　E. 肝

54. 心开窍于（　　　　）

    A. 目　　　　B. 舌　　　　C. 鼻　　　　D. 耳　　　　E. 口

55. 肝在体合（　　　　）

    A. 爪　　　　B. 骨　　　　C. 筋　　　　D. 肉　　　　E. 脉

56. 与耳相通的是（　　　　）

    A. 胆气　　　　B. 脾气　　　　C. 肺气　　　　D. 肾气　　　　E. 肝气

57. "水谷之海"是指（　　　　）

    A. 冲脉　　　　B. 小肠　　　　C. 大肠　　　　D. 膀胱　　　　E. 胃

58. 导致肝的疏泄功能失常的情志活动是（　　　　）

    A. 喜　　　　B. 怒　　　　C. 惊　　　　D. 恐　　　　E. 思

59. 维持人体内脏位置相对固定，主要是那个脏器的功能（　　　）

    A. 心　　　　　B. 脾　　　　　C. 肺　　　　　D. 肾　　　　　E. 肝

60. 哪个脏器的功能可以防止呼吸表浅（　　　）

    A. 心　　　　　B. 肝　　　　　C. 脾　　　　　D. 肾　　　　　E. 肺

61. 与肾相表里的是（　　　）

    A. 膀胱　　　　B. 三焦　　　　C. 小肠　　　　D. 大肠　　　　E. 心

62. "肝肾同源"的主要理论依据（　　　）

    A. 同居下焦　　　　　　　B. 脏泄互用　　　　　　　C. 精血互化

    D. 阴液互补　　　　　　　E. 阴阳承制

63. "髓海"指的是（　　　）

    A. 骨　　　　　B. 脑　　　　　C. 肾　　　　　D. 胃　　　　　E. 髓

64. "血之余"是指（　　　）

    A. 发　　　　　B. 爪　　　　　C. 筋　　　　　D. 髓　　　　　E. 齿

65. 为"筋之余"的是（　　　）

    A. 发　　　　　B. 爪　　　　　C. 肝　　　　　D. 骨　　　　　E. 齿

66. 为"骨之余"是指（　　　）

    A. 发　　　　　B. 爪　　　　　C. 筋　　　　　D. 肾　　　　　E. 齿

67. 肝在液为（　　　）

    A. 泪　　　　　B. 唾　　　　　C. 汗　　　　　D. 尿　　　　　E. 津

68. 统血之脏是（　　　）

    A. 心　　　　　B. 脾　　　　　C. 肺　　　　　D. 三焦　　　　E. 肝

69. 脾在液为（　　　）

    A. 汗　　　　　B. 涕　　　　　C. 涎　　　　　D. 泪　　　　　E. 唾

70. 喜燥恶湿的脏器是（　　　）

    A. 心　　　　　B. 脾　　　　　C. 肺　　　　　D. 三焦　　　　E. 肝

71. 肝开窍于（　　　）

    A. 目　　　　　B. 舌　　　　　C. 耳　　　　　D. 口　　　　　E. 鼻

72. 脑为（　　　）

    A. 水谷之海　　B. 气海　　　　C. 髓海　　　　D. 血海　　　　E. 肝之疏泄

73. "后天之气"来源于（　　　）

    A. 肺吸入清气　　　　　　B. 脾胃运化的水谷精气　　　　C. 肾阴

    D. 脾胃运化的营气　　　　E. 肾精

74. 肝与脾的关系具体体现在哪些方面（　　　）

    A. 气机升降　　B. 水液代谢　　C. 消化　　　　D. 血液循行　　E. 气的生成

75. 六腑总的生理特点（　　　）

    A. 通　　　　　B. 降　　　　　C. 化　　　　　D. 升　　　　　E. 藏

X 型题

1. 肾的主要生理功能有（　　）

　　A. 主宰水液代谢　　　　　　B. 闭藏先天之精　　　　　　C. 贮藏尿液

　　D. 受五脏之精而藏之　　　　E. 主纳气

2. 肾中精气的生理功能是（　　）

　　A. 促进机体的生长　　　　　　　B. 促进机体的发育

　　C. 促进肌肉的丰满壮实　　　　　D. 促进机体的生殖功能

　　E. 促进筋膜的收缩弛张

3. 肾中精气不足可出现（　　）

　　A. 小儿囟门迟闭　　　　　　B. 小儿骨软无力　　　　　　C. 牙齿松动脱落

　　D. 老年人骨质脆弱　　　　　E. 脑转耳鸣

4.《内经》是以 ＿＿＿＿ 的生长状态，作为观察肾中精气盛衰的标志（　　）

　　A. 齿　　　　　B. 舌　　　　　C. 骨　　　　　D. 爪　　　　　E. 发

5. 肾的闭藏作用主要体现在（　　）

　　A. 藏精　　　　　B. 主骨　　　　　C. 纳气　　　　　D. 生髓　　　　　E. 通脑

6. 下列不属于脾的主要生理功能的是（　　）

　　A. 在体合肉　　　B. 运化水谷　　　C. 运化水液　　　D. 统摄血液　　　E. 在液为涎

7. 脾气主升，主要表现在（　　）

　　A. 配合胃腐熟水谷　　　　　B. 上输水谷精气于心肺、头目

　　C. 在体合肌肉，主四肢　　　D. 维系脏器位置的恒定

　　E. 运化水液

8. "中气下陷"可表现出（　　）

　　A. 皮下出血　　　B. 腹部胀满　　　C. 久泻脱肛　　　D. 恶心、呕吐　　　E. 内脏下垂

9. 脾运化水液的功能失调可产生的病理产物有（　　）

　　A. 痰　　　　　B. 饮　　　　　C. 湿　　　　　D. 气喘　　　　　E. 水肿

10. 中医学称肺为（　　）

　　A. 娇脏　　　　　B. 生之本　　　　　C. 水之上源　　　　　D. 华盖　　　　　E. 气之海

11. 肺主肃降，能将什么向下布散（　　）

　　A. 清气　　　　　B. 浊气　　　　　C. 津液　　　　　D. 卫气　　　　　E. 水谷精微

12. 肺的宣降对体内津液的哪些功能起着疏通和调节作用（　　）

　　A. 生成　　　　　B. 输布　　　　　C. 吸收　　　　　D. 运行　　　　　E. 排泄

13. 影响肺呼吸运动的因素有（　　）

　　A. 宗气不足　　　B. 水液停聚　　　C. 气机失调　　　D. 肾气亏损　　　E. 大肠实热

14. 肺主一身之气主要体现于（　　）

　　A. 宗气的生成　　　　　　B. 宣发津液　　　　　　C. 通调水道

　　D. 朝百脉　　　　　　　　E. 调节全身气机

15. 肝的主要生理功能是（ ）
    A. 主疏泄　　　　　　　B. 开窍于目　　　　　　C. 主藏血
    D. 主筋　　　　　　　　E. 其华在爪

16. 肝主疏泄的功能可体现于下列哪些方面（ ）
    A. 促进脾胃运化功能　　B. 促进男子排精　　　　C. 调畅气机
    D. 调畅情志　　　　　　E. 促进女子排卵

17. 人体各部分的血量多少随着以下哪些因素而改变（ ）
    A. 情绪的变化　　　　　B. 月经的来潮　　　　　C. 气候的变化
    D. 机体活动量的增减　　E. 劳逸时间的长短

18. 肝藏血的生理意义包括（ ）
    A. 贮藏血液于肝内　　　B. 调节人体各部分血量分配
    C. 调节水液代谢的平衡　D. 防止出血　　　　　　E. 魂神有所依舍

19. 心为（ ）
    A. 神之居　　B. 脉之宗　　C. 精之藏　　D. 气之主　　E. 血之主

20. 心的主要生理功能是（ ）
    A. 宣散卫气　　　　　　B. 推动血行　　　　　　C. 总司气化
    D. 主藏神　　　　　　　E. 开泄汗液

21. 心主血脉的功能状态可显现于（ ）
    A. 脉象　　　　　　　　B. 心胸部的感觉　　　　C. 面色
    D. 左肩背的感觉　　　　E. 舌色

22. 胃又称（ ）
    A. 胃脘　　　　　　　　B. 太仓　　　　　　　　C. 水谷之海
    D. 受盛之官　　　　　　E. 水谷气血之海

23. 影响大肠传导变化作用的因素有（ ）
    A. 肺的肃降　　　　　　B. 胃的降浊　　　　　　C. 肝的疏泄
    D. 肾的气化　　　　　　E. 小肠的泌别清浊

24. 胆为六腑的依据是（ ）
    A. 形态中空　　　　　　B. 胆藏胆汁　　　　　　C. 胆汁助消化
    D. 胆与肝有表里关系　　E. 胆不直接传化饮食物

25. 胃失和降可出现（ ）
    A. 口臭　　B. 腹胀　　C. 便秘　　D. 腹泻　　E. 呃逆

26. 胃气是指（ ）
    A. 受盛化物　　　　　　B. 胃的通降　　　　　　C. 胃的生理功能
    D. 脾胃功能在脉象上的反映　E. 泛指脾胃对饮食物的运化功能

27. 下列属于奇恒之腑的是（ ）
    A. 三焦　　B. 女子胞　　C. 命门　　D. 脉　　E. 胆

28. 髓海不足可导致（   ）
    A. 头晕耳鸣　　　　　　　　B. 目无所见　　　　　　　　C. 轻劲多力
    D. 懈怠安卧　　　　　　　　E. 胫酸眩冒

29. 和女子胞功能密切相关的内脏有（   ）
    A. 心　　　　B. 肺　　　　C. 脾　　　　D. 肝　　　　E. 肾

30. 以下哪些说法是对的（   ）
    A. 发为血之余　　　　　　　B. 爪为筋之余　　　　　　　C. 齿为骨之余
    D. 发为肾之外候　　　　　　E. 发的生机根源于肾

31. 下列哪些说法是对的（   ）
    A. 肺为气之主　　　　　　　B. 肾为气之根　　　　　　　C. 肾为封藏之本
    D. 肾为水脏　　　　　　　　E. 肾者，胃之关

32. 以下哪些说法正确（   ）
    A. 肾者胃之关也　　　　　　B. 脾阳根于肾阳
    C. 肾为气之根　　　　　　　D. 其本在肾，其末在肺，皆积水也
    E. 脾为生痰之源，肾为贮痰之器

33. 心和脾的关系主要表现在（   ）
    A. 血液的运行　　　　　　　B. 津液的输布　　　　　　　C. 津液的代谢
    D. 气机的调畅　　　　　　　E. 血液的生成

34. 肺和脾的关系主要表现在（   ）
    A. 血的生成　　　　　　　　B. 津液的输布　　　　　　　C. 气的生成
    D. 津液的代谢　　　　　　　E. 血的贮藏

35. 脏与脏之间在血的关系上密切联系的是（   ）
    A. 心与脾　　　　　　　　　B. 心与肾　　　　　　　　　C. 心与肝
    D. 肝与脾　　　　　　　　　E. 肺与肾

36. 肾主封藏与肝主疏泄之间的关系主要体现于（   ）
    A. 人体的生长发育　　　　　B. 女子的月经来潮
    C. 精血间的相互化生　　　　D. 女子的排卵　　　　　　　E. 男子的排精

37. 下列与脾有关的是（   ）
    A. 运化水谷　　　　　　　　B. 贮藏血液　　　　　　　　C. 调畅气机
    D. 运化水液　　　　　　　　E. 调节胆汁分泌

38. 与血的运行有关的脏器组织有（   ）
    A. 心　　　　B. 肝　　　　C. 脾　　　　D. 骨　　　　E. 脉

39. 有防止出血功能的脏是（   ）
    A. 心　　　　B. 肝　　　　C. 脾　　　　D. 肺　　　　E. 肾

40. 下列属于心的生理功能的是（   ）
    A. 推动血在脉中运行　　　　B. 主宰精神意识思维活动　　C. 调节情志
    D. 朝百脉　　　　　　　　　E. 调节血量

41. 和呼吸运动有关的脏是（　　　）

    A. 心　　　　B. 肝　　　　C. 肺　　　　D. 肾　　　　E. 脾

42. 肝与肾之间的关系为（　　　）

    A. 水能涵木　　　　　　B. 精血同源　　　　　　C. 阴阳互滋互制

    D. 藏泄互用　　　　　　E. 先后天相互资生

43. 三焦的主要生理功能是（　　　）

    A. 运化水液　　　　　　B. 通行气血　　　　　　C. 通调水道

    D. 通行元气　　　　　　E. 运行水液

44. 在调节气机升降方面密切联系的两脏是（　　　）

    A. 心　　　　B. 肝　　　　C. 肺　　　　D. 脾　　　　E. 肾

45. "藏统失司"导致出血，主要指哪两脏功能失调（　　　）

    A. 心　　　　B. 肝　　　　C. 脾　　　　D. 肺　　　　E. 肾

46. 与水液代谢关系最密切的脏腑为（　　　）

    A. 心　　　　B. 肝　　　　C. 脾　　　　D. 肺　　　　E. 肾

47. 肝主疏泄的主要作用是（　　　）

    A. 调节精神情志　　　　B. 调畅气机　　　　　　C. 调节血量

    D. 促进消化吸收　　　　E. 维持气血运行

48. 五脏主要贮藏（　　　）

    A. 水谷　　　　B. 精气　　　　C. 津液　　　　D. 气血　　　　E. 糟粕

49. 肺主人一身之气主要体现在（　　　）

    A. 肺主宣发　　　　　　B. 主呼吸之气　　　　　C. 参与气的生成

    D. 布散精微和津液到全身　　E. 调节全身气机

50. 肺主肃降的生理作用主要体现在（　　　）

    A. 吸入清气　　　　　　B. 宣发卫气　　　　　　C. 通调水道

    D. 输布津液精微　　　　E. 清肃洁净呼吸道

51. 膀胱的储尿与排尿的功能全赖（　　　）

    A. 肾的闭藏　　　　　　B. 肾的气化　　　　　　C. 肺的宣降

    D. 小肠的分清别浊　　　E. 肾的固摄

52. 血液对全身脏腑组织器官的作用（　　　）

    A. 推动　　　　B. 生化　　　　C. 固摄　　　　D. 滋润　　　　E. 营养

53. 下列哪项是心的功能所在（　　　）

    A. 舌的味觉　　　　　　B. 神智活动　　　　　　C. 血液运行

    D. 面部色泽　　　　　　E. 血量的调节

54. 脏腑互为表里，正确的是（　　　）

    A. 心与大肠　　B. 肾与膀胱　　C. 肺与三焦　　D. 胃与小肠　　E. 肝与胆

55. 脾主升清功能包括（　　　　）

    A. 上升和输布精微物质 　　　　　B. 统摄血液 　　　　　C. 排泄水液

    D. 运化水液 　　　　　　　　　E. 维持内脏位置恒定

56. 在水液代谢过程中肺与肾之间存在着标与本的关系，其（　　　　）

    A. 肺为本 　　B. 肺为标 　　C. 肾为本 　　D. 肾为标 　　E. 肺肾俱为标

57. 肝与肾的藏泄互用关系主要表现在（　　　　）

    A. 孕育胎儿 　　B. 调节情志 　　C. 月经生理 　　D. 调畅气机 　　E. 男子排精功能

58. 在生理状态下，心与肾之间的动态平衡也称为（　　　　）

    A. 水火平衡 　　B. 心肾相交 　　C. 阴阳相交 　　D. 水火既济 　　E. 心肾相生

59. 胃的主要生理功能是（　　　　）

    A. 助消化 　　B. 主受纳 　　C. 主降浊 　　D. 主决断 　　E. 腐熟水谷

60. 饮食的消化吸收过程与哪些脏腑关系密切（　　　　）

    A. 脾 　　B. 肝 　　C. 心 　　D. 胆 　　E. 肾

61. 胆的生理功能有（　　　　）

    A. 贮存胆汁 　　B. 帮助消化 　　C. 分泌胆汁 　　D. 排泄胆汁 　　E. 主决断

62. 骨的生理功能有（　　　　）

    A. 贮藏骨髓 　　B. 连接骨节 　　C. 支持外形 　　D. 主管运动 　　E. 保护内脏

63. 髓的生理功能有（　　　　）

    A. 充养脑髓 　　B. 滋养骨骼 　　C. 支持形体 　　D. 化生血液 　　E. 协助运动

64. 下面关于奇恒之腑的说法错误的是（　　　　）

    A. 形态似腑 　　　　　　B. 功能似脏 　　　　　　C. 多与奇经八脉有关

    D. 内藏糟粕 　　　　　　E. 均无表里配合和五行配属关系

65. 参与血液形成的脏主要有（　　　　）

    A. 心 　　B. 肝 　　C. 脾 　　D. 肺 　　E. 肾

二、名词解释

1. 藏象

2. 奇恒之腑

3. 水火既济

4. 六腑

5. 泌别清浊

三、简答题

1. 肝的疏泄功能主要表现在哪些方面？

2. 何为肾阴，何为肾阳，两者之间的关系如何？

3. 简述脾与胃的关系。

4. 简述心与肺的关系。

5. 简述心与脾的关系。

6. 简述心与肝的关系。

7. 简述心与肾的关系。

8. 简述肺与脾的关系。

9. 简述肺与肝的关系。

10. 简述肺与肾的关系。

11. 简述肝与脾的关系。

12. 简述肝与肾的关系。

13. 简述脾与肾的关系。

14. 简谓"肺主气"，其机理如何？

15. 简述脾主升清的含义、特点及其生理作用。

16. 简述女子胞的生理功能。

选择题参考答案

A型题：

1.D	2.D	3.C	4.D	5.C	6.C	7.C	8.D	9.D	10.B	11.E
12.B	13.D	14.D	15.A	16.C	17.C	18.E	19.D	20.B	21.D	22.B
23.C	24.A	25.D	26.B	27.E	28.D	29.D	30.B	31.A	32.A	33.D
34.D	35.A	36.C	37.E	38.B	39.C	40.D	41.A	42.D	43.A	44.B
45.B	46.E	47.C	48.E	49.C	50.D	51.D	52.D	53.E	54.B	55.C
56.D	57.E	58.B	59.B	60.D	61.A	62.C	63.B	64.A	65.B	66.E
67.A	68.B	69.C	70.B	71.A	72.C	73.B	74.C	75.A		

X型题：

1.ABDE	2.ABD	3.ABCDE	4.ACE	5.AC	6.AE	7.BD
8.CE	9.ABC	10.ACD	11.ACE	12.BDE	13.ABCDE	14.AE
15.AC	16.ABCDE	17.ACD	18.ABDE	19.ABE	20.BD	21.ABCE
22.ABCE	23.ABDE	24.ACD	25.ABCE	26.CDE	27.BDE	28.ABDE
29.ACDE	30.ABCDE	31.ABCDE	32.ABCD	33.AE	34.BCD	35.ACD
36.BDE	37.AD	38.ABCE	39.BC	40.AB	41.CD	42.ABCD
43.DE	44.BC	45.BC	46.CDE	47.ABDE	48.BCD	49.CE
50.ADE	51.BE	52.DE	53.ABCD	54.BE	55.AE	56.BC
57.CE	58.BCD	59.BCE	60.ABD	61.ABDE	62.ACD	63.ABD
64.DE	65.ACDE					

第四章　精气血津液神

精、气、血、津液是人体脏腑经络、形体官窍进行生理活动的物质基础，是构成和维持人体生命活动的基本物质。而这些物质的生成及其在体内的代谢，又都依赖脏腑、经络、形体、官窍的正常生理活动才得以进行。因此，无论在生理还是病理的情况下，这些基本物质与脏腑经络、形体官窍之间始终存在着相互依赖、相互影响的密切关系。

神是人体生命活动的主宰及外在总体表现的统称。神的产生以精、气、血、津液为物质基础，又对这些物质的代谢有重要的调节作用。

第一节　精

精的本义是指具有繁衍后代作用的生殖之精，此称为狭义之精，是精的本始含义。从液态精华物质的角度出发，人体之内的血、津液及先天之精、水谷之精、生殖之精、脏腑之精等一切精华物质，均属于广义之精范畴。

一、精的代谢

精的代谢过程为精的生成、贮藏和施泄 3 个不同而相关联的阶段。

（一）精的生成

人体之精由先天之精和后天之精相融合而成，以先天之精为本，并得以后天之精的不断充养而成，两者相互促进，相互辅助，人体之精才能充盛。

1. 先天之精　禀受于父母，是构成胚胎的原始物质，父母遗传的生命物质，是与生俱来的精，谓之先天之精。

2. 后天之精　来源于水谷，又称"水谷之精"。人出生后，必须吸收饮食物中的精华物质才能得以维持生命，故称为后天之精。

（二）精的贮藏与施泄

1. 精的贮藏　人体之精分藏于脏腑，但主要藏于肾中。先天之精在胎儿时期就贮藏于肾，后天之精在供给脏腑生理活动需要的同时，又将剩余部分输送于肾中，以充养肾藏的先天之精。由于先天之精主要藏于肾，并在后天之精的资助下化为生殖之精以繁衍生命，因而称肾为"先天之本"。

2. 精的施泄　一般说来，精的施泄有两种形式，一是分藏于全身各个脏腑之中，濡养脏腑，并化气以推动和调控各脏腑的功能；二是化为生殖之精而有度的排泄以繁衍生命。

二、精的功能

（一）繁衍生命

由先天之精与后天之精合化而生成的生殖之精，具有繁衍生命的作用。在生殖过程中，父母将生命物质通过生殖之精遗传给后代，这种给予后代的生命遗传物质，即是新生命的"先天之精"。

（二）濡养

精能濡养滋润人体各脏腑形体官窍。先天之精和后天之精充盛，则脏腑之精充盈。各种生理功能得以正常发挥。

（三）化血

精可以转化为血，是血液生成的来源之一。精化血的另一层意义，是指精作为精微的生命物质，既可单独存在于脏腑组织中，也可不断地融合于血液中。

（四）化气

精可以化生为气。先天之精可以化生先天之气，水谷之精可以化生谷气，再加上肺吸入的自然界清气，综合而成一身之气，气不断地推动和调控人体的新陈代谢，维系生命活动。

（五）化神

精能化神，精是神化生的物质基础。神是人体生命活动的主宰及其外在总体观，它的产生离不开精这一基本物质。只有积精，才能全神，这是生命存在的根本保证。

第二节　气

气是人体内活力很强，运行不息的极精微物质，是构成人体和维持人体生命活动的基本物质之一。气运行不息，推动和调控着人体内的新陈代谢，维持着人体生命进程。气的运动停止，则意味着生命的终止。

一、气的生成

气由禀受于父母的先天精气、饮食物中的水谷精气和自然界的清气，通过肺、脾胃和肾等脏腑生理功能的综合作用而生成。父母生殖之精构成胚胎的原始物质称先天之精气，清气和水谷精气合称为后天之精气。

人体气生成的基本条件是物质来源充足、脏腑功能正常。气的生成有赖于全身各脏腑组织的综合作用，其中与肾、肺、脾胃关系密切。肾为生气之源，肾藏精气，包括先天之精气和后天之精气，乃元气之根。肺为气之主，肺主气，司呼吸，通过呼吸将清气吸入体内，清气与水谷精气在肺内结合而积于膻中，形成宗气。脾胃为气血化之源，胃纳脾运，胃降脾升，将饮食物化生为水谷精气，由脾的运化转输于肺，进而布散全身，营养脏腑经络，并化生为脏腑经络之气。

二、气的运动与形式

气的运动称为气机，气的运动基本形式是升降出入。气在人体内不断运动，流行于全身各脏腑经络等组织器官，激发和推动人的生理功能。

五脏六腑的功能活动与气机的升降出入有密切的关系。一般说来，肾为气机升降的根本，脾胃为气机升降的枢纽，肺为气机升降的治节，肝调畅气机。

气的运动只有在相对协调平衡状态下，才能发挥其维持生命活动的作用。气的运动平衡协调的生理状态称为气机调畅。气机失调表现形式是多种多样的，如气的运动受阻，称气机不畅；受阻较甚，称为气滞；气上升运动太过，称为气逆；气下降太过，称为气陷；气的外出运动太过，称气脱。气的运动失调表现在脏腑上，可有肺失宣降、脾气下陷、胃气上逆、肾不纳气、肝气郁结等。

三、气的功能

（一）推动作用

激发和促进人体的生长发育及生殖功能、各脏腑经络的生理功能、精血津液的生成及运行输布，激发和兴奋精神活动。

（二）温煦作用

温煦机体，维持相对恒定的体温；温煦各脏腑、经络、形体、官窍，助其进行正常的生理活动；温煦精血津液，助其正常施泄、循行输布，即所谓"得温而行，得寒而凝"。

（三）防御作用

气既能护卫肌表，防御外邪入侵，同时也可以祛除侵入人体内的病邪。气的防御功能决定着疾病的发生、发展和转归。

（四）固摄作用

气有对于体内血、津液、精等液态物质有固摄、统摄和控制作用，从而防止这些物质无故流失，保证它们在体内发挥正常的生理功能。统摄血液，使其在脉中正常运行，防止其逸出脉外；固摄汗液、尿液、唾液、胃液、肠液，控制其分泌量，排泄量，使之有度而规律的排泄，防止其过多排出及无故流失；固摄精液，防止其妄加排泄。

气的固摄作用减弱，则有可能导致体内液态物质的大量丢失。例如，气不摄血可以引起各种出血；气不摄精可以引起自汗、多尿、小便失禁、流涎、呕吐清水、泄泻滑脱等；气不固精可以引起遗精、滑精、早泄等病症。

（五）气化作用

气化作用，指通过气的运动而产生的各种变化。具体地说，是指精、气、血、津液各自的新陈代谢及相互转化。例如，津液经过代谢，转化成汗液和尿液；饮食物经消化吸收后，转化成水谷之精气，再化生成气、血、津液等，都是气化作用的具体表现。由此可见，气化作用的过程，实际就是体内物质代谢的过程，是物质转化和能量转化的过程。如果气化功能失常，则能影响整个物质的代谢过程，如影响饮食物的消化吸收；影响气、血、津液的新陈代谢；影响汗液、尿液排泄等，从而形成各种代谢异常的病变。

（六）中介作用

气能感应传导信息，以维系机体的整体联系。例如，针灸、按摩等产生的信息和刺激，通过气运载传导于内脏，达到治疗目的。

气的六大生理功能，作用虽异，但都存在于人体生命过程的始终，缺一不可，它们密切配合，相互作用。

四、气的分类、分布及功能

根据气的组成、分布部位、功能特点的不同，可将气分成元气、宗气、卫气、营气等。

（一）元气

元气又称原气，是人体中最基本、最重要的气。元气以先天之精气为基础，又依赖后天水谷之精气的充养。元气通过三焦循行全身，内而五脏六腑，外而肌腠皮毛，无处不到，发挥其生理功能。

元气的主要功能是推动人体的生长、发育和生殖，与机体的生、长、壮、老、已息息相关，能激发、调节各脏腑经络和组织器官的生理功能，是人体生命活动的原动力。

（二）宗气

宗气指聚积在人体胸中的气。主要由肺吸入的清气和脾胃化生的水谷精气结合而成，属后天之气。脾的运化转输功能和肺主气、司呼吸的功能是否正常对宗气的生成和盛衰有着直接的关系。宗气积聚于胸中，贯注心肺。其向上出于肺，循喉咙而走息道，贯于心而入血脉。其向下蓄于丹田，注入气街而下行于足。

宗气的主要功能是走息道而司呼吸，贯心脉而行气血和资先天三个方面。

（三）营气

营气又称荣气，是循行于脉中的具有营养作用的气。营气主要由水谷精气中精华部分所化生。营气行于脉中，循行全身，贯五脏、络六腑、入孔窍、走四肢。

营气的主要生理功能是化生血液和营养全身。

（四）卫气

卫气又称卫阳，是循行于脉外的具有保卫功能的气。卫气主要由水谷精气中慓疾滑利部分所化生。运行于脉外，不受脉道的约束，外而皮肤肌腠，内而胸腹脏腑，布散全身。

卫气的主要生理功能是防御外邪、温养全身和调控腠理。

第三节 血

血是循行于脉内而循环流注全身的、富有营养和滋润作用的红色液体物质,是构成人体和维持人体生命活动的基本物质之一。

一、血的生成

水谷精微和肾精是血液化生的基础。它们在脾胃、心、肺、肾等脏腑的共同作用下,经过一系列气化过程,而得以化生为血液。脾胃运化水谷精微所化生的营气和津液,由脾向上升输于心肺,与肺吸入的清气相结合,贯注心脉,在心气的作用下变化而成为红色血液。

二、血的运行

血在脉管中运行不息,流布于全身,环周不休,以保证机体各脏腑组织器官功能的正常发挥。血行脉中,脉为"血府"。

血液的质量,包括清浊及黏稠状态,都可影响血液自身的运行,脉道的完好无损与通畅无阻也是保证血液正常运行的重要因素。血液的正常运行,与心、肺、肝、脾等脏腑的功能密切相关。

三、血的功能

血主要具有濡养和化神两个方面的功能。

(一)濡养

血在脉中循行,内至五脏六腑,外达皮肉筋骨,不断地对全身各脏腑组织器官起着濡养和滋润作用,以维持各脏腑组织器官发挥生理功能,保证了人体生命活动的正常进行。

(二)化神

血是机体精神活动的主要物质基础,人体的精神活动必须得到血液的营养,只有物质基础的充盛,才能产生充沛而舒畅的精神情志活动。

第四节 津液

津液是人体一切正常水液的总称,是构成人体和维持生命活动的基本物质之一。津与液,同源于饮食水谷,同属人体正常水液,但在性状、流动性、分布、功能等方面有一定区别。一般而言,津清稀,流动性大,主要分布于皮肤、肌肉、孔窍、血脉等部位,并渗入血脉,其滋润作用明显;液稠厚,流动性小,主要灌注于骨节、脏腑、脑、髓等组织,其濡养作用显著。津液本属一体,在代谢过程中相互为用,相互转化。在病理上相互影响,故津与液常并称。

一、津液的代谢

津液的代谢包括津液的生成、输布和排泄。津液代谢涉及多个脏腑，是一个复杂的生理过程。《素问·经脉别论》："饮入于胃，游溢精气，上输于脾，脾气散精，上归于肺，通调水道，下输膀胱，水精四布，五经并行。"

（一）津液的生成

津液来源于饮食水谷。胃主受纳腐熟，"游溢精气"而吸收饮食水谷的部分精微。小肠泌别清浊，将水谷精微和水液大量吸收后并将食物残渣下送大肠。大肠主津，在传导过程中吸收食物残渣中的水液，促使糟粕成形为粪便。胃、小肠、大肠所吸收的水谷精微及水液，均上输于脾，通过脾气的转输作用布散到全身。可见津液的生成主要与脾、胃、小肠、大肠等脏腑的生理活动有关。若脾气的运化及胃肠的吸收功能虚亏或失调，都会影响津液的生成，导致津液不足的病变。

（二）津液的输布

津液的输布是依靠脾、肺、肾、肝和三焦等脏腑生理功能的协调配合而完成的。脾对津液的输布作用，一方面脾气将津液上输于肺，另一方面，脾气也可以将津液直接向四周布散至全身各个脏腑。肺接受脾转输来的津液，一方面通过肺气的宣发，将津液向身体外周体表和上部布散，另一方面通过肺气的肃降，将津液向身体下部和内部脏腑输布，并将脏腑代谢后产生的浊液向肾或膀胱输送，故称"肺为水之上源"。肾对津液输布代谢起着主宰作用，一方面是指肾气对人体整个水液输布代谢具有推动和调控作用，另一方面，肾脏本身是参与津液输布的一个重要环节。肝保持了水道的畅通，促进了津液输布的通畅。三焦为水液运行的通路，保证了诸多脏腑输布津液的道路通畅。综上所述，津液在体内的输布主要依赖于肾气的蒸化和调控、脾气的运化、肺气的宣降、肝气的疏泄和三焦的通利。

（三）津液的排泄

津液的排泄主要依赖肺、肾、脾、膀胱、大肠和三焦等脏腑的综合作用。排泄是通过呼气、汗液、尿液、粪便等途径实现的。由于尿液是津液排泄的最主要途径，尿液的生成和排泄均依靠于肾气的蒸化等作用，因此肾脏的生理功能在津液排泄中的地位最为重要。汗液的排出是津液排泄的另一重要途径，肺气宣发，将津液外输于体表皮毛，津液在气的蒸腾激发作用下，形成汗液由汗孔排出体外。大肠排出粪便时，也随糟粕带走一些残余的水分，但正常情况下粪便中所含水液的量很少。

综观津液的生成、输布和排泄过程，是诸多脏腑相互协调、密切配合而完成的，其中尤以脾、肺、肾三脏的综合调节为首要。《景岳全书·肿胀》说："盖水为至阴，故其本在肾；水化于气，故其标在肺；水惟畏土，故其制在脾。"如果脾、肺、肾及其他相关脏腑的功能失调，则会影响津液的生成、输布和排泄，破坏津液代谢的协调平衡，导致津液的生成不足，或耗损过多，或输布与排泄障碍，水液停滞等多种病理改变。

二、津液的功能

（一）滋润濡养

津液是液态物质，有着较强的滋润作用。津液中含有营养物质，又有丰富的濡养作用。布散于体表的津液能滋润皮毛肌肉，渗入体内的能濡养脏腑，输注于孔窍的能滋润鼻、目、口、耳等官窍，渗注骨、脊、脑的能充养骨髓、脊髓、脑髓，流入关节的能滋润关节屈伸等，如若津液不足，失去滋润与濡养的作用，则会使皮毛、肌肉、孔窍、关节、脏腑及骨髓、脊髓、脑髓的生理活动受到影响，脏腑组织的生理结构也可能遭到破坏。

（二）充养血脉

津液入脉，成为血液的重要组成部分。《灵枢·邪客》中已说明津液在营气的作用下，渗注入脉中，化生为血液，以循环全身发挥滋润、濡养作用。

津液还有调节血液浓度的作用。当血液浓度增高时，津液就渗入脉中稀释血液，并补充了血量。但机体的津液亏少时，血中之津液可以从脉中渗出脉外以补充津液。由于这种脉内外的津液互相渗透，机体因而可以根据生理病理变化来调节血液的浓度，保持了正常的血量。由于津液和血液是水谷精微所化生，两者之间又可以互相渗透转化，故有"津血同源"之说。另外，津液的代谢对调节机体内外环境的阴阳相对平衡起着十分重要的作用。气候炎热或体内发热时，津液化为汗液向外排泄以散热，而天气寒冷或体温低下时，津液因腠理闭合而不外泄，如此则可维持人体体温相对恒定。

第五节　神

神是人体生命活动的主宰及其外在总体表现的统称。神的内涵是广泛的，既是一切生理活动、心理活动的主宰，又包括了生命活动外在的体现，其中又将意识、思维、情感等精神活动归为狭义之神的范畴。

一、神的生成

神的产生，不仅与化神、养神的精气血津液的充盛及相关脏腑功能的发挥有关，而且与脏腑精气对外界刺激的应答反应密切相关。

（一）精气血津液为化神之源

精、气、血、津液是产生神的物质基础，神是不能脱离这些精微物质而存在的。神寓于形体之中，脱离了形体组织的神是不存在的。脏腑形体官窍中充满了精气血津液等物质，在脏腑之气的推动和调控作用下，通过这些精微物质的新陈代谢产生了生命的活动，可以以形色、眼神、言谈、表情、应答、举止、精神、情志、声息、脉象等方面体现出来，而这些生命活动外在体现的总称即是神。

中医学将神分为神、魂、魄、意、志，分别归藏于"五脏"，如《素问·宣明五气》

所说："心藏神，肺藏魄，肝藏魂，脾藏意，肾藏志。"五脏精气充盛，则五神安藏守舍而见神识清晰、思维敏捷、反应灵敏、运动灵活、睡眠安好、意志坚定、刚柔并济；五脏精气亏虚，不能化生或涵养五神，可出现神衰等不同病变。

（二）脏腑精气对外界环境的应答

在自然环境与社会环境的外界刺激下，人体内部脏腑将做出反应，于是便产生了神。其中，尤以心的生理功能最为重要。心藏神，主宰和协调人体脏腑形体官窍的生理活动，同时也主宰人体的心理活动，故称心为五脏六腑之大主。因此，以心为主的脏腑，以精气血津液为基础，对外界刺激做出应答。一方面，保持了正常的心理活动状态，所谓"精神内守"，并以此主宰和协调机体内部的生理活动；另一方面，机体与外部环境也取得了协调统一，体现了神的存在。

脏腑精气对外界环境刺激做出应答反应的结果，表现为精神、意识和思维活动。外界事物的信息通过感觉入心，通过心的意念活动形成对事物表象的认识，称为意。将意念保存下来，即通过记忆来累计事物表象认识的过程，称为志。在此基础上酝酿思索，反复分析、比较事物的过程，称为思。在反复思索的基础上，由近而远地估计未来思维过程称为虑。最后在上述基础上，准确处理事务，支配行为对事物做出适当反应的措施，称为智。

脏腑精气对外界环境刺激的应答，还可产生不同的情志活动，如怒、喜、忧、思、悲、恐、惊七种情志活动，是人体对外界事物刺激而做出的肯定或否定的情绪体验和情感反应，脏腑精气的盛衰对不同情志的产生起着决定性作用。

二、神的作用

神是生命活动的主宰，对人体生命活动具有重要的调节作用。

（一）调节精气血津液的代谢

神既由精、气、血、津液等作为物质基础而产生，又能反作用于这些物质。神具有统领、调控这些物质在体内进行正常代谢的作用。

（二）调节脏腑的生理功能

脏腑精气产生神，神通过对脏腑精气的主宰来调节其生理功能。以五脏精气为基础物质产生精神情志活动，在正常情况下对脏腑之气的运行起到调控作用，使之升降出入运行协调有序。

（三）主宰人体的生命活动

神的盛衰是生命力盛衰的综合体现，因此神的存在是人体生理活动和心理活动的主宰。总之，精、气、血、津液的充盈与运行有序，物质转化与能量转化的代谢平衡，脏腑功能的发挥及相互协调，情志活动的产生与调畅，心理状态的宁静怡然，却病延年的养生之道，都离不开神的统帅和调节。神是机体生命存在的根本标志，形离开神则亡，形与神俱，神为主宰。

第六节　精气血津液神之间的关系

一、气与血的关系

气与血是人体内的两大类基本物质，在人体生命活动中占有很重要的地位。气是血液生成和运行的动力，血是气的化生基础和载体，因而有"气为血之帅，血为气之母"的说法。

（一）气为血之帅

1. 气能生血　气是血液生成的动力，而且营气入脉化血，使血量充足。气充盛则化生血液的功能增强，血液充足。气虚则化生血液的功能减弱，导致血虚的病变，因此，临床上治疗血虚的病变，常以补气药配合补血药使用。

2. 气能行血　指血液的运行离不开气的推动作用。气机调畅，气行则血行，血液的正常运行得以保证。相反，气虚、气滞则无力推动血行，产生血瘀的病变。因此，临床上在治疗血液运行失常时，常配合补气、行气、降气、升提的药物。

3. 气能摄血　指血液能正常循行于脉中离不开气的固摄作用。脾气充足，血行脉中而不致逸出脉外。若脾气虚弱，失去统摄，往往导致各种出血病变，临床上称为"气不摄血"或"脾不统血"。因而治疗这些出血病变时，必须用健脾补气方法，益气以摄血。

（二）血为气之母

1. 血能养气　指气的充盛及其功能发挥离不开血液的濡养，血足则气旺。故血虚的患者往往兼有气虚的表现。

2. 血能载气　指气存于血中，依附于血而不致散失，赖血之运载而运行全身。因此，大失血的患者，气亦随之发生大量的散失，称为"气随血脱"。

二、气与津液的关系

（一）气能生津

津液的生成依赖于气的推动作用。若气虚，则化生津液力量减弱，导致津液不足的病变，治疗时常采取补气生津的法则。

（二）气能行津

津液的输布、排泄等代谢活动离不开气的推动作用和升降出入的运动。若气虚，推动作用减弱，气化无力进行，或气机郁滞不畅，气化受阻，都可以引起津液的输布、排泄障碍，并形成痰、饮、水、湿等病理产物，称为"气不行水"或"气不化水"。要消除这些病理产物及其产生的病理影响，常将利水湿、化痰饮的方法与补气行气法同时并用。

（三）气能摄津

气的固摄作用可以防止体内津液无故地大量流失，气通过对津液排泄的有节控制，维持着体内津液量的相对恒定。若气虚亏，则固摄力量减弱，会出现多汗、自汗、遗尿、小便失禁等病理现象，临床上常用补气法以控制津液的过多外泄。

（四）津能载气

津液是气运行的载体之一。在血脉之外，气的运行必须依附于津液，否则也会使气漂浮失散而无所归。因此，津液丢失，必定导致气的损耗，当大汗、大吐、大泻等津液大量丢失时，气亦随之大量外脱，称之为"气随津脱"。

三、精血与津液之间的关系

（一）精血同源

精与血都由水谷精微化生与充养，化源相同，两者之间又相互资生、转化，并具有濡养和化神等作用。精与血的这种化源相同而又互相资生的关系称为"精血同源"，也可称为"肝肾同源"。

（二）津血同源

血和津液都由饮食水谷精微化生，都有滋润濡养作用，两者之间可以相互资生，相互转化，这种关系称为"津血同源"。

四、精、气、神之间的关系

精、气、神三者之间存在相互依存、相互为用的关系。

（一）气能生精摄精

气的运行不息能促进精的化生，又能固摄精，使精聚而充盈，不致无故耗损外泄。气虚则精的化生不足，或精不固聚而导致精亏、失精的病症。

（二）精能化气

人体之精在气的推动激发作用下可化生为气。各脏之精化生各脏之气，而藏于肾中的先天之精化为元气，水谷之精化为谷气。故精足则气旺，精亏则气衰。

（三）精气化神

精与气都是神得以化生的物质基础，神必须得到精和气的滋养才能正常发挥作用。精盈则神明，精亏则神疲。

（四）神驭精气

神以精气为物质基础，但神又能驭气统精。人体脏腑形体官窍的功能活动及精气血等物质的新陈代谢，都必须受神的调控和主宰。

练习题

一、选择题

A型题

1. 与血液生成运行关系最密切的物质是（　　）
   A. 元气　　　　B. 营气　　　　C. 精气　　　　D. 宗气　　　　E. 谷气

2. "并精而出入者"，谓之（　　）
   A. 神　　　　　B. 魂　　　　　C. 魄　　　　　D. 意　　　　　E. 志

3. 气机是指（　　）
   A. 气的升降　　　　　　　　B. 气的变化　　　　　　　　C. 气的运动
   D. 气血津液互化　　　　　　E. 气的运动形式

4. 来自于脾胃化生的水谷精气，是水谷精气中性质剽悍、运行滑利，反应迅速的部分
   （　　）
   A. 元气　　　　B. 营气　　　　C. 卫气　　　　D. 脏腑之气　　E. 宗气

5. 在气虚的基础上表现以气的升举无力为主要特征的病理状态为（　　）
   A. 气陷　　　　B. 气逆　　　　C. 气滞　　　　D. 气闭　　　　E. 气脱

6. 能使血液不溢出于脉外为气的（　　）
   A. 推动作用　　B. 温煦作用　　C. 防御作用　　D. 固摄作用　　E. 气化作用

7. 脉内的气是指（　　）
   A. 元气　　　　B. 宗气　　　　C. 营气　　　　D. 卫气　　　　E. 中气

8. 元气生成的主要物质来源是（　　）
   A. 肾中精气　　B. 水谷精气　　C. 清气　　　　D. 脏腑之精气　E. 以上均非

9. 胸中之气是（　　）
   A. 元气　　　　B. 宗气　　　　C. 营气　　　　D. 卫气　　　　E. 以上均非

10. 清气与水谷之气结合关系到（　　）
    A. 元气的生成　　　　　　　B. 宗气的生成　　　　　　　C. 营气的生成
    D. 卫气的生成　　　　　　　E. 以上均非

11. 与语言、声音、呼吸强弱有关的气是（　　）
    A. 元气　　　　B. 宗气　　　　C. 营气　　　　D. 卫气　　　　E. 以上均非

12. 昼行于阳，夜行于阴的气是（　　）
    A. 元气　　　　B. 真气　　　　C. 营气　　　　D. 卫气　　　　E. 宗气

13. 血为气之母主要是指（　　）
    A. 血能摄气　　　　　　　　B. 血停气阻　　　　　　　　C. 血给气以营养
    D. 气随血行　　　　　　　　E. 血源于气

14. 与血的营养作用不甚密切的是（　　）
    A. 皮毛润泽有华　　　　　　B. 感觉、运动灵敏自如　　　C. 面色红润有泽
    D. 膀胱开合有度　　　　　　E. 肌肉丰润壮实

15. 与血液的正常运行关系不大的是（   ）

    A. 心气的推动   B. 肾精的转化   C. 肺朝百脉

    D. 脾的统血   E. 肝的疏泄

16. 下列哪一项不是血液正常运行所必须的条件（   ）

    A. 心气充沛   B. 血液充盈   C. 脉道通畅

    D. 三焦通利   E. 肺功能正常

17. 临床上气的异常导致血的失常时，下述哪一项不妥（   ）

    A. 血虚   B. 血脱   C. 血燥   D. 血瘀   E. 出血

18. 大汗之后形成气脱的病理是（   ）

    A. 气不摄血   B. 津不化气   C. 气不化津   D. 气随津脱   E. 气不摄津

19. 下列哪个脏腑与津液的生成无关（   ）

    A. 胃   B. 脾   C. 小肠   D. 大肠   E. 肺

20. 能充养脑髓和滑利关节的是（   ）

    A. 津   B. 液   C. 气   D. 血   E. 精

21. 与津液生成关系密切的脏是（   ）

    A. 心   B. 肝   C. 脾   D. 肺   E. 肾

22. 下列除哪一项外，皆为津液的生理功能（   ）

    A. 润泽肌肤   B. 滑利关节   C. 组成血液   D. 通利三焦   E. 充养脑髓

23. 津液排泄途径中，起关键作用的是（   ）

    A. 汗   B. 尿   C. 粪   D. 呼气   E. 以上均非

24. 下列不属于津液的是（   ）

    A. 泪   B. 涕   C. 胃液   D. 水湿   E. 关节液

25. 津液的输布主要依靠相关脏腑协调配合完成，下列哪项不正确（   ）

    A. 脾   B. 肺   C. 脑   D. 肾   E. 三焦

26. 神藏于（   ）

    A. 肝   B. 心   C. 脾   D. 肺   E. 肾

27. 外界事物的信息通过感觉入心，通过心的忆念活动形成事物表象的认识，称为

                                           （   ）

    A. 魂   B. 神   C. 魄   D. 意   E. 志

28. 通过记忆来累计事物表象认识的过程，称为（   ）

    A. 魂   B. 神   C. 魄   D. 意   E. 志

29. 在记忆的基础上，反复分析、比较事物的过程，称为（   ）

    A. 思   B. 神   C. 魄   D. 意   E. 志

30. 在反复思索的基础上，由近而远的估计未来的思维过程称为（   ）

    A. 魂   B. 虑   C. 魄   D. 意   E. 志

31. 在思虑的基础上，准确处理事物，支配行为对事物做出适当反应的措施称为

（　　）

    A. 魂　　　　　B. 神　　　　　C. 智　　　　　D. 意　　　　　E. 志

32. 治疗血虚时配伍补气药的理论基础是（　　）

    A. 气能生血　　　　　　　　B. 气能行血　　　　　　　　C. 气能摄血

    D. 血能载气　　　　　　　　E. 血能养气

33. "气随血脱"的理论基础是（　　）

    A. 气能生血　　　　　　　　B. 气能行血　　　　　　　　C. 气能摄血

    D. 血能载气　　　　　　　　E. 血能养气

34. "夺血者无汗"的理论基础是（　　）

    A. 气能生津　　　　　　　　B. 气能行津　　　　　　　　C. 气能摄津

    D. 津能载气　　　　　　　　E. 津血同源

35. "吐下之余，定无完气"的理论基础是（　　）

    A. 气能生津　　　　　　　　B. 气能行津　　　　　　　　C. 气能摄津

    D. 津能载气　　　　　　　　E. 津血同源

36. 对气与津液的理解，下列哪项内容欠妥（　　）

    A. 气载于津　　　　　　　　B. 津随气脱　　　　　　　　C. 气能生津

    D. 水停气阻　　　　　　　　E. 津摄于气

37. 气与血的关系主要表现在（　　）

    A. 后天与先天方面　　　　　B. 来源与分布方面

    C. 生化与运行方面　　　　　D. 功能与结构方面　　　　　E. 属阴与属阳

38. 气的固摄力不足，最易导致血液循环的何种病变（　　）

    A. 血滞　　　　　　　　　　B. 血瘀　　　　　　　　　　C. 血肿

    D. 出血　　　　　　　　　　E. 血寒

39. 吐下之余，定无完气是指（　　）

    A. 吐下伤津，津不化气　　　　　　B. 吐下太过，气陷不升

    C. 大吐大泻，气随津脱而耗竭　　　D. 吐下耗伤脾胃，生化无源

    E. 津伤则气化不利

40. 利水药与行气药配合治疗痰饮水湿，源于什么理论（　　）

    A. 气能行津　　　　　　　　B. 气能生津　　　　　　　　C. 气能摄津

    D. 津能生气　　　　　　　　E. 津能载气

41. 人体生命之源，正气之本主，主要指（　　）

    A. 血　　　　　B. 气　　　　　C. 精　　　　　D. 津　　　　　E. 液

42. 气化是指（　　）

    A. 气的变化　　　　　　　　　　　B. 气的升降出入运动

    C. 气的推动作用使气化为水　　　　D. 气的温煦作用使水化为气

    E. 气血津液各自的新陈代谢及其相互转化

43. 人体气机升降的枢纽是（　　　）

    A. 肺肾   B. 脾胃   C. 肝肾   D. 心肾   E. 肺与大肠

44. 促进人体生长、发育和生殖的气是（　　　）

    A. 元气   B. 中气   C. 营气   D. 卫气   E. 宗气

45. 具有"慓疾滑利"特性的气是（　　　）

    A. 肝气   B. 中气   C. 胃气   D. 卫气   E. 宗气

46. 宗气的生成来源，主要是（　　　）

    A. 肺吸入的清气   B. 肾所藏的精气   C. 脾运化的谷气

    D. 水谷之精气和吸入的清气   E. 肾中之精气和水谷之精气

47. 下列有关气血关系的描述，错误的是（　　　）

    A. 气能摄血   B. 气能行血   C. 气能生血   D. 血能行气   E. 血能载气

48. 质地较清稀，流动性较大的是（　　　）

    A. 液   B. 精   C. 津   D. 痰   E. 湿

49. 具有化生血液作用的是（　　　）

    A. 元气   B. 正气   C. 营气   D. 卫气   E. 宗气

50. 与津液代谢关系密切的是（　　　）

    A. 肺肝肾   B. 肝脾肾   C. 心肺肾   D. 肺脾肾   E. 心脾肾

51. 饮食物化为气、血、津液，依赖于（　　　）

    A. 气的温煦作用   B. 气的推动作用   C. 气化作用

    D. 气的固摄作用   E. 气的升降出入运动形式

52. 下列哪种说法欠妥（　　　）

    A. 气旺则津生   B. 液脱则气耗   C. 水停则气虚

    D. 气不化则水停   E. 气不固者津失

53. 气与津液的关系，下列说法错误的是（　　　）

    A. 气能生津   B. 气能行津   C. 气随津脱

    D. 气能摄津   E. 气能载津

54. 营气与卫气的共同点是（　　　）

    A. 功能相同   B. 来源相同   C. 特性相同

    D. 分布相同   E. 以上都不是

55. 津液运行输布的主要通道是（　　　）

    A. 三焦   B. 膀胱   C. 经络   D. 尿道   E. 肾

56. "血府"是指（　　　）

    A. 肝   B. 脉   C. 肺   D. 心   E. 冲脉

57. "中焦受气取汁"的"汁"是指（　　　）

    A. 水液   B. 胆汁   C. 津液   D. 精液   E. 营气

58. "气不足便是寒"是气的哪种作用失常（　　）

    A. 推动作用　　　　　　　　B. 温煦作用　　　　　　　C. 防御作用

    D. 固摄作用　　　　　　　　E. 生理作用

X 型题

1. 精可以分为（　　）

    A. 先天之精　　　　　　　　B. 精液　　　　　　　C. 后天之精

    D. 精血　　　　　　　　　　E. 精气

2. 气是构成人体和维持人体生命活动的，具有很强活力的精微物质，具有（　　）

    A. 推动作用　　　　　　　　B. 温煦作用　　　　　　　C. 防御作用

    D. 固摄作用　　　　　　　　E. 营养作用

3. 气的分类，主要有（　　）

    A. 元气　　　B. 宗气　　　C. 卫气　　　D. 戾气　　　E. 营气

4. 营气（　　）

    A. 来自脾胃运化的水谷精微　　B. 具丰富营养作用　　　　C. 行于脉中

    D. 温养脏腑、肌肉、皮毛　　　E. 与人的视听言行等相关

5. 下列哪几项属于气机失调（　　）

    A. 气虚　　　B. 气滞　　　C. 气逆　　　D. 气陷　　　E. 气脱

6. 与气的生成密切相关的脏是（　　）

    A. 心　　　B. 肺　　　C. 脾　　　D. 肝　　　E. 肾

7. 与气机升降密切相关的两脏是（　　）

    A. 肝　　　B. 心　　　C. 肺　　　D. 脾　　　E. 胆

8. 二者关系密切，可分阴阳，且彼此调和的气是（　　）

    A. 宗气　　　B. 元气　　　C. 卫气　　　D. 经气　　　E. 营气

9. 下列能随血运行，又为后天之气的是（　　）

    A. 元气　　　B. 营气　　　C. 卫气　　　D. 宗气　　　E. 胃气

10. 脾胃的运化功能体现了气的哪方面作用（　　）

    A. 上升　　　B. 下降　　　C. 燥湿　　　D. 出入　　　E. 纳运

11. 对尿液、汗液的排泄有控制调节作用的是气的（　　）

    A. 推动作用　　　　　　　　B. 温煦作用　　　　　　　C. 防御作用

    D. 营养作用　　　　　　　　E. 固摄作用

12. 与血液运行关系密切，又固摄血液的重要因素有（　　）

    A. 肝主疏泄　　　　　　　　B. 肝主藏血　　　　　　　C. 肺朝百脉

    D. 脾主统血　　　　　　　　E. 精液的排出

13. "血主濡之"是指（　　）

    A. 血有载气的作用　　　　　　B. 津血有互化的作用

    C. 血有滋润的作用　　　　　　D. 血有营养的作用　　　　　　E. 血能养神

14. 与血液循行有关的脏腑组织有（　　）

    A. 肝   B. 肺   C. 脉   D. 心   E. 脾

15. 血的营养滋润的作用体现在（　　）

    A. 面色红润   B. 肌肉丰满壮实   C. 皮肤润泽

    D. 毛发乌黑光泽   E. 感觉和运动灵活自如

16. 与津液排泄最相关的脏腑是（　　）

    A. 肝   B. 心   C. 脾   D. 肺   E. 肾

17. 津液的功能包括（　　）

    A. 滋润濡养   B. 排泄废物   C. 疏通水道

    D. 参与血液形成   E. 调节阴阳平衡

18. 下列哪些脏腑功能失调最易导致津液代谢失常（　　）

    A. 肺   B. 脾   C. 三焦   D. 肾   E. 心

19. 精的生理功能有（　　）

    A. 化气   B. 调气   C. 化神   D. 化血   E. 纳气

20. 与津液输布障碍关系不密切者有（　　）

    A. 肾失气化   B. 脾失健运   C. 胃失和降   D. 心神不安   E. 胆气虚弱

21. 与津液排泄障碍密切相关的是（　　）

    A. 肝   B. 胃   C. 膀胱   D. 肺   E. 肾

22. 肺的宣降和肾的蒸腾气化涉及以下哪两项（　　）

    A. 营气的生成   B. 津液的输布   C. 元气的通行

    D. 津液的排泄   E. 精液的排出

23. 化神养神的基本物质包括（　　）

    A. 精   B. 气   C. 血   D. 津液   E. 水

24. "夺血者无汗，夺汗者无血"，说明哪两者之间的关系密切（　　）

    A. 气   B. 血   C. 津   D. 液   E. 精

25. 以下说法正确的是（　　）

    A. 气旺则津生   B. 液脱则气耗   C. 气虚则水停

    D. 气虚则津液流失   E. 水停则气虚

26. 同源于水谷精微并可化生血液的物质是（　　）

    A. 津液   B. 精液   C. 宗气   D. 营气   E. 卫气

27. 气的固摄不足会导致血行的何种病变（　　）

    A. 血滞   B. 血瘀   C. 血逆   D. 血溢   E. 血脱

28. "气为血帅"是指（　　）

    A. 血能生气   B. 气能行血   C. 气由血生

    D. 血由气生   E. 气能摄血

29. 用补气法来治疗失血，其主要理论依据是（　　）

    A. 气能生血   B. 血能生气   C. 气能摄血   D. 阴阳互根   E. 气旺血足

30. 气的哪些作用与津液的生成、输布、排泄有关（　　　）

　　A. 推动　　　　B. 营养　　　　C. 防御　　　　D. 固摄　　　　E. 气化

31. 气的含义是指（　　　）

　　A. 脏腑的功能活动　　　　　　　　B. 至精至微的物质

　　C. 构成人体的最基本物质　　　　　D. 维持人体生命活动的最基本物质

　　E. 活动能力很强的物质

32. 气的固摄作用体现在（　　　）

　　A. 固摄汗液　　　　　　　B. 固摄精液　　　　　　　　C. 固摄唾液

　　D. 固摄尿液　　　　　　　E. 固摄血液

33. 津液的输布主要由何脏腑来完成（　　　）

　　A. 肝　　　　B. 肾　　　　C. 肺　　　　D. 三焦　　　　E. 脾

34. 津液包括（　　　）

　　A. 唾液　　　　B. 肠液　　　　C. 泪液　　　　D. 血液　　　　E. 胃液

35. 与气的生成密切相关的脏腑是（　　　）

　　A. 肺　　　　B. 三焦　　　　C. 心　　　　D. 肾　　　　E. 脾

36. 宗气来源于（　　　）

　　A. 肾精　　　　　　　　　B. 肺吸入清气　　　　　　　C. 肾阴

　　D. 脾胃运化的营气　　　　E. 脾胃运化的水谷之气

37. 肺气失于宣发，可出现的症状有（　　　）

　　A. 咳嗽　　　　B. 鼻塞　　　　C. 胸闷　　　　D. 喘促　　　　E. 呼吸不利

38. 营气分布全身，主要通过的途径为（　　　）

　　A. 十二经别　　B. 十二正经　　C. 手三阳经　　D. 任督二脉　　E. 足三阴经

二、名词解释

1. 精

2. 宗气

3. 气机失调

4. 气化

5. 神

6. 津血同源

7. 营血

8. 精血同源

三、简答题

1. 简述精的功能。

2. 什么是气的推动作用，其生理意义如何？

3. 试述宗气、营气、卫气的生化来源、生化过程和相互关系。

4. 血液的生成和运行与哪几脏的生理功能有关？各起何作用？

5.试述肺、脾、肾在津液的生成、输布和排泄过程中的作用。

6.简述神的作用。

7.气的功能不足，对血液会产生哪些影响?

8.简述精气神之间的关系。

选择题参考答案

A型题:

1.C	2.C	3.C	4.C	5.A	6.D	7.C	8.A	9.B	10.B	11.B
12.D	13.C	14.D	15.B	16.D	17.C	18.D	19.E	20.B	21.C	22.D
23.B	24.D	25.C	26.B	27.D	28.E	29.A	30.B	31.C	32.A	33.D
34.E	35.D	36.B	37.C	38.D	39.C	40.A	41.C	42.E	43.B	44.A
45.D	46.D	47.D	48.C	49.C	50.D	51.C	52.C	53.E	54.B	55.A
56.B	57.C	58.B								

X型题:

1.AC	2.ABCD	3.ABCE	4.ABC	5.BCDE	6.BCE	7.AC
8.CE	9.BD	10.AB	11.BE	12.BD	13.CD	14.ABCDE
15.ABCDE	16.DE	17.ABDE	18.ABCD	19.ACD	20.CDE	21.CDE
22.BD	23.ABCD	24.BC	25.ABCD	26.AD	27.DE	28.BDE
29.ACDE	30.ADE	31.BCDE	32.ABCDE	33.ABCDE	34.ABCE	35.ADE
36.BE	37.ABCDE	38.BD				

第五章　经络与腧穴

第一节　经络

经络是运行全身气血、联络脏腑肢节、沟通人体上下内外的联络通路或联络组织。经络学说是研究人体经络系统生理功能、病理变化及其与脏腑关系的学说。是中医学理论体系的重要组成部分，是针灸、推拿、气功等学科的理论基础。

一、经络系统的组成

经络系统由经脉和络脉组成。经脉是主干，络脉是分支。经，有路径的意思；络，有网络的意思。经脉有一定的循行路径，而络脉则纵横交错，网络全身。

经脉可分为十二正经、奇经八脉、十二经别、十二经筋、十二皮部。十二正经或称"十二经脉"，即手足三阴经和手足三阳经。奇经有八条，即督、任、冲、带、阴跷、阳跷、阴维、阳维，合称"奇经八脉"。十二经别是从十二经脉别出的经脉，他们分别起于四肢，循行于体腔脏腑深部，上出于颈项浅部。十二经筋和十二皮部是十二经脉与筋肉和体表的连属部分。络脉是十二经脉在四肢部以及躯干前、后、侧三部的重要支脉，起到沟通表里和渗灌气血的作用，包括别络、浮络和孙络等。别络是较大的络脉，浮络是循行于人体浅表部位的络脉，孙络是最细小的络脉。

经络系统简表见图 5-1。

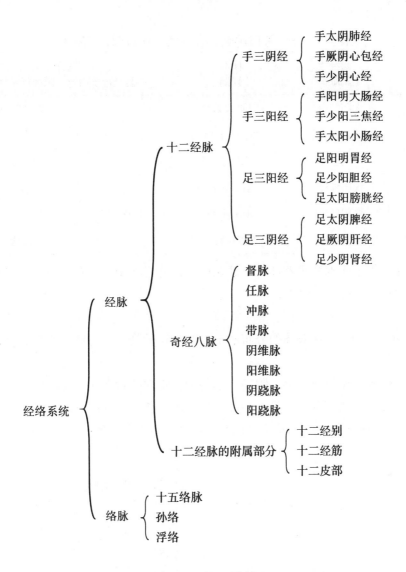

图5-1　经络系统简图

（一）十二经脉

1. 十二经脉的名称　十二经脉对称分布，分别循行于上肢或下肢的内侧或外侧，每一条经脉分别隶属于一个脏或一个腑，因此，十二经脉中每一条经脉的名称，均冠以手足，配以阴阳，隶属脏腑（表5-1）。

表5-1　十二经脉的名称、分类、循行部位归纳表

	阴经（属脏）	阳经（属腑）		循行部位（阴经行于内侧，阳经行于外侧）
	太阴肺经	阳明大肠经		前缘（桡侧）
手	厥阴心包经	少阳三焦经	上肢	中线
	少阴心经	太阳小肠经		后缘（尺侧）
	太阴脾经	阳明胃经		前缘
足	厥阴肝经	少阳胆经	下肢	中线
	少阴肾经	太阳膀胱经		后缘

注：在小腿下半部和足背部，肝经在前缘，脾经在中线。在内踝尖上8寸处交叉后，脾经在前缘，肝经在中线。

2.十二经脉的走向、交接、分布规律、表里关系及流注次序　十二经脉有一定的循行部位和交接顺序，在肢体的分布和走向有一定的规律，与体内的脏腑有直接的络属关系。

（1）走向和交接规律：手三阴经起于胸中，走向手指末端，交手三阳经；手三阳经从手指末端走向头面部，交足三阳经；足三阳经从头面部向下走向足趾末端，交足三阴经；足三阴经从足趾末端向上走向腹部、胸部，交手三阴经（图5-2）。

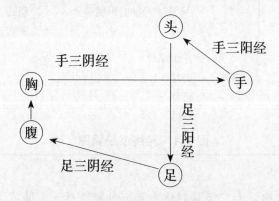

图5-2　十二经脉走向和交接规律示意图

（2）分布规律　十二经脉在体表的分布，有一定的规律，即：四肢部，阴经分布在内侧，阳经分布于外侧，太阴、阳明分布于内外两侧的前缘，少阴、太阳分布在内外两侧的后缘，厥阴、少阳在内外两侧的中线。在头面部，阳明经行于面部、额头；太阳经行于面颊、头顶及头后部；少阳经行于头侧部。在躯干部，手三阳经行于肩胛部；足三阳经则是阳明经行于前（胸腹面），太阳经行于后（背腰面），少阳经行于侧面。循行于腹部的经脉，以脐为中心，自内向外依次为足少阴肾经、足阳明胃经、足太阴脾经、足厥阴肝经。

（3）表里关系　手足三阴经、三阳经，通过各自经别和别络互相沟通，组成六对"表里相合"关系。手、足太阳与手、足少阴为表里，少阳与厥阴为表里，阳明与太阴为表里。相为表里的两条经脉，都在四肢末端交接，分别循行于四肢内外两侧相对位置，通过经别、别络沟通联络，分别络属于相为表里的脏腑。

（4）流注次序：十二经脉中的气血运行是循环贯注的，即从手太阴肺经开始，依次传至足厥阴肝经，再传至手太阴肺经，首尾相贯，如环无端。贯注次序见图5-3。

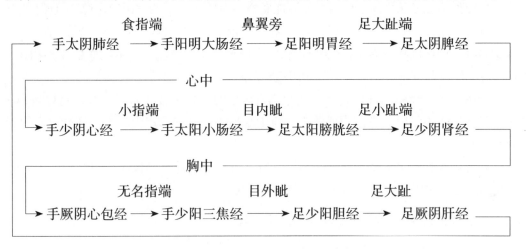

图5-3　十二经脉流注次序图

（二）奇经八脉

奇经八脉是督、任、冲、带、阴维、阳维、阴跷、阳跷八脉的总称。是十二经脉之外的特殊通路，由于它们的分布不像十二经脉那样有规律，且与脏腑之间没有直接的络属关系，有异于十二正经，故称"奇经"。

二、经络的生理功能及作用

（一）沟通表里上下，联系脏腑器官

十二经脉是气血运行的主要通道，其分支纵横交错，入里出表，通上达下，和奇经八脉、十二经筋、十二皮部联络经脉皮肉等，从而使人体的各个脏腑组织器官有机地联系起来，构成一个表里上下紧密联系的统一体。十二经别加强十二经脉中相为表里两经之间的联系。别络主要是加强相为表里两条经脉之间在体表的联系。经筋有连缀四肢百骸、主司关节运动的作用。皮部是经络之气的散布所在，反映十二经脉的功能活动。

（二）运行气血，濡养脏腑组织

经络是人体气血运行的通路，通过经络的营运，气血才能通达全身，发挥濡养脏腑组织器官，保卫机体的作用。

（三）感应传导作用

感应传导是指经络系统对针刺或其他刺激的感觉传递及通导作用。此外，内在脏

腑的生理活动或病理变化也通过经络反映在人体外部某些官窍组织上。

（四）调节平衡作用

经络能运行气血和协调阴阳，使人体机体活动保持相对的平衡。

（五）调节十二经脉的作用

奇经八脉有统帅、联络和调节十二经脉的作用。

1. 加强十二经脉之间的联系　督脉能总督一身之阳经，为"阳脉之海"；任脉能总任一身之阴经，又称"阴脉之海"；冲脉通行上下前后，为全身气血的要冲，故又称"十二经脉之海"；带脉围腰一周，约束纵行诸脉；阴跷脉、阳跷脉能"分主一身左右之阴阳"；阴维脉、阳维脉分别维系联络全身的阴经和阳经。

2. 调节十二经脉的气血　十二经脉气血满溢时，则流注于奇经八脉，蓄以备用；十二经脉气血不足时，奇经中所蓄之气血则溢出予以补充，以保持十二经脉气血的相对恒定状态。

3. 与某些脏腑关系密切　奇经与肝、肾等脏及女子胞、脑髓等奇恒之腑的关系较为密切，相互之间在生理、病理上均有一定的联系。

三、经络学说在中医学中的应用

（一）阐释机体的病理变化

机体发生病变时，经络就成为传递病邪和反映病变的途径，还可以成为脏腑之间病变相互影响的途径。如足厥阴肝经挟胃、注肺中，所以肝病可以犯胃、犯肺；大肠实热，腑气不通，可使肺气不利而咳喘胸满等。通过经络的传递，内脏的疾病可以反映于外表，表现于某些特定的部位或与其相应的孔窍。如肝气郁结常见两胁、少腹胀痛，即是因为足厥阴肝经抵少腹、布胁肋。

（二）用于指导疾病的诊断和治疗

1. 用于疾病的诊断　临床可以根据疾病症状出现的部位，结合经络循行及所联系的脏腑作为疾病诊断的依据。如两胁疼痛，多为肝胆疾病；头痛在两侧者，多与少阳经有关。

2. 指导临床治疗　针刺与艾灸疗法，首先必须按经络学说来进行辨证，断定疾病属于何经后，再根据经络的循行分布路线和联系范围来选定针灸穴位。此外，耳针、电针、穴位敷贴、穴位注射等治疗，也是在经络理论指导下发展起来的。

第二节　腧穴

腧穴是人体脏腑经络之气血输注于外部的特殊部位，既是疾病的反应处，也是针灸的施术部位。腧穴与脏腑、经络有密切关系。腧穴归于经络，经络属于脏腑，故腧穴与脏腑脉气相通。

一、腧穴的分类

（一）十四经穴

十四经穴简称"经穴"，即分布于十二经脉及任、督二脉上的腧穴。本类腧穴有固定的名称、固定的位置和归经，是腧穴的主要组成部分，目前经穴有 361 个。

（二）奇穴

奇穴又称"经外奇穴"，指既有一定的穴名，又有明确的位置，但尚未列入或不便列入十四经脉的腧穴。

（三）阿是穴

阿是穴又称压痛点、天应穴、不定穴等，这类腧穴既无固定名称，亦无固定位置，是以压痛点或其他反应点作为针灸施术部位，多位于病变附近，也可在与其距离较远处。它没有一定的数字。

二、腧穴的作用

（一）近治作用

近治作用是腧穴主治作用所具有的共同特点，即这些腧穴均能治疗该穴所在部位及邻近组织、器官的病证。如眼区及其周围的睛明、承泣、攒竹等穴，可以用于治疗眼病；胃脘部的中脘、建里、梁门等穴，可以用于治疗胃病；膝关节周围的鹤顶、膝眼、阳陵泉等穴，可以用于治疗膝关节疾病。

（二）远治作用

远治作用是十四经腧穴主治作用的基本规律，在十四经所属腧穴中，尤其是十二经脉在四肢肘、膝关节以下的腧穴，不仅能治疗局部病证，而且能治本经循行所涉及的远隔部位的组织、器官、脏腑的病证，甚至具有治疗全身疾患的作用。如手阳明大肠经的合谷穴，不仅能治疗手部的局部病证，还能治疗本经所过处的颈部和头面部病症。由于经脉的表里络属关系及其分布特点，腧穴在远治作用中除能治疗本经病变以外，还能治疗相表里经脉的疾患。如手太阴肺经的列缺穴，不仅治本经的咳嗽、胸闷，还能治疗与其相表里的手阳明大肠经的头痛、项强等。

（三）特殊作用

特殊作用是指腧穴具有双向性的良性调整作用（简称双向作用）和相对特异性的作用（简称特异作用）。双向作用是指机体在不同状态下，同一腧穴有两种相反的治疗作用。腧穴的这一特性，使针灸治疗具有广泛的适应证和一定的安全性。如天枢穴既有止泻之功，又有通便之效；内关穴既可治心动过缓，又可治心动过速。此外，针刺某些腧穴对某些病症具有相对的特异作用，如大椎穴能退热，至阴穴能矫正胎位，"经外奇穴"百劳穴治瘰疬，四缝穴治小儿疳积等。

三、腧穴定位法

腧穴定位法，又称取穴法，是确定腧穴位置的基本方法。

（一）骨度分寸法

骨度分寸法古称"骨度法"，是指主要以骨节为标志，将两骨节之间的长度折量为一定的分寸，确定腧穴位置的方法，常用于在距离标志较远的部位（表5-2）。

表5-2　常用骨度表

部位	起止点	折量寸	度量法	说明
头面部	前发际正中至后发际正中	12	直寸	用于确定头部腧穴的纵向距离
	眉间（印堂）至前发际正中	3	直寸	用于确定前或后发际及头部腧穴的纵向距离
	两额角发际（头维）之间	9	横寸	用于确定头前部腧穴的横向距离
	耳后两乳突之间	9	横寸	用于确定头后部腧穴的横向距离
胸腹部	胸骨上窝（天突）至胸剑联合中点（歧骨）	9	直寸	用于确定胸部任脉腧穴的纵向距离
	胸剑联合中点（歧骨）至脐中	8	直寸	用于确定上腹部腧穴的纵向距离
	脐中至耻骨联合上缘（曲骨）	5	直寸	用于确定下腹部腧穴的纵向距离
	两肩胛骨喙突内侧缘之间	12	直寸	用于确定胸部腧穴的横向距离
	两乳头之间	8	横寸	用于确定胸腹部腧穴的横向距离
	肩胛骨内侧缘至后正中线	3	横寸	用于确定背腰部腧穴的横向距离
上肢部	腋前、后纹头至肘横纹（平尺骨鹰嘴）	9	直寸	用于确定上臂部腧穴的纵向距离
	肘横纹（平尺骨鹰嘴）至腕掌（背）侧远端横纹	12	直寸	用于确定前臂部腧穴的纵向距离
下肢部	耻骨联合上缘至髌底	18	直寸	用于确定大腿部腧穴的纵向距离
	髌底至髌尖	2	直寸	
	髌尖（膝中）至内踝尖	15	直寸	用于确定小腿内侧部腧穴的纵向距离
	胫骨内侧髁下缘至内踝尖	13	直寸	
	股骨大转子至腘横纹	19	直寸	用于确定大腿前外侧部腧穴的纵向距离
	臀沟至腘横纹	14	直寸	用于确定大腿后部腧穴的纵向距离
	腘横纹至外踝尖	16	直寸	用于确定小腿外侧部腧穴的纵向距离
	内踝尖至足底	3	直寸	用于确定足内侧部腧穴的纵向距离

（二）体表标志定位法

体表标志定位法是以人体的各种体表标志（骨性和肌性标志）为依据来确定穴位位置的方法，又称自然标志定位法，分固定标志和活动标志。

1.固定标志　指各部位骨节和肌肉所形成的突起、凹陷，以及五官轮廓、发际、指（趾）甲、乳头、肚脐等固定不移的标志。如鼻尖取素髎，两眉之间取印堂，脐旁两寸定天枢，乳头之间取膻中，腓骨小头前下缘取阳陵泉，第7颈椎棘突下取大椎，两骨分歧处如胸骨下端与肋软骨分歧处取中庭，肩胛冈平第3胸椎棘突，肩胛骨下角平第7胸椎棘突，髂嵴平第4腰椎棘突。

2.活动标志　指各部的关节、肌肉、肌腱、皮肤随着活动而出现的空隙、凹陷、皱纹、尖端等标志。如耳门、听宫、听会等应张口取，下关应闭口取，屈肘于横纹处取曲池，外展上臂时肩峰前下方的凹陷处取肩髃，张口耳屏前凹陷处取听宫，拇指翘起，当拇长、短伸肌腱之间的凹陷中取阳溪穴等。

（三）手指同身寸定位法

手指同身寸定位法是依据患者本人手指为尺寸折量标准来量取腧穴的定位方法，又称指寸法和手指比量法，常用有3种。

1.中指同身寸　是以患者中指中节桡侧两端纹头间的距离作为1寸。可用于四肢部位取穴的直寸和背部取穴的横寸。此种同身寸法与骨度分寸相比略为偏长，临床应用时应予注意。

2.拇指同身寸　是以患者拇指的指间关节的宽度作为1寸。此法比中指同身寸清晰，应用方便，是比较常用的一种。

3.横指同身寸　又称"一夫法"。是令患者将食指、中指、无名指及小指四指相并，以中指中节横纹为标准，其四指的宽度作为3寸。

（四）简便取穴法

常用的简便取穴法有：两手伸开，于虎口交叉，当食指端处取列缺；半握拳，当中指端处取劳宫；两手自然下垂，于中指端处取风市；垂肩屈肘于平肘尖处取章门；两耳角直上连线中点取百会等。

（五）常用腧穴

常用腧穴（表5-3）。

表5-3　常用腧穴

归经	穴名	定位	主治
手太阴肺经	尺泽	在肘横纹中，肱二头肌腱桡侧缘	咳嗽、气喘、咳血、潮热、咽喉肿痛、胸部胀痛、小儿惊风、吐泻、肘臂挛痛（可灸）
	列缺	在前臂、腕掌侧远端横纹上1.5寸，拇短伸肌腱和拇长展肌腱之间，拇长展肌腱沟的凹陷中。简便取穴：两虎口交叉，一手食指按在另一手桡骨茎突上，指尖尽处是穴	咳嗽、气喘、咽喉肿痛、牙痛、偏头痛、颈项痛、口眼㖞斜、半身不遂（可灸）
	少商	拇指末节桡侧，指甲根角侧上方0.1寸（指寸）	咽喉肿痛、咳嗽、鼻出血、发热、昏迷、癫狂（可灸）

归经	穴名	定位	主治
手阳明大肠经	合谷	在手背、第二掌骨桡侧的中点处	头痛、目赤肿痛、鼻衄、齿痛、牙关紧闭、口眼㖞斜、便秘、闭经、滞产（可灸）
	曲池	屈肘成直角，当肘横纹外端与肱骨外上髁连线的中点	目赤肿痛、齿痛、咽喉肿痛、热病、瘰疬、瘾疹、腹痛吐泻、上肢瘫痪、高血压、癫狂（可灸）
	肩髃	在三角区内，肩峰外侧缘前端与肱骨大结节两骨间凹陷中。简便取穴法：屈臂外展，肩峰外侧缘呈现前后两个凹陷，前下方的凹陷即是本穴。	肩臂挛痛不遂、瘾疹、瘰疬（可灸）
	迎香	鼻翼外缘中点旁鼻唇沟中	鼻塞、鼻衄、口㖞、面痒、胆道蛔虫症（不宜灸）
足阳明胃经	天枢	腹部，横平脐中，前正中线旁开2寸	腹胀肠鸣、绕脐痛、便秘、腹泻、痢疾、月经不调（可灸）
	犊鼻	膝前区，髌韧带外侧凹陷中	膝痛、下肢麻痹、屈伸不利（可灸）
	足三里	犊鼻穴下3寸，胫骨前嵴外一横指处，犊鼻与解溪连线上	胃痛、呕吐、腹胀、泄泻、痢疾、便秘、乳痈、肠痈、下肢痹痛、水肿、虚劳羸瘦（可灸）
	丰隆	外踝高点上8寸，胫骨前嵴外缘，条口穴旁开1寸	头痛、眩晕、痰多咳嗽、呕吐、便秘、水肿、癫痫狂、下肢痿痹（可灸）
足太阴脾经	三阴交	内踝尖上3寸，胫骨内侧缘后际	肠鸣腹胀、泄泻、月经不调、带下、子宫脱垂、不孕、滞产、遗精、遗尿、阳痿、失眠、下肢痿痹、脚气（可灸）
	阴陵泉	胫骨内侧髁下缘与胫骨内侧缘之间的凹陷中。	腹胀、泄泻、水肿、黄疸、小便不利或失禁、膝痛（不宜多灸）
	血海	髌底内侧端上2寸，股内侧肌隆起处。简便取穴法：患者屈膝，医者以左手掌心按于患者右膝髌骨上缘，2~5指向上伸直，拇指呈45°斜置，拇指指尖下是穴	月经不调、崩漏、经闭、瘾疹、湿疹、膝痛（可灸）
手少阴心经	神门	腕横纹尺侧端，尺侧腕屈肌腱的桡侧凹陷中	心痛、心烦、惊悸、怔忡、健忘、失眠、癫狂痫、胸胁痛（可灸）
	少冲	小指末节桡侧，指甲根角侧上方0.1寸（指寸）	心痛、心悸、胸胁痛、癫狂、热病、昏迷（可灸）
手太阳小肠经	少泽	小指末节尺侧，指甲根角侧0.1寸（指寸）	咽喉肿痛、热病、眼痛、乳腺炎、乳汁不足（可灸）

归经	穴名	定位	主治
足太阳膀胱经	睛明	目内眦内上方眶内侧壁凹陷中	目赤肿痛、流泪、视物不清、目眩、近视、夜盲、色盲（禁直接灸）
	肺俞	第3胸椎棘突下，后正中线旁开1.5寸	咳嗽，气喘，潮热盗汗，吐血，胸背疼痛（可灸）
	心俞	第5胸椎棘突下，后正中线旁开1.5寸	心痛、惊悸、咳嗽、吐血、失眠、健忘、癫痫（可灸）
	肝俞	第9胸椎棘突下，后正中线旁开1.5寸	胸胁痛、腰背痛、黄疸、吐血、目赤、目眩、夜盲、癫狂痫（可灸）
	脾俞	第11胸椎棘突下，后正中线旁开1.5寸	腹胀、黄疸、呕吐、泄泻、痢疾、水肿、背痛（可灸）
	肾俞	第2腰椎棘突下，后正中线旁开1.5寸	遗尿、遗精、阳痿、月经不调、带下、水肿、耳鸣、耳聋（可灸）
	委中	腘窝横纹中点	腰痛、下肢痿痹、腹痛、吐泻、小便不利、遗尿、丹毒
	承山	腓肠肌两肌腹与肌腱交角处	腰腿拘急疼痛、痔疾、便秘、脚气（可灸）
	至阴	足小趾末节外侧，趾甲根角侧后方0.1寸	头痛、目痛、鼻塞、鼻出血、胎位不正、难产（可灸）
足少阴肾经	涌泉	在足底、屈足卷趾时足心最凹陷中，约当足底第2、3趾蹼缘与足跟连线的前1/3与后2/3交点凹陷中	头痛、头昏、失眠、目眩、咽喉肿痛、失音、便秘、小便不利、小儿惊风、癫狂、昏厥（可灸）
	太溪	内踝尖与跟腱之间凹陷中	咽喉肿痛、耳鸣、耳聋、齿痛、失眠、月经不调、遗精、阳痿、小便频数、腰痛（可灸）
手厥阴心包经	内关	腕掌侧远端横纹上2寸，掌长肌腱与桡侧腕屈肌腱之间	心痛、心悸、胃痛、呕吐、热病、癫痫、偏瘫、失眠、眩晕、偏头痛（可灸）
手少阳三焦经	外关	腕背侧远端横纹上2寸，桡骨与尺骨间隙中点	头痛、目赤、耳鸣耳聋、咽喉肿痛、热病、瘰疬、胁肋及上肢痹痛（可灸）
足少阳胆经	风池	胸锁乳突肌上端与斜方肌上端之间凹陷中	头痛、眩晕、目赤肿痛、鼻渊、鼻出血、耳鸣、耳聋、热病、中风（可灸）
	肩井	在肩胛区，当大椎与肩峰最外侧点连线的中点	项背强痛、肩背疼痛不举、上肢不遂、乳痈、乳汁少（可灸）
	环跳	股骨大转子高点与骶管裂孔连线的外1/3与内2/3交界处	下肢痿痹、腰痛（可灸）
	阳陵泉	小腿外侧，腓骨小头前下方凹陷中	胁痛、口苦、呕吐、黄疸、下肢痿痹、小儿惊风（可灸）
足厥阴肝经	太冲	足背，第1、2跖骨间，跖骨底结合部前方凹陷中	头痛、眩晕、目赤肿痛、口喎、胁痛、遗尿、疝气、崩漏、月经不调、癫痫、小儿惊风、下肢痿痹（可灸）

归经	穴名	定位	主治
任脉	中极	前正中线上，脐下4寸	遗尿、小便不利、疝气、遗精、阳痿、月经不调、子宫脱垂（可灸）
	关元	前正中线上，脐下3寸	遗尿、小便频数、尿闭、腹泻、腹痛、疝气、遗精、阳痿、月经不调、子宫脱垂、虚劳羸瘦（可灸）
	气海	前正中线上，脐下1.5寸	腹泻、腹痛、便秘、遗尿、疝气、遗精、月经不调、闭经、虚脱（可灸）
	神阙	脐中央	腹泻、腹痛、脱肛、水肿、虚脱（禁刺，可灸）
	中脘	前正中线上，脐上4寸	胃痛、呕吐、吞酸、腹胀、泄泻、黄疸、癫狂（可灸）
	膻中	前正中线上，横平第4肋间隙	心悸，胸痛，咳嗽气喘，乳汁少（可灸）
	天突	前正中线上，胸骨上窝中央	咳嗽，气喘，咽喉肿痛，暴喑，瘿气，梅核气（可灸）
督脉	腰俞	后正中线上，正对骶骨裂孔	癫狂，癫痫，痔疮，月经不调，下肢痿痹（可灸）
	命门	后正中线上，第2腰椎棘突下凹陷中	阳痿、遗精、带下、月经不调、泄泻、腰脊强痛（可灸）
	大椎	后正中线上，第7颈椎棘突下凹陷中	热病、咳嗽、气喘、骨蒸盗汗、癫痫、头项强痛、风疹（可灸）
	百会	前发际正中直上5寸	头痛、眩晕、失眠、中风失语、癫狂、脱肛、子宫脱垂（可灸）
	水沟	人中沟的上1/3与中1/3交点处	癫狂痫、小儿惊风、昏迷、口眼㖞斜、腰脊强痛（可指甲按压）
经外奇穴	印堂	两眉毛内侧端中间的凹陷中	头痛、眩晕、鼻衄、鼻渊、小儿惊风、失眠
	太阳	眉梢与目外眦之间，向后约一横指的凹陷中	头痛、目疾（禁灸）
	落枕穴	手背第2、3掌骨间，指掌关节后0.5寸（指寸）凹陷中	落枕、手臂痛、胃痛
	十宣	在手指十指尖端，距指甲游离缘0.1寸（指寸），左右共10穴	昏迷、高热、癫痫、咽喉肿痛
	四缝	在手指，第2-5指掌面的近侧指间关节横纹中央，一手四穴	小儿疳积、百日咳

练习题

一、选择题

A 型题

1. 气血运行的主要通路是（　　　）
　　A. 十二正经　　　　　　　　B. 奇经八脉　　　　　　　　C. 十二别经
　　D. 经筋　　　　　　　　　　E. 十五别络

2. 十二经脉命名主要包括哪三方面（　　　）
　　A. 阴阳、五行、脏腑　　　　　　　B. 阴阳、五行、手足
　　C. 手足、阴阳、脏腑　　　　　　　D. 手足、脏腑、五行
　　E. 手足、阴阳、五脏

3. 十二经脉中同名经的交接部位在（　　　）
　　A. 头面部　　B. 胸部　　　C. 腹部　　　D. 四肢末端　　E. 体侧

4. 手厥阴经联系的脏腑是（　　　）
　　A. 肺　　　B. 肝　　　C. 心包　　　D. 三焦　　　E. 胆

5. 手太阳经联系的脏腑是（　　　）
　　A. 胃　　　B. 膀胱　　　C. 三焦　　　D. 小肠　　　E. 大肠

6. 足少阳经联系的脏腑是（　　　）
　　A. 小肠　　　B. 胆　　　C. 心包　　　D. 三焦　　　E. 肾

7. 与手太阴经相表里的是（　　　）
　　A. 足太阴　　B. 手太阳　　C. 足阳明　　D. 手少阴　　E. 手阳明

8. 与手少阳经相表里的是（　　　）
　　A. 手厥阴　　B. 手太阳　　C. 足少阳　　D. 足厥阴　　E. 手少阴

9. 与足少阴经相表里的是（　　　）
　　A. 足太阴　　B. 足太阳　　C. 足少阳　　D. 足阳明　　E. 足少阴

10. 与足少阳经相表里的是（　　　）
　　A. 足太阳　　B. 足少阳　　C. 足阳明　　D. 足厥阴　　E. 足太阴

11. 阴脉之海是指（　　　）
　　A. 督脉　　B. 任脉　　　C. 冲脉　　　D. 带脉　　　E. 足少阴肾经

12. 十二经脉之海指的是（　　　）
　　A. 督脉　　B. 任脉　　　C. 冲脉　　　D. 带脉　　　E. 足太阳膀胱经

13. 经络系统的组成是（　　　）
　　A. 十二经脉、奇经八脉、经筋、皮部　　　B. 经脉、络脉、经筋、皮部
　　C. 经脉、别络、经筋、皮部　　　D. 经脉、经别、经筋、皮部
　　E. 十二经脉、奇经八脉、经筋、经别

14. 手三阴经的走向为（　　　）
　　A. 胸走手　　B. 手走头　　C. 头走足　　D. 足走腹　　E. 手走胸

15. 足三阳经的走向为（　　　）

    A. 胸走手　　　B. 手走头　　　C. 头走足　　　D. 足走腹　　　E. 手走胸

16. 前发际至后发际常用骨度为（　　　）

    A.14 寸　　　B.12 寸　　　C.9 寸　　　D.8 寸　　　E.10 寸

17. 天突至胸剑联合中点常用骨度为（　　　）

    A.14 寸　　　B.12 寸　　　C.9 寸　　　D.8 寸　　　E.10 寸

18. 脐中至耻骨联合上缘常用骨度为（　　　）

    A.14 寸　　　B.12 寸　　　C.5 寸　　　D.8 寸　　　E.10 寸

19. 矫正胎位的腧穴是（　　　）

    A. 大横　　　B. 至阴　　　C. 隐白　　　D. 三阴交　　　E. 合谷

20. 风池穴主治除哪项外的各种病症（　　　）

    A. 中风偏瘫　　　　　　　B. 感冒、热病

    C. 目赤肿痛、目眩　　　　D. 腹痛便秘　　　　　　E. 耳鸣、耳聋

21. 在腕横纹尺侧端，尺侧腕屈肌腱的桡侧凹陷中的穴位是（　　　）

    A. 太渊　　　B. 外关　　　C. 内关　　　D. 神门　　　E. 少商

22. 在耳屏前，下颌关节踝状突的后缘，张口呈凹陷处的穴位是（　　　）

    A. 听会　　　B. 听宫　　　C. 耳门　　　D. 风池　　　E. 水沟

23. 定位在第 2 腰椎棘突下的腧穴是（　　　）

    A. 命门　　　B. 大椎　　　C. 腰阳关　　　D. 肾俞　　　E. 腰俞

24. 风府穴在后发际上（　　　）

    A.0.5 寸　　　B.1 寸　　　C.2 寸　　　D.3 寸　　　E.4 寸

25. 膻中穴在前正中线上，两乳头之间，横平（　　　）

    A. 第 2 肋间隙　　　　　B. 第 3 肋间隙　　　　　C. 第 4 肋间隙

    D. 第 5 肋间隙　　　　　E. 第 6 肋间隙

26. 具有双向治疗作用的穴位是（　　　）

    A. 至阴　　　B. 天枢　　　C. 地仓　　　D. 环跳　　　E. 三阴交

27. 奇经八脉中"血海"是（　　　）

    A. 督脉　　　B. 任脉　　　C. 冲脉　　　D. 带脉　　　E. 阴跷脉

28. 手太阴肺经止于（　　　）

    A. 中府　　　B. 迎香　　　C. 少海　　　D. 少商　　　E. 外关

29. 足太阳膀胱经起于（　　　）

    A. 攒竹　　　B. 至阴　　　C. 承山　　　D. 耳门　　　E. 睛明

30. 以下不属于督脉上的穴位是（　　　）

    A. 腰俞　　　B. 大椎　　　C. 百会　　　D. 水沟　　　E. 天突

31. 属于足少阴肾经上的穴位是（　　　）

    A. 太渊　　　B. 太冲　　　C. 涌泉　　　D. 昆仑　　　E. 神阙

32. 定位在第 3 胸椎棘突下，督脉旁开 1.5 寸的穴位是（　　　）

    A. 肺俞　　　B. 心俞　　　C. 肝俞　　　D. 脾俞　　　E. 肾俞

33. 牙痛时常选的腧穴是（　　　）

  A. 合谷   B. 迎香   C. 天枢   D. 百会   E. 膻中

34. 杨先生，32 岁，腹部手术后出现尿潴留，护理时首选（　　　）

  A. 中脘   B. 中极   C. 少商   D. 血海   E. 神阙

35. 李女士，50 岁，昏迷半小时，护理时可进行针刺穴位选（　　　）

  A. 合谷   B. 大椎   C. 百会   D. 曲池   E. 十宣

36. 下列不宜针刺的腧穴是（　　　）

  A. 风池   B. 风府   C. 神阙   D. 水沟   E. 天突

37. 陈女士，27 岁，产后 3 天，乳汁少，护理时可选的穴位是（　　　）

  A. 神门   B. 尺泽   C. 膻中   D. 曲泽   E. 至阴

38. 人体前正中线，脐下 3 寸的是（　　　）

  A. 中极   B. 关元   C. 气海   D. 中脘   E. 天突

39. 少阳经在头部循行于（　　　）

  A. 头顶部   B. 头后部   C. 前额部   D. 头侧部   E. 枕后部

40. 腧穴大体上分为三类，分别是（　　　）

  A. 十二经脉，经外奇穴，阿是穴   B. 十四经穴，经外奇穴，特定穴

  C. 十四经穴，经外奇穴，阿是穴   D. 经穴，络穴，阿是穴

  E. 以上都不是

X 型题

1. 经络系统的构成是（　　　）

  A. 十二经脉   B. 奇经八脉   C. 十二经别

  D. 十五别络   E. 十二经筋、十二皮部

2. 经脉包括（　　　）

  A. 正经   B. 十二经别 C. 十二经筋 D. 奇经八脉 E. 十五别络

3. 络脉的组成有（　　　）

  A. 十五络脉 B. 十二经筋 C. 浮络   D. 孙络   E. 十二经别

4. 奇经与正经的区别（　　　）

  A. 没有与脏腑络属关系 B. 彼此无交接、流注关系 C. 没有表里配合

  D. 无本经腧穴   E. 奇经无手足之分

5. 腧穴的定位方法有（　　　）

  A. 骨度分寸法   B. 体表固定标志定位法 C. 简便取穴法

  D. 手指同身寸定位法   E. 体表活动标志定位法

6. 以下穴位定位正确的是（　　　）

  A. 鼻尖取素髎   B. 两眉之间取印堂   C. 脐旁三寸定天枢

  D. 第 7 颈椎棘突下取大椎 E. 腓骨头前下缘取阴陵泉

7. 横指同身寸的说法正确的是（　　　）

  A. 也称"一夫法"   B. 以中指中节横纹为标准

C. 四指的宽度为 3 寸　　　　　　　　D. 四指的宽度为 4 寸

E. 以食指中节横纹为标准

8. 下列哪些穴位具有强壮保健作用（　　　）

A. 关元　　　　B. 气海　　　　C. 大椎　　　　D. 至阴　　　　E. 足三里

9. "一源三歧"是指

A. 督脉　　　　B. 任脉　　　　C. 冲脉　　　　D. 带脉　　　　E. 阳跷脉

10. 以下经脉表里关系正确的是（　　　）

A. 手太阴经和手阳明经　　　　　　　B. 足太阳经和足太阴经

C. 足少阴经和足太阳经　　　　　　　D. 足阳明经和足太阴经

E. 手少阴经和手太阳经

11. 足三里穴主要用于治疗（　　　）

A. 腹胀　　　　B. 泄泻　　　　C. 胃痛　　　　D. 头痛　　　　E. 水肿

12. 人体前正中线上的穴位有（　　　）

A. 关元　　　　B. 气海　　　　C. 中极　　　　D. 天枢　　　　E. 天突

13. 属于奇穴腧穴的是（　　　）

A. 印堂　　　　B. 攒竹　　　　C. 膻中　　　　D. 十宣　　　　E. 太阳

二、名词解释

1. 经络

2. 奇经八脉

3. 腧穴

4. 骨度分寸法

三、简答题

1. 简述十二经脉的走向和交接规律。

2. 经络的生理功能主要有哪些？

3. 简述手指同身寸的定位方法。

4. 简述腧穴的作用。

选择题参考答案

A型题：

1.A	2.C	3.A	4.C	5.D	6.B	7.E	8.A	9.B	10.D	11.B
12.C	13.B	14.A	15.C	16.B	17.C	18.C	19.B	20.D	21.D	22.B
23.A	24.B	25.C	26.B	27.C	28.D	29.E	30.E	31.C	32.A	33.A
34.B	35.E	36.C	37.C	38.B	39.D	40.C				

X型题：

| 1.ABCDE | 2.ABCD | 3.ACD | 4.ABCE | 5.ABCDE | 6.ABD | 7.ABC |
| 8.ABCE | 9.ABC | 10.ACDE | 11.ABCE | 12.ABCE | 13.ADE | |

第六章　病因病机

第一节　病因

凡导致疾病发生的原因即称病因或致病因素。病因种类繁多，主要有四类：一是外感病因，二是内伤病因，三是病理产物形成的病因（继发病因），四是其他病因，如外伤等。

一、外感病因

（一）六淫

六淫，即风、寒、暑、湿、燥、火六种外感病邪的统称。风、寒、暑、湿、燥、火是自然界四季气候变化的表现，是万物生长和人类赖以生存的条件，称"六气"。人类长期生活在六气交互更替的环境中，对其产生了一定的适应能力，一般不会致病。但当气候变化异常，即六气太过、不及，或气候变化急骤，或正气不足，人体抵抗力下降时，六气成为致病的因素，此时称为"六淫"。

1. 共同致病特点

（1）外感性：六淫致病，其侵犯多从肌表、口鼻而入。如风寒湿邪易侵犯肌表，温热燥邪易致口鼻而入。因六淫邪气均自外界侵犯人体，故称外感致病因素，其所致疾病即称为"外感病"。

（2）季节性：六淫致病常有明显的季节性。如春季多风病，夏季多暑病，长夏多湿病，秋季多燥病，冬季多寒病等。

（3）地域性：六淫致病与生活地区、所处环境密切相关。如西北高原地区多寒病、燥病；东南沿海地区多湿病、温病；久居潮湿环境易湿邪致病；高温作业者常见燥邪或火邪致病等。

（4）独立性与相兼性：六淫邪气既可单独侵袭人体发病，如寒邪直中脏腑而致泄泻；又可两种以上相兼同时侵犯人体而致病，如风热感冒、风寒湿痹等。

（5）转化性：六淫不仅可以相互影响，而且在一定条件下，其证候可发生转化，如寒邪可郁而化热，暑湿日久可以化燥伤阴等。

2. 各邪的性质及致病特征

（1）风邪：风为春季的主气，但四季皆有。风气淫胜，伤人致病，则为风邪。

① 风性轻扬开泄，易伤阳位。风邪具有轻扬、升发、向上、向外的特性。其性开泄，是指其侵犯人体易使腠理疏泄而开张。因此，风邪伤人易犯人体上部头面，肌表、

腰背等阳位而发病，使皮毛腠理开泄，出现头痛、汗出、恶风等症。《素问·太阴阳明论》说："伤于风者，上先受之。"② 风性善行而数变。"善行"，指风邪致病具有病位游移、行无定处的特征。如痹证中之"行痹"，即以游走性关节疼痛、痛无定处为特征，故又称为"风痹"。"数变"，指风邪致病变幻无常，发病迅速。如风疹、荨麻疹之时隐时现；又如癫痫、中风之卒然昏倒，不省人事等，均反映风邪致病数变的特点。③ 风性主动。主动，是指风邪致病具有动摇不定的特征。如临床上因受风而面部肌肉颤动、口眼㖞斜，为风中经络；因金刃外伤，复受风邪而出现四肢抽搐、颈项强直、角弓反张等症，也属风性主动的表现。④ 风为百病之长。一是指风邪常兼他邪而合伤人，为外感病因的先导。寒、湿、燥、热等邪，往往依附于风而侵袭人体，形成风寒、风湿、风燥、风热等证。二是指风邪袭人致病最多。风邪终岁常在，且无孔不入，侵害不同的脏腑组织，发生多种病证。由于其致病极为广泛，古人甚至将风邪作为外感致病因素的总称。

（2）寒邪：寒为冬季的主气。若寒冷太过，伤人致病，则称为寒邪。

① 寒为阴邪，易伤阳气。寒为阴气盛的表现，故其性属阴。阳气本可以制阴，但阴寒偏盛，则阳气不仅不足以驱除寒邪，反为阴寒所侮，故云"阴盛则阳病"。所以寒邪最易损伤人体阳气。阳气受损，失于温煦之功，故呈现寒象。如寒邪束表，则可见恶寒、发热、无汗等；若寒邪直中于里，损伤脏腑阳气，则脘腹冷痛，四肢不温。② 寒性凝滞。凝滞，即凝结阻滞。气血津液的运行，赖阳气的温煦推动才畅通无阻。寒邪侵入人体，经脉气血失于阳气温煦，易使气血凝结阻滞不通，不通则痛，故疼痛是寒邪致病的重要特征。由于寒邪侵犯的部位不同，所以病状各异。若寒客肌表，凝滞经脉，则头身肢节疼痛；若寒邪直中于里，气机阻滞，则脘腹冷痛。③ 寒性收引。寒邪侵袭人体，可使气机收敛，腠理闭塞，经络筋脉收缩而挛急。若寒客经络关节，则筋脉收缩拘急，以致拘挛作痛、关节屈伸不利；若寒邪侵袭肌表，则毛窍收缩，卫阳闭郁，故发热恶寒而无汗。

（3）暑邪：暑为夏季主气，为火热之气所化。暑气太过，伤人致病，则为暑邪。暑邪有明显的季节性，主要发生在夏至以后，立秋以前。暑邪独见于夏令，故有"暑属外邪，并无内暑"之说。

① 暑为阳邪，其性炎热。暑为盛夏之火气所化，有酷热之性，火热属阳，故暑邪属阳邪。暑邪伤人多表现出一系列阳热症状，如高热、心烦、面赤、烦躁、脉象洪大等。② 暑性升散，扰神伤津耗气。升，即升发、向上。暑性升发，故易于上犯头目，内扰心神，出现头昏、眩晕目赤、心胸烦闷不宁等。散，指暑邪侵犯人体，可致腠理开泄而汗出。汗多伤津，津液亏损，则可出现口渴喜饮，唇干舌燥，尿赤短少等。在大量汗出的同时，往往气随津泄，而导致气虚，常可见气短乏力，甚则突然昏倒，不省人事之"中暑"。③ 暑多挟湿。暑季不仅气候炎热，且常多雨而潮湿，热蒸湿动，湿热弥漫空间，故暑邪致病，多挟湿邪为患。其证候表现除发热、烦渴等暑热症状外，常兼头身困重、胸闷呕恶、大便溏泄不爽等湿阻症状。

（4）湿邪：湿为长夏主气。湿气淫胜，伤人致病，则为湿邪。夏秋之交，湿热熏蒸，水气上腾，湿气最盛，故一年之中长夏多湿病。湿邪亦可因涉水淋雨、久居湿地，或水中作业而致病。

①湿为阴邪，易损阳气。湿性类水，故属阴邪。由于湿为阴邪，阴胜则阳病，故湿邪为害，易伤阳气。脾主运化水湿，且为阴土，喜燥而恶湿，因此，湿邪侵袭人体，必困于脾，使脾阳不振，运化无力，水湿停聚，发为泄泻、水肿、小便短少等症。②湿性重浊。"重"，即沉重、重着之意。故湿邪致病，有沉重的特性，如湿滞经络关节，阳气布达受阻，则可见肌肤不仁、关节疼痛重着等，称"湿痹"或"着痹"。"浊"，即秽浊、污浊之意。故湿邪为患，易出现排泄物和分泌物秽浊不清。如湿浊在上则面垢、鼻渊；湿气下注，则小便混浊、妇女黄白带下过多；湿邪浸淫肌肤，则疮疡、湿疹等。③湿性黏滞，易阻气机。黏滞即黏腻停滞。湿邪致病黏滞的主要特性：一是症状的黏滞性。如大便黏腻不爽，小便涩滞不畅，以及分泌物黏浊和舌苔黏腻等。二是病程的缠绵性。因湿性黏滞，胶着难解，故起病隐缓，病程较长，缠绵难愈，如湿疹、湿痹等，亦因其湿而不易速愈。三是易阻气机。湿邪侵及人体，留滞于脏腑经络，最易阻滞气机，湿阻胸膈，气机不畅则胸闷；湿困脾胃，脾胃纳运失职，升降失常，故不思饮食、脘痞腹胀、便溏不爽、小便短涩等。④湿性趋下，易袭阴位。湿邪类于水属阴，有下趋之势，其致病易伤及人体下部。如带下、小便浑浊、泄泻、下痢等，亦多由湿邪下注所致。

（5）燥邪：燥为秋季主气。秋季天气收敛，其气清肃，气候干燥，水分匮乏，故多燥病。燥气太过，伤人致病，则为燥邪。燥邪致病，有温燥和凉燥之分。初秋尚热，燥与温热相合侵犯人体，多为温燥；深秋已凉，燥与寒相合侵犯人体，多为凉燥。

①燥性干涩，易伤津液。燥邪为干涩之病邪，侵犯人体，最易耗伤人体的津液，表现出各种干涩的症状，如皮肤干涩皲裂、鼻干咽燥，口唇燥裂、毛发不荣、小便短少、大便干燥等。②燥易伤肺。肺为娇脏，喜润恶燥。燥邪多从口鼻而入，故燥邪最易伤肺津，而出现干咳少痰，或痰黏难咯，或痰中带血，以及喘息胸痛等。肺与大肠相表里，肺津耗伤，大肠失润，可见大便干涩不畅等症。

（6）火邪：自然界中具有火之炎热特性的外邪称为火邪。火热为阳盛所生，故火热常可混称；但热多属于外淫，如风热、暑热、湿热等；而火常由内生，如心火上炎、肝火亢盛等。另外，感受风、寒、暑、湿、燥等各种外邪，或精神刺激，在一定条件下皆可以化火，故又有"五气化火"、"五志化火"之说。

①火为阳邪，其性燔灼趋上。火为阳邪，其性升腾、燔灼。故火邪致病，机体阳气偏盛表现出高热、恶热、烦渴、脉洪数等症。火邪具有蒸腾炎上的特性，其致病多以头面部火热症状表现尤为突出，如口舌生疮、牙龈肿痛、咽喉肿痛、目赤肿痛等。此外，火热躁动上炎，最易扰乱心神，出现心烦失眠，狂躁妄动，甚至神昏谵语等。②火易伤津耗气。火热之邪，最易迫津外泄，使人体阴津耗伤，出现口渴喜饮、咽干舌燥、小便短赤、大便秘结等证候。火迫津泄，津液虚少无以化气，出现少气懒言、肢体乏力等气虚症状。③火易生风动血。火热之邪侵袭人体，燔灼肝经，劫耗津血，使筋脉失于濡养，而致肝风内动，称为"热极生风"。证候表现为高热、神昏谵语、四

肢抽搐、颈项强直、角弓反张、目睛上视等。火热之邪灼伤脉络，并使血行加速，迫血妄行，引起各种出血，如吐血、衄血、便血、尿血、皮肤发斑、妇女月经过多等。④火易致肿疡。火热之邪入于血分，聚于局部，腐肉败血，则发为痈肿疮疡。

（二）疠气

疠气，又称为"疫疠"、"温疫"、"异气"、"疫毒"等，是一类具有强烈致病性和传染性病邪的统称。疠气可通过空气传染，多从口鼻侵犯人体而致病；也可随饮食污染、蚊虫叮咬、皮肤接触、血液传播等途径感染。其发生和流行与气候、环境、饮食、预防隔离及社会制度等因素有关。

疠气的致病特点

1. 发病急骤，病情危笃：由于疠气多属热毒之邪，其性疾速，常挟秽浊之邪侵犯人体，故其发病急骤，来势凶猛，变化多端，病情险恶。常出现发热、扰神、动血、生风、剧烈呕吐等危重症状。

2. 传染性强，易于流行：疠气具有强烈的传染性和流行性，可通过空气、食物等多种途径在人群中传播。且无论男女老少，体质强弱，凡触之者，多可发病。

3. 一气一病，症状相似：疠气作用于脏腑组织器官，发为何病，具有一定的特异性，而其证候表现也基本相似。疠气对机体作用部位具有一定选择性，从而在不同部位产生相应的病证。每一种疠气所致之疫病，均有各自的临床特征和传变规律，即所谓"一气致一病"。

二、内伤病因

（一）七情内伤

七情，指喜、怒、忧、思、悲、恐、惊七种情志活动，是人体对外界环境刺激的不同生理反应，一般情况下是不会直接致病。但是，倘若情志活动剧烈、过度，超越人体能够承受的限度，那就必然影响脏腑气血功能，使全身气血紊乱，而导致疾病，此时七情则称为"七情内伤"。其致病特点如下：

1. 直接伤及内脏　七情与五脏分别相关，是五脏精气功能活动的外在表现。七情过激过久，可直接损伤相应的内脏。即怒伤肝，喜伤心，思伤脾，悲伤肺，恐伤肾。然而七情内伤，不一定只伤本脏，一种情志可伤及多脏，如暴怒伤肝，肝气逆乱，可横逆脾胃；多种情志也可同伤一脏，如心主血而藏神，为五脏六腑之大主，故七情均易影响心神。此外，肝藏血，主疏泄而调达情志，关系到机体全身气机的运转，脾胃为人体脏腑气机升降之枢纽，为气血生化之源。所以说，情志所伤为害，又以心、肝、脾三脏和气血的功能失调为多见。

2. 影响脏腑气机　七情致病伤及内脏，主要是影响脏腑的气机，使脏腑气机升降失常，气血运行紊乱。不同的情志变化，对气机的影响也有所不同。七情影响脏腑气机的病变规律，《素问》概括为："怒则气上，喜则气缓，悲则气消，恐则气下、惊则气乱……思则气结。"

3.影响病情变化　七情变化对病情有影响，良性的或积极乐观的情绪，有利于病情的好转乃至痊愈；而消极悲观的情绪，或七情强烈波动，可诱发疾病发作或病情加重、恶化。

（二）饮食失宜

饮食是保证生命生存和健康的基本条件，是人类后天生长发育、生命活动所需精微物质的重要来源。故饮食失宜常致许多疾病发生。饮食失宜包括饥饱失常、饮食偏嗜、饮食不洁等。

1.饥饱失常　饮食应以适量为宜，若饮食失去节制，过饥过饱、暴饮暴食，超过脾胃的消化、吸收功能，可导致饮食阻滞，出现脘腹胀满、嗳腐泛酸、厌食、吐泻等脾胃之病。

2.饮食偏嗜　饮食结构合理，无偏嗜，才能使人体获得各种所需营养。过分嗜食某些（某味）食物，如饮食偏寒偏热，或饮食五味有所偏嗜，或嗜酒成癖等，久之可导致人体阴阳失调，或某些营养物质缺乏而引发疾病。

3.饮食不洁　食用不清洁、不卫生或陈腐变质或有毒的食物，而导致各种疾病的发生。

（三）劳逸失度

劳逸结合是保证人体健康的必要条件。如劳逸失度，可致脏腑经络及精气血津液的失常而引发疾病。

1.过劳　包括劳力过度、劳神过度及房劳过度三方面。

（1）劳力过度：指较长时间的过度用力而积劳成疾。劳力过度则伤气，久则气短懒言、倦怠乏力、精神疲惫等。

（2）劳神过度：指思虑劳伤过度，耗伤心血，损伤脾气，可见心神失养的心悸、健忘、失眠、多梦，以及脾失健运的纳呆、腹胀、便溏等症。

（3）房劳过度：肾藏精，肾精不宜过度耗泄，若房事过频则耗伤肾精，可出现腰膝酸软，眩晕耳鸣，精神萎靡，男子遗精、早泄，女子月经不调等症。

2.过逸　指过度安逸。人体每天需要适当的活动，气血才能流畅，阳气才得以振奋。若长期不劳动，又不从事体育锻炼，易使人体气血不畅，脾胃功能减弱，阳气不振，可出现食少，精神不振，肢体软弱，动则心悸，气喘、汗出等。

三、继发病因

（一）痰饮

痰饮，指体内水液输布运化失常，停积于某些部位的一类病证。一般把较稠浊者称为痰，清稀者称为饮。痰可分为有形之痰和无形之痰。有形之痰是指视之可见、闻之有声的痰液，或指触之有形的痰核，如咳嗽吐痰等。无形之痰指只见其征象，不见其形质，但是以治痰的方法有效，从而推测其病因为痰，如眩晕、癫狂等。痰饮多由外感六淫，或饮食不节，或七情、劳欲所伤，致肺脾肾三脏及三焦的功能失调，气化不利，水液代谢障碍、水饮停滞而成。其致病特点：

1.阻碍气血运行　痰饮为有形之邪，可随气流行于机体内外，若痰饮流注于经脉，则使经脉阻滞不畅，气血运行不利。若停滞于体内，则易于阻滞气机的升降，从而导致脏腑气机升降失常。

2.影响水液代谢　痰饮之邪为水液代谢失常的病理产物，一旦形成之后，可作为致病因素反作用于机体，进一步影响脾、肺、肾的功能。如痰饮阻肺，宣肃失常，可致水道失于通调；痰湿困脾，可致水湿不运；累及肾阳，可致蒸化无力，从而影响水液的输布与排泄，使水饮进一步停聚在体内，加重水液代谢障碍。

3.易于蒙蔽心神　痰饮为浊物，而心神性清净。故痰浊为病上扰，尤易蒙蔽心窍，扰乱心神，可出现头昏目眩、精神不振等症，或引发癫、狂、痫等病。

4.致病广泛，变化多端　痰饮随气流行，内至五脏六腑，外达四肢百骸、肌肤腠理。其致病面广，形成病证繁多，症状表现复杂，故有"百病多由痰作祟"之说。痰饮停于体内，可伤阳化寒，可郁而化火，可挟风挟热，可化燥伤阴，可上犯清窍，可下注足膝，且病势缠绵，病程较长。故痰饮为病，变化多端。

（二）瘀血

瘀血，指血液运行障碍或停滞所形成的病理产物。由气虚、气滞、血寒、外伤等原因造成血液凝滞不散，都称为瘀血。瘀血的致病特点为易于阻滞气机、影响血脉运行、影响新血生成、病位固定、病症繁多等。其证候表现有以下共同特点：

1.疼痛　多为刺痛，痛处固定不移，拒按，夜间益甚。

2.肿块　肿块固定不移，在体表局部青紫肿胀，在体内多为癥块，质硬，或有压痛。

3.出血　瘀血阻滞脉道，使气血运行受阻，血不循经而导致出血，其血色紫暗或夹有瘀块。

4.其他　面色黧黑、肌肤甲错、唇甲青紫，舌质紫暗或有瘀斑、脉涩或结代。

四、其他病因

（一）外伤

外伤，指跌仆、利器等外力撞击，以及虫兽咬伤、烧烫伤、冻伤等而导致皮肤、肌肉、筋骨和内脏的损伤。一般轻者可为皮肉损伤，血行不畅，出现疼痛、出血、瘀斑等；重者则损伤筋骨、内脏，表现为骨折、脱臼、大出血、虚脱、中毒等，甚至危及生命。

（二）寄生虫

人体常见的寄生虫有蛔虫、蛲虫、绦虫、钩虫、血吸虫等，寄生虫寄居于人体内，不仅消耗人体的营养物质，还可造成各种损害，导致疾病发生。如蛔虫寄生引起腹部疼痛、四肢厥冷的"蛔厥"证等。

第二节　病机

病机指疾病发生、发展与变化的机制。即病因作用于人体，致使机体某一部位或层次的生理状态遭到破坏，产生形态、功能或代谢等方面的失调、障碍或损害，且自身又不能一时自行康复的病理变化。

一、邪正盛衰

邪正盛衰指在疾病过程中，机体的抗病能力与致病邪气之间相互斗争中所发生的盛衰变化。在疾病的发展变化过程中，正气和邪气的力量对比不是固定不变的，而是不断地发生着消长盛衰的变化，随着邪正的消长盛衰，疾病就反映出两种不同的本质，即虚与实的变化。

（一）邪正盛衰与虚实变化

1. 实的病机　指以邪气盛为主要矛盾的一种病理反应。即邪气盛而正气尚未虚衰，尚足以同邪气抗衡，故正邪斗争激烈，反应明显，临床为一系列病理反应比较剧烈的证候表现。实证常出现于外感病的初期和中期，或因痰饮、食积、气滞、瘀血等滞留于体内引起的内伤病症。表现为壮热狂躁、精神亢奋、声高气粗、腹痛拒按、二便不通、脉实有力、舌苔厚腻等。

2. 虚的病机　指以正气不足、抗病能力减弱为主要矛盾的一种病理反应。即机体的正气虚弱，防御、调节能力低下，对于致病邪气的斗争无力，难以出现较剧烈的病理反应，临床上出现一系列虚弱、不足和衰退的表现。虚证多见于疾病后期，或各种慢性病证。表现为神疲体倦、面色无华、气短、自汗盗汗，或五心烦热，或畏寒肢冷、脉虚无力等。

3. 虚实变化　在疾病过程中，邪正斗争的消长盛衰，不仅可以产生单纯的虚或实的病机变化，而且还会出现虚实错杂、虚实转化、虚实真假等复杂的病理。如实性病变失治，病邪久留，损伤正气，则实性病变可转化为虚性病变，亦可形成邪实正虚的虚实错杂病变。另外，在病情复杂等情况下，疾病的证候表现会出现与其病机的虚实本质不符的假象，主要有"至虚有盛候"的真虚假实和"大实有羸状"的真实假虚两种情况。真虚假实的病机是气血不足，运化无力，以致脏腑功能减退。真实假虚的病机则是湿邪结聚体内，阻滞经络气机，气血不能外达所致。临床上应以动态的、相对的观点来分析虚和实的病机，透过现象看本质，通过邪正盛衰所反映的真正的虚实变化来揭示病机的真正本质。

（二）邪正盛衰与疾病转归

1. 正胜邪退　指正气积极抗御邪气，正气渐趋强盛或战胜邪气，邪气渐趋衰减，疾病向好转和痊愈方向发展的病理过程。多由患者机体正气比较充盛，抗邪能力较强，或能及时、正确的治疗，或两者兼而有之，邪气难以进一步发展，致使病邪对机体的损害作用消失或终止，机体脏腑经络等逐渐得到修复，精、气、血、津液等物质亏耗逐渐得以恢复，机体阴阳两方面在新的基础上又获得了新的相对平衡，疾病即痊愈。

2. 邪胜正衰　指邪气亢盛，正气虚衰，机体抗邪无力，病势迅速恶化的病理过程。多由正气虚衰，无力抗邪；或因邪气炽盛，毒力较强，或因失于治疗，或治疗不当，机体抗邪能力日趋低下，无以制止邪气致病损害。机体病理损害日趋严重，脏腑经络等生理功能衰惫，正气耗竭，邪气独盛，阴阳离决，则机体生命活动亦告终止。

3. 邪去正虚　指邪气被祛除，病邪对机体损害作用消失，但正气亦被耗伤而虚弱，有待恢复的病理过程。多由邪盛伤正，正气严重被损；或攻邪猛烈，病邪虽祛而正气亦伤；或素体虚弱，病后正气更衰所致。多为重病后的恢复期，须加强调养，方能康复。

4. 正虚邪恋　指正气大虚，余邪未尽，或由于正气难复，无力驱邪，致使疾病处于缠绵难愈的病理过程。多见于疾病后期，亦常为疾病由急性转为慢性，或慢性病久治不愈，正气已虚，病邪留恋所致。

5. 邪正相持　指在疾病过程中，机体正气不甚虚弱，而邪气亦不过强，邪正势均力敌，相持不下，病势处于迁延状态的病理过程。多发于外感疾病中期，或慢性病之迁延期。

二、阴阳失调

阴阳失调指机体在疾病过程中，由于致病因素的作用，导致机体的阴阳消长失去相对的平衡，出现阴阳偏盛偏衰，或互损，或格拒，或亡失的病理变化。同时阴阳失调又是脏腑、经络、气血、营卫等相互关系失调，以及表里出入、上下升降等气机运动失常的概括。

（一）阴阳偏盛

1. 阳偏盛　指在疾病过程中出现的阳气偏亢，脏腑经络机能亢进，邪热过盛的病理变化。其病机特点多表现为阳盛而阴未虚的实热证。多由于感受温热阳邪，或感受阴邪而从阳化热，或七情内伤，五志过极而化火，或因气滞、血瘀、痰浊、食积等郁而化热所致。临床上出现发热、烦躁、舌红苔黄、脉数等。由于阳偏盛会导致阴液损伤，所以还会出现口渴、小便短少、大便干燥等症状，故称"阳盛则阴病"。

2. 阴偏盛　指在疾病过程中出现的阴气偏盛，功能抑制，热量耗伤过多的病理变化。其病机特点多表现为阴盛而阳未虚的实寒证。多由感受寒湿阴邪，或过食生冷，寒湿中阻，阳不制阴而致。临床表现为形寒肢冷、喜暖、口淡不渴、苔白、脉迟等。由于阴的一方偏盛，常常耗伤阳气，会导致阳的一方偏衰，这种阳气偏衰的表现是由于阴盛所引起的，所以又称"阴盛则阳病"。

（二）阴阳偏衰

1. 阳偏衰　即阳虚，指机体阳气虚损，温煦、推动、兴奋等功能减退，出现虚寒内生的病机变化。其病机特点多表现为机体阳气不足，阳不制阴，阴相对亢盛的虚寒证。多由于先天禀赋不足，或后天饮食失养，或劳倦内伤，或久病损伤阳气所致，一般以脾肾之阳虚为主。由于阳虚不能制阴，阳气的温煦、推动功能减弱，经络、脏腑等某些器官的功能活动也减弱衰退，血和津液的运行迟缓，水液不化而阴寒内盛。阳虚则寒，可见面色㿠白、畏寒肢冷、舌淡、脉迟等寒象，还有喜静蜷卧、小便清长、下利清谷等虚象。

2. 阴偏衰　即阴虚，指机体精、血、津液等物质亏耗，以及阴不制阳，导致阳相对亢盛，功能虚性亢奋的病理变化。一般地说，其病机特点多表现为阴液不足及滋养、宁静功能减退，阳气相对偏盛的虚热证。多由于阳邪伤阴，或因五志过极，化火伤阴，或因久病耗伤阴液所致。一般以肺、肝、肾为主。阴液不足，不能制约阳气，从而形成阴虚内热、阴虚火旺和阴虚阳亢等多种表现，如五心烦热、骨蒸潮热、两颧潮红、消瘦、盗汗、咽干口燥、舌红少苔、脉细数等症状。阴气不足可见于五脏六腑，但一般以肾阴亏虚为主。

（三）阴阳互损

阴阳互损是指在阴或阳任何一方虚损的前提下，病变发展影响到相对的一方，形成阴阳两虚的病理变化。在阴虚的基础上，继而导致阳虚，称为阴损及阳；在阳虚的基础上，继而导致阴虚，称为阳损及阴。由于肾藏精气，内寓真阴真阳，为全身阳气阴液之根本，所以，当脏腑的阳气或阴气虚损到一定程度时，必然会损及肾阳、肾阴。无论阴虚或阳虚，多在损及肾脏阴阳及肾本身阴阳失调的情况下，才易于发生阴阳互损的病理变化。

（四）阴阳格拒

阴阳格拒指阴阳失调中比较特殊的一类病机，包括阴盛格阳和阳盛格阴两方面。其形成主要是由于某些原因引起阴阳双方的对立排斥，阴或阳的一方偏盛至极而壅盛阻遏于内，将另一方格拒、排斥于外，迫使阴阳之间不相维系，从而出现真寒假热或真热假寒的病理变化。

1. 阴盛格阳（真寒假热）　指阴寒之邪壅盛于内，阳气被格拒于外，使阴阳双方不能维系，相互格拒而出现的内真寒外假热的病理变化。其本质是阴寒内盛，所以虚寒性疾病发展到严重阶段，其证除有四肢厥逆、下利清谷、脉微细欲绝等症状外，又见身反不恶寒（但欲盖衣被）、面颊泛红等假热之象。

2. 阳盛格阴（真热假寒）　指阳盛已极，阻拒阴气于外，使阴阳之气不相交通，相互格拒而出现内真热外假寒的病理变化。其本质是阳热内盛。所以热性病发展到极期，既有阳热极盛之心胸烦热、胸腹扪之灼热、口干舌燥、舌红等症状，又有四肢厥冷或微畏寒等假寒之象。四肢厥冷是假象，系阳盛于内，格阴于外所致。

（五）阴阳亡失

阴阳亡失是指机体的阴液或阳气突然大量的亡失，导致生命垂危的一种病理变化，包括亡阴和亡阳两类。

1. 亡阳　指机体的阳气发生突然脱失，而致全身功能严重衰竭的一种病理变化。亡阳多由于邪盛，正不敌邪，阳气突然脱失所致，也可由于素体阳虚，正气不足，疲劳过度等多种原因，或过用汗法，汗出过多，阳随阴泄，阳气外脱所致。证候表现有大汗淋漓、手足逆冷、精神疲惫、神情淡漠，甚则昏迷、脉微欲绝等危重症状。

2. 亡阴　指由于机体阴液发生突然性的大量消耗或丢失，而致全身功能严重衰竭的一种病理变化。亡阴多由于热邪炽盛，或邪热久留，大量煎灼阴液所致，也可由于其他因素大量耗损阴液而致。证候表现多见汗出不止，汗热而黏、四肢温和、渴喜冷饮、身体干瘪、皮肤皱褶、眼眶深陷、精神烦躁或昏迷谵妄、脉细数无力等。

3. 亡阴并亡阳，在病机和临床征象等方面，虽然有所不同，但由于阴和阳存在互根互用的关系。故亡阴可以迅速导致亡阳，亡阳也可继而出现亡阴，最终导致"阴阳离决、精气乃绝"，生命活动终止而死亡。

三、气血失常

气血失常指在疾病的发展过程中，由于邪正斗争产生的盛衰变化，或脏腑功能失调，导致气血不足或运行失常，以及气血互根互用关系失调的病机变化。

（一）气的失常

气的失常主要包括气虚和气机失调。

1. 气虚　指气不足，脏腑功能活动减退，以及机体抗病能力下降的病理变化。形成的主要原因多是先天不足，或后天失养，或肺、脾、肾功能失调，也可因劳伤过度、久病耗伤、年老体弱所致。可以出现一系列脏腑、形体组织的病变。肺气不足，则声低懒言；脾气不足，失于健运，则饮食减少；卫气虚弱，肌表不固，则怕冷、自汗、易于感冒等。在气虚的情况下，必然会引起血和津液的多种病变。如气虚可导致血虚、血瘀和出血，可引起津液的代谢障碍而形成痰饮、水肿等。

2. 气机失调　即气的升降出入运动失调而引起的气陷、气滞、气逆、气闭、气脱等。

（1）气陷：指在气虚的基础上出现气的升举无力而下陷为主要特征的病理变化。与脾气的关系最为密切。气陷的病理表现主要为"上气不足"和"中气下陷"两个方面。"上气不足"是由于脾气虚无力升清，头目失养，而出现的头晕、眼花、耳鸣、疲倦乏力等症状。"中气下陷"是由于脾气虚而升举无力，脏腑器官维系无力，致某些器官位置下移，如胃下垂、肾下垂、脱肛等，还可伴见腰腹胀满重坠、便意频频等症。

（2）气滞：指某些脏腑经络或局部气的运行不畅，郁滞不通的病理变化。主要是由于情志内郁，或痰湿、食积、瘀血等阻滞，导致脏腑经络的功能失调或障碍所致。气滞于机体某一局部，可出现以胀满、疼痛为主要特征的表现；影响血液和津液的运行，形成瘀血、痰饮、水肿等病理产物；亦可使某些脏腑功能失调，如肝气郁结、肺气壅滞、脾胃气滞等。

（3）气逆：指气机升降失常，脏腑之气逆乱的一种病理变化。多由情志所伤，或因饮食寒温不适，或因痰浊壅阻等所致。气逆最常见于肺、胃和肝等脏腑。若肺气上逆，则肺失肃降，发为咳喘；若胃气逆，则胃失和降，发为恶心、呕吐、嗳气、呃逆；若肝气上逆，则升发太过，发为头痛胀，面红目赤，甚则可导致咯血、吐血，或致昏厥。

（4）气闭：指由于浊邪外阻，甚至气的外出亦为所阻，或因气郁之极，从而出现突然闭厥的病理状态。如触冒秽浊之气所致的闭厥，外感热病过程中的热盛闭厥，突然精神创伤所致的气厥等。

（5）气脱：指气虚之极而有脱失消亡之危的一种病理变化。多由于正不敌邪；或正气长期消耗而衰竭，以致气不内守而外脱；或因大出血、大汗等气随血脱或气随津脱，而出现生命体征突然衰竭的病理状态，可见面色苍白、汗出不止、全身瘫软、二便失禁、脉微欲绝等症状。

（二）血的失常

血的失常主要包括血虚、血瘀、血行疾迫、出血。

1. 血虚　指血液不足，或濡养功能减退的一种病理变化。多因失血过多，新血补充不及；或脾胃虚弱，化源不足；或久病不愈，营血暗耗等引起。血液虚亏不能营养脏腑组织，必然导致全身或局部失于营养，生理功能逐渐减退等病理变化。其证候表现主要有面色无华、唇舌爪甲色淡，或眩晕耳鸣、肢体麻木、两目干涩、视物昏花，或失眠多梦、健忘、精神疲惫等。

2. 血瘀　指瘀血内阻，血行不畅的一种病理变化。多因气滞而致血行受阻，或气虚而血运迟缓，或痰浊阻于脉络，或寒邪入血，血寒而凝，或邪热入血，煎灼血液等引起，甚则血液瘀结而成瘀血。其证候表现主要有疼痛，痛有定处，甚则可形成肿块。可伴面目黧黑、肌肤甲错、唇舌紫暗以及瘀斑等血行迟缓和血液瘀滞等。

3. 血行疾迫　指在致病因素作用下，血液被迫运行加速，失去宁静的病理变化。引起血行疾迫的原因，多是外感阳热邪气，或情志郁结化火，或阴邪郁久化热，热入血分所致。临床上常见面红舌赤、妇女月经先期等；血热扰心神则心烦不安、失眠多梦等。

4. 出血　指血液溢于脉外的一种病理变化。其形成多由火气上逆，或热邪迫血妄行，或气虚不能摄血，或瘀血停滞，或因外伤损伤脉络等，由于出血部位、原因以及出血量多少和血的颜色之不同，可表现出不同的病理现象。出血过多，可致血虚气弱，发展为气血两虚，从而使脏腑组织功能减退。若突然大量失血，可致气随血脱，甚则阴阳离决而死亡。

四、津液代谢失常

津液代谢失常指津液的生成、输布和排泄之间失去平衡，从而出现津液的生成不足、输布失常、排泄障碍，以致津液在体内的环流缓慢，形成水液潴留、停阻、泛滥等病理变化。

（一）津液不足

津液不足指机体津液亏少，进而导致脏腑、孔窍、皮毛，失其濡润滋养作用，因之产生一系列干燥失润的病理变化。其多由燥热之邪或五志之火，或高热、多汗、吐泻、多尿、失血，或过用辛燥之剂等引起津液耗伤所致。

（二）津液的输布和排泄障碍

津液的输布障碍，指津液得不到正常输布，导致津液在体内环流迟缓，或在体内某一局部发生潴留，因而津液不化，水湿内生，酿成痰饮的病理变化。导致津液输布障碍的原因很多，涉及到肺的宣发和肃降、脾的运化和散精、肝的疏泄条达和三焦的水道是否通利等各个方面，但其中最主要的是脾的运化功能障碍。

津液的排泄障碍，指津液转化为汗液和尿液的功能减退，而致水液潴留，溢于肌肤而为水肿的病理变化。

津液的输布与排泄障碍，主要形成湿浊困阻、痰饮凝聚和水液潴留等病理变化。湿浊困阻，可见胸闷、痞脘、呕恶、腹胀、便溏、苔腻等症；痰饮凝聚，可见痰阻于肺的咳喘、咯痰，痰迷心窍的胸闷心悸，神昏癫狂，痰阻于胃的恶心、呕吐痰涎，痰阻于咽喉的喉如有异物梗阻，吐之不出，咽之不下的"梅核气"；水液潴留，可见头面、眼睑、四肢浮肿，甚则全身水肿，若水邪潴留腹腔，则腹肿胀大，发为腹水。

练习题

一、选择题

A 型题

1. 明确提出"中医三因学说"的是（　　）

　　A. 张仲景　　　　B. 陶弘景　　　　C. 陈无择　　　　D. 巢元方　　　　E. 刘完素

2. 以下属于病理产物形成的病因是（　　）

　　A. 疠气　　　　B. 六淫　　　　C. 七情　　　　D. 瘀血　　　　E. 劳逸

3. 易袭阳位，具有升发向上特性的邪气是（　　）

　　A. 暑邪　　　　B. 燥邪　　　　C. 风邪　　　　D. 火邪　　　　E. 寒邪

4. 下列何气能兼其五气（　　）

　　A. 暑　　　　　B. 湿　　　　　C. 寒　　　　　D. 风　　　　　E. 热

5. 六淫中最易导致疼痛的邪气是（　　）

　　A. 寒邪　　　　B. 火邪　　　　C. 风邪　　　　D. 燥邪　　　　E. 湿邪

6. 中医学认识致病因素的主要方法是（　　）

　　A. 分析气候变化　　　　　　B. 辨证求因　　　　　　C. 了解地理特点

　　D. 认识体质特点　　　　　　E. 掌握情志变化

7. 具有病程长，难以速愈的邪气是（　　）

　　A. 寒邪　　　　B. 火邪　　　　C. 风邪　　　　D. 暑邪　　　　E. 湿邪

8. 一患儿因感冒而汗出恶风，咽痒咳嗽，次日晨起即现面目一身悉肿及小便少、舌淡红、苔薄白、脉浮缓等症。此发病与下列哪项关系最密切（　　）

　　A. 湿浊停滞　　B. 寒性收引　　C. 风性主动　　D. 湿性趋下　　E. 风性数变

9. 湿邪、寒邪的共同致病特点是（　　）

　　A. 损伤阳气　　B. 阻遏气机　　C. 黏腻重浊　　D. 凝滞收引　　E. 易袭阴位

10. 下列哪种说法欠妥（　　）

　　A. 六淫为外感病的主要病因　　　　　B. 六淫致病与居住环境有关

　　C. 六淫可单独或兼夹致病　　　　　　D. 高温作业受热而病者，属六淫为病

　　E. 六淫为病，只犯肌表

11. 燥邪致病最易损伤人体（　　）

　　A. 津液　　　　B. 气血　　　　C. 肾精　　　　D. 肝血　　　　E. 阳气

12. 温燥病的发病季节一般是（　　）

　　A. 夏末秋初　　B. 近冬深秋　　C. 长夏季节　　D. 冬末春初　　E. 春末夏初

13. 患者肢体冷痛，关节屈伸不利，时而或冷厥不仁，其主要机理是（　　）

　　A. 寒性凝滞　　　　　　B. 风性主动　　　　　　C. 寒性收引

　　D. 寒伤卫阳　　　　　　E. 寒邪直中少阴

14. 下列哪一项是火、燥、暑共同的致病特点（　　　）

　　A. 上炎　　　B. 耗气　　　C. 伤津　　　D. 动血　　　E. 生风

15. 只有外感而无内生的邪气是（　　　）

　　A. 寒邪　　　B. 燥邪　　　C. 湿邪　　　D. 暑邪　　　E. 热邪

16. 具有升散而又挟湿特性的邪气是（　　　）

　　A. 湿邪　　　B. 燥邪　　　C. 热邪　　　D. 暑邪　　　E. 寒邪

17. 情志为病影响脏腑气机，下列哪一项是错误的（　　　）

　　A. 喜则气缓　　　　　　B. 怒则气上　　　　　　C. 恐则气下

　　D. 悲则气郁　　　　　　E. 思则气结

18. 导致心气涣散，神不守舍，出现精神不集中的原因是（　　　）

　　A. 恐则气下　　　　　　B. 惊则气乱　　　　　　C. 怒则气上

　　D. 喜则气缓　　　　　　E. 悲则气消

19. 七情太过首先伤及（　　　）

　　A. 肝气　　　B. 脾阳　　　C. 肾精　　　D. 肺津　　　E. 心神

20. 疠气最主要的致病特点是（　　　）

　　A. 发病急　　　B. 病势重　　　C. 症状相似　　　D. 传染性强　　　E. 老少皆能致病

21. 《素问·宣明五气篇》提出：久卧伤（　　　）

　　A. 气　　　B. 血　　　C. 肉　　　D. 精　　　E. 筋

22. "百病多由痰作祟"是指痰（　　　）

　　A. 致病广泛　　　B. 病势缠绵　　　C. 阻滞气机　　　D. 阻碍气血　　　E. 扰动神明

23. 与痰饮形成密切相关的是（　　　）

　　A. 心肝脾　　　B. 肺脾肾　　　C. 肺脾肝　　　D. 心肾脾　　　E. 肝脾肺

24. 瘀血引起出血的特点（　　　）

　　A. 出血量多　　　　　　B. 出血颜色鲜明　　　　　　C. 出血量少

　　D. 出血伴有血块　　　　E. 出血色淡质清稀

25. 痰饮、瘀血、结石在形成过程中均与下列哪项有关（　　　）

　　A. 寒凝　　　B. 气虚　　　C. 气滞　　　D. 血热　　　E. 湿热

26. 寄生虫病的发生，除与饮食不洁有关外，还与下列哪项有关（　　　）

　　A. 寒湿内停　　　　　　B. 气血不足　　　　　　C. 恣食厚味

　　D. 过度劳累　　　　　　E. 湿热内积

27. 下列哪项不属于疠气形成和疫病流行的原因（　　　）

　　A. 气候反常　　　　　　B. 环境污染　　　　　　C. 社会因素

　　D. 暴饮暴食　　　　　　E. 饮食不洁

28. 中医认识发病原理，主要从以下哪个角度来认识（　　　）

　　A. 正邪相搏　　　　　　B. 阴阳失调　　　　　　C. 饮食失调

　　D. 气血失常　　　　　　E. 脏腑功能失调

29. 疾病发生的内在因素是（　　　　）

    A. 邪气强盛　　　　　　　　B. 正气不足　　　　　　　　C. 邪胜正负

    D. 正虚邪不胜　　　　　　　E. 正胜邪衰

30. 邪气侵犯人体后能否发病取决于（　　　　）

    A. 正气的盛衰　　　　　　　B. 邪气的性质　　　　　　　C. 感邪的轻重

    D. 禀赋的强弱　　　　　　　E. 邪正斗争的胜负

31. 下列哪项不是复发的诱因（　　　　）

    A. 劳复　　　　B. 正气　　　　C. 食复　　　　D. 药复　　　　E. 复感新邪

32. 在下列形成"阳偏胜"的病机中，最主要的是（　　　　）

    A. 感受阳邪，从阳化热　　　B. 情志内伤，五志过极化火　　C. 气郁化火

    D. 瘀热在里　　　　　　　　E. 痰食积滞，郁而化热

33. 在下列阴阳失调病机中，最易出现虚阳外越的是（　　　　）

    A. 阴损及阳　　　　　　　　B. 阳损及阴　　　　　　　　C. 阴盛格阳

    D. 阳盛格阴　　　　　　　　E. 阴虚阳亢

34. "大实而有羸状"的病理机制是（　　　　）

    A. 邪气亢盛，正气不足　　　　　　　　B. 气血不足，运化无力

    C. 正气强盛，邪气有余　　　　　　　　D. 邪实正虚，虚实错杂

    E. 实邪结滞，气血不达

35. 胁胀痛，善太息易怒，是由于（　　　　）

    A. 瘀血　　　　B. 肝火　　　　C. 肝郁　　　　D. 湿热　　　　E. 痰瘀

36. 《内经》所说："大怒则形气绝，而血菀于上，使人薄厥"的病机，是指（　　　　）

    A. 气不摄血　　　　　　　　B. 气机逆乱　　　　　　　　C. 血随气脱

    D. 血随气逆　　　　　　　　E. 血随气结

37. 形成血虚病机的原因，下列哪项是不确切的（　　　　）

    A. 失血过多，血脉空虚　　　B. 脾虚气弱，生化无源　　　C. 房劳过度而耗伤

    D. 久病不愈，慢性消耗　　　E. 思虑无穷而暗耗

38. 气陷的病理表现，下列哪项是不确切的（　　　　）

    A. 内脏下垂　　　　　　　　B. 腰腹胀满重坠　　　　　　C. 里急后重

    D. 子宫脱垂　　　　　　　　E. 久利脱肛

39. 阴阳互损是指在阴或阳任何一方虚损的前提下，影响到相对一方，导致（　　　　）

    A. 阴阳偏衰　　　　　　　　B. 阴阳亡失　　　　　　　　C. 阴阳两虚

    D. 阴损及阳　　　　　　　　E. 阳损及阴

40 形成津液不足病理状态的原因，下列哪一项是不确切的（　　　　）

    A. 燥热之邪灼伤　　　　　　B. 五志过极化火耗伤　　　　C. 忧愁思虑而暗耗

    D. 多汗、多尿，吐泻太过　　E. 过用辛燥药物化火耗伤

41. 下列哪一种症状在亡阳时最多见（　　）

    A. 热汗多　　　　　　　　B. 身热肢冷　　　　　　　C. 畏寒蜷卧

    D. 气喘　　　　　　　　　E. 脉数疾

42. 真寒假热又称为（　　）

    A. 阴盛则阳病　　　　　　B. 重阴必阳　　　　　　　C. 阴盛格阳

    D. 阳盛格阴　　　　　　　E. 阴证转阳

43. 在亡阴、亡阳时，下列何种物质的耗损是一个关键（　　）

    A. 精　　　B. 血　　　C. 津　　　D. 液　　　E. 气

44. "吐下之余，定无完气"是指哪种病理变化（　　）

    A. 气不摄津　　B. 气不化津　　C. 气随津脱　　D. 津停气阻　　E. 津不化气

45. 下列除哪项外均属阴偏盛的病理变化（　　）

    A. 阴胜则阳病　　　　　　B. 阴证似阳　　　　　　　C. 阳虚则阴盛

    D. 阴胜则寒　　　　　　　E. 阴盛格阳

46. 导致津液输布障碍，水湿痰饮内生的最主要因素是（　　）

    A. 肺气宣降失职　　　　　B. 肝气疏泄失常　　　　　C. 脾气运化失健

    D. 小肠清浊不别　　　　　E. 三焦水道不利

47. 下列除哪项外均属于气血运行关系失常（　　）

    A. 气血两虚　　　　　　　B. 气滞血瘀　　　　　　　C. 气不摄血

    D. 气随血脱　　　　　　　E. 气虚血瘀

48. 表里的病势出入，实际上取决于（　　）

    A. 正气盛衰与否　　　　　B. 气血功能是否协调

    C. 脏腑功能是否旺盛　　　D. 邪正消长盛衰　　　　　E. 以上皆非

49. 下列除哪项外，均属阴阳失调的范畴（　　）

    A. 升降相因　　　　　　　B. 阴阳格拒　　　　　　　C. 出入失常

    D. 营卫失调　　　　　　　E. 气血盈亏

50. 引起咳嗽的气机是（　　）

    A. 气陷　　　B. 气逆　　　C. 气闭　　　D. 气滞　　　E. 气脱

51. 瘀血引起的出血特点是（　　）

    A. 色淡质稀薄　　　　　　B. 色红鲜明　　　　　　　C. 伴有血块

    D. 出血量少　　　　　　　E. 出血量多

52. 六淫中最易伤人阳气的是（　　）

    A. 寒湿　　　B. 寒风　　　C. 风湿　　　D. 暑湿　　　E. 燥邪

53. 瘀血疼痛的特点（　　）

    A. 胀痛　　　B. 灼痛　　　C. 刺痛　　　D. 钝痛　　　E. 绞痛

54. 病证的虚实变化主要取决于（　　）

    A. 气血盛衰　　B. 气机失调　　C. 邪正盛衰　　D. 阴阳失调　　E. 脏腑功能失调

55. 具有"善行"特点的病邪是（　　　）

　　A. 风　　　　　B. 寒　　　　　C. 暑　　　　　D. 湿　　　　　E. 燥

56. 燥邪最易伤（　　　）

　　A. 心　　　　　B. 肝　　　　　C. 肺　　　　　D. 肾　　　　　E. 脾

57. 在气虚的基础上表现以气的升举无力为主要特征的病理状态为（　　　）

　　A. 气逆　　　　B. 气陷　　　　C. 气脱　　　　D. 气闭　　　　E. 气滞

58. 哪种病邪致病易引起病程长或反复发作（　　　）

　　A. 寒　　　　　B. 湿　　　　　C. 风　　　　　D. 暑　　　　　E. 燥

59. 导致"疏泄功能失常，肝气上逆，血随气逆并走于上"的情志是（　　　）

　　A. 忧　　　　　B. 惊　　　　　C. 悲　　　　　D. 怒　　　　　E. 思

60. 阴盛格阳表现为（　　　）

　　A. 真热　　　　B. 假热　　　　C. 真寒　　　　D. 假寒　　　　E. 真寒假热

61. 病因有多种，下面哪一项不属于病因（　　　）

　　A. 外感六淫　　　　　　　　B. 饮食劳倦　　　　　　　　C. 阴阳失调

　　D. 虫兽所伤　　　　　　　　E. 七情所伤

62. 痰与饮的区别主要在以下哪一点（　　　）

　　A. 色黄者痰，色白者为饮

　　B. 热者为痰，寒者为饮

　　C. 得阳气煎熬而成者为痰，为阴气凝聚而成者为饮

　　D. 较稠浊者为痰，较清稀者为饮

　　E. 浓度较大较黏稠者为饮，浓度较小较清稀者为痰

63. "邪之所凑，其气必虚"是指（　　　）

　　A. 邪气伤人，必伤人体正气　　　　　　B. 正气不足，邪易侵犯人体

　　C. 正盛邪衰　　　　　　　　　　　　　D. 邪正相争

　　E. 正气不足，邪气亢盛

64. 六淫是指（　　　）

　　A. 风寒暑湿燥　　　　　　　B. 六气　　　　　　　C. 具有传染性

　　D. 六种不同的气候变化　　　E. 六种外感病邪的统称

65. 先阴虚内热继而畏寒肢冷便溏属于（　　　）

　　A. 阳损及阴　　　　　　　　B. 阴损及阳　　　　　　　C. 热极生寒

　　D. 重阴必阳　　　　　　　　E. 重阳必阴

66. 寒气收引是指（　　　）

　　A. 寒性重浊黏滞　　　　　　B. 寒邪损伤阳气　　　　　　C. 寒邪阻滞气机

　　D. 寒为阴邪　　　　　　　　E. 使气机收敛，经络筋脉挛急

67. 久卧和劳力过度都会损伤（　　　）

　　A. 气　　　　　B. 津　　　　　C. 筋　　　　　D. 脉　　　　　E. 精

68. 火热邪气的性质和致病特点是（　　　）

    A. 易伤阳位　　　　　　　　B. 多易伤肺　　　　　　　　C. 生风动血

    D. 引起流行　　　　　　　　E. 易伤津耗血

69. 症见发热，烦渴，四肢困倦，胸闷呕恶者为何邪致病（　　　）

    A. 暑邪　　　　B. 热邪　　　　C. 湿邪　　　　D. 暑湿之邪　　　　E. 风湿

70. 湿邪侵犯人体常先影响（　　　）

    A. 肾　　　　B. 心　　　　C. 肝　　　　D. 脾　　　　E. 肺

71. 外感何种病邪可引起干咳少痰，或痰液难咳，或痰中带血（　　　）

    A. 风邪　　　　B. 暑邪　　　　C. 燥邪　　　　D. 热邪　　　　E. 寒邪

72. 着痹病因的主要邪气是（　　　）

    A. 寒邪　　　　B. 热邪　　　　C. 湿邪　　　　D. 燥邪　　　　E. 风邪

73. 劳神过度主要损伤（　　　）

    A. 心脾　　　　B. 肝脾　　　　C. 心肾　　　　D. 心肺　　　　E. 心肝

74. 疾病的发生、发展和转归，取决于（　　　）

    A. 发病时间　　　　　　　　B. 病邪的性质　　　　　　　　C. 正气的强弱

    D. 治疗的方法　　　　　　　　E. 病邪的深浅

75. "实"的病机概念是（　　　）

    A. 邪气衰弱　　　　　　　　B. 邪气亢盛　　　　　　　　C. 正气强盛

    D. 正邪相争　　　　　　　　E. 正气衰弱

76. 火邪、暑邪共同的致病特点是（　　　）

    A. 易耗伤津液　　　　　　　　B. 易于动血　　　　　　　　C. 易于伤肺

    D. 易于挟湿　　　　　　　　E. 易于传变

77. 气滞病机，主要是指（　　　）

    A. 元气耗损，脏腑功能衰退，抗病力下降

    B. 气机不畅，流通受阻，脏腑经络功能障碍

    C. 气机升降失常，脏腑之气逆上

    D. 气虚无力升举，脏腑位置下移

    E. 气机不能内守，大量向外逸脱，而致全身严重气虚不足

78. "邪气盛则实"中的"实"是指（　　　）

    A. 邪气亢盛　　　　　　　　B. 正邪相争　　　　　　　　C. 实证的变化

    D. 邪气亢盛而致的实证　　　E. 邪气亢盛而致的虚证

79. "精气夺则虚"中的"虚"是指（　　　）

    A. 邪气不足　　　　　　　　B. 精气不足　　　　　　　　C. 邪正相持

    D. 指一片虚弱之象　　　　　E. 指正气不足而出现的虚证

80. 下列哪项不属于结石的致病特点（　　　）

    A. 多发于六腑   B. 损伤脉络   C. 阻滞气机

    D. 易致疼痛   E. 耗伤元气

81. 阴阳失调的概念是（　）

    A. 阴阳之间失去平衡协调   B. 阴虚阳亢   C. 阴盛阳衰

    D. 气血津液异常变化   E. 阴阳偏衰

82. 真寒假热证产生的机理为（　　　）

    A. 阴盛格阳   B. 阳盛格阴   C. 表热里寒

    D. 阳虚则外寒   E. 阴虚则内热

83. 胃脘冷痛多因（　　　）

    A. 气滞   B. 寒邪   C. 瘀血   D. 胃气虚   E. 气郁

84. 症见恶寒、头身疼痛，肢体屈伸不利等临床表现，多由于感受（　　　）

    A. 风邪   B. 寒邪   C. 暑邪   D. 湿邪   E. 燥邪

85. 眩晕，面色白，唇白不华，心悸少寐，神疲乏力，劳累即发，舌质淡，脉细弱，辨证为（　　　）

    A. 肝阳上亢   B. 气血不足   C. 痰湿中阻   D. 痰郁化火   E. 气滞血瘀

86. 气闭病机，主要是指（　　　）

    A. 气出入异常，气不能外达，闭郁结聚于内

    B. 气机郁滞，运行不畅

    C. 气机升降失常，脏腑之气逆上

    D. 气虚无力升举，脏腑位置下移

    E. 气不能内守，大量向外逸脱

87. 关于形成血虚的原因，下列哪一种是不确切的（　　　）

    A. 失血过多   B. 脾虚胃弱   C. 久病耗损   D. 劳倦内伤   E. 慢病消耗

88. 狂症的病因是（　　　）

    A. 痰火   B. 痰浊   C. 肝郁   D. 血虚   E. 气滞

89. 邪正盛衰何种情况，致使病势迅速恶化（　　　）

    A. 正胜邪退   B. 邪去正虚   C. 邪盛正虚   D. 邪正相持   E. 正盛邪虚

X 型题

1. 六淫致病的共同特点是（　　　）

    A. 外感性   B. 季节性   C. 地域性   D. 相兼性   E. 转化性

2. 易耗伤津液的病邪有（　　　）

    A. 风邪   B. 燥邪   C. 暑邪   D. 火邪   E. 寒邪

3. 疠气的致病特点是（　　　）

    A. 发病急骤   B. 病情较重   C. 症状相似

    D. 传染性强   E. 易于流行

4. 饮食不节致病表现为（　　　　）

    A. 脾胃损伤　　　　　　　　B. 饮食停滞　　　　　　　　C. 气血衰少

    D. 聚湿成痰　　　　　　　　E. 化生内热

5. 形成瘀血的原因有（　　　　）

    A. 气虚　　　　B. 气滞　　　　C. 血寒　　　　D. 血热　　　　E. 内外伤

6. 风邪属于善行数变的特性是（　　　　）

    A. 病位游移　　　　　　　　B. 行无定处　　　　　　　　C. 易汗出

    D. 变幻无常，发病迅速　　　E. 易伤人上部

7. 与痰饮形成有关的是（　　　　）

    A. 外感六淫　　　　　　　　B. 饮食不节　　　　　　　　C. 七情内伤

    D. 三焦水道不利　　　　　　E. 肺脾肾功能失常

8. 湿性黏滞主要表现在（　　　　）

    A. 脾运不健　　　　　　　　B. 症状黏滞性　　　　　　　C. 脾阳不振

    D. 肢体困重　　　　　　　　E. 病程较长或反复发作

9. 导致发病病程较长的病因有（　　　　）

    A. 湿邪　　　　　　　　　　B. 水湿痰饮　　　　　　　　C. 瘀血

    D. 七情内伤　　　　　　　　E. 结石

10. 疠气又称（　　　　）

    A. 疫气　　　　B. 戾气　　　　C. 异气　　　　D. 毒气　　　　E. 乖戾之气

11. 与水湿痰饮形成的相关脏腑是（　　　　）

    A. 肺　　　　B. 膀胱　　　　C. 三焦　　　　D. 脾　　　　E. 肾

12. 根据七情分属五脏的理论，下列情志中属心所主的是（　　　　）

    A. 喜　　　　B. 怒　　　　C. 悲　　　　D. 惊　　　　E. 恐

13. 脾运化水液的功能失调可产生的病理产物有（　　　　）

    A. 痰　　　　B. 饮　　　　C. 水肿　　　　D. 气喘　　　　E. 瘀血

14. 气机失调主要包括（　　　　）

    A. 气滞　　　　B. 气逆　　　　C. 气虚　　　　D. 气闭　　　　E. 气陷

15. 水湿痰饮、瘀血、结石致病均为（　　　　）

    A. 导致疼痛　　　　　　　　B. 致病因素　　　　　　　　C. 阻滞气机

    D. 有形病理产物　　　　　　E. 致病广泛，病程较长

16. 属虚实错杂病理状态的是（　　　　）

    A. 表虚里实　　　　　　　　B. 上实下虚　　　　　　　　C. 至虚有盛候

    D. 表实里虚　　　　　　　　E. 上虚下实

17. 可造成实性病理变化的有（　　　　）

    A. 经络闭塞　　　　　　　　B. 久病耗精　　　　　　　　C. 脏腑功能亢奋

    D. 气机阻滞　　　　　　　　E. 脏腑功能减退，病理产物凝结

18. 形成阳偏胜的主要原因有（　　　）
    A. 食积郁而化热　　　　　B. 外感温热之邪　　　　C. 血瘀化热
    D. 寒邪入里化热　　　　　E. 五志过极化火

19. 阴盛格阳出现真寒假热证，所见真寒表现是（　　　）
    A. 脉大而无根　　　　　　B. 精神萎靡　　　　　　C. 畏寒蜷卧
    D. 脉微欲绝　　　　　　　E. 面色苍白

20. 在气机升降失常的病变中，以哪些脏腑升降失常最为重要（　　　）
    A. 肺　　　B. 肝　　　C. 脾　　　D. 胃　　　E. 肾

21. 各种气滞病变，共同的病理表现是（　　　）
    A. 闷　　　B. 胀　　　C. 满　　　D. 痛　　　E. 沉

22. 血的循环运行失常的病理变化应包括（　　　）
    A. 血行迟缓　　B. 血行逆乱　　C. 血耗太过　　D. 血行加速　　E. 血液妄行

23. 形成气随血脱病理的原因有（　　　）
    A. 外伤大量失血　　　　　B. 肝病呕血　　　　　　C. 月经淋漓不断
    D. 妇女崩中　　　　　　　E. 产后大出血

24. 津液的排泄与输布障碍，主要产生哪些病理改变（　　　）
    A. 湿浊困阻　　　　　　　B. 肌肤肿胀　　　　　　C. 痰饮凝聚
    D. 水液贮留　　　　　　　E. 气滞血瘀

25. 实证临床可见到（　　　）
    A. 二便不通　　　　　　　B. 脉实有力　　　　　　C. 瘀血内阻
    D. 心悸气短　　　　　　　E. 水湿泛滥

26. 津液与气血的关系失调，主要的病理变化有（　　　）
    A. 水停气阻　　　　　　　B. 血瘀水停　　　　　　C. 气随津脱
    D. 津亏血瘀　　　　　　　E. 津枯血燥

27. 六淫中易扰心神的是（　　　）
    A. 风邪　　　B. 暑邪　　　C. 火邪　　　D. 湿邪　　　E. 燥邪

28. 入侵经络、筋骨而致痹证之邪主要是（　　　）
    A. 风邪　　　B. 结石　　　C. 痰饮　　　D. 湿邪　　　E. 寒邪

29. 下列既属于病理产物又属于致病因素的是（　　　）
    A. 积食　　　B. 痰饮　　　C. 结石　　　D. 瘀血　　　E. 六淫

30. 燥邪为病，易（　　　）
    A. 伤津　　　B. 伤血　　　C. 伤气　　　D. 伤肾　　　E. 伤肺

31. 阴阳失调的基本形式有哪些（　　　）
    A. 阴阳偏胜　　B. 阴阳互损　　C. 阴阳转化　　D. 阴阳格拒　　E. 阴阳亡失

32. 暑湿夹杂证的临床表现有（　　　）
    A. 口舌生疮　　B. 胸闷呕恶　　C. 发热　　　D. 烦渴　　　E. 筋脉拘挛

33. 易损伤脾胃的主要致病因素有（　　　　）

　　A. 过饱　　　　B. 寒邪　　　　C. 湿邪　　　　D. 燥邪　　　　E. 过度恐惧

34. 六淫致病有明显的季节性如（　　　　）

　　A. 春多热病　　B. 夏多暑病　　C. 秋多风病　　D. 冬多寒病　　E. 长夏多湿病

35. 七情对气机的影响正确的是（　　　　）

　　A. 怒则气上　　B. 喜则气缓　　C. 恐则气乱　　D. 思则气结　　E. 悲则气消

36. 形成瘀血的原因有（　　　　）

　　A. 气滞致瘀　　B. 气虚致瘀　　C. 血寒致瘀　　D. 血热致瘀　　E. 血虚致瘀

37. 燥邪耗伤津液可致（　　　　）

　　A. 口鼻干燥　　B. 大便干结　　C. 爪甲不荣　　D. 小便短少　　E. 周身困重

38. 痰饮的形成与哪些脏腑关系密切（　　　　）

　　A. 肺　　　　　B. 心　　　　　C. 脾　　　　　D. 肾　　　　　E. 肝

39. 饮溢肌肤可见（　　　　）

　　A. 胸闷　　　　B. 肌肤水肿　　C. 多汗　　　　D. 身痛而重　　E. 心悸

40. 引起疾病的常见原因是（　　　　）

　　A. 六淫　　　　B. 七情　　　　C. 药邪　　　　D. 医过　　　　E. 饮食劳倦

41. 以下属外感病因的是（　　　　）

　　A. 饮食失宜　　B. 外伤　　　　C. 六淫　　　　D. 疠气　　　　E. 虫兽伤

42. 目前根据病因发生的途径、形成过程，将病因分为（　　　　）

　　A. 外感病因　　　　　　　B. 内伤病因　　　　　　　C. 外伤病因

　　D. 其他病因　　　　　　　E. 病理产物形成的病因

43. 七情内伤的致病特点是（　　　　）

　　A. 皆从心而发　　　　　　B. 直接伤及内脏　　　　　C. 影响脏腑气机

　　D. 发为情志病　　　　　　E. 病情变化与情志有关

44. 过度安逸可致（　　　　）

　　A. 消耗肝血　　　　　　　B. 损伤肾气　　　　　　　C. 阳气不振

　　D. 气机不畅　　　　　　　E. 神气衰弱

45. 下列哪几种不属情志变化（　　　　）

　　A. 喜　　　　　B. 怒　　　　　C. 志　　　　　D. 意　　　　　E. 自愿

46. 水湿痰饮致病的临床常见症状是（　　　　）

　　A. 咳吐痰涎　　　　　　　B. 水肿胀满　　　　　　　C. 神志异常

　　D. 梅核气　　　　　　　　E. 肠鸣矢气

47. 寒邪的致病性质和特点（　　　　）

　　A. 寒凉、凝滞、收引　　　B. 易伤阳气　　　　　　　C. 常致多种热病

　　D. 阻滞气血　　　　　　　E. 多见疼痛，腠理、经脉、筋脉收缩拘急

48. 瘀血的病证特点（　　）

    A. 肿块　　　　B. 钝痛　　　　C. 发绀　　　　D. 出血　　　　E. 脉涩或结代

49. 痰饮和瘀血属于（　　）

    A. 病理产物　　　　　　　　B. 内伤病因　　　　　　　　C. 致病因素

    D. 外感病因　　　　　　　　E. 精神状态

二、名词解释

1. 六淫

2. 疠气

3. 七情内伤

4. 瘀血

5. 正气

6. 邪气

7. 邪正盛衰

8. 正虚邪恋

9. 阴阳互损

10. 阴盛格阳

11. 阳盛格阴

12. 亡阳

13. 亡阴

14. 气陷

15. 血行疾迫

三、简答题

1. 什么是病因？分为哪几类？

2. 简述六淫共同致病特点。

3. 为什么说"风为百病之长"？

4. 简述"燥易伤肺"的致病特点。

5. 简述疠气的致病特点。

6. 简述痰饮的致病特点。

7. 何谓阴盛格阳和阳盛格阴？

8. 亡阴与亡阳有何区别联系？

选择题参考答案

A型题：

1.C	2.D	3.C	4.D	5.A	6.B	7.E	8.E	9.A	10.E	11.A
12.A	13.C	14.C	15.D	16.D	17.D	18.D	19.E	20.D	21.A	22.A

23.B　24.D　25.C　26.E　27.D　28.A　29.B　30.E　31.B　32.A　33.C

34.E　35.C　36.D　37.C　38.C　39.C　40.C　41.C　42.C　43.E　44.C

45.C　46.C　47.A　48.A　49.A　50.B　51.C　52.A　53.C　54.C　55.A

56.C　57.B　58.B　59.D　60.E　61.C　62.D　63.B　64.E　65.B　66.E

67.A　68.C　69.D　70.D　71.C　72.C　73.A　74.C　75.B　76.A　77.B

78.D　79.E　80.A　81.A　82.A　83.B　84.B　85.B　86.A　87.D　88.A

89.C

X型题：

1.ABCDE　2.BCD　　3.ABCDE　4.ABCDE　5.ABCDE　6.ABD　　7.ABCDE

8.BE　　　9.ABCDE　10.ABCDE　11.ABCDE　12.AD　　13.AB　　14.ABDE

15.ABCDE　16.ABDE　17.ACD　　18.ABCDE　19.BCDE　20.CD　　21.ABD

22.ABDE　23.ABDE　24.ACD　　25.ABCE　26.ACDE　27.BC　　28.ADE

29.ABCD　30.AE　　31.ABCDE　32.BCD　　33.ABC　　34.BDE　　35.ABDE

36.ABCD　37.ABD　38.ACDE　39.BCD　　40.ABE　　41.CD　　42.ABDE

43.BCDE　44.CDE　45.CDE　　46.ABCDE　47.ABDE　48.ACDE　49.AC

第七章　四诊

四诊是望、闻、问、切诊察和评估疾病的四种方法。在搜集临床资料时，四诊各有其独特作用，它们之间是互相联系的，把望、闻、问、切有机地结合起来（即"四诊合参"），才能全面、系统地了解病情，从而做出正确的判断。

第一节　望诊

望诊是通过对患者的神、色、形态、局部表现、舌象以及分泌物、排泄物色与质的异常变化进行有目的地观察，借以了解健康状况，测知疾病的方法。其主要内容包括望神、望色、望形态、望局部、望舌、望食指络脉、望排出物等。

一、望神

望神是通过观察人体生命活动的外在表现，即观察人的精神状态和功能状态，以分析病情及判断预后等的诊察方法。

神是以精气为物质基础的一种功能，是五脏所生之外荣。望神可以了解五脏精气的盛衰和病情轻重与预后，应重点观察患者的精神、意识、面目表情、形体动作、反应能力等，尤应重视眼神的变化。

（一）得神

得神又称有神，是精充气足神旺的表现。可见神志清楚，语言清晰，面色荣润含蓄，表情丰富自然；目光明亮，精彩内含，鉴识精明；反应灵敏，动作灵活，体态自如；呼吸平稳，肌肉不削，二便不脱。见于常人，表示精气充足，体健无病；见于患者，则说明精气未衰，脏腑未伤，病情轻浅，预后良好。

（二）失神

失神又称无神，是精损气亏神衰之象。出现精神萎靡，言语不清，面色晦暗，表情淡漠或呆板，目暗睛迷，瞳神呆滞，鉴识不清，反应迟钝，动作失灵，强迫体位，呼吸气微或喘，周身大肉已脱，二便不固等。表示正气大伤，精气衰竭，病情深重，预后不良。失神有邪闭与正衰之分。若见神识昏迷、语无伦次、循衣摸床、撮空理线，为邪闭清窍；若见猝然昏倒、目闭口张、手撒尿遗，为失神重证，提示精气已脱。

（三）少神

少神即神气不足的表现。可见精神不振，面色少华，声低懒言，目光呆滞，倦怠乏力，动作迟缓等。它介于有神和无神之间，与失神状态只是程度上的区别。提示正气不足，精气轻度损伤，常见于虚证患者。

（四）假神

假神是垂危患者出现精神暂时好转的假象，是临终的预兆，并非佳兆。表现为久病重病之人，本已失神，但突然精神转佳，目光转亮，言语不休，想见亲人；或病至语声低微断续，忽而响亮起来；或原来面色晦暗，突然颧赤如妆；或本来毫无食欲，忽然食欲增强。是由于精气衰竭已极，阴不敛阳，以致虚阳外越出现一时"好转"的假象。这是阴阳即将离决的危笃之象，亦称"残灯复明"、"回光返照"。

假神与病情好转的区别在于：假神的出现比较突然，其"好转"与整个病情不符，只是局部的和暂时的。由无神转为有神，是整个病情的好转，有一个逐渐变化的过程。

（五）神乱

神乱是神志意识错乱失常。主要表现为焦虑恐惧、淡漠痴狂、狂躁妄动、猝然昏仆等。

二、望色

望色是通过观察面部与肌肤的颜色和光泽，以了解病情的诊察方法。皮肤色泽是脏腑精气血外荣之象，其中血液盈亏与运行情况反映于皮肤颜色，而脏腑精气盛衰则主要体现于皮肤光泽。

（一）常色

常色即正常无病的面色。特征为光明润泽、含蓄不露，为人体脏腑功能正常、精气血津液充盈的表现。常色又有主色、客色之分。

1. 主色　是指人一生基本不改变的面色。我国人民一般肤色都呈微黄，所谓黄红隐隐、明润含蓄，但也可因民族、禀赋、体质等原因形成偏白、偏黑等差异。

2. 客色　由于生活环境及劳作等因素的变动而发生相应变化的面色叫作客色。例如，随年龄、情绪、四时、气候等变化，面色亦相应改变，均属客色。

（二）病色

病色即疾病状态下面部色泽的异常变化。观察病色关键在于辨别五色主病。五色即青、赤、黄、白、黑5种不同的面色，可反映不同脏腑的病变及病邪的性质。

1. 青色　主寒证、痛证、气滞、瘀血、惊风。为气血不通，经脉瘀阻所致。

2. 赤色　主热证。因气血得热则行，热盛而血脉充盈所致，血色上荣，故面色赤红。热证有虚实之别。实热证，满面通红；虚热证，仅两颧嫩红。此外，若在病情危重之时，面红如妆者，多为戴阳证，是精气衰竭，阴不敛阳，虚阳上越所致。

3. 黄色　主湿证、虚证。为脾虚气血化源不足或脾虚湿蕴所致。如面色淡黄无泽、枯槁无华呈萎黄，多属脾胃气虚，为气血不足所致；黄而鲜明如橘皮者，属阳黄，为湿热熏蒸、胆汁外溢所致；黄而晦暗如烟熏者，属阴黄，为寒湿郁阻、气血不荣所致。

4. 白色　主虚证、寒证、失血、夺气。为气血不荣、脉络空虚所致。面色苍白无华为失血证或血虚；若暴病出现面色苍白，多为阳气欲脱之象。寒症有剧烈疼痛时，亦可见面色苍白，为阴寒凝滞、经脉拘急所致。

5.黑色 主肾虚证、水饮证、寒证、痛证及瘀血证。为阳虚寒盛、气血凝滞或水饮停留所致。多属肾病。

三、望形态

望形态是通过观察患者形体胖瘦强弱及动静姿态，以诊断疾病的方法。其内容包括望形体和望姿态两方面。

（一）望形体

望形体即通过观察人形体强弱及胖瘦等形体特点来诊断疾病的方法。

1.形体强弱 形体强壮表现为筋骨强健、胸廓丰厚、肌肉充实、皮肤润泽、精气充沛等，是内脏坚实、气血充盛的征象，抗病力强且少病，即病也易治疗，预后良好；形体虚弱表现为筋骨不坚、胸廓狭窄、肌肉瘦削、皮肤枯燥、疲惫乏力等，是内脏虚弱、气血不足的征象，抗病力弱且易病，病后难治疗，预后较差。

2.形体胖瘦 人体胖瘦宜适中,过于肥胖或过于消瘦皆非所宜。肥而食少、神疲乏力、多痰多湿者，易成痰饮或易患中风、胸痹等病；瘦而食少、神疲倦怠，多阴虚火旺。

（二）望姿态

望姿态，即通过观察患者的动静姿态及肢体等动作来诊断疾病的方法。在疾病中，由于阴阳气血的盛衰，人体的姿态也随之出现异常变化，不同疾病会迫使患者表现出特有的动静姿态或动作体位，如动风先兆可出现睑指颤动，痫病发作表现为神昏吐沫。

四、望局部

（一）望头

望头即通过对受检者头的形态、头发及囟门的观察，以诊断疾病的方法。

1.形态 小儿头形过大或过小，伴智力低下者，为先天禀赋不足，肾精亏虚；方颅畸形多见佝偻病；头摇不能自主，多为肝风内动。

2.囟门 囟门可直接观察到婴幼儿肾与脑的情况。囟门下陷，称"囟陷"，多属虚证；囟门高突，称"囟填"，多为实热；囟门迟闭，多为肾气不足，发育不良。

3.头发 主要观察头发疏密及光泽。色黑浓密为肾气精血充足；发黄稀疏、干枯易落为精血亏虚所致；突发大片脱发，称"斑秃"，多为血虚生风；多白发，有家族史而无所苦者，一般不作病态；小儿发结如穗，多为"疳积"。

（二）望五官

望五官是通过观察目、耳、鼻、唇等的形态、色泽等，以诊断疾病的方法。

1.望目 目为肝之窍，为心之使。瞳仁属肾，称水轮；黑睛属肝，称风轮；白睛属肺，称气轮；目眦的血络属心，称血轮；眼睑属脾，称肉轮。根据五轮变化可推测对应之脏器病变。

2. 望耳　耳为肾之窍。主要观察耳部色泽、形态、耳道分泌物的变化。

3. 望鼻　鼻为肺之窍。主要观察鼻的色泽、形态、鼻内分泌物等的变化。

4. 望口唇　脾开窍于口，其华在唇。主要观察口唇的色泽、形态、润燥及动态的变化。

5. 望齿龈　齿为骨之余，由肾所主。龈为胃之络。主要观察齿龈色泽、形态及润燥的变化。

6. 望咽喉　喉为肺之门户，咽内通于胃，肾之经脉循咽喉。主要观察咽喉色泽、形态的变化。

五、望舌

舌诊是中医特色诊法之一，即通过观察患者舌质和舌苔的变化来诊断疾病的方法。一般舌尖部属心肺，舌中部属脾胃，舌根部属肾，舌边部属肝、胆。正常舌象表现为舌体柔软，活动自如，大小适宜，舌色淡红润泽，舌苔均匀薄白且干湿适中。望舌可分为望舌质与望舌苔两部分。望舌宜在充足的自然光线下进行，还应注意辨别进食造成的"染苔"。

（一）望舌质

1. 望舌神　舌神主要可通过舌的荣枯与灵动程度来诊断。舌质红活明润，舌体活动灵敏为有神，虽病亦属善候；舌体干枯晦暗无华，活动呆板为无神，预后不良，属恶候。

2. 望舌色　健康人舌色淡红润泽。舌色浅淡，白多红少为淡白舌，为气血不足所致，主虚证、寒证；舌色鲜红为红舌，深红为绛舌，为邪热亢盛，气血涌动所致，主热证；舌色深绛而暗，全舌或局部泛紫称紫舌，为血行瘀阻所致，主热极、寒盛、瘀血或酒毒；舌色如"青筋"，全无红色为青舌，为寒邪内聚所致，主阴寒证、血瘀证。

3. 望舌形　指通过观察舌质的形态变化来诊断疾病的方法。

（1）老嫩舌：舌纹粗糙，坚敛苍老为苍老舌，为阳热炽盛所致，多实证；纹理细腻，浮胖娇嫩为娇嫩舌，为水湿内停所致，多虚证。

（2）胖大舌：舌体大而厚，伸口满舌为胖大舌，为脾胃湿热，痰热内蕴所致，多水肿、痰饮。

（3）肿胀舌：舌体肿大满嘴，甚者不能闭口或回缩称肿胀舌，为心脾热盛或酒毒热毒上壅所致，多热证或中毒病证。

（4）瘦薄舌：舌体瘦小而薄，为气血两虚，阴虚火旺所致。

（5）裂纹舌：舌面出现各种形状的裂纹、裂沟，深浅不等，形状大小不一，无舌苔覆盖，多为精血亏损之证。

（6）点刺舌：点指舌面出现大小不一的星点，刺指舌乳头凸起如刺、摸之棘手的红色或黄黑色点刺。主脏腑热极，或血分热盛。不同疾病表现出的位置与颜色不同。

（7）齿痕舌：因舌体胖大而受牙齿挤压所致，常与胖大舌同见。主脾虚、湿盛证。

4.望舌态　即望舌体的动态。

（1）强硬舌：舌失柔和，屈伸不利，或不能转动，板硬强直。多见于热入心包、高热伤津、风痰阻络。

（2）痿软舌：舌体软弱无力，不能随意伸缩回旋。多见于伤阴或气血俱虚。

（3）歪斜舌：伸舌时舌体偏向一侧，或左或右。多见于中风或中风先兆。

（4）震颤舌：舌体震颤抖动，不能自主，多为肝病，多主肝风内动。

（5）吐弄舌：舌常伸于口外，不能回缩为吐舌；舌反复吐而即回，或舌舔口唇四周，掉动不停者为弄舌。多为心脾有热，亦可见于小儿智力发育不良。

（6）短缩舌：舌体卷短、紧缩，不能伸长，甚者伸舌难以抵齿称短缩舌。舌质红绛短缩者，属热病伤津，多属危重证候。

（二）望舌苔

舌苔是由于胃气上蒸而成，正常情况为薄白而润，是胃气充盛之象。望舌苔主要包括观察舌苔的颜色和质地。

1.苔色

（1）白苔：主表证、寒证、湿证。若苔薄白而润，可为正常舌苔；若苔薄白而滑，为外感寒湿或脾肾阳虚；若苔白厚而干，为痰浊湿热内蕴；若苔白厚而腻，为湿浊内停、痰饮或食积；若苔白如积粉，扪之不燥，为积粉苔，多瘟疫或内痈；若苔白而燥烈，粗糙如砂石，为燥裂苔，多为燥热伤津、阴液亏损。

（2）黄苔：为邪热熏灼于舌，主里证、热证。淡黄热轻，深黄热重，焦黄热结。薄黄苔，多为风寒化热或外感风热；黄腻苔，多为湿热内结或饮食积滞等；黄滑苔，多为阳虚寒湿，痰饮聚久化热所致。黄燥苔为邪热伤津，燥结腑实之证。

（3）灰黑苔：主热极或寒盛。苔灰而滑润，为寒湿内阻或痰饮内停；苔灰而干燥，为热炽伤津或阴虚火旺。苔黑而燥裂，为热极津枯，病情危重；苔黑而滑润，为阳气虚衰，阴寒内盛。

2.苔质

（1）苔的薄厚：反映邪正的盛衰和邪气的深浅。"见底"为薄苔，"不见底"为厚苔。薄苔可为正常苔象，也为外感疾病初起在表或为内伤疾病，病情较轻；厚苔为湿气夹痰浊、食浊等邪气熏蒸，积滞舌面所致，主痰湿、食积、里热。故薄苔察胃气，厚苔辨邪气。若苔突然增厚，提示邪气极盛，迅速入里；若骤然消退，且舌上无新生舌苔，提示正不胜邪，或胃气暴绝。

（2）苔的润燥：反映体内的津液盈亏及输布情况。润泽有津，干湿适中为润苔，为胃津、肾液上乘布于舌面，提示津液未伤；水分过多，伸舌欲滴，扪之滑利为滑苔，为寒湿内侵，主痰饮、湿证；舌苔干燥，扪之无津，甚者舌苔干裂为燥苔，多见于热盛伤津或阴虚有火。润转燥，为热重津伤津液输布不畅，表示病情加重；燥转润，为热退津复，饮邪始化，表示病情好转。

（3）苔的腐腻：反映阳气与湿浊的消长，皆主痰浊、食积。苔质疏松，颗粒粗大，如豆渣堆积舌面，边中均厚，揩之易去为腐苔，为湿浊内遏阳气，痰饮停聚舌面，为食积、痰浊、口糜或内痈所致；苔质致密，颗粒细小，融合成片，中间厚，周边薄，揩之不去，刮之不脱为腻苔。为阳气被阴邪所抑制，脾失健运，湿浊内盛，为湿浊、痰饮、食积所致。

（4）苔的剥落：舌苔突然全部或部分剥落。根据部位、范围、大小不同命名不同。若舌面全部剥落，光洁如镜，称为"光剥苔"，为胃阴枯竭，胃气大伤或气血两虚所致。

六、望食指络脉

望食指络脉又名望小儿指纹，即观察小儿食指内侧络脉的形色变化，适用于 3 岁以内的小儿。因小儿寸口脉部短小，易啼哭，诊脉时不易配合，切脉效果差，但小儿皮肤薄嫩，食指络脉易于暴露，且食指内侧络脉与寸口脉同属手太阴肺经，故以望代切。小儿正常指纹为浅红微黄不明显，隐现于风关之内，多为斜行、单支，粗细适中。

（一）观察方法

将小儿抱至光亮处，用左手握小儿食指末端固定，以右手拇指指腹蘸水推小儿食指掌侧前缘，从指尖向指根方向推动数次，力度适中，使络脉显露，便于观察。

（二）临床意义

1.三关测轻重　食指络脉可显现风、气、命三关：食指掌横纹起往指端方向共分三节，依次分别为风关、气关、命关。络脉显于风关可见于正常小儿，也可为外感初起；达于气关为邪病深重；达于命关为病情严重；透关射甲则病属凶险。

2.红紫辨寒热　色淡白者为虚证；色紫者示里热证；色鲜红示外感表证、寒证；色青者主惊风或痛证；色紫黑主血络郁闭，病属危重。

3.浮沉分表里　指纹浮现明显，提示病邪在表，为外感表证；指纹浮现沉隐，提示病邪在里，为内伤里证。

4.淡滞定虚实　指纹色深暗滞，络脉增粗多为实证；色淡不泽，弯细者为虚证。

七、望排出物

排出物是指排泄物和分泌物，包括痰涎、呕吐物、大小便、涕泪、白带等。望排出物指通过对痰涎、呕吐物等色、质、量的观察，了解有关脏腑的盛衰和邪气的性质。

（一）望痰

痰色黄黏稠，坚而成块为热痰，为热邪煎熬津液所致；痰白清稀量多，或有灰黑点为寒痰，为寒伤阳气，气不化津，湿聚为痰所致；痰清稀多泡沫为风痰，为肝风挟痰，上扰清窍所致，常伴有面青眩晕、胸闷或喘急等症；痰白滑而量多为湿痰，为脾虚不运，水湿不化所致；痰少而黏，难以咳出为燥痰，常为秋燥伤肺；痰中带血，色鲜红，为热伤肺络，以阴虚火旺多见；若咳吐脓血腥臭痰，或吐脓痰如米粥，多属肺痈。

（二）望涎唾

涎为脾之液，可濡润口腔，协助进食及促进消化。清涎量多为脾胃虚寒，气不摄津；时吐黏涎为脾胃湿热；口角流涎为脾虚湿盛或胃热虫积；睡中流涎为胃热或宿食内停。唾为肾之液，亦与胃有关。时时吐唾，多见胃中虚冷，肾阳不足；胃有宿食至胃气上逆，也可见多唾。

（三）望呕吐物

呕吐因胃气上逆所致。呕吐物清稀无臭为寒呕，为胃阳不足，难以腐熟水谷，水饮内停致胃失和降；呕吐物酸腐夹杂不化食物为食积，多因暴饮暴食，损伤脾胃，宿食不化致胃气不降；呕吐不化食物却无酸腐味为气滞，常频发频止，由肝郁犯胃所致；呕吐清水痰涎，伴口干不饮，苔腻胸闷为痰饮，因脾失健运，则胃内停饮，痰饮随胃气上逆吐出；呕吐黄绿苦水，多肝胆湿热或郁热；呕吐鲜血或紫暗血块，夹杂食物残渣，多胃有积热或肝火犯胃，或宿有瘀血，血不归经；若脓血混杂，多为胃痈。

第二节　闻诊

由于声音与气味都是在脏腑生理活动和病理变化中产生的，所以在闻诊中，可通过听觉来对患者发出的声音和嗅觉对患者排泄物发出的气味来诊察疾病。

一、听声音

正常时的声音应为发声自然，音调和畅，言语清楚，言与意符，应答自如。为宗气充沛、气机调畅的体现。由于人的个体脏腑、形质、禀赋等有所差异，故正常的声音也有高低、清浊的不同。

（一）发声

主要是通过辨别患者的语声、鼻鼾、呻吟、惊呼、喷嚏等来判断病情。发声高亢有力，声音连续而多言多为阳证、实证、热证。发声低微细弱，声音断续而懒言多为阴证、虚证、寒证。

1. 音哑、失音　声音嘶哑为音哑；神志清楚，语而无声为失音；神志不清或昏迷，不能言语为失语。新病音哑或失音为实证，多因外感风寒或风热，痰浊壅滞，寒热交相袭肺致肺气不宣，是谓"金实不鸣"；久病音哑或失音为虚证，多因精气内伤，肺肾阴虚，津枯肺损，为"金破不鸣"；妊娠末期出现音哑，为生理现象，称为"子喑"，分娩后可自愈。

2. 鼻鼾　熟睡或昏迷时的鼻息声，不完全为病态，若鼻鼾声过大过长，多为鼻病、睡姿不当所致；若昏睡不醒，鼻鼾声不绝，常因气道不利、神识昏迷所致，见于中风入脏、热入心包。

3. 呻吟、惊呼　疼痛难忍时发出的痛苦哼哼声为呻吟；剧痛或惊恐时骤然大叫一声为惊呼。新病呻吟高亢有力多为实证，久病呻吟低微无力多为虚证，小儿惊呼多为惊风，成人惊呼除惊恐外，多为剧痛或精神失常。

4.喷嚏　肺气上逆于鼻而发出的声响。偶发喷嚏不属病态；新病频发，伴有恶寒发热，鼻流清涕为表寒证；久病阳虚，突然喷嚏为阳气来复，病有好转。

（二）语言

通过分析患者语言的表达与应答能力有无异常，吐字清晰程度等来诊察疾病。言为心声，语言异常主要为心神的病变。沉默寡言，语声低微，时断时续多为虚证、寒证；烦躁多言，语声高亢有力多为实证、热证。

1.谵语　神志不清、语无伦次、声高有力。多因邪气太盛，热扰心神之实证，可见于温病热入心包，阳明腑实，痰热扰乱心神。

2.郑声　神志不清、语言重复、时断时续、声音低弱。多为正气大伤，心神散乱之虚证，可见于疾病晚期，危重患者。

3.独语　自言自语、喃喃不休、见人语止、首尾不续。为心气不足，神失所养，或气郁痰结，阻闭心窍。主癫证、郁证。

4.语声謇涩　神志清楚，思维正常，吐字不清或困难，多为中风先兆或中风后遗症，常伴有舌体强硬。习惯而成者不属于病态。

5.狂言　精神错乱、语无伦次、狂躁妄言。多因痰火扰心所致，常见于狂病，伤寒蓄血证。

（三）呼吸

主要通过观察呼吸的节律均匀、气息的强弱粗细、呼吸音的清浊来诊察疾病。呼吸气粗，疾出疾入为热证、实证，常见于外感病；呼吸气微，徐出徐入为寒证、虚证，常见于内伤杂病。

1.喘　表现为呼吸困难、急促，张口抬肩，甚则鼻翼煽动，难以平卧，但无痰鸣音。喘分虚实，实喘表现为发病急骤，呼吸深长，息粗升高，难以呼出，多为风寒袭肺或痰热壅肺，肺失肃降或水气凌心；虚喘表现为病势缓慢，呼吸短浅，急促难续，息微声低，难以吸入，动则加剧，多为肺肾亏虚，气失摄纳或心阳气虚。

2.哮　呼吸急促似喘，喉间有哮鸣音，时发时止，缠绵难愈，多因外邪引动伏饮而发。哮分寒热，寒哮又称冷哮，多在冬春季节，遇冷而作，因阳虚痰饮内停或寒饮阻肺所致；热哮常在夏秋季节，气候燥热时发作，为阴虚火旺或热痰阻肺所致。

3.短气　见于自觉呼吸短促而不相接续，气短不足的轻度呼吸困难，似喘但不抬肩，似呻吟但无痛楚，息短而无痰声。由痰饮、胃肠积滞或气阻或瘀阻所致为实证；由体质虚弱或元气大虚所致为虚证。

4.少气　呼吸微弱且声低，言语无力，为少气，是诸虚不足，身体虚弱的表现。

（四）咳嗽

重点观察咳嗽的声音及痰的色、量、质的变化。有声无痰为咳，有痰无声为嗽，有痰有声为咳嗽，多见于肺脏疾病。

咳声重浊，痰清色白多为外感风寒；咳声不扬，痰稠色黄不易咳多为邪热犯肺；咳有痰声，痰多易咳多为痰浊阻肺；干咳少痰或无痰，咽喉干燥多为燥邪犯肺或肺阴亏虚；咳声轻清，低微气怯多为肺气亏虚；咳声如犬吠，兼音哑称白喉，为疫毒攻喉，肺肾阴虚所致；咳声短促，阵发性，痉挛性，连声不断，咳后有鸡鸣样回声，并反复发作，以五岁以下小儿多见，多发于冬春季节，常因风邪与伏痰搏结，郁而化热，阻遏气道所致。

（五）呕吐

呕吐指胃中饮食物、痰涎上逆，从口中吐出。有声无物为呕；无声有物为吐；欲吐而无物有声，或仅呕出少量痰沫称为干呕。吐势徐缓，声音微弱，吐物清稀为虚寒症；吐势较猛，声音洪亮，吐出黏痰黄水，酸腐或苦水为实热证；若热扰神明，呕吐则呈喷射状，也可因颅内瘀血、肿瘤或颅内压增高所致；若食滞不化，则干呕口臭。

（六）呃逆

呃逆古称为"哕"，指胃气上逆，从咽而发，不由自主，声短而频，呃呃作响的一种冲击声，俗称"打呃"。饮食刺激或偶感风寒亦可致短暂呃逆，不属病态。呃声频作，高亢而短，声响有力为实证、热证；呃声低沉而长，声弱无力为虚证、寒证；新病呃逆，其声有力为寒、热客胃；久病重病呃逆不止，声低气怯为胃气衰败之危候。

（七）嗳气

嗳气古称为"噫"，指胃中气体上出咽喉所发出的沉长而缓的声音，俗称"打饱嗝"。若饱食之后，偶有嗳气，无其他兼症时不属病态。嗳气酸腐为有宿食，属实证；嗳气频而响亮，因情志而作为肝气犯胃，属实证；嗳气低沉断续，无酸腐味为胃虚气逆，属虚证；嗳气频作而无酸腐味为寒邪客胃，属寒证。

（八）太息

太息又称叹息，指患者在情志抑郁时发出的长吁短叹声，发出后自觉胸中略舒，为气机不畅肝气郁结所致。

二、嗅气味

（一）病体之气

1.口气　正常人说话时口中无异味散出。口气臭秽，多为胃热、龋齿、口腔不洁；口气酸馊，为食积胃肠；口有血腥味，为吐血、咳血、齿衄；口有腐臭气，兼咳吐脓血，为内有溃腐脓疡。

2.汗气　汗气腥膻，为湿热久蕴皮肤；汗气臭秽，为热毒内盛；腋下随汗散发骚臭味，令人无法接近，称"狐臭"，为湿热郁蒸或遗传所致。

3.痰涕之气　腥臭脓血痰为肺痈；痰白清稀无异味为寒证；鼻长期流浊，腥秽如鱼脑,为鼻渊;鼻流清涕无异味为外感风寒。

4.排泄物之气　若有特殊骚臭气味应与望诊综合分析判断。

(1)大便:酸臭难闻为肠有郁热;大便溏泄而稀为脾胃虚寒;大便泄泻臭如败卵,夹有未尽消化食物,嗳腐酸臭为宿食内停,消化不良。

(2)小便:黄赤混浊,有臊臭味为膀胱湿热;尿甜并散发烂苹果气味为消渴病。

(3)经、带、恶露:月经臭秽为热证;月经气腥为寒证;带下黄稠而臭秽为湿热;带下白稀而腥臭为寒湿;崩漏或带下奇臭,并夹杂异常颜色属危重病证,常见癌症;产后恶露臭秽为湿热(毒)下注。

(4)呕吐物:注意鉴别食、药物中毒。清稀无臭味为胃寒;气味酸臭秽浊为胃热;气味酸腐,有未消化食物见于食积;无酸腐味为气滞;脓血并腥臭味为内有脓疡。

(二)病室之气

病室之气由病体本身或排出物、分泌物散发出来,气味由病体发展到充斥病室,说明病情重笃或卫生条件太差。若臭气触人为实热,瘟疫病;若腥味为虚寒;若血腥为失血证;若腐臭如败卵(尸臭味)为脏腑衰败;若尿臊味(氨气味)为水肿病晚期;若烂苹果味(酮体气味)为消渴病重证。

第三节　问诊

问诊是指医生对患者或者相关人员进行系统询问,经过综合分析而做出临床判断的一种诊察方法。问诊时环境应安静适宜,态度要严肃和蔼,语言通俗易懂,不使用医学术语,询问时应分清主次缓急,避免诱导或暗示,重视主诉。问诊包括一般问诊和问现在症状。

一、一般问诊

一般问诊主要内容包括一般情况、主诉、现病史、既往史、个人生活史、家族史等,应根据就诊对象及具体病情询问。一般情况主要为询问患者姓名、性别、年龄、民族、籍贯、婚否、职业、家庭住址、工作单位、工作性质、联系方式、发病时间、治疗经过等。

(一)主诉

主诉为患者就诊时感受最痛苦或最明显的症状、体征及持续时间。确切的主诉可反映病情的轻重缓急,在问诊时应注意对患者的陈述归纳整理,并抓住主要症状,并问清主诉三要素,即部位、性质、时间。主诉的症状不宜过多,一般为1~3个。记录文字应简洁明了,少于20字,不能使用病名,如"发热、头痛、泄泻3天"等。

(二)现病史

现病史是指从起病到就诊时病情的发生、发展、变化以及治疗经过。

(三)既往史

首先问患者以往的健康状况，素体健壮多实证；素体虚弱多虚证；素体阴虚易感温邪；素体阳虚易受寒湿。其次问以往的患病情况，疾病间可相互影响，相互转变，如素体肝阳上亢者易患中风病。

（四）个人生活史

个人生活史指患者的生活习惯、社会经历、饮食嗜好、婚育状况、工作环境、食物药物过敏史等，这与疾病的发生及病理变化有一定关系。如饮食肥甘者，多患痰湿；贪食生冷者，可致寒证；起居无常、劳逸不调、思虑过度者，易患失眠、头昏、健忘等病。

（五）家族史

家族史为患者的直系亲属，如父母、兄弟姐妹、配偶、子女等的健康与患病情况，对诊断传染病及遗传病有重要意义，如果直系亲属已死亡，应问清楚其死亡原因及时间。

二、问现在症状

现在症状即患者就诊时正在发生的痛苦与不适症状。传统的《十问歌》即"一问寒热二问汗，三问头身四问便，五问饮食六胸腹，七聋八渴俱当辨，九问旧病十问因，再兼服药参机变，妇人尤必问经期，迟速闭崩皆可见，再添片语告儿科，天花麻疹全占验"。

（一）问寒热

问患者是否有发热或怕冷的症状，并不一定为体温的变化，也可为主观感受或局部感觉。寒热的产生主要取决于病邪的性质及机体的阴阳盛衰两方面。

1. 但寒不热 患者只觉怕冷无发热的现象。

（1）恶寒：患者时时觉冷，虽加衣覆被亦不能缓解，常见于外感病初期。多属实证。

（2）恶风：患者一遇风便有颤抖的感觉，避风则缓，多为风邪外袭所致，常与出汗兼见。

（3）寒战：患者恶寒同时伴有颤栗，为恶寒之甚，多为邪正剧烈交争，相持不下，为恶寒的严重表现。

（4）畏寒：患者经常自觉怕冷，加衣覆被得暖则缓，多为里寒证。

2. 但热不寒 患者只觉发热、恶热，但无怕冷的症状。

（1）壮热：患者持续高热不退，体温超过39℃，只恶热不怕寒，多见于外感热病的极期阶段。

（2）潮热：患者定时发热或定时热甚，有一定的规律，如潮水按时来潮，多在午后或夜间，与人体阳气从午后开始入内，与里热相合，不得发散有关。

①阳明潮热。患者常于下午3~5时阳明旺时而热盛，又称"日晡潮热"，见于胃肠燥热内结。②湿温潮热。患者于午后开始热甚，身热不扬，肌肤初扪不觉热，扪久觉灼手。因湿邪遏制，热难透达，湿郁热蒸所致。③阴虚潮热。患者于午后或入夜低热，或五心烦热，骨蒸潮热，体温不高，常兼有盗汗、颧红、舌红少津等症状。多为阴虚内热，虚阳偏亢的里虚热证。

（3）微热：患者自觉发热且时间长，但体温并不增高，或轻度发热，体温不超过38℃。多见于某些阴液亏虚、脾气虚损或气阴不足之内伤病或温热病后期。

3. 恶寒发热　患者恶寒与发热同时存在，为外邪袭表，与卫气相争的外感表证的主要症状之一。外邪束表，郁遏卫阳，肌表失煦故恶寒；卫阳失宣，郁而发热。

4. 寒热往来　患者恶寒与发热交替发作，寒时不觉热，热时不觉寒，界线分明，是正邪相争，互为进退的病理反应，为半表半里证的寒热特征，发无定时见于里寒证，发有定时常见于疟疾。

（二）问汗

汗为阳气蒸化津液从玄府达于体表而成，为津液所化生，在体内为津液，在肌表则为汗。问诊时应重点注意有汗无汗，出汗的时间、部位及伴随症状等。

1. 无汗　表证无汗之寒性收引，玄府闭塞为表寒证；寒湿袭表，腠理闭塞为寒湿束表证。里证无汗之寒主收引，为里实寒证；邪热耗伤营阴，汗出无源为外感温热病；阴虚无力蒸化津液为里虚寒证；阴液亏虚，汗出无源为阴血亏虚证。

2. 有汗

（1）全身汗

①自汗。日间汗出，动后尤甚，常伴有神疲乏力、气短懒言或畏寒肢冷等，多因气虚、阳虚所致。②盗汗。睡时汗出，醒则汗止，常伴有潮热、颧红、五心烦热及舌红少苔等，多因阴虚火旺所致。③战汗。先恶寒战栗而后汗出，为邪正交争剧烈，病变发展的转折点。如汗出热退，脉静身凉，为邪去正复；若汗出而身热不减，烦躁不安，脉来疾急为邪盛正衰之危候。④绝汗。病情危重，大汗不止，为亡阴亡阳的表现，又称脱汗。若汗热而黏如油，常伴有高热烦渴，脉细疾数，为亡阴之汗；若冷汗淋漓如水，面色苍白，肢冷脉微，为亡阳之汗。

（2）局部汗

①头汗。仅头部或头颈部汗出量多的症状，多为上焦热盛，或中焦湿热上蒸所致。②半身汗。肢体一半汗出，一半无汗。病侧无汗，因患侧经络为风痰、瘀痰或风湿阻络所致。③手足汗。手足出汗较多，多因阴经郁热熏蒸，阳明肠胃蕴热所致。④心胸汗。心胸部易出汗或汗出过多的症状，多见虚证。⑤黄汗。腋窝汗出沾衣，色如黄柏汁，多因风湿热邪交蒸所致。

（三）问疼痛

疼痛为最常见的症状之一，可发生于机体的各个部位。不通则痛为实证，不荣则痛为虚证。

1. 问疼痛的性质

（1）胀痛：疼痛有胀感。头目胀痛多由肝阳上亢或肝火上炎所致；胸胁脘腹胀痛则多为气机郁滞所致。

（2）刺痛：疼痛如针刺状，特点是痛处固定且拒按，多因瘀血所致。

（3）冷痛：痛处有冷感，得温则缓，多为寒证。实证为寒邪阻络；虚证为阳气不足。

（4）灼痛：疼痛有灼热之感。喜冷恶热，多为热证；火邪窜络，为阴虚火旺。

（5）绞痛：疼痛剧烈如刀绞，如心血瘀阻引起的胸痛，蛔虫上窜引起的腹痛，肾结石引起的腰痛等。

（6）隐痛：疼痛不甚剧烈但绵绵不休，多因精血不足，阳气虚弱，经脉运行滞涩所致。

（7）重痛：疼痛有沉重感，多因湿邪困阻气机所致。

（8）掣痛：痛处有抽掣感，痛时牵引它处一起痛，疼痛多呈条状或放射状，或有起止点，多与肝病有关。

（9）空痛：疼痛有空虚感，喜温喜按，多因气血精髓亏虚，脏腑胞宫失养所致。

（10）走窜痛：痛处游走不定或走窜攻痛，常见于风湿痹阻引发的痹症，或气机阻滞引起的胸胁脘腹痛。

（11）酸痛：疼痛兼有酸软感，多因湿邪侵袭肌肉关节，或肾虚骨髓失养所致。

（12）固定痛：疼痛部位固定不移，多因寒湿、湿热、瘀血所致。

2.问疼痛的部位

（1）头痛：头痛骤起，痛势较剧，多属实证；时痛时止，绵绵而痛者，多属虚证。头痛还可根据经络的循行分布确定病之所在，如头项强痛，头痛连及项背，颈项不利为太阳头痛；前额头痛，常连及眉棱骨为阳明头痛；太阳穴周围疼痛或偏头痛为少阳头痛；头项痛常连及头角为厥阴头痛。

（2）胸痛：胸痛憋闷，痛引肩臂者为胸痹；胸背疼痛剧烈，面色青灰，手足青冷者为真心痛；胸痛，颧赤盗汗，午后潮热者可见于肺痨；咳嗽气粗，壮热面赤见于肺热病等病；壮热，咳吐脓血腥臭痰者见于肺痈等。

（3）胁痛：胁肋为肝胆两经循行的部位，故多与肝胆疾病有关。

（4）胃脘痛：即上腹部、剑突下胃部的疼痛，为胃失和降，气机不畅所致。进食后疼痛加剧为实证；进食后疼痛缓解为虚证。

（5）腹痛：脐以上的腹部为大腹，属脾胃及肝胆；脐周围称脐腹，属脾和小肠；脐以下的为小腹，属膀胱、大小肠及胞宫。大腹隐痛，喜温喜按，为脾胃虚寒；小腹胀满而痛，小便不利，为膀胱气滞；小腹胀痛或刺痛，随月经，周期而发，为胞宫气滞血瘀；少腹冷痛，牵及外阴，为寒滞肝脉。

（6）腰痛：腰为肾之府。腰痛绵绵，软弱无力，以两侧为主为肾虚；腰脊或腰骶部冷痛重着，寒冷阴雨天加重为寒湿痹病；腰部刺痛拒按，固定不移为瘀血阻络；腰脊疼痛连及下肢为经络痹阻；腰痛牵掣少腹或侧腹，伴尿频、尿急、尿痛或尿血为湿热蕴结下焦。

（7）背痛：背痛不可俯仰为督脉损伤；背痛连项为寒邪客于太阳经脉；肩背疼痛为风湿阻滞，经气不利所致。

（8）四肢痛：多因风寒湿邪或风寒热邪侵袭，以致气血阻滞，运行不畅。若疼痛独见于足跟者多属肾虚。

（9）周身痛：新病周身痛多实证，因风寒湿邪所致；久病不起周身痛多虚证，因气血亏虚，筋脉失养所致。

（四）问睡眠

1. 失眠　患者轻易不易入睡，或睡而易醒，难以复睡，或时时惊醒，睡不安宁，甚至彻夜不眠的情况，或伴有多梦，又称"不寐"。心烦不寐，潮热盗汗，腰膝酸软为心肾不交；心悸失眠，或睡后易醒，纳少乏力为心脾两虚；失眠时时惊醒，伴胸闷头晕，口苦心烦为胆郁痰扰；失眠兼见腹胀嗳气，脘闷苔腻为食滞内停。

2. 嗜睡　患者精神疲倦，睡意很浓，经常不自主地入睡，又称"多寐"。困倦嗜睡，头目昏沉，胸闷脘痞，肢体困重为痰湿困脾；饭后嗜睡，兼神疲倦怠，食少纳呆为宗气不足，脾失健运；嗜睡而精神疲惫，欲睡而未睡，似睡而非睡，肢冷脉微为心肾阳衰。

（五）问饮食口味

1. 口渴与饮水

（1）口不渴：口中不渴，不欲饮水，为机体津液未伤，输布正常，多见于常人、湿证及寒证。

（2）口渴欲饮：口干微渴，兼咽喉肿痛，发热为外感温热病初期；大渴喜冷饮，兼壮热面赤，汗出，脉洪数为里热炽盛；口渴多饮，伴小便量多，多食易饥，机体消瘦为消渴病。

（3）渴不多饮：口燥咽干而不多饮，兼颧红盗汗，舌红少津为阴虚证；渴不多饮，兼身热不扬，头身困重，脘闷苔腻为湿热证；渴喜热饮，饮水不多，或水入即吐为痰饮内停或阳气虚弱；口干但欲漱水而不欲咽，兼舌紫暗或有瘀斑为瘀血内停。

2. 食欲与食量

（1）食欲减退：即不思进食。食少纳呆，消瘦乏力，腹胀便溏，舌淡脉虚为脾胃气虚；纳呆，头身困重，便溏苔厚腻为湿盛困脾；纳少厌油，黄疸胁痛，身热不扬为肝胆湿热。

（2）厌食：厌恶食物，恶闻食味。嗳气酸腐，脘腹胀满，舌苔厚腻为饮食停滞胃腑；脘腹痞闷，呕恶便溏，肢体困重为脾胃湿热；胁肋灼热胀痛，口苦泛呕，身目发黄为肝胆湿热。

（3）消谷善饥：食欲过旺，食后不久即感到饥饿，进食量多。口渴心烦，口臭便秘为胃火亢盛；多饮多尿，消瘦为消渴病；大便溏泄为胃强脾弱。

（4）饥不欲食：虽饥饿却不欲食或进食不多，为胃阴不足，虚火灼胃。

（5）偏嗜食物：嗜食某种食物或异物。偏嗜异物，如嗜食生米、泥土等异物，多见于小儿虫积；若已婚妇女停经嗜食酸味，则多为妊娠。

3. 口味　指询问患者口中有无异常的味觉。口淡乏味多为脾胃气虚；口甜多为脾胃湿热；口酸多为肝胃郁热；口涩多为燥热伤津；口黏腻多为湿困脾胃。

（六）问二便

1. 大便　一般为每日 1～2 次，也可隔日 1 次，为黄色成形不燥，无脓血黏液及未消化的食物，且排出通畅为正常状态。

（1）便次异常

①便秘。大便秘结不通，排便间隔时间延长，或欲便而艰涩不通，便次减少，在4～7天以上排便一次。②泄泻。大便细软不成形，甚则水样，间隔时间缩短，便次增多，1日3～4次以上。黎明泄泻，肠鸣脐痛，泻后痛减，大便稀薄，混杂不消化食物，形寒肢冷，腰膝酸冷，疲乏无力，小便清长，夜尿频多，舌质淡，舌体胖、多有齿印，脉沉细无力者为"五更泻"。

（2）便质异常：大便中夹有未消化食物为"完谷不化"，多因脾肾阳虚所致；大便时干时稀为"溏结不调"，多因肝郁脾虚所致；便中夹有脓血黏液为"脓血便"，多因湿热蕴结，脉络瘀滞受损的痢疾病。

（3）排便感异常：排便时肛门有灼热感，为湿热下注，热迫大肠所致；腹痛窘迫，时时欲泻，肛门重坠，便出不爽的为里急后重，多因湿热内阻，肠道气滞所致，为痢疾病的主症之一；排便不通畅，有涩滞难尽之感多因大肠湿热，伤食泄泻，肝郁乘脾等所致；大便不能自控而排出或排便时失控滑出为大便失禁，多因久病休虚，脾肾阳衰，肛门失约。

2. 小便　一般为日间3～5次，夜间0～1次，每昼夜总尿量为1000～1800 ml，尿次与尿量受饮水、温度、出汗、年龄等因素影响。

（1）尿量异常：小便清长量多，畏寒喜暖，常见于虚寒证；多尿而伴多饮、多食、消瘦疲乏为消渴病；尿少而色黄为热盛或汗吐下伤津；尿少且伴水肿为水肿病。

（2）尿次异常：小便频数，涩痛，短赤而急迫多为膀胱湿热；小便频数，久病，量多色清，夜间尤甚，多为肾气不固。小便不畅，点滴而出为"癃"；小便不通，点滴不出为"闭"；湿热下注，或瘀血、砂石阻塞尿道所致的为实证；肾阳不足，气化无力为虚证。

（3）排尿感异常：小便涩痛，尿频、尿急，尿少色黄多为湿热下注膀胱，常见于淋证；小便后余淋不尽，小便不能随意控制而失禁，或睡中不自主排尿等均为肾气不足，固摄无权，膀胱失约的表现。

（七）问经带

1. 月经　女子14岁左右月经开始来潮，称"初潮"。周期为28天左右，行经为3～5天，色暗红，不稀不稠，无血块，量适中（50～100 ml）。女子49岁左右月经停止，称"绝经"。妊娠及哺乳期月经不行。个别女子终身不来月经，却有生育能力者为暗经。

（1）经期异常：月经周期经常提前8天以上为月经先期，多气虚、血热；月经周期经常错后8天以上为月经后期，多血虚、阳虚、瘀痰寒气阻滞；月经或前或后，经期不定多为脾肾虚损、肝郁气滞血瘀所致。

（2）经量异常：经量较前明显增多，周期正常，多血热、气虚、瘀阻；经量明显减少，甚者点滴则尽，周期正常，多血瘀、痰湿、寒凝、血虚、肾精不足；不在经期时阴道大量出血或持续下血，淋漓不止，势急量多为崩，势缓量少为漏，多血热、瘀阻、脾肾气虚；女子年逾18岁而月经未潮，或月经曾来，非妊娠期中断3个月以上为闭经。

（3）经色、质异常：色淡红质稀为气虚、血虚；色深红质稠为血热内炽；色紫暗有块为寒凝血瘀。

（4）痛经：在行经时，或行经前后，周期性出现小腹疼痛，或痛行腰骶，甚至剧痛难忍的症状，亦称经行腹痛。经前或经期小腹胀痛或刺痛为气滞或血瘀；经期或经后小腹隐痛为气血两虚；经期小腹冷痛，得温痛减为寒凝或阳虚。

2.带下　指正常情况下，女子阴道内有少量无色、无臭的分泌物。若量多色白，质稀无臭为白带，多因脾肾阳虚，寒湿下注；若量多色黄，质稠臭秽为黄带，多因湿热下注；若量多混有血液，赤白相间质稠臭秽为赤白带，多因肝经郁热，湿毒蕴结，可见于癌症。

第四节　切诊

切诊是医生用手在患者体表的一定部位进行触、摸、按、压，以获得病理信息，了解疾病内在变化和体表反应的一种诊察方法，分脉诊和按诊两部分。

一、脉诊

脉诊为医生用手指触按患者的动脉搏动，根据其不同的脉象来了解病情变化的一种诊病方法。脉搏的形成是由于心脏一舒一缩的跳动，血液从心脏流向脉管，脉管扩张和回缩所产生的搏动。脉象是由脉搏所显示的部位、速率、形态、强度和节律等组成的综合形象，是医生指感下脉动应指的形象。

（一）切脉部位

1.遍诊法　见于《素问·三部九候论》。是遍诊上、中、下三部的动脉。上为头部、中为手部，下为足部。在上、中、下三部又各分为天、地、人三候，三三合而为九，故又称为三部九候诊法。

2.三部诊法　见于张仲景的《伤寒杂病论》。三部分别是：寸口、趺阳、太溪。其中寸口脉候脏腑病变；趺阳脉候胃气；太溪脉候肾气。

3.寸口诊法　寸口又称"气口"、"脉口"。即单独切按桡骨茎突内侧一段桡动脉的搏动形象，以推测人体生理、病理状况的一种诊察方法。通常以腕后高骨（桡骨茎突）为标记，其内侧的部位为关，关前（腕侧）为寸，关后（肘侧）为尺。寸、关、尺三部又可分浮、中、沉三候，为寸口诊法的三部九候。寸口部为"脉之大会"，脉会太渊，寸口部脉气最明显。脾肺同为太阴经，脉气相通，可反映宗气的盛衰。脾胃将水谷精微上输于肺，肺朝百脉而将营气与呼吸之气布散至全身，脉气变化见于寸口。寸口诊法脉位固定，部位表浅，简便易行（表7-1）。

表7-1　寸口分候脏腑划分

分区 部位	寸	关	尺
左手	心	肝	肾
右手	肺	脾	命

（二）切脉方法

1.时间 《内经》认为以平旦最佳，现认为内外环境安静即可。医生调匀呼吸，在一呼一吸间计算，诊脉时间不少于1分钟，以2~3分钟为宜。

2.姿势 患者取坐位或卧位，手臂与心脏位于同一水平线上，平臂，腕垫脉枕，仰掌。

（1）指法：选食指、中指、无名指三指指目，指端平齐，手指略成弓形倾斜，与患者体表成45°左右，以指目按脉，紧贴脉搏。

（2）布指：中指定关，食指定寸，无名指定尺。布指时应注意根据患者手臂的长短，医生手指的粗细作适当调整，身高臂长者疏，身矮臂短者密。小儿用拇指定关法。三指平布后以相同指力切脉为"总按"，仅一指之力单辨一脉为"单诊"。

（3）指力：轻触皮肤按脉搏为举，又称取举；重按至肌肉与筋骨间为按，又称沉取；指力由轻到重，由重到轻，左右推寻，以找到最佳部位或状态为寻，又称中取。

（4）平息：一呼一吸为一息，医生调匀呼吸，清心宁神，以医生呼吸计算脉率。医生每分钟呼吸16~18次，正常人脉搏72~80次/分。

3.正常脉象 寸关尺三部皆有脉，脉位不浮不沉，中取即得，速率不快不慢，强度从容和缓，形态不大不小，节律一致，尺脉沉取有力，一息4~5至。特点为有胃，有神，有根。有胃指脉象从容和缓，节律一致；有神指脉象柔和有力，指下分明；有根指沉取尺部，应指有力。

脉象根据四季变化而出现春弦、夏洪、秋浮、冬沉。昼日脉浮而有力，夜间脉沉而细缓。江南气薄，脉多不实，西北气厚，脉多沉实，滇粤气热，脉多稍数。妇女脉象较男子濡细，妊娠脉象多滑数。儿童脉象偏快，年龄越小越快，如婴儿约140次/分，1岁约120次/分，3岁约100次/分，5岁约90次/分，青壮年脉多实，老年人脉多弦。怒脉多弦细，惊则脉动无序。若寸口不见脉，由尺部斜向手背，为斜飞脉。若脉出现于寸口背侧为反关脉，均不作病脉。

4.常见病脉 常见病脉的临床意义见表7-2。

表7-2 常见病脉归类简表（六纲脉）

脉纲	共同特点	相类脉		
		脉名	脉象	主病
浮脉类如水漂木	（举）轻取即得	浮	举之有余，按之不足	表证，虚阳外越，常见于感冒
		洪	脉形宽大，波涛汹涌，来盛去衰	里热内盛，泄利日久，或呕血、咳血后阴血亏损，元气大伤
		濡	浮细而软，如絮浮水面，轻手相得	虚证，湿邪困脾
		散	浮大无力，节律不齐	元气耗散，精气衰败，为心、肾之气将绝的危重病证
		芤	浮大中空，如按葱管	失血过多，津液大伤，见于血崩，大出血，严重吐泻等
		革	浮而搏指，如按鼓皮	亡血，失精，半产，漏下等

脉纲	共同特点	相类脉		
		脉名	脉象	主病
沉脉类如石沉水	（按）重按始得	沉	轻取不应，举之不足，按之有余	里证，常见于下痢，浮肿，呕吐等
		伏	重按推至筋骨始得，甚则沉伏不见	常见于邪闭、厥证、痛极等
		弱	位沉、形细、力少、势软	常见于阳气虚衰、气血俱衰
		牢	沉按实大弦长　坚牢不移	阴寒内盛，疝气癥瘕，若失血、阴虚示病情危重
迟脉类	一息不足4至	迟	脉来迟缓，一息3～4至，60次/分以下	有力为实寒，无力为虚寒，亦多见于里热实证
		缓	脉来和缓，一息4至，怠缓无力，弛纵不鼓	常见于脾胃虚弱，湿邪困阻
		涩	往来艰涩，如轻刀刮竹，迟滞不畅	气滞血瘀，精伤血少，痰浊
		结	脉来迟缓，时有中止，止无定数	阴盛气结；阴寒凝滞，心阳被抑
数脉类	一息5至以上	数	脉来快数，一息5～6至，90次/分以上	主热证、虚证、气血不足等
		疾	脉来急数，一息7至以上	常见阳亢无制，真阴垂绝，阳气将绝之征
		促	数而一止，止无定数，不规则间歇	阳盛实热；气血痰食停滞；脏气衰竭
		动	脉动如豆，见于关部，兼滑数有力之象	常见于惊恐，疼痛等
虚脉类正气不足	应指无力	虚	举之无力，按之空虚，应指松软	常见气血两虚，迟而无力为阳虚，数而无力为阴虚
		细	脉细如线，应指明显，细直而软，按之不绝	气血俱虚，诸虚劳损，湿邪为病
		微	极细极软，按之欲绝，若有若无	气血大虚，阳气衰微，常见于心肾阳虚之重症
		代	脉来一止，止有定数，良久方还	脏气衰微；疼痛；惊恐；跌仆损伤。常见于心脏器质性病变
		短	首尾俱短，只见关脉，寸尺不显	有力为气郁，无力为气损
实脉类邪气亢盛正气不虚	应指有力	实	充实有力，来去俱盛，应指幅幅，举按皆然	主实证，实邪亢盛、正气旺盛，若久病见实脉示难治
		滑	往来流利，如盘走珠，应指圆滑	主痰饮、食滞、实热证。妇女脉滑数而经断者，为有孕
		弦	端直以长，轻则如按琴弦，重则如按弓弦	主肝胆病，疼痛，痰饮，胃气衰败，疟疾、老年健康者等
		紧	绷弹指急，状如转索，有绞转弹指感	主寒证、痛证、宿食
		长	首尾端直，超过寸关尺	阳气有余，主阳证、实证、热证
		大	脉体宽大，来去俱盛，和缓从容	见常人及病加重

注：①正常缓脉：一息5至。②正常浮沉：瘦人的脉象偏浮，胖人的脉象偏沉，高龄老人的脉象

偏沉为好；偏浮则虚阳外浮，阴无力潜阳。③性别差异：男为阳，左为阳，男左脉大于右脉为正常脉，基本健康。若相差不多为失调脉，相反则病加重，预后不良。女为阴，右为阴，女右脉大于左脉为正常脉，基本健康。若相差不多为失调脉，相反则病加重，预后不良。

二、按诊

按诊是医生用手直接触摸或按压患者某些部位，以了解局部冷热、润燥、软硬、压痛、肿块或其他异常变化，从而推断疾病部位、性质和病情轻重等情况的一种诊病方法。临床上多先触摸，后按压，由轻到重，由浅入深，先远后近，先上后下地进行诊察。

1. 按胸胁　主要诊察心、肺、肝的病变。前胸高起，叩之膨膨然而音清，多为肺胀；按之胸痛，叩之音实为水结胸膈或痰热壅肺；胸高而喘，脉动散漫而数为心肺之气将绝；两胁胀痛，痛处按此连彼，或痛引少腹为肝气郁结；胁下肿胀，或胀处皮色变红，肿痛手不可按为肝痈；胁痛喜按，胁下按之空虚无力为肝虚；胁下肿块，刺痛拒按为气滞血瘀；右胁下肿块，按之表面凹凸不平为肝癌疑征。局部青紫肿胀拒按为胸部外伤；胸胁按之胀痛者，多为痰热气结或水饮内停。

2. 按虚里　虚里位于左乳下心尖搏动处，反映宗气的盛衰，正常为动而不紧，缓而不急。若按之动而微弱，多为宗气内虚；若动而应衣，为宗气外泄；若按之弹手，洪大而搏或绝而不应是心气衰竭，为危重之象。

3. 按腹部　主要了解有无压痛及包块。腹部疼痛，按之痛减，局部柔软，叩之空声属虚证；按之痛剧，局部坚硬，叩之浊音为实证。两手置于腹部两侧，一手轻叩拍腹壁，另一手有波动感，按之如囊裹水为水臌；另一手无波动感，扣之击鼓之膨膨然为气臌。右少腹疼痛而拒按为肠痈。腹中包块固定不移，痛有定处，按之有形者，称为积，病在血分；若包块往来不定，痛无定处，聚散无常者，称为聚，病在气分。腹中结块，起伏聚散，按之指下如蚯蚓蠢动多为虫积。

4. 按肌肤　主要了解寒热、润燥、肿胀等情况。肌肤热而喜冷为阳证、热证；冷而喜温为阴证、寒证；肌肤湿润多为汗出或津液未伤；肌肤干燥者多为无汗或津液已伤；肌肤甲错，为内有瘀血；按之凹陷，应手而起者为气胀，不能即起者为水肿。

5. 按手足　按手足的冷暖，可判断阳气的盛衰。手足俱冷者属寒证，多为阳虚或阴盛；手足俱热者属热证，多为阴虚或阳盛；手足心热甚于手足背者，多为内伤发热。

6. 按腧穴　腧穴是脏腑经络之气转输之处，是内脏病变反映于体表的反应点。注意穴位上的结节、条索物，有无压痛及其他敏感反应。如肺病，可关注肺俞、中府等穴；肠痈关注巨虚、右下腹压痛点、阑尾穴压痛处等。

练习题

一、选择题

A 型题

1. 望神重点是观察（　　　）

    A. 面色　　　　　B. 神情　　　　　C. 两目　　　　　D. 形体　　　　　E. 姿态

2. 面部青色主病，错误的是（　　　）

    A. 寒证　　　　　B. 痛证　　　　　C. 瘀血证　　　　D. 水饮证　　　　E. 惊风

3. 舌质淡白胖嫩苔白滑，属于（　　　）

    A. 气血两亏　　　B. 阳虚证　　　　C. 寒凝　　　　　D. 血瘀　　　　　E. 阴虚

4. 青色与黑色的共同主病为（　　　）

    A. 寒证、湿证、虚证　　　　　　　　　B. 寒证、痛证、瘀血

    C. 湿证、瘀血、惊风　　　　　　　　　D. 水饮、瘀血、痛证

    E. 惊风、痛证、寒证

5. 诊断为正常舌象，哪一项是错误的（　　　）

    A. 舌质淡红　　　　　　　B. 舌苔薄白　　　　　　　C. 舌体活动灵活

    D. 舌体柔软　　　　　　　E. 舌质娇嫩

6. 久病衰竭，突然精神兴奋，欲饮欲食是（　　　）的表现

    A. 有神　　　　　B. 少神　　　　　C. 失神　　　　　D. 假神　　　　　E. 以上都不是

7. 大便有腥味为（　　　）

    A. 消化不良　　　B. 胃热证　　　　C. 虚寒证　　　　D. 实热证　　　　E. 以上都不是

8. 下述哪项不属于四诊的内容（　　　）

    A. 望色　　　　　B. 诊舌　　　　　C. 切脉　　　　　D. 诊病　　　　　E. 嗅气味

9. "望色十法"中，面色由夭转泽，说明（　　　）

    A. 病邪自里出表　　　　　B. 病由阴转阳　　　　　C. 病由实转虚

    D. 病虽久而邪将解　　　　E. 病由重转轻

10. 小儿囟门迟闭，骨缝不合，是（　　　）

    A. 囟陷　　　　　B. 囟填　　　　　C. 解颅　　　　　D. 大头瘟　　　　E. 小儿先愚

11. 消渴病晚期患者的病室气味为（　　　）

    A. 血腥味　　　　B. 尿味　　　　　C. 腐臭味　　　　D. 尸臭味　　　　E. 烂苹果味

12. 外感风寒的咳声特点是（　　　）

    A. 咳声重浊　　　B. 咳声清脆　　　C. 咳声紧闷　　　D. 咳声不扬　　　E. 咳声顿作

13. 郑声的病机为（　　　）

    A. 热扰心神，神明失司　　　B. 心气不足，精神散乱　　　C. 瘀血阻遏心窍

    D. 正气大伤，心神散乱　　　E. 痰湿阻滞心窍

14. 语无伦次而精神错乱，狂躁妄为，属于（　　）

    　A. 谵语　　　　B. 独语　　　　C. 狂言　　　　D. 错语　　　　E. 郑声

15. 语言低微，气短不续，欲言不能复言者，属于（　　）

    　A. 少气　　　　B. 短气　　　　C. 上气　　　　D. 夺气　　　　E. 以上都不是

16. 太息的病机是（　　）

    　A. 肝气郁结　　B. 脾气虚弱　　C. 胃气上逆　　D. 肝阳上亢　　E. 肺气不足

17. 患者郑声时，可表现为（　　）

    　A. 语无伦次，笑骂不定　　　　　　　　B. 语无伦次，神识不清

    　C. 语言重复，声低断续　　　　　　　　D. 语言错乱，错后自知

    　E. 自言自语，见人则止

18. 疮疡阳证为（　　）

    　A. 高肿灼手，根盘紧束　　　　　　　　B. 按之固定，坚硬而热不甚

    　C. 按之肿硬而不热，根盘平塌漫肿　　　D. 按之陷而不起

    　E. 按之边硬顶软，有波动感

19. 哮与喘的鉴别要点为（　　）

    　A. 是否呼吸急迫　　　　B. 是否睡能平卧　　　　C. 是否张口抬肩

    　D. 是否喉间痰鸣　　　　E. 是否鼻翼扇动

20. 咳声如犬吠样者，称为（　　）

    　A. 百日咳　　　B. 白喉　　　C. 燥咳　　　D. 热咳　　　E. 顿咳

21. 下列哪项不属于问诊中一般情况的内容（　　）

    　A. 姓名　　　B. 性别　　　C. 年龄　　　D. 职业　　　E. 主诉

22. 下列哪项不属于问诊中现在症状的内容（　　）

    　A. 发病情况　　　　　　B. 病变过程　　　　　　C. 诊治经过

    　D. 接种疫苗情况　　　　E. 现在症状

23. 下列哪项不属于问诊中个人生活史的内容（　　）

    　A. 生活经历　　　　　　B. 精神情志　　　　　　C. 饮食嗜好

    　D. 素体健康状况　　　　E. 起居

24. 以"十问"来总结概括问诊的医学家是（　　）

    　A. 张仲景　　　　　　　B. 李时珍　　　　　　　C. 喻嘉言

    　D. 叶天士　　　　　　　E. 张景岳

25. 午后潮热，身热不扬者属（　　）

    　A. 阴虚潮热　　　　　　B. 骨蒸潮热　　　　　　C. 湿温潮热

    　D. 阳明潮热　　　　　　E. 气虚发热

26. 半身汗出，是因（　　）

    　A. 风痰阻滞经络　　　　B. 中焦郁热　　　　　　C. 阳气虚损

    　D. 阴虚火旺　　　　　　E. 以上都不是

27. 厥阴头痛的特点是（　　　）

    A. 前额疼痛连及眉棱骨　　　　B. 后头痛连项　　　　C. 两侧太阳穴附近痛

    D. 巅顶头痛　　　　　　　　　E. 头痛连齿

28. 多食易饥，兼见大便溏泄者属（　　　）

    A. 胃阴不足　　　　　　　　　B. 脾胃湿热　　　　　C. 胃火亢盛

    D. 湿邪困脾　　　　　　　　　E. 胃强脾弱

29. 肝郁气滞胸胁疼痛的特点是（　　　）

    A. 隐痛　　　B. 绞痛　　　C. 胀痛　　　D. 灼痛　　　E. 重痛

30. 下述何证可出现自汗与盗汗并见（　　　）

    A. 气虚证　　　B. 血瘀证　　　C. 阴虚证　　　D. 血虚证　　　E. 气阴两虚证

31. "有根"之脉象是指（　　　）

    A. 不浮不沉　　　　　　　　　B. 节律一致　　　　　C. 不快不慢

    D. 和缓有力　　　　　　　　　E. 沉取尺部应指有力

32. 气滞血瘀的病证可见（　　　）

    A. 革脉　　　B. 虚脉　　　C. 涩脉　　　D. 疾脉　　　E. 实脉

33. 一息 5 至以上的脉象，以下除哪项以外均是（　　　）

    A. 动脉　　　B. 促脉　　　C. 数脉　　　D. 结脉　　　E. 疾脉

34. 浮紧的脉象主病常为（　　　）

    A. 表虚证　　　B. 表寒证　　　C. 表热证　　　D. 表湿证　　　E. 表证挟痰

35. 脉来极细而软，按之欲绝，若有若无，称为（　　　）

    A. 弱脉　　　B. 虚脉　　　C. 涩脉　　　D. 微脉　　　E. 濡脉

36. 结脉代脉促脉，其脉象的共同点是（　　　）

    A. 脉来较数　　　B. 脉来时止　　　C. 止无定数　　　D. 脉来缓慢　　　E. 止有定数

37. 沉按实大弦长称之为（　　　）

    A. 长脉　　　B. 弦脉　　　C. 伏脉　　　D. 牢脉　　　E. 紧脉

38. 腹内肿块，按之坚硬，推之不移，痛有定处，多为（　　　）

    A. 癥积　　　B. 瘕聚　　　C. 虫积　　　D. 燥屎内结　　　E. 蓄水

39. 腹部按诊，局部灼热痛不可忍者为（　　　）

    A. 阳明经热证　　　　　　　　B. 阳明腑实证　　　　C. 内痈

    D. 蛔虫　　　　　　　　　　　E. 气胀

40. 寸口脉分候脏腑，肝脏病变反映于（　　　）

    A. 右关部　　　　　　　　　　B. 左关部　　　　　　C. 左尺部

    D. 右尺部　　　　　　　　　　E. 左寸部

41. 确认辨证论治理论的著作是（　　　）

    A.《黄帝内经》　　　　　　　　B.《伤寒杂病论》　　　C.《诸病源候论》

    D.《景岳全书》　　　　　　　　E.《温病条辨》

42. 患者就诊时最感痛苦的症状、体征及其持续时间，属（　　　）

    A. 现在症　　　　　　　　　　B. 现病史　　　　　　　　　　C. 主诉

    D. 生活史　　　　　　　　　　E. 既往史

43. 望小儿食指指纹，指纹红紫的意义是（　　　）

    A. 分表里　　　B. 定虚实　　　C. 辨寒热　　　D. 测轻重　　　E. 估预后

44. 新起恶寒重，发热轻，最常见于（　　　）

    A. 里寒证　　　B. 伤风证　　　C. 表热证　　　D. 表寒证　　　E. 半表半里证

45. 寒热往来见于（　　　）

    A. 表热证　　　B. 虚热证　　　C. 实热证　　　D. 里热证　　　E. 半表半里证

46. 长期低热，劳累则甚，少气乏力，多为（　　　）

    A. 血虚发热　　B. 阴虚发热　　C. 气虚发热　　D. 气郁发热　　E. 气阴两虚

47. 脘痞，嗳腐吞酸，多见于（　　　）

    A. 食积胃脘　　B. 湿邪困脾　　C. 饮邪停胃　　D. 脾胃气虚　　E. 胃阴亏虚

48. 患者视物昏暗，模糊不清者，多属（　　　）

    A. 目眩　　　　B. 目昏　　　　C. 雀目　　　　D. 视歧　　　　E. 眼花

49. 患者精神不振，思维迟钝，少气懒言，肌肉松软，动作迟缓，属于（　　　）

    A. 得神　　　　B. 失神　　　　C. 少神　　　　D. 假神　　　　E. 神乱

50. 阳热亢盛的患者，其面色常为（　　　）

    A. 红黄隐隐　　B. 两颧潮红　　C. 泛红如妆　　D. 满面通红　　E. 白里透红

51. 面色淡黄，枯槁无华，称为（　　　）

    A. 苍黄　　　　B. 萎黄　　　　C. 黄胖　　　　D. 阳黄　　　　E. 阴黄

52. 按五轮学说，上下眼睑属于（　　　）

    A. 血轮　　　　B. 风轮　　　　C. 气轮　　　　D. 水轮　　　　E. 肉轮

53. 患者突然昏倒，口吐涎沫，四肢抽搐，醒后如常，见于（　　　）

    A. 狂病　　　　B. 痫病　　　　C. 癫病　　　　D. 脏躁　　　　E. 痴呆

54. 舌绛苔少或无苔者，多提示（　　　）

    A. 实热证　　　B. 血瘀证　　　C. 胃肾伤阴　　D. 气滞证　　　E. 胃气匮乏

55. 舌质淡胖而嫩，苔白而润，见于（　　　）

    A. 气虚　　　　B. 血虚　　　　C. 气血两虚　　D. 阳虚　　　　E. 气阴两虚

56. 下列属于"假神"的症状是（　　　）

    A. 言语失伦　　B. 两颧潮红　　C. 反应迟钝　　D. 突然能食　　E. 表情淡漠

57. 患者出现瞳孔散大，多属（　　　）

    A. 肾精耗竭　　B. 动风先兆　　C. 津液亏耗　　D. 肝经风热　　E. 气血不足

58. 在客色中，冬天的面色相应为（　　　）

    A. 稍白　　　　B. 稍赤　　　　C. 稍青　　　　D. 稍黑　　　　E. 稍黄

59. 患者呕吐清水痰涎，伴胸闷苔腻者，多属（　　　）

    A. 寒呕　　　　　　　　　　B. 热呕　　　　　　　　　　C. 痰饮

    D. 食积　　　　　　　　　　E. 气滞

60. 观察舌苔辨邪之深浅，主要依据（　　　）

    A. 舌苔有无　　　　　　　　B. 舌苔厚薄　　　　　　　　C. 舌苔润燥

    D. 舌苔颜色　　　　　　　　E. 舌苔腐腻

61. 患者神识不清，语言重复，时断时续，声音低弱者，是（　　　）

    A. 谵语　　　　　　　　　　B. 郑声　　　　　　　　　　C. 独语

    D. 错语　　　　　　　　　　E. 狂言

62. 切脉时用较轻指力诊于寸口皮肤上称（　　　）

    A. 举法　　　　B. 按法　　　　C. 寻法　　　　D. 切法　　　　E. 摸法

63. 气滞血瘀患者其脉象常见于（　　　）

    A. 虚脉　　　　B. 实脉　　　　C. 紧脉　　　　D. 迟脉　　　　E. 涩脉

64. 患者素体痰盛而又感受外邪者之脉象是（　　　）

    A. 浮滑　　　　B. 滑数　　　　C. 弦滑　　　　D. 浮数　　　　E. 弦紧

65. 下列属于弦脉形态特点的是（　　　）

    A. 端直以长　　B. 脉来绷直　　C. 浮而搏指　　D. 沉按实大　　E. 状如波涛

66. 脉来稳息，一息不足 4 至，是（　　　）

    A. 缓脉　　　　B. 结脉　　　　C. 迟脉　　　　D. 代脉　　　　E. 涩脉

67. 弦细脉的主病为（　　　）

    A. 肝郁气滞　　B. 阴虚有热　　C. 血虚肝郁　　D. 寒滞肝脉　　E. 肝郁血瘀

68. 脉象沉而细软，为（　　　）

    A. 细脉　　　　B. 濡脉　　　　C. 弱脉　　　　D. 虚脉　　　　E. 代脉

69. 下列相兼脉象中，不可能相兼的脉象是（　　　）

    A. 弦细脉　　　B. 细涩脉　　　C. 迟滑脉　　　D. 沉细脉　　　E. 结代脉

70. 下列症状中，诊断表证最具意义的是（　　　）

    A. 脉浮　　　　B. 恶寒　　　　C. 头身痛　　　D. 舌苔薄白　　E. 流涕

71. 邪在半表半里的特征性症状是（　　　）

    A. 胸胁苦满　　B. 口苦咽干　　C. 寒热往来　　D. 脉弦　　　　E. 目眩

72. 某女患者月经经期错乱，经色紫暗，夹有血块，且少腹冷痛，形寒肢冷，舌紫暗，属（　　　）

    A. 血瘀证　　　B. 气滞血瘀证　C. 血寒证　　　D. 气虚血瘀证　E. 气滞证

73. 气滞证中出现疼痛，其性质一般为（　　　）

    A. 胀痛　　　　B. 刺痛　　　　C. 隐痛　　　　D. 酸痛　　　　E. 空痛

74. 左右两手寸、关、尺六脉洪大等同而无病候者，称为（　　　）

    A. 六阳脉　　　B. 六阴脉　　　C. 真脏脉　　　D. 斜飞脉　　　E. 反关脉

X 型题

1. 滑脉可见于（　　　）

　　A. 实热　　　　B. 食滞　　　　C. 痰饮　　　　D. 平人　　　　E. 血瘀

2. 淡白舌主（　　　）

　　A. 血虚　　　　B. 阳虚　　　　C. 气虚　　　　D. 阴虚　　　　E. 瘀血

3. 小儿指纹色青主病是（　　　）

　　A. 外感表证　　B. 惊风　　　　C. 血络闭阻　　D. 疼痛　　　　E. 里热

4. 身体强壮的特征是（　　　）

　　A. 骨骼粗壮　　B. 胸廓宽厚　　C. 面赤颧红　　D. 皮肤润泽　　E. 肌肉充实

5. 既主寒证又主热证的舌苔是（　　　）

　　A. 白苔　　　　B. 黄苔　　　　C. 灰苔　　　　D. 黑苔　　　　E. 滑苔

6. 潮热可见于（　　　）

　　A. 气虚　　　　B. 热结胃肠　　C. 阴虚　　　　D. 湿热蕴于中焦　　　　E. 血虚

7. “神”具体反映在人的（　　　）

　　A. 目光　　　　B. 面色　　　　C. 言语　　　　D. 舌象　　　　E. 脉象

8. 神志异常包括（　　　）

　　A. 狂躁　　　　B. 谵妄　　　　C. 癫病　　　　D. 狂病　　　　E. 痫病

9. 眼眶周围黑是因为（　　　）

　　A. 瘀血　　　　B. 肾虚　　　　C. 水饮　　　　D. 痛证　　　　E. 寒湿

10. 望舌时应注意（　　　）

　　A. 光线　　　　B. 伸舌姿势　　C. 染苔　　　　D. 时间　　　　E. 性别

11. 半表半里证的临床表现有（　　　）

　　A. 寒热往来　　B. 目眩　　　　C. 口苦咽干　　D. 胸胁苦满　　E. 脉浮数

12. 喘证的临床表现包括（　　　）

　　A. 呼吸困难　　B. 鼻翼扇动　　C. 张口抬肩　　D. 难以平卧　　E. 喉中痰鸣

13. 与虚喘发作关系密切的脏腑是（　　　）

　　A. 脾　　　　　B. 肾　　　　　C. 肺　　　　　D. 心　　　　　E. 肝

14. 以下哪项是呃逆的常见原因（　　　）

　　A. 寒邪客胃　　B. 热邪客胃　　C. 脾失健运　　D. 胃气衰败　　E. 虚证寒证

15. 长期耳鸣失聪的病因有哪些（　　　）

　　A. 气血瘀阻　　B. 肾虚精亏　　C. 肝火上扰　　D. 肝肾阴虚　　E. 痰湿蒙窍

16. 正常声音的特点是（　　　）

　　A. 发音自然　　B. 音调和畅　　C. 言语清楚　　D. 言与意符　　E. 与情感有关

17. 因心神病变所致言语错乱，包括（　　　）

　　A. 狂言　　　　B. 郑声　　　　C. 独语　　　　D. 呻吟　　　　E. 谵语

18. 一般来说，虚证患者语音（　　　）

　　A. 低微无力　　B. 前轻后重　　C. 声音重浊　　D. 声音断续　　E. 懒言沉静

19. 下列病变声音中，与胃失和降有关的是（　　　）

  A. 呕吐   B. 叹息   C. 呃逆   D. 嗳气   E. 打嗝

20. 嗳气的形成原因有（　　　）

  A. 宿食停积 B. 寒邪犯胃 C. 胃阳亏虚 D. 肝气犯胃 E. 胃虚气逆

21. 问现在症的技巧在于（　　　）

  A. 抓住主要症状问深问透   B. 继续问与主要症状相关的症状

  C. 再问全身的其他痛苦   D. 十问的内容一项不能少

  E. 结合十问内容以防遗漏

22. 问寒热，要问清寒热的（　　　）

  A. 有无   B. 轻重   C. 时间   D. 部位   E. 伴随症状

23. 下述对于新生儿问诊意义的叙述正确的是（　　　）

  A. 有无传染病史   B. 妊娠期母体营养状况

  C. 产育期母体所患何病   D. 妊娠期、产育期用过何药

  E. 分娩时是否难产早产

24. 由肾气不足所致的症状包括（　　　）

  A. 小便失禁 B. 小便频数 C. 小便涩痛 D. 小便余沥不尽 E. 遗尿

25. 妇女月经先期的常见原因有（　　　）

  A. 血虚   B. 血瘀   C. 血热   D. 寒滞   E. 气虚

26. 下列哪些症状属便感异常（　　　）

  A. 排便不爽 B. 里急后重 C. 肛门气坠 D. 完谷不化 E. 滑泻失禁

27. 引起头晕的原因包括（　　　）

  A. 气血亏虚 B. 肝阳上亢 C. 湿热蕴脾 D. 痰湿内阻 E. 肾虚精亏

28. 导致便秘的常见原因包括（　　　）

  A. 胃火   B. 肝胃不和 C. 阴血不足 D. 寒凝胃肠 E. 津液亏虚

29. 寒热往来常见于（　　　）

  A. 少阴病 B. 少阳病 C. 半表半里证 D. 疟疾病 E. 阳明病

30. 阳明潮热的特点是（　　　）

  A. 发热具有规律   B. 热自内向外透发   C. 热势较高

  D. 伴腹胀便秘   E. 下午 3～5 时热甚

31. 三部九候诊脉下部"人"是指（　　　）

  A. 太冲穴   B. 五里穴   C. 太溪穴

  D. 箕门穴   E. 冲阳穴

32. 平脉的特点是（　　　）

  A. 不浮不沉   B. 一息四五至   C. 三部有脉

  D. 和缓有力   E. 可有生理变异

33. 脉搏至数不齐的脉象有（　　　）

    A. 促脉　　　　　B. 结脉　　　　　C. 代脉　　　　　D. 涩脉　　　　　E. 雀啄脉

34. 下列各项中，低于 2 ~ 3 岁小儿正常脉数者为（　　　）

    A. 一息 4 ~ 5 至　　　　　　B. 一息不足 4 至　　　　　　C. 一息 5 ~ 6 至

    D. 一息 6 ~ 7 至　　　　　　E. 一息 7 ~ 8 至

35. 虚脉的脉象特点是（　　　）

    A. 来去怠慢　　　　　　B. 举之无力　　　　　　C. 按之空虚

    D. 极软沉细　　　　　　E. 按之欲绝

36. 弱脉实际上是相兼脉，其组成由（　　　）

    A. 细脉　　　　　B. 缓脉　　　　　C. 虚脉　　　　　D. 沉脉　　　　　E. 微脉

37. 沉脉的脉象特点是（　　　）

    A. 重按始得　　　B. 重按稍减　　　C. 轻取不应　　　D. 按之空虚　　　E. 推筋按骨

38. 小儿诊脉一般只诊（　　　）

    A. 浮、沉脉　　　B. 迟、数脉　　　C. 虚、实脉　　　D. 弦、紧脉　　　E. 滑、涩脉

39. 迟脉主病可见于（　　　）

    A. 痰饮　　　　　B. 寒证　　　　　C. 虚证　　　　　D. 实热证　　　　　E. 食积证

40. 按诊中，患者常用的体位有以下那几种（　　　）

    A. 仰卧位　　　　B. 膝胸位　　　　C. 侧卧位　　　　D. 坐位　　　　　E. 肘膝位

41. 现病史主要包括（　　　）

    A. 现在症状　　　　　　B. 以往生病情况　　　　　　C. 发病情况

    D. 病变经过　　　　　　E. 诊断治疗经过

42. 瘀血可见哪些性质的疼痛（　　　）

    A. 固定痛　　　　B. 胀痛　　　　　C. 刺痛　　　　　D. 走窜痛　　　　E. 痛拒按

43. 八纲证候之间的关系包括（　　　）

    A. 证候相兼　　　B. 证候错杂　　　C. 证候真假　　　D. 证候转化　　　E. 真寒假热

44. 主诉的记录，应注意症状和体征的（　　　）

    A. 部位　　　　　B. 类别　　　　　C. 性质　　　　　D. 程度　　　　　E. 时间

45. 但热不寒的热型有（　　　）

    A. 壮热　　　　　B. 郁热　　　　　C. 潮热　　　　　D. 微热　　　　　E. 烦热

46. 表证有汗，可见于（　　　）

    A. 表寒证　　　　B. 表热证　　　　C. 表虚证　　　　D. 表实证　　　　E. 伤湿证

47. 亡阳证患者临床可见到（　　　）

    A. 冷汗淋漓　　　B. 四肢厥冷　　　C. 舌红而干　　　D. 脉微欲绝　　　E. 呼吸短促

48. 患者口渴多饮，常见于（　　　）

    A. 热盛伤津　　　B. 消渴病　　　　C. 吐泻耗津　　　D. 湿温病　　　　E. 阴虚内热

49. 血瘀疼痛的特点是（　　）
A. 痛如针刺　　B. 痛有定处　　C. 痛处拒按　　D. 与情志有关　　E. 夜间加重

50. 五色诊中，黄色主（　　）
A. 寒证　　　　B. 痛证　　　　C. 虚证　　　　D. 瘀证　　　　E. 湿证

51. 五色主病中，主虚证的病色有（　　）
A. 赤色　　　　B. 白色　　　　C. 黄色　　　　D. 青色　　　　E. 黑色

52. 舌色中，主热证的舌色有（　　）
A. 青舌　　　　B. 紫舌　　　　C. 红舌　　　　D. 绛舌　　　　E. 淡红舌

53. 腐苔的辨苔要点是（　　）
A. 颗粒疏松　　　　　　B. 刮之不脱　　　　　　C. 揩之可去
D. 形如豆腐渣堆积　　　E. 状如油腻黏液

54. 有神的表现为（　　）
A. 肌肉不削　　　　　　B. 目光精彩　　　　　　C. 神志清楚
D. 面红如妆　　　　　　E 语言洪亮

55. 气虚证的常见表现有（　　）
A. 神疲乏力　　B. 少气懒言　　C. 自汗　　　　D. 盗汗　　　　E. 面白无华

56. 舌质青紫可见于（　　）
A. 气滞　　　　B. 血瘀　　　　C. 热炽　　　　D. 寒凝　　　　E. 外伤

57. 红绛舌，常见于（　　）
A. 里实热证　　　　　　B. 阴虚火旺证　　　　　C. 气虚血瘀证
D. 痰瘀内阻证　　　　　E. 气滞血瘀证

58. 腻苔主病为（　　）
A. 湿浊　　　　B. 痰饮　　　　C. 食积　　　　D. 胃气虚　　　E. 邪热有余

59. 阳气虚证患者的舌象可出现（　　）
A. 齿痕舌　　　B. 芒刺舌　　　C. 裂纹舌　　　D. 胖大舌　　　E. 嫩舌

60. 与肝风内动有关的舌态是（　　）
A. 痿软舌　　　B. 强硬舌　　　C. 震颤舌　　　D. 歪斜舌　　　E. 吐弄舌

61. 白苔的主病包括（　　）
A. 寒证　　　　B. 虚证　　　　C. 表证　　　　D. 实证　　　　E. 里证

62. 舌淡胖大，舌苔滑，多由于（　　）
A. 脾肾阳虚　　B. 寒湿内侵　　C. 心脾热盛　　D. 酒毒上攻　　E. 湿热内盛

63. 强硬舌的主病是（　　）
A. 热扰心神　　B. 热盛伤津　　C. 气血亏虚　　D. 阴津不足　　E. 中风先兆

64. 肝风内动的常见原因有（　　）
A. 热极　　　　B. 阳亢　　　　C. 气虚　　　　D. 血虚　　　　E. 阴虚

65. 弦脉的主病包括（　　）
A. 肝病　　　　B. 胆病　　　　C. 疟疾　　　　D. 疼痛　　　　E. 痰饮

66. 里证的寒热变化一般是（　　　）

    A. 但热不寒　　　　　　B. 寒热往来　　　　　　C. 但寒不热

    D. 寒热并见　　　　　　E. 寒热转化

二、名词解释

1. 假神

2. 客色

3. 舌诊

4. 腻苔

5. 少气

6. 谵语

7. 郑语

8. 哕

9. 主诉

10. 阴虚潮热

11. 自汗

12. 完谷不化

13. 切诊

14. 三部九候

15. 滑脉

16. 按诊

三、简答题

1. 简述五色主何病。

2. 简述小儿望舌络的临床意义。

3. 简述如何鉴别喘与哮。

4. 简述发音异常的常见症状。

5. 恶寒与发热同时并见有何临床意义？

6. 食欲减退常见于哪些病证，怎样鉴别？

7. 简述脉诊的原理。

8. 比较促、结、代三脉指感之异同。

选择题参考答案

A型题：

1.C	2.D	3.B	4.B	5.E	6.D	7.C	8.D	9.E	10.C	11.E
12.A	13.D	14.C	15.D	16.A	17.C	18.A	19.D	20.B	21.E	22.D

23.D 24.E 25.C 26.A 27.D 28.E 29.C 30.E 31.E 32.C 33.D

34.B 35.D 36.B 37.D 38.A 39.C 40.B 41.B 42.C 43.C 44.D

45.E 46.C 47.A 48.B 49.C 50.D 51.B 52.E 53.B 54.C 55.D

56.D 57.A 58.D 59.C 60.B 61.B 62.A 63.E 64.A 65.A 66.A

67.C 68.C 69.E 70.B 71.C 72.C 73.A 74.A

X型题：

1.ABCD 2.ABC 3.BD 4.ABDE 5.CD 6.BCD 7.ABCDE

8.ABCDE 9.BCE 10.ABCD 11.ABCD 12.ABCD 13.BC 14.ABDE

15.BD 16.ABCDE 17.ABCE 18.ADE 19.ACDE 20.ABCDE 21.ABCE

22.ABCDE 23.BCDE 24.ABDE 25.BCE 26.ABCE 27.ABDE 28.ACE

29.BCD 30.ACDE 31.DE 32.ABCDE 33.ABCDE 34.ABC 35.BC

36.ACD 37.AC 38.ABCE 39.BD 40.ABCDE 41.ACDE 42.ACE

43.ABCD 44.ACDE 45.ACD 46.BC 47.ABD 48.ABCE 49.ABCE

50.CE 51.ABCE 52.BCD 53.ACD 54.ABCE 55.ABCE 56.ABCDE

57.AB 58.ABC 59.ADE 60.BCDE 61.AC 62.AB 63.ABE

64.ABDE 65.ABCDE 66.AC

第八章 辨证

中医辨证是在长期临床实践中形成的，主要有八纲辨证、气血津液辨证、脏腑辨证、卫气营血辨证、三焦辨证、六经辨证等方法。

第一节 八纲辨证

八纲辨证是指通过对四诊收集的资料进行综合分析，以概括病变的类别、部位、性质及正邪盛衰等方面的情况，归纳为阴、阳、表、里、寒、热、虚、实八类证候的辨证方法。八纲辨证为中医辨证的基本方法，是各种辨证的总纲领，也是从各种辨证方法的个性中概括出的共性，在诊断疾病过程中，起到执简驭繁，提纲挈领的作用。

一、表里辨证

表里是辨别病变部位内外和病势深浅的两个纲领。它是一个相对的概念。一般皮毛、肌腠、经络在外属表，病在表则示病位浅且病情轻；脏腑、气血、骨髓在内属里，病在里则示病位深且病情重。表邪入里为病进，里邪出表为病退。

（一）表证

一般为六淫、疫疠、虫毒等外邪从皮毛、口鼻侵入机体后，邪留肌表，出现正（卫）气抗邪的一系列症状，多为外感病初期阶段。具有起病急、病程短、病位浅和病情轻的特点。

1.证候表现　发热恶寒（或恶风），头痛，舌苔薄白，脉浮为基本证候，常兼见四肢关节及全身肌肉酸痛，鼻塞流涕，咳嗽等症状。由于外邪有寒热之分，正气抗御外邪的能力强弱不同，表证又分为表寒、表热、表虚、表实证（表8-1）。

表8-1 表寒、表热、表虚、表实证鉴别要点

证型	表寒证	表热证	表虚证	表实证
证候表现	恶寒重,发热轻,头身疼痛明显,无汗,流清涕,口不渴,舌质淡红,苔薄白而润,脉浮紧	发热重,恶寒轻,头痛,咽喉疼痛,有汗,流浊涕,口渴,舌质稍红,苔薄白不润,脉浮数	恶风恶寒,有汗,舌质淡,舌苔薄白,脉浮而无力,年老体弱或久病者多见	发热恶寒,身痛无汗,舌质淡红,舌苔薄白,脉浮有力,年青体壮者多见
病因病机	寒邪束于肌表或腠理,正邪相争,故恶寒发热,邪气侵犯体表经络致卫气营血运行不畅,故头身肢体酸痛,正邪相争于表,故脉浮	邪正相争于表故发热恶寒,热邪犯卫,汗孔失司,则汗外泄,热伤津而口渴,热邪在表,故脉浮数	体质素虚,卫阳不固,故恶风,汗出,脉浮而无力	邪盛正不衰,邪束肌表,正气抗邪,肌表汗孔固密,故发热恶寒而无汗,脉浮而有力
护治原则	辛温解表	辛凉解表	调和营卫,解肌发表	辛温解表
常用方剂	麻黄汤	银翘散	桂枝汤	麻黄汤

风寒之邪可以郁而化热,由表寒证变成表热证,外邪侵入肌表后容易入里化热,表寒证(或表热证)可以转化为里热证。

2.辨证要点 本证以外邪袭表,卫气被郁为主要病机,为外感病的初期阶段,有起病急、病程短的特点,以恶寒发热并见、舌苔薄白、脉浮为辨证依据,可见鼻塞流涕、喷嚏、咽喉痒痛、咳嗽,甚至喘促等肺气失宣的兼症。

(二)里证

里证与表证相对,是病变部位在内,脏腑、气血、骨髓等受病出现的证候。里证的成因分四种情况:一是表邪不解,内传入里,侵犯脏腑;二是外邪直接侵入脏腑,如腹部受凉或过食生冷等原因可致里寒证;三是情志内伤、饮食劳倦等因素,直接损伤脏腑,使脏腑功能失调,气血阴阳逆乱,如肺病的咳嗽、气喘,心病的心悸、气短等;四是病理产物停聚而引发病变。外感病中的里证还需结合病因辨证、卫气营血辨证,而内伤杂病中,则以脏腑辨证为主。

1.证候表现 以脏腑、气血、阴阳等失调的症状为主要表现,如高热,恶寒,或微热,潮热,烦躁,神昏,口渴引饮,或畏寒肢冷,身倦乏力,口淡多涎,苔厚,脉沉等。里证也需辨别里寒、里热、里虚、里实。

2.辨证要点 病位已不在表,病邪已深入于里;以脏腑、气血、阴阳等失调的症状为其辨证依据(表8-2)。

表8-2　表证与里证鉴别要点

证候	寒热	舌象	脉象
表证	发热恶寒并重	舌苔少变化或仅舌边尖红	脉浮
里证	发热不恶寒，或但寒不热	舌苔多变化	脉沉

（三）表证与里证的关系

1.表里同病（表里夹杂）　表里同病指表证与里证在同一个时期出现，常见的有三种情况：一是初病既有表证又有里证；二是表证未解，又及于里；三是本病未愈，又兼标病，如原有内伤，又感外邪，或先有外感，又内伤饮食等。护治原则为表里双解。

2.表里出入　表邪入里表示病势加重，里邪出表反映邪有去路，病势减轻，表里出入的变化对推断疾病的发展与转归有重要意义。

（1）表邪入里：凡病表证，表邪不解，内传入里，称为表邪入里。多因机体抗邪能力降低，或邪气过盛等因素所致。如原病表证，本有恶寒发热，若恶寒自罢，不恶寒而反恶热，并见口渴便秘，舌红苔黄，尿赤等症，便是表邪入里的证候。

（2）里邪出表：某些里证，病邪从里透达于外，为里邪出表。多因护治得当，机体正气渐复的结果。如内热烦躁，咳逆胸闷，继而热退汗出，或麻疹白痦外透，为病邪由里达表的证候。

3.半表半里证　病邪既不在表，又未入里，介于表里之间，出现不同于表、里证的证候，称半表半里证。

（1）证候表现：寒热往来，胸胁胀满，口苦咽干，心烦，欲呕，不思饮食，目眩，舌尖红，苔黄白相兼，脉弦。

（2）辨证要点：以邪犯少阳，枢机不利为主要病机；以寒热往来、胸胁苦满、口苦、咽干、目眩、脉弦等症状为辨证依据。

二、寒热辨证

寒热是辨别疾病性质的两个纲领，可反映机体的阴阳盛衰。疾病的本质，阴盛或阳虚表现为寒证，阳盛或阴虚的表现为热证，所谓"阳盛则热，阴盛则寒"，"阳虚则寒，阴虚则热"。辨别寒热是治疗时使用温热药或寒凉药的依据，所谓"寒者热之，热者寒之"。

（一）寒证

寒证是感受阴寒之邪（如寒邪、湿邪）或阳虚阴盛、脏腑阳气虚弱所表现的证候，包括表寒证与里寒证（表寒证见表证，这里所指为里寒证）。

（1）证候表现：畏寒，形寒肢冷，口不渴或喜热饮，面色白，咳白色痰，腹痛喜暖，大便稀溏，小便清长，舌质淡，苔白，脉沉迟。

（2）辨证要点：以阴寒内盛或阳气不足为主要病机；以恶寒喜暖、肢冷蜷卧、面白、分泌物及排泄物清稀、舌淡苔白等症状为辨证依据。

（二）热证

热证是感受阳热之邪（如风邪、热邪、火邪等）或阳盛阴虚、脏腑阳气亢盛、阴液亏损导致功能活动亢进所表现的证候，可分为表热（见表证）、里热、实热、虚热等。

1. 里热证

（1）证候表现：发热，不恶寒，烦躁不安，口渴喜冷饮，面红目赤，咳痰黄稠，腹痛喜凉，大便燥结，小便短赤，舌质红，苔黄，脉数。

（2）辨证要点：以阳热亢盛或阴虚内热为主要病机；以发热，恶热喜冷，面赤、舌红苔黄、脉数等症状为辨证依据。

2. 实热证与虚热证　由于感受热邪所形成的实热证，与机体阴液亏损或机能亢进所致的虚热证，其临床表现及治则都是不尽相同的（表8-3）。

表8-3　实热证与虚热证的鉴别

鉴别项	实热证	虚热证
病程	发病急，病程短	发病缓慢，病程长
出汗	高热，恶热，大汗出	低热，骨蒸潮热，盗汗
睡眠	神昏谵语，甚则发狂	五心烦热，失眠多梦
口渴	烦渴引饮	口干，但饮不多
痰	咳吐黄稠痰、脓痰或咳血	痰少，痰黏，或痰带血丝
大小便	大便秘结，小便短赤	大便量少，小便黄、量少
面色	面红目赤	两颧绯红
舌象	舌红，苔黄厚	舌红，少苔或无苔
脉象	脉洪数	脉细数
病机	热邪炽盛	阴液亏耗，虚损内呈
病因	多由热邪引起（如感染）	多由功能亢进所致
治法	清热泻火	滋阴清热

3. 寒热真假　在寒证或热证发展到危重阶段时，可出现一些"寒极似热"、"热极似寒"的假象。本质是热证而表现为寒象的称"真热假寒"；本质是寒证而表现为热象的称"真寒假热"。这种情况往往表示疾病比较严重，需仔细观察，否则易导致误诊、误治。

（1）真寒假热：常见身热，面赤，舌淡苔白，脉浮大等，似热证，但患者身热却喜热覆被，口渴却不欲饮或喜少量热饮，精神萎颓淡漠，蜷缩而卧，四肢厥冷，面赤但颧红如妆，小便清长，大便稀溏，脉虽大却按之无力。为阴盛于内，格阳于外，其本质乃为寒证，又称"阴盛格阳"。治疗上应温里回阳，引火归元。

（2）真热假寒：常见表情淡漠、困倦懒言、手足发凉、脉沉细等，但胸腹灼热，口渴喜冷饮，烦躁不安，大便秘结，小便短赤，舌红苔黄，脉虽沉细但数而有力。为阳热内郁不能外达，其本质为热证，又称"阳盛格阴"。且其内热愈盛，肢冷愈严重，即"热深厥亦深"。治疗上应清泻里热，疏达阳气。

辨别寒热真假时应对疾病进行综合观察，假象多出现在四肢、皮肤、面色等部位，而疾病的本质多反映在脏腑、气血阴阳等方面，故应以里证、舌象、脉象等作主要依据。如假热的面赤仅在颧颊，颜色浅红娇嫩，时隐时现，而真热的面赤则为满面通红；假寒出现时，肢冷却胸腹炽热，按之灼手，真寒肢冷可并见身体蜷缩，欲加衣被（表8-4）。

表8-4 寒证和热证的鉴别

鉴别项	寒证	热证
寒热	畏寒喜热	恶热喜冷
口渴	不渴	渴喜冷饮
面色	白	红赤
四肢	冷	热
二便	大便稀溏，小便清长	大便燥结，小便短赤
舌象	舌淡，苔白	舌红，苔黄
脉象	迟或紧	数
病因	阴盛，多与阳虚并见	阳盛，常有阴液亏耗

三、虚实辨证

虚实是辨别人体的正气强弱与病邪盛衰的两个纲领。一般而言，虚指正气不足，实指邪气过盛。《素问·通评虚实论》说："邪气盛则实，精气夺则虚"。通过辨别虚实可了解患者邪正盛衰情况，是扶正（补虚）或攻邪（泻实）的依据，实证宜攻，虚证宜补，所谓"虚者补之，实者泻之"。

（一）虚证

虚证指人体正气亏虚，邪气不著，以不足、松弛、衰退为基本特点。可分为气虚、血虚、阴虚、阳虚。

1.证候表现 各种虚证的表现各不相同，多见于久病、势缓者或体质素弱者。

2.辨证要点 以正气不足，机体功能衰退为其主要病机，以五脏气血阴阳亏虚为主，具有起病缓，病程长的特点，多见于慢性消耗性疾病（表8-5）。

表8-5 气虚、血虚、阳虚、阴虚的鉴别

	气虚	阳虚	血虚	阴虚
证候特点	面色无华，身疲乏力，气短音低，头晕眼花，自汗盗汗，心悸失眠，消瘦纳少，舌淡胖或瘦瘪，麻重无力			
不同表现	气短，乏力，动则气急等症明显，脉虚无力	畏寒，形寒肢冷，小便清长，下利清谷，脉沉迟	面色苍白萎黄，手足拘挛麻木，口唇指甲淡白，舌淡苔白，脉细弱无力	低热或潮热，颧红，五心烦热，口干，咽燥，盗汗，舌红绛，质瘦或有裂纹，无苔或少苔，脉细数
护治原则	益气	补阳	养血	滋阴
常用方剂	四君子汤等	肾气丸、参茸丸等	四物汤等	六味地黄丸等

（二）实证

人体邪气充盛，正气未虚，以有余、亢盛、停聚为基本特点。

1. 证候表现 高热，面红，烦躁，谵妄，声高气粗，腹胀满疼痛而拒按，痰涎壅盛，大便秘结，小便不利，或有瘀血肿块，水肿，食滞，虫积，舌苔厚腻，脉实有力等。

2. 辨证要点 本证以邪实而正气未虚，正邪剧争为主要的病机；具有起病急，病程短的特点（表8-6）。

表8-6 虚证与实证的鉴别

鉴别项	虚证	实证
面色	面色苍白、萎黄无华	面红
神色	神疲乏力	烦躁谵语
声音	声低懒言	声高气粗
疼痛	隐痛喜按	剧痛拒按
舌象	舌淡苔白或少苔	舌红苔黄厚腻
脉象	脉虚无力	脉实有力
病因	多见于内伤	多见于外感
发病时间	久病、旧病、病程长	初病、新病、病程短
常见人群	年老体弱者	年青体壮者
护治原则	补虚	泻实

四、阴阳辨证

阴阳是辨别疾病属性的两个纲领，是八纲的总纲，即将表里、寒热、虚实再加以总的概括。《类经·阴阳类》说："人之疾病……必有所本，或本于阴，或本于阳，病变虽多，其本则一"，可见阴阳为八纲的总纲。

（一）阴证

凡属于慢性的、虚弱的、静的、抑制的、功能低下的、代谢减退的、退行性的、向内的证候，都属阴证。

1. 证候表现　以抑郁、静而不烦、功能衰退、清冷等为主要特点。

2. 辨证要点　本证以抑郁、静而不烦、功能衰退、清冷、面色晦暗等为主要特点；精神萎靡、体倦乏力、声低息微是虚证的表现；畏寒肢冷蜷卧，痰、涕、涎清稀，大便溏而微臭、小便清长是里寒的表现；脉虚、沉迟、弱、微，舌淡嫩、苔白滑均为属虚、属寒的体征。

（二）阳证

凡属急性的、亢盛的、动的、强实的、代谢旺盛的、进行性的、兴奋的证候，都属阳证。

1. 证候表现　以亢奋、躁动、功能亢进、分泌物黏稠等为主要特点。

2. 辨证要点　本证以亢奋、躁动、功能亢进、面色红赤、分泌物黏稠等为主要特点；恶寒发热、脉浮是表证的表现；面红耳赤、烦躁不安、壮热、渴饮、痰涕黄稠为热证的特征；语音高亢、喘促痰鸣、大便秘结或热结旁流是实证、热证特点；舌红，苔黄、灰黑，脉实、洪、数、滑为实热之体征（表8-7）。

表8-7　阴证与阳证的鉴别

四诊	阴证	阳证
望	面色苍白或暗淡，身重蜷卧，倦怠无力，萎靡不振，舌质淡而胖嫩，苔白而润滑	面色潮红或通红，狂躁不安，口唇燥裂，舌质红绛，舌苔厚，甚则燥裂，或黑而生芒刺
闻	语声低微，静而少言，呼吸怯弱，气短	语声壮厉，烦而多言，甚则狂言，呼吸气粗，喘促痰鸣
问	大便腥臭，饮食减少，不烦不渴，喜热饮，小便清长或短少	大便或硬或秘，或有奇臭，恶食，口干，烦渴引饮，小便短赤
切	疼痛喜按，身寒足冷，脉、细、涩、迟、弱，无力	疼痛拒按，身热足暖，脉浮、洪、滑、数，实而有力

（三）亡阴与亡阳

亡阴与亡阳，是疾病过程中两种危险证候，多在高热，大汗不止，剧烈吐泻，失血过多导致阴液或阳气迅速亡失情况下出现，常见于休克患者。亡阴亡阳虽属虚证范围，但因病情特殊且病势危笃，又区别于一般虚证，必须及时、准确辨别，若耽误诊疗，极易导致患者死亡。

由于阴阳是互根的，阴液耗竭则阳气无所依附而散越，阳气衰竭则阴液无以化生而枯竭，所以亡阴与亡阳其间可迅速转化，相继出现，只是有先后主次的不同而已。

1. 亡阴证　是指阴液大量耗损欲竭所表现的危重证候。可在久病阴亏的基础上进一步发展而来，或因高热伤阴、大汗不止、暴吐暴泻、大量出血、严重烧伤而致阴液暴伤所致。

2. 亡阳证　是指体内阳气极度衰微欲脱的危重证候。可因久病阳虚进一步恶化而致，也可因阴寒邪盛而致阳气大伤，或因汗、下、失血等而致阳随阴脱，也有因中毒、严重外伤、痰瘀阻塞心窍而致阳气暴脱（表8-8）。

表8-8　亡阴与亡阳的鉴别

鉴别项	亡阴	亡阳
出汗	汗热、味咸而黏	汗冷、味淡不黏
四肢	尚温畏热	厥冷畏寒
舌象	红绛而干	淡白滑润
脉象	细数疾而按之无力或虚大	微细欲绝或浮而空
其他	面色潮红，全身灼热，烦躁，昏迷，气促，渴喜冷饮	面色淡色，全身发凉，淡漠，昏迷，呼吸气微，口不渴或喜热饮
病因病机	阴液亡失、阴竭阳浮	阳气突然脱失
护治原则	益气敛阴、救阴生津	益气固脱、回阳救逆
常用方剂	生脉散	独参汤、参附汤等

第二节　气血津液辨证

气血津液辨证是根据相关理论，在八纲辨证的基础上，分析、判断疾病中有无气血亏损或运行障碍证候的辨证方法。

一、气病辨证

《素问·举痛论篇》说："百病生于气也"，指出了气病的广泛性。人体脏腑组织功能活动的强弱与气的盛衰有密切关系，气盛则功能旺盛，气衰则功能活动减退。临床常见的证候有气虚、气陷、气滞、气逆四种，其中气虚、气陷属虚证；气滞、气逆属实证。

（一）气虚证

气虚是指元气不足，脏腑组织功能减退所表现的证候。

1.**证候表现**　少气懒言，神疲乏力，气短，头晕目眩，自汗，活动时诸症加剧，舌淡苔白，脉虚无力。

2.**辨证要点**　以元气不足、功能减退为主要病机；以少气懒言、身倦乏力、自汗出、舌淡苔白、脉虚无力等为辨证依据；可兼见头晕目眩、面色淡白、劳累后症状加重等症状。

（二）气陷证

气陷是指气虚无力升举，清阳之气下陷而出现的证候。

1.**证候表现**　头晕目眩，少气倦怠，久痢久泄，腹部有坠胀感，便意频频，脱肛或子宫脱垂等，舌淡苔白，脉弱。

2.**辨证要点**　以气虚无力升举而致气机下陷为主要病机；以内脏下垂、久泻久利、腹部坠胀、便意频频、与气虚之象并见为辨证依据；有气虚证的一般症状，如头晕目眩、少气懒言、身倦乏力、舌淡苔白、脉弱无力等；有久泻久利、腹部坠胀、便意频频、内脏下垂等气机下陷的定性症状。

（三）气滞证

气滞是指人体某一脏腑，或某一部位发生气机阻滞，运行不畅所表现的证候，又称气郁证、气结证。

1.**证候表现**　胸胁脘腹等处胀闷，疼痛，攻窜阵发，痛无定处，随情绪变化增减，嗳气或矢气之后胀痛减轻，舌淡红，脉弦。

2.**辨证要点**　以气机运行不畅，阻滞于全身或某一局部为主要病机；以胀闷疼痛、部位不固定、脉弦为辨证依据；有胸胁脘腹胀痛、部位不固定、症状时轻时重等定位症状。

（四）气逆证

气逆是指气机升降失常，脏腑之气逆而向上所引起的证候。

1.**证候表现**　肺气上逆，则见咳嗽喘息；胃气上逆，则见呃逆，嗳气、恶心、呕吐；肝气上逆，则见头痛，眩晕，昏厥，呕血等。

2.**辨证要点**　以气机升降失常，气逆于上为主要病机；以肺、胃、肝等脏腑气机上逆所现证候为辨证依据。如以肺气上逆之咳嗽、喘息；胃气上逆之呃逆、嗳气、恶心；肝气升发太过之头痛、眩晕、昏仆、呕血等为定位症状。

二、血病辨证

血病辨证根据临床表现可分为血虚、血瘀、血热、血寒四种证候，其中血虚属虚证；血瘀、血热、血寒属实证。

（一）血虚证

血虚是指血液亏虚，脏腑百脉失养所表现的证候。

1.**证候表现**　面白无华或萎黄，口唇、爪甲淡白，头晕目眩，心悸失眠，手足拘挛发麻，妇女经血量少色淡，经期错后或闭经，舌淡苔白，脉细无力。

2.**辨证要点**　以血液不足，脏腑组织失于濡养为主要病机；以面色萎黄，或面、舌、唇、爪甲色淡白、脉虚而细为辨证依据；血虚证以心、肝两脏多见，故有心悸、失眠多梦，或头晕目眩、手足拘挛麻木、月经量少色淡等心、肝病症的定位症状。

（二）血瘀证

血瘀是指因离经之血不能及时排出和消散，瘀血内阻或血行不畅所导致的证候。

1. 证候表现　疼痛如针刺刀割，痛有定处，拒按，夜间加剧。肿块在体表者，色呈青紫；在体内者，坚硬按之不移，称为积。出血反复不止，色泽紫暗，中夹血块，或大便色黑如柏油。面色黧黑，肌肤甲错，唇甲紫暗，皮下紫斑，或肌肤丝状红缕，或腹部青筋外露等。妇女常见经闭。舌质紫暗，或有瘀斑、瘀点，脉细涩或无脉。

2. 辨别要点　以血行不畅，瘀阻体内为主要病机；以痛如针刺、痛有定处、肿块固定、出血色紫有块，皮肤紫斑，唇舌、指甲青紫，脉涩为主要辨证依据；临床上常见的血瘀证有心脉瘀阻证、肺血瘀证、肝血瘀证、胃肠血瘀证、瘀阻胞宫证、下焦蓄血症、瘀阻肌肤证等。

（三）血热证

血热是指火热内炽，灼伤络脉，迫血妄行所表现的证候。

1. 证候表现　咳血，吐血，尿血，衄血，便血，妇女月经延期、量多或崩漏，心烦，口渴，舌红绛，脉滑数。

2. 辨别要点　以血分有热，血行加速或妄行为主要病机；以各种出血症状和实热症状并见为辨证依据；可兼身热、口渴、心烦、躁狂、舌红、脉数等热象和伤阴的症状。

（四）血寒证

血寒是指寒邪客于血脉，寒凝气滞，血行不畅所表现的证候。

1. 证候表现　手足或少腹冷痛，痛处肤色青紫发凉，喜暖恶寒，得温痛减，妇女月经愆期，痛经，经色紫暗，夹有血块，舌紫暗，苔白，脉沉迟涩。

2. 辨别要点　以寒伤血脉，血行不畅为主要病机；以身体局部冷痛、痛处肤色青紫发凉或妇女少腹冷痛，月经后期、经色紫暗、夹有瘀块等血寒证的症状为辨证依据；有喜温恶寒、肢冷、舌淡紫、苔白滑、脉沉迟或涩等寒证的一般症状；有手足冷痛，痛处肤色青紫发凉，或妇女少腹冷痛，月经后期、经色紫暗、夹有瘀块等血寒证症状。

三、气血同病辨证

气和血具有相互依存，相互资生，相互为用的密切关系，因而在发生病变时，气血常可相互影响，既见气病，又见血病，即为气血同病。气血同病常见的证候有气滞血瘀、气虚血瘀、气血两虚、气不摄血和气随血脱等。

（一）气滞血瘀证

本症是由于气滞不行以致血运障碍，而出现既有气滞又有血瘀的证候。多因情志不遂，或外邪侵袭，导致肝气久郁不解所致。

1. 证候表现　胸胁胀满走窜疼痛，性情急躁，并兼见痞块刺痛拒按，妇女经闭或痛经，经色紫暗夹有血块，乳房痛胀等症，舌质紫暗或有紫斑，脉弦涩。

2.辨证要点　以情志不遂致肝气郁滞，疏泄失职，气滞血凝为主要病机；以性情急躁，胸胁胀满走窜疼痛，痞块疼痛拒按，以及妇女经闭痛经，经色紫暗有块，乳房胀痛等症状为辨证依据。

（二）气虚血瘀证

本证是既有气虚之象，又兼有血瘀的证候。多因久病气虚，运血无力而形成瘀血内停所致。

1.证候表现　面色淡白或晦暗、身倦乏力、少气懒言、常见于胸胁、疼痛如刺、痛处固定、拒按，舌淡暗或有紫斑，脉沉涩。

2.辨证要点　以气虚推动血行无力，导致血液瘀滞难行为主要病机；临床以面色淡白无华或面色紫暗，倦怠乏力，少气懒言，局部疼痛如刺，痛处固定不移、拒按，舌淡紫，或有斑点，脉涩等为辨证依据。

（三）气血两虚证

本证是气虚与血虚同时存在的证候。多因久病不愈，气虚不能生血，或血虚无以化气所致。

1.证候表现　头晕目眩，少气懒言，乏力自汗，面色淡白或萎黄，心悸失眠，舌淡而嫩，脉细弱。

2.辨证要点　以气虚推动无力，血虚机体失养为主要病机；以少气懒言，乏力自汗，心悸失眠，唇甲淡白，脉细弱，面色淡白或萎黄，舌淡而嫩等为辨证依据。

（四）气不摄血证

本证是因气虚而不能统摄血液，气虚与失血并见的证候，又称气虚失血证。多因久病气虚，失其摄血之功所致。

1.证候表现　吐血，便血，皮下瘀斑，崩漏，气短，倦怠乏力，面色白而无华，舌淡，脉细弱。

2.辨证要点　以气虚统摄无权，以致血液离经外溢为主要病机。以吐血、便血、皮下瘀斑、月经过多或崩漏，气短，倦怠乏力，面白无华，舌淡，脉细弱等为辨证依据。

（五）气随血脱证

本证是大出血时引起阳气虚脱的证候。多因肝、胃、肺等脏器本有宿疾而脉道突然破裂，或外伤，或妇女崩中，分娩等引起。

1.证候表现　患者大出血时突然面色苍白，四肢厥冷，大汗淋漓，甚至晕厥，舌淡，脉微细欲绝，或浮大而散。

2.辨证要点　以气脱阳亡，不能上荣，神随气散，神无所主，血失气脱，正气大伤为主要病机。以面色苍白，手足厥冷，大汗淋漓，晕厥，舌色淡，脉微细欲绝或脉浮大而散等为辨证依据。

四、津液病辨证

本证主要以津液亏虚和津液输布与运行障碍为主，辨证包括津液不足和水液停聚两个方面。

（一）津液不足证

本证是因津液亏少，使脏腑组织失其润泽滋养作用所表现的证候。多因燥热灼伤津液，或因汗、吐、下及失血等所致。

1. 证候表现　口渴咽干，唇燥而裂，鼻孔干燥，皮肤干枯无泽，目眶凹陷，大便干结，小便短少，舌红少津，脉细数。

2. 辨证要点　以津液减少，脏腑组织官窍失于濡养为主要病机。以肌肤、口唇、舌咽干燥、尿少便干等干燥苦涩症状为辨证依据，可兼见舌红少津、脉细数等虚热症状。

（二）水液停聚证

水液停聚证是指肺、脾、肾对水液的输布排泄功能失调，以致水液排出减少而停聚于体内所表现的水肿证、痰证和饮证等多种证候。

1. 水肿证　指体内水液停聚，泛滥肌肤所引起的面目、四肢、胸腹甚至全身水肿的病证。临床分为阳水与阴水。

（1）阳水：发病急，来势猛，先从眼睑头面开始，上半身肿甚，水肿性质属实为阳水。多因外感邪气或水湿浸淫等原因所致。

①证候表现：眼睑先肿，继而头面，再波及全身，皮肤薄而光亮，恶寒发热，无汗，肢体沉重，小便短少，舌苔薄白，脉象浮紧，或咽喉肿痛，舌红，脉浮数，或全身水肿，来势较缓，按之没指，肢体困重，脘闷纳呆，泛恶欲呕，舌苔白腻，脉沉。　②辨证要点：以外感邪气致使水湿停聚，泛溢肌肤为主要病机。以发病急、来势猛，水肿先从眼睑头面开始，上半身肿甚为辨证依据，常以邪犯肺、脾多见，故可兼见肺失宣降之发热、恶风寒、咽喉肿痛，以及脾失健运的纳呆、身困等症状。

（2）阴水：发病慢，来势徐，病程长，从足部开始，腰以下肿甚并伴有寒象，水肿性质属虚寒为阴水。多因劳倦内伤，久病伤正，脾肾阳衰，水湿停聚等原因所致。

①证候表现：身肿，腰以下为甚，按之凹陷不起，脘闷腹胀，纳呆食少，面色不华，神疲肢倦，大便溏稀，小便短少，舌淡，苔白滑，脉沉缓，或水肿日益加剧，小便不利，腰膝酸冷疼痛，四肢不温，畏寒神疲，舌淡胖，苔白滑，脉沉迟无力。　②辨别要点：以劳倦、久病伤正，脾肾虚衰，水湿停聚为主要病机。以发病慢，来势徐，病程较长，水肿先从足部开始，腰以下肿甚，并伴有寒象为辨证依据，可兼腹胀、纳呆、便溏、肢困、腰膝冷痛、畏寒、肢冷等脾肾阳虚的症状。

2. 痰证　指水液凝结，质地稠厚，停聚于脏腑、经络、组织之间而引起的证候。多因外感六淫，内伤七情，导致脏腑功能失调，水液代谢失常所致。

（1）证候表现：咳嗽咯痰，痰质黏稠，胸脘满闷，纳呆呕恶，头晕目眩，神昏癫狂，喉中痰鸣，肢体麻木，见瘰疬瘿瘤、乳癖、痰核等，舌苔白腻，脉滑。

（2）辨证要点：以水液内停，凝聚体内为主要病机；以吐痰或呕吐痰涎，神昏癫狂，舌苔腻，脉滑等痰盛症状为辨证依据；痰阻于肺，宣降失常，肺气上逆，则咳嗽咯痰；痰阻于胃，则纳呆呕恶；痰停于头，清阳不升，则头晕目眩；痰阻咽喉，则喉中痰鸣或咽中梗塞不利；痰迷心神，则见神昏，甚则发癫发狂；痰停经络，气血运行不畅，则肢体麻木；痰结皮下，则为瘰疬瘿瘤、乳癖。

3.饮证 指水饮停聚，质地清稀，停滞于脏腑组织之间所表现的证候。多因外邪侵袭，脏腑机能衰退或障碍等原因所致。

（1）证候表现：脘腹痞满，沥沥有声，泛吐清水，咳嗽气喘，痰液清稀，胸闷心悸，甚或倚息不能平卧；或胸胁饱满，支撑胀痛，随呼吸、咳嗽、转身加剧；小便不利，肢体浮肿，沉重酸困，苔白滑，脉弦。

（2）辨证要点：以水饮内停于管腔等处为主要病机。饮邪停于胃肠，阻滞气机，胃失和降，故脘腹痞满，沥沥有声，泛吐清水，为痰饮；饮邪停于胸胁，悬结不散，阻遏肺气，故胸胁饱满，支撑胀痛，随呼吸、咳嗽、转身加剧，为悬饮；饮邪停于心肺，心阳被遏，肺失肃降，气道不利，故咳嗽气喘，痰多清稀，喉中哮鸣音，胸闷心悸，甚或倚息不能平卧，为支饮；饮邪留滞四肢肌肤，见小便不利，肢体浮肿、沉重痛，为溢饮。

第三节　脏腑辨证

脏腑辨证是在认识脏腑生理功能、病理表现的基础上，结合八纲、病因、气血等理论，将四诊所收集的症状、体征及有关病情资料进行综合分析，从而判断疾病所在的脏腑部位、病性以及正邪盛衰的一种辨证方法。

一、心与小肠病辨证

心病的证候有虚实之分。虚证为气、血、阴、阳之不足；实证多为火、热、痰、瘀等邪气的侵犯所致。小肠病有小肠实热、小肠虚寒等；小肠实热是因心火下移，致肠内积热所致；小肠虚热多因脾阳受损而累。

（一）心气虚、心阳虚

本证是心气不足，心之阳气虚衰所表现出来的证候。

1.证候表现 心悸，气短，活动后诸症加重，共有症状为自汗，脉细弱或结代。若兼有面白无华，体倦乏力，舌淡苔白，此属心气虚；若兼见形寒肢冷，心胸憋闷，舌质淡胖，苔白滑，此属心阳虚。

2.辨证要点 以心脏鼓动乏力，胸中宗气运转无力，血液运行无力，气虚表卫不固，气血不足为主要病机。以心悸，气短，胸憋闷，自汗出，活动劳累时加重，面白无华，舌淡，脉细弱或结代为主要辨证依据。临床诊断本证，若见心之常见症状，又兼见气虚证的共见症者，此为心气虚证。若见心之常见症状，又见阳虚证之共见症者，此为心阳虚证。

（二）心血虚、心阴虚

心血虚证是由于心血亏虚，心失濡养所表现出来的证候。心阴虚证是由心阴亏损，虚热内扰所表现出来的证候。

1. 证候表现　共有症状为心悸，失眠，健忘，多梦。若见面白无华，眩晕，唇舌色淡，脉细，此为心血虚证。若兼见心烦，颧红，五心烦热，盗汗，舌红少苔，脉细数此为心阴虚证。

2. 辨证要点　以久病耗伤阴血或失血过多，或阴血不足，或情志不遂，耗伤心血或心阴为主要病机；以心悸，健忘，失眠多梦，眩晕，面白无华，唇舌色淡，脉细或五心烦热，潮热，盗汗，舌红少苔，脉细数为主要辨证依据；临床诊断本证，以心之常见症状又兼见血虚证之症，此为心血虚证。以心之常见症状又见阴虚证之症，则属心阴虚证。

（三）心火炽盛

本证是心火炽盛所表现出来的实热证候。

1. 证候表现　心胸烦热，失眠，面赤口渴，舌尖红绛，苔黄，脉数有力。甚或口舌生疮、溃烂疼痛；或见吐血、衄血；或见狂躁谵语、神识不清。

2. 辨证要点　以心火内炽为主要病机。以心烦、失眠，甚则狂躁谵语、出血等心的常见症状与实热证候共见为辨证依据。有发热、口渴、饮冷、小便短赤或灼痛、大便秘结、舌尖红赤、苔黄、脉数有力等热证的定性症状，以及出血、衄血等出血症状。

（四）心脉痹阻

本证是以瘀血、痰浊阻痹心脉所表现的证候。

1. 证候表现　心悸怔忡，心胸憋闷或刺痛，痛引肩背内臂，时作时止。舌质晦暗或有青紫斑点，脉细、涩、结、代，重者暴痛，口唇青紫，肢厥神昏，脉微欲绝。

2. 辨证要点　以心脏脉络痹阻不通为主要病机。以心悸怔忡、心胸憋闷疼痛的心病定位症状为辨证依据；有舌紫暗或有瘀点、瘀斑、脉涩或结代等血瘀证的症状。

（五）小肠实热

本证是以小肠里热炽盛所表现的实热证候。

1. 证候表现　心烦口渴，口舌生疮，小便赤涩，尿道灼痛，或尿血，舌红苔黄脉数。

2. 辨证要点　以心火炽盛，下移小肠为主要病机；以心烦、口舌生疮、尿赤、尿道灼热等实热证候为辨证依据。

二、肺与大肠病辨证

肺病的证候有虚、实两类。虚证多因久病咳喘，或他脏病变累及于肺，导致肺气虚和肺阴虚。实证多因风、寒、燥、热等外邪侵袭和痰饮停聚于肺所致。大肠的病变多因感受湿热之邪，或热盛伤津，或阴血亏虚等所致，见肠道湿热、肠燥津亏、肠热腑实等证。

（一）肺气虚

本证是指肺的功能减弱，其主气、卫外功能失职所表现的证候。

1. 证候表现　咳嗽无力，气短而喘，动则尤甚，咳痰清稀，少气懒言，或自汗、畏风，易于感冒，神疲体倦，面色淡白，舌淡苔白，脉弱。

2. 辨证要点　以肺气不足，宣降无力为主要病机。以咳喘无力、吐痰清稀和气虚症状并见为辨证依据。有神疲乏力、懒言自汗、面色淡白、易感冒、舌淡苔白、脉弱等气虚证的一般症状，还有咳喘无力、气短动则益甚、咳痰清稀、语声低微等呼吸功能减弱的肺病的定位症状。

（二）肺阴虚

本证是由于肺阴亏虚，失于清肃，虚热内生所表现的证候。

1. 证候表现　干咳无痰，或痰少而黏、不易咳出，或痰中带血，声音嘶哑，口燥咽干，形体消瘦，五心烦热，潮热盗汗，颧红，舌红少津，脉细数。

2. 辨证要点　以肺阴亏虚，虚热内扰为主要病机。以干咳无痰或痰少而黏和蓄热症状并见为辨证依据。有五心烦热、颧红盗汗、口干舌燥、形体消瘦、舌红少苔或无苔、脉细而数等阴虚内热的定位症状，并有干咳、咯血、胸痛、音哑等肺病的定位症状。

（三）风寒束肺

本证是指感受风寒，肺卫失宣所表现的证候。

1. 证候表现　咳嗽气喘，痰稀色白，鼻塞流清涕，或恶汗发热，无汗，头身疼痛，舌苔薄白，脉浮紧。

2. 辨证要点　以风寒外袭，肺卫失宣为主要病机。以咳嗽、痰液清稀和风寒在表之象并见为辨证依据。有恶寒、微有发热、鼻塞流清涕，或身痛无汗、舌苔薄白、脉浮紧等表寒证一般症状，并有咳嗽、痰清稀色白，甚或胸闷气喘、喉痒等肺病的定位症状。

（四）风热犯肺

本证是指风热之邪侵袭肺卫所表现的证候。

1. 证候表现　咳嗽，痰少而黄，气喘，鼻塞，流浊涕，发热，微恶风寒，口渴，咽喉肿痛，目赤头痛，舌尖红，苔薄黄，脉浮数。

2. 辨证要点　以风热外袭，肺卫失常为主要病机。以咳嗽、痰黄稠和风热在表之象并见为辨证依据。有发热、微恶风寒、口微渴、鼻塞流黄涕、舌边尖红、苔薄黄、脉浮数等表热证的一般症状；并有咳嗽、痰稠色黄，或咽喉肿痛等肺病的定位症状。

（五）燥邪犯肺

本证是指燥邪侵犯肺卫所表现的证候。

1. 证候表现　干咳无痰，或痰少而黏、不易咯出，甚则胸痛，痰中带血，或见鼻衄，口、唇、鼻、咽、皮肤干燥，尿少，大便干结，舌苔薄而干燥少津，或微有发热恶风寒，无汗或少汗，脉浮数或浮紧。

2. 辨证要点　以燥热侵袭，肺卫受伤为主要病机。以肺系症状和干燥少津之象并见为辨证依据。有口、唇、鼻、咽、皮肤干燥，尿少，大便干结，舌苔薄而干燥少津等燥邪伤津的一般症状，并有干咳无痰，或少痰、痰黏难咯、甚则胸痛、痰中带血等肺病的定位症状和有发热、微恶风寒、少汗或无汗、脉浮等表证的症状。

（六）痰热壅肺

本证是指痰热交结壅滞于肺所表现的实热证候。

1. 证候表现　咳嗽，咯痰黄稠而量多，胸闷，气喘息粗，甚则鼻翼扇动，喉中痰鸣，或咳吐脓血腥臭痰，胸痛，发热口渴，烦躁不安，小便短黄，大便秘结，舌红苔黄腻，脉滑数。

2. 辨证要点　以热邪炽盛，内壅于肺为主要病机。以里热炽盛和肺病症状并见为辨证依据。有壮热、口渴饮冷、烦躁面赤、大便干燥、尿少色黄、舌红苔黄、脉滑数里热炽盛的定性症状，有咳嗽、痰稠色黄或胸痛、咳吐脓血腥臭痰、气喘息粗，鼻翼扇动，或咳血等肺病的定位症状。

（七）寒痰阻肺

本证是指痰湿壅阻于肺，使肺气不得宣降所表现的证候。

1. 证候表现　咳嗽，痰多、色白、质稠或清稀、易咯，胸闷，气喘，或喉间有哮鸣声，恶寒，肢冷，舌质淡，苔白腻或白滑，脉弦或滑。

2. 辨证要点　以寒痰交阻，壅滞于肺为主要病机。以咳喘痰多突然发作和寒象并见为辨证依据。有形寒肢冷、舌淡苔白、脉濡缓或滑等里寒证的定性症状，有咳嗽气喘、痰稀色白量多、胸闷，或喘哮痰鸣等肺病的定位症状。

（八）大肠湿热

本证是指湿热蕴结于大肠，大肠传导失常表现的证候。

1. 证候表现　腹痛，泄泻秽浊，或有下痢脓血，里急后重，肛门灼热，口渴，小便短赤，舌红苔黄腻，脉滑数。

2. 辨证要点　以湿热阻滞大肠，传导失司为主要病机。以下痢或泄泻和湿热之象并见为辨证依据。有发热、口渴、尿少色黄、舌红苔黄腻、脉濡数等湿热内盛的定性表现，有腹痛、下痢脓血、里急后重，或暴注下泻等大肠病的定位症状。

（九）大肠液亏

本证是指大肠津亏液少所表现的证候。

1. 证候表现　大便干燥，难于排出，舌唇干燥，咽干，或见口臭，头晕等，舌红少津，脉细。

2. 辨证要点　以津液不足，大肠失润为主要病机；以大便燥结、难以排出和津亏失润之象并见为辨证依据；有口咽干燥、舌红少津、脉细涩等津液亏损失润之燥象；

有大肠液亏，传导失司之大便秘结干燥、难以排出、常数日一行等大肠病的定位症状。

（十）大肠结热

本证是指邪热结于大肠所表现的实热证候。

1. 证候表现　大便干结，身热口渴，腹部胀满，拒按疼痛，日哺热甚，口舌生疮，尿赤，舌红，苔黄而干起芒刺，脉沉实兼滑。

2. 辨证要点　以邪热炽胃，胃肠热结里实，大肠传导难行，腑气不通，里热蒸腾为主要病机。以大便燥结，数日不下，腹胀痛而拒按为辨证依据。有身热，面赤，口渴，口舌生疮，舌红，苔黄而干起芒刺，脉沉实兼滑等燥热内结之证，有日哺热甚，津伤尿赤，大便干结，数日不下，腹部疼痛等大肠病的定位症状。

三、脾与胃病辨证

脾胃病证皆有虚、实之分。脾病多虚证，多因饮食、劳倦、思虑过度所伤，或病后失调所致的脾气虚、脾阳虚、脾气下陷、脾不统血等证；胃病多实证，病变主要反映在受纳、腐熟功能障碍及胃失和降，胃气上逆。

（一）脾气虚

本证是指脾气不足，运化失职所表现的虚弱证候。

1. 证候表现　不欲食，纳少，脘腹胀满，食后胀甚，或饥时饱胀，大便溏稀，肢体倦怠，神疲乏力，少气懒言，形体消瘦，或肥胖、水肿，面色淡黄或萎黄，舌淡苔白，脉缓或弱。

2. 辨证要点　以脾气不足，运化失常为主要病机。以纳少、腹胀、便溏和气虚症状并见为辨证依据。有肢体倦怠、少气懒言、面色萎黄无华、舌淡苔白、脉缓弱等气虚证的定性症状，有纳少、腹胀、便溏、消瘦、水肿等脾病的定位症状。

（二）脾阳虚

本证是指脾阳虚衰，失于温运，阴寒内生的症候，又称脾虚寒证。

1. 证候表现　食少，腹胀，腹痛绵绵，喜温喜按，畏寒怕冷，四肢不温，面白少华或虚浮，口淡不渴，大便稀溏，甚至完谷不化，或肢体浮肿，小便短少，或白带清稀量多，舌质淡胖或有齿痕，舌苔白滑，脉沉迟无力。

2. 辨证要点　以脾阳虚衰，中焦阴寒内盛为主要病机。以脾气不足和虚寒性症状并见为辨证依据。有腹胀纳少、大便稀溏、肢体困倦，或周身浮肿、小便不利，或白带量多清稀等脾病的定位症状，有腹痛喜温喜按、畏寒肢冷、舌淡胖、苔白滑、脉沉迟无力等虚寒的定性症状。

（三）脾虚气陷

本证是指脾气虚弱，中气下陷为主要表现的虚弱证候。

1. 证候表现　脘腹重坠作胀，食后益甚，或便意频数，肛门重坠，或久泄不止，甚或脱肛，或小便混浊如米泔，或内脏、子宫下垂，气短懒言，神疲乏力，头晕目眩，面白无华，食少，便溏，舌淡苔白，脉缓或弱。

2.辨证要点　以脾气虚，升举无力而下陷为主要病机。以脾气虚和内脏下垂或中气下陷症状并见为辨证依据。有纳少、肢体倦怠、声低懒言、头晕目眩、舌淡苔白、脉弱等脾气虚证的定位症状，有胃下垂、子宫脱垂、脱肛等内脏下垂症状，以及便意频数，或久泄不止、小便如米泔等气陷特征。

（四）脾不统血

本证是指脾气虚弱，不能统摄血行所表现的虚弱证候。

1.证候表现　各种慢性出血，如便血、尿血、吐血、鼻衄、紫斑，妇女月经过多、崩漏，食少，便溏，神疲乏力，气短懒言，面色萎黄，舌淡，脉细无力。

2.辨证要点　以脾气不足，统血无权为主要病机。以出血和脾气虚症状并见为辨证依据。有纳少便溏、神疲乏力、少气懒言、舌淡苔白、脉细弱等脾气虚的定位症状，以出血为主症，有血色淡、病程长、病势缓的特点。

（五）寒湿困脾

本证是指寒湿内盛，困阻脾阳，脾失温运，以纳呆、腹胀、便溏、身重等为主要表现的寒湿证候。

1.证候表现　脘腹胀闷，口腻纳呆，泛恶欲呕，口淡不渴，腹痛便溏，头身困重，或小便短少，肢体肿胀，或身目发黄，面色晦暗不泽，或妇女白带量多，舌体淡胖，舌苔白滑或白腻，脉濡缓或沉细。

2.辨证要点　以寒湿内盛，中阳困阻为主要病机。以脾运失健和寒湿中阻症状并见为辨证依据。有脘腹胀满疼痛、纳呆、恶心呕吐、大便溏泻，或水肿、肢体困重等脾病的定位症状，有黄疸、晦暗如烟熏、舌体胖苔白腻、脉濡缓等寒湿偏盛的定性症状。

（六）脾胃湿热

本证是指湿热内蕴，脾失健运所表现的湿热证候。

1.证候表现　脘腹胀闷，纳呆，恶心欲呕，口中黏腻，渴不多饮，便溏不爽，小便短黄，肢体困重，或身热不扬，汗出热不解，或见面目发黄色鲜明，或皮肤发痒，舌质红，苔黄腻，脉濡数或滑数。

2.辨证要点　以湿热蕴阻中焦，脾胃失常为主要病机。以脾运失健和湿热内阻症状并见为辨证依据。有脘腹胀满、肢体困倦、尿少色黄、大便溏泻不爽、纳少厌食、恶心呕吐等湿热蕴结脾胃的定位症状，有黄疸、身热起伏、汗出热不解、舌红苔黄腻、脉濡数等湿热蕴蒸的定性表现。

（七）胃阴虚

本证是指阴液亏虚，胃失濡润、和降，虚热内生所表现的虚热证候。

1.证候表现　胃脘嘈杂，饥不欲食，或痞胀不舒，隐隐灼痛，干呕，呃逆，口燥咽干，大便干结，小便短少，舌红少苔乏津，脉细数。

2.辨证要点　以胃阴不足，纳降失常为主要病机。胃脘隐隐灼痛、饥不欲食、胃脘嘈杂或干呕呃逆等胃失和降与阴虚之象并见为辨证依据。

（八）胃热炽盛

本证是指火热壅滞于胃，胃失和降所表现的实热证候。

1. 证候表现　胃脘灼痛、拒按，渴喜冷饮，或消谷善饥，或口臭，牙龈肿痛溃烂，齿衄，小便短黄，大便秘结，舌红苔黄，脉滑数。

2. 辨证要点　以火热炽盛，胃失和降为主要病机。以胃脘灼痛，或消谷善饥、口臭，或牙龈肿痛溃烂、出血等火热灼胃症状及实火内炽症状并见为辨证依据。

（九）食滞胃脘

本证是指食物停滞胃脘所表现的证候。

1. 证候表现　脘腹胀满或疼痛，嗳腐吞酸，或呕吐酸腐饮食，吐后腹痛得减，厌食，矢气酸臭，大便溏泄，泻下物酸腐臭秽，舌苔厚腻，脉滑。

2. 辨证要点　以饮食停滞，胃肠失调为主要病机。以脘腹胀满疼痛，呕吐酸腐食臭为辨证依据。

（十）胃阳虚

本证是指阳气不足，胃失温煦所表现的虚寒证候，又称胃虚寒证。

1. 证候表现　胃脘冷痛，绵绵不已，时发时止，喜温喜按，食后缓解，泛吐清水或夹有不消化食物，食少脘痞，口淡不渴，倦怠乏力，畏寒肢冷，舌淡胖嫩，脉沉迟无力。

2. 辨证要点　以寒邪犯胃，或胃阳不足为主要病机。以胃脘冷痛，遇冷痛剧为辨证依据。

（十一）胃腑气滞

本证是指木郁伐土，不利于胃之和降所表现的证候。

1. 证候表现　胃脘胀满，疼痛连胁，嗳气频作，呃逆呕吐，食少嘈杂吐酸，郁闷不畅，烦躁易怒，舌苔薄黄，脉弦。

2. 辨证要点　以胃肠气滞，失于和降为主要病机；以脘腹胀满疼痛、嗳气肠鸣。脉弦为辨证依据。

四、肝与胆病辨证

肝病的常见证型可以概括为虚、实两类。虚证多见肝血、肝阴不足。实证多见气郁火盛及寒滞肝脉、肝胆湿热甚或肝阳上亢证，肝风内动等。肝病多为虚实夹杂之证，胆病则有胆郁痰扰证和肝胆同病的肝胆湿热证。

（一）肝气郁结

本证是指肝失疏泄，气机郁滞所表现的证候。

1. 证候表现　情志抑郁，善太息，胸胁、少腹胀满疼痛，走窜不定，或咽部异物感，或颈部瘿瘤、瘰疬，或胁下肿块。妇女可见乳房作胀疼痛，月经不调，痛经，伴舌苔薄白，脉弦。病情轻重与情绪变化的关系密切。

2.辨证要点　以肝失疏泄，气机郁滞为主要病机。以情志抑郁、胸胁、少腹胀痛或窜痛、脉弦为辨证依据。有胸胁、少腹胀痛或窜痛、胸闷善太息、情志抑郁或易怒、脉弦等肝病定位症状。由于肝疏泄气机功能涉及面广，故可兼见胸闷善太息、咽喉如鲠、瘿瘤，或气滞血瘀的妇女乳房胀痛、月经不调、闭经或痛经，血瘀胁下，见瘀块等症。

（二）肝火上炎

本证是指火热炽盛，内扰于肝，气火上逆所表现的实热证候。

1.证候表现　头晕胀痛，痛如刀劈，面红目赤，口苦口干，急躁易怒，耳鸣如潮，甚或突发耳聋，失眠，恶梦纷纭，或胁肋灼痛，吐血、衄血，小便短黄，大便秘结，舌红苔黄，脉弦数。

2.辨证要点　以肝火炽盛，气火上逆为主要病机。以肝经循行部位实火炽盛为辨证依据。有头晕胀痛、耳鸣如潮，或突然耳聋、耳内流脓肿痛；或两目赤肿，或胁肋灼痛，易燥易怒、口苦等肝经火盛的定位症状，可兼见不寐、噩梦纷纭、面红耳赤，或吐血、大便秘结、尿少色黄、舌红苔黄、脉弦数等热盛的定性症状。

（三）肝血虚

本证是指肝藏血不足，导致肝血亏虚所表现的证候。

1.证候表现　头晕眼花，视力减退或夜盲，或见肢体麻木，关节拘急，手足震颤，肌肉瞤动，或为妇女月经量少、色淡，甚则闭经，爪甲不荣，面白无华，舌淡，脉细。

2.辨证要点　以血液不足，肝失所养为主要病机。以筋脉、头目、爪甲失养和血虚症状并见为辨证依据。有面白无华或萎黄、舌淡、脉细等血虚的定性症状，有头晕目眩、爪甲不荣、视物模糊，或夜盲，或肢体麻木、关节拘急不利、手足震颤，或妇女月经量少、色淡，甚则闭经等肝血不足，筋脉头目等组织失养的肝病定位症状。

（四）肝阴虚

本证是指阴液亏损，肝失濡润，虚热内扰所表现的证候，又称肝虚热证。

1.证候表现　头晕眼花，两目干涩，视力减退，或胁肋隐隐灼痛，面部烘热或两颧潮红，或手足蠕动，口咽干燥，五心烦热，潮热盗汗，舌红少苔乏津，脉弦细数。

2.辨证要点　以肝阴不足，虚热内扰为主要病机。以筋脉、头目失养和阴虚内热症状并见为辨证依据。有形体消瘦、五心烦热、口干咽燥、潮热盗汗、面部烘热、舌红少苔或无苔、脉细弦数等虚热的定性症状，有头昏耳鸣、两目干涩、胁肋灼痛，或手足蠕动等筋脉、头目失养的肝病定位症状。

（五）肝阳上亢

本证是指肝阳亢扰于上，肝肾阴亏于下所表现的证候。

1.证候表现　眩晕耳鸣，头目胀痛，面红目赤，急躁易怒，失眠多梦，头重脚轻，腰膝酸软，小便黄，大便秘结，舌红苔黄，脉弦数。

2.辨证要点　以肝阳偏亢，肝肾阴虚为主要病机。以头目眩晕胀痛、腰膝酸软、头重脚轻、病程较长为辨证依据。有眩晕耳鸣、头目胀痛、面红耳赤、易燥易怒、心悸失眠等肝阳升发太过，气血上逆的定位症状，并有腰膝酸软、头重脚轻、步履不稳、舌红、脉弦或弦细数等为肝肾阴虚的一般症状。

（六）肝风内动

本证根据病因病性、临床表现的不同,常可分为肝阳化风、热极生风、血虚生风等证。

1.肝阳化风　是指肝阳亢逆无制而表现的风动证候。

（1）证候表现：眩晕欲仆，步履不稳，头胀头痛，急躁易怒，耳鸣，项强，头摇，肢体震颤，手足麻木，语言謇涩，面赤，舌红，或有苔腻，脉弦细有力。甚至突然昏仆，口眼歪斜，半身不遂，舌强语謇。

（2）辨证要点：以肝阳升发太过而亢逆无制为主要病机。以平素即有头晕目眩等肝阳上亢症状，又突见动风之象，甚或突然晕倒、半身不遂等症为辨证依据。有眩晕欲仆、头摇、头痛、手足麻木、肢体震颤、项强、步履不正、舌红苔白腻、脉弦细有力或弦滑等肝阳化风的定性症状；有突然晕倒、不省人事、口眼歪斜、半身不遂等肝风夹痰、蒙蔽清窍的定位症状。

2.热极生风　是指邪热炽盛，燔灼筋脉，引起抽搐动风的证候。

（1）证候表现：高热口渴，烦躁谵语或神昏，颈项强直，两目上视，手足抽搐，角弓反张，牙关紧闭，舌质红绛，苔黄燥，脉弦数。

（2）辨证要点：以热伤阴津，筋脉失养而风动为主要病机。以高热和手足抽搐等动风之象并见为辨证依据。有高热、心烦，或躁扰如狂、舌红苔黄燥、脉弦数等实热的定性症状；有手足抽搐、颈项强直、牙关紧闭、角弓反张等肝风的定位症状。

3.血虚生风　是指肝血亏虚，筋脉失养，虚风内动所表现的证候。

（1）证候表现：眩晕，肢体震颤、麻木，手足拘急，肌肉瞤动，皮肤瘙痒，爪甲不荣，面白无华，舌质淡白，脉细或弱。

（2）辨证要点：以血虚而致风动为主要病机。以血虚和肢体麻木、手足震颤、肌肉抽动等动风之象并见为辨证依据。有眩晕耳鸣、爪甲、口唇色淡、面白无华、舌质淡白、脉细弱等血虚的定性症状；有肢体麻木、手足震颤、肌肉抽动等风动的定位症状。

（七）肝胆湿热

本证是指湿热蕴结于肝胆所表现的证候。

1.证候表现　胁肋胀痛，口苦纳呆,呕恶腹胀，小便短黄，大便不调，苔黄腻，脉弦数；或兼见身目发黄，发热；或见阴囊湿疹、睾丸肿大热痛，外阴瘙痒，带下黄臭等症。

2.辨证要点　以湿热蕴结肝胆，疏泄失常为主要病机。以胁肋胀痛、厌食腹胀、身目发黄、阴部瘙痒和湿热内蕴症状并见为辨证依据。有身热不扬、大便不调、小便短黄、舌红苔黄腻、脉弦数或滑数等湿热内盛定性症状，有胁肋灼痛、胀痛、胁下痞块、黄疸口苦，或寒热往来、外阴瘙痒、带下黄臭、睾丸肿痛等肝失疏泄，气机不畅的定位症状。可兼见腹胀、厌食、恶心呕吐等肝病横犯脾胃的症状。

（八）胆郁痰扰

本证是指痰浊或痰热内扰，胆郁失宣所表现的证候。

1. 证候表现　胆怯易惊，惊悸不宁，失眠多梦，烦躁不安，胸胁闷胀，善太息，头晕目眩，口苦，呕恶，吐痰涎，舌淡红或红，苔白腻或黄滑，脉弦缓或弦数。

2. 辨证要点　以情志不遂，气郁化火，灼津为痰，痰热互结，内扰心神，胆气不宁，心神不安为主要病机。以胸胁闷胀，烦躁不安，惊悸不宁，失眠多梦为辨证依据。有心神不宁，烦躁多梦，多痰涎，舌淡红，苔白腻，脉弦缓等痰浊内蕴或舌红，苔黄滑，脉弦数等痰热内蕴的定性症状，有口苦，胆怯易惊，睡眠易醒，胸胁闷胀的定位症状。可见头晕目眩，泛恶欲呕等症状表现。

五、肾与膀胱病辨证

肾乃先天之本。肾病多虚，多因禀赋不足，或幼年精气未充，或老年精气亏损，或房事不节，或他脏病久及肾等导致肾的阴、阳、精、气亏损。常见肾阳虚，肾虚水泛，肾阴虚，肾精不足，肾气不固等证。膀胱具有贮尿排尿的功能，膀胱病多为湿热证。

（一）肾阳虚

本证是指肾阳亏虚，机体失却温煦所表现的虚寒证候，又称元阳亏虚（虚衰）证、命门火衰证。

1. 证候表现　头目眩晕，面色㿠白或黧黑，腰膝酸冷疼痛，畏冷肢凉，下肢尤甚，精神萎靡，性欲减退，男子阳痿早泄、精冷滑精，女子宫寒不孕，或久泄不止，完谷不化，五更泄泻，或小便频数清长，夜尿频多，舌淡，苔白，脉沉细无力，尺脉尤甚。

2. 辨证要点　以肾阳亏虚，温煦和气化失常为主要病机。以性与生殖功能减退与畏寒肢冷、腰膝酸冷等虚寒之象并见为辨证依据。有面色㿠白，或黧黑、神疲乏力、舌淡胖苔白滑、脉沉迟无力等虚寒的定性表现。

（二）肾气不固

本证是指肾气亏虚，固摄无权所表现的虚弱证候。

1. 证候表现　腰膝酸软，神疲乏力，耳鸣失聪；小便频数而清，或尿后余沥不尽，或遗尿，或夜尿频多，或小便失禁；男子滑精、早泄；女子月经淋漓不尽，或带下清稀量多，或胎动易滑。舌淡，苔白，脉弱。

2. 辨证要点　以肾气不足，固摄无力为主要病机。以不能固摄小便、精液、胎气等的症状为辨证依据。有小便频数而清，或尿后余沥不尽，或夜尿多，或遗尿，或小便失禁；男子滑精、早泄；女子带下清稀、胎动易滑等肾病定位症状；有神疲乏力、耳鸣、舌淡脉沉细等气虚特点。

（三）肾虚水泛

本证是指肾的阳气亏虚，气化无权，水液泛溢所表现的证候。

1. 证候表现　腰膝酸软，耳鸣，身体浮肿，腰以下尤甚，按之没指，小便短少，畏冷肢凉，腹部胀满，或见心悸，气短，咳喘痰鸣，舌质淡胖，苔白滑，脉沉迟无力。

2. 辨证要点 以久病损伤肾阳，阳气虚弱，气化无权，水湿泛溢为主要病机。以身体浮肿，按之没指，小便短少等症状为辨证依据。有水湿内停，泛溢肌肤，小便短少，腹部胀满，腰膝酸冷，舌质淡胖，苔白滑，脉沉迟无力的定性表现，并可见心悸，咳嗽气喘，喉中痰声漉漉的症状。

（四）肾不纳气

本证是指肾气虚衰，气不归元所表现的证候。

1. 证候表现 喘促，气短，呼多吸少，气不得续，动则喘息益甚，自汗神疲，声音低怯，腰膝酸软，舌苔淡白，脉沉细无力。

2. 辨证要点 以肾气亏虚，纳气无力为主要病机。以久病咳喘、呼多吸少、动则喘甚为辨证依据。有腰膝酸软、自汗神疲、声音低怯、舌淡苔白、脉沉弱等肾气亏虚的定位症状，可兼有肾阴虚证或肾阳虚证的症状特点。若兼喘息、肢冷面青等症者为肾阳不足所致，若兼气息短促、颧红盗汗、五心烦热等症者为肾阴亏虚所致。

（五）肾精不足

本证是指肾精亏损所表现的虚弱证候。

1. 证候表现 小儿生长发育迟缓，身体矮小，囟门迟闭，智力低下，骨骼痿软；男子精少不育，女子经闭不孕，性欲减退；成人早衰，腰膝酸软，耳鸣耳聋，发脱齿松，健忘恍惚，神情呆钝，两足痿软，动作迟缓，舌淡，脉弱。

2. 辨证要点 以肾精亏虚，功能低下为主要病机。以小儿发育迟缓，成人生殖功能低下及早衰之象为辨证依据。有小儿发育迟缓，或成人早衰等肾精不足的表现，以及男子精少不育、女子经闭不孕、性功能减退等肾病定位症状。

（六）肾阴虚

本证是指肾阴亏损，虚热内扰所表现的虚热证候，又称真阴（肾水）亏虚证。

1. 证候表现 腰膝酸软而痛，头晕，耳鸣，齿松，发脱，男子阳强易举、遗精、早泄，女子经少或经闭、崩漏、失眠、健忘、口咽干燥，形体消瘦，五心烦热，潮热盗汗，骨蒸发热，午后颧红，小便短黄，舌红少津、少苔或无苔，脉细数。

2. 辨证要点 以肾阴亏虚，虚热内生为主要病机。以肾的常见症状和虚热之象并见为辨证依据。有五心烦热、颧红盗汗、骨蒸潮热、形体消瘦、尿少色黄、舌红少苔、脉细数等虚热的定性症状，有眩晕耳鸣、腰膝酸软、健忘、发脱齿摇，男子遗精、早泄、阳强易举，女子经少、经闭，或见崩漏等肾虚的定位症状。

（七）膀胱湿热

本证是指湿热蕴结于膀胱所表现的证候。

1. 证候表现 小便频数、急迫、短黄，排尿灼热、涩痛，或小便混浊、尿血、有砂石，或腰部、小腹胀痛，发热，口渴，舌红，苔黄腻，脉濡数。

2. 辨证要点 以湿热蕴结膀胱，气化失常为主要病机。以尿急、尿频、尿痛和湿热症状并见为辨证依据。

第四节　卫气营血辨证

卫气营血辨证是将外感温热病发展过程中，不同病理阶段所反映的证候分为卫分证、气分证、营分证、血分证四类的辨证方法，用以说明病位的浅深、病情的轻重和传变规律，并指导临床治疗和护理。若温热病邪由卫分入气分，再入营分、血分，提示病情逐渐加重。

一、卫分证

本证是指温热病邪侵袭肤表，卫气功能失调，肺失宣降，以发热、微恶风寒、脉浮数等为主要表现的表热证候，是温热病的初期阶段。

1. 证候表现　发热，微恶风寒，少汗，头痛，全身不适，口微渴，或有咳嗽、咽喉肿痛，舌边尖红，苔薄黄，脉浮数。

2. 辨证要点　以温热邪侵，卫阳阻遏为主要病机。以发热重而恶寒轻，口微渴为辨证依据。有头痛，咳嗽，咽喉肿痛，舌边尖红，脉浮数的征象。

二、气分证

本证是指温热病邪内传脏腑，正盛邪炽，阳热亢盛所表现的里实热证候。

1. 证候表现　发热不恶寒，口渴，汗出，心烦，尿赤，舌红，苔黄，脉数有力。或伴有咳喘胸痛，咳痰黄稠，或伴有潮热，腹胀拒按，或有谵语、狂乱，大便秘结或泻下秽臭稀水，苔黄燥，甚则焦黑起刺，脉沉实，或伴有口苦，胁痛，心烦，干呕，脉弦数。

2. 辨证要点　以卫分证不解，邪传入里或邪直入气分为主要病机。以发热，不恶寒，口渴为辨证依据。有汗出，心烦，口渴，尿赤，苔黄，舌红，脉数有力的征象。

三、营分证

本证是指湿热病邪内陷，劫灼营阴，心神被扰，以身热夜甚、心烦不寐、斑疹隐隐、舌绛等为主要表现的证候。营分证是湿热病发展过程中较为深重的阶段。

1. 证候表现　身热夜甚，口不甚渴或不渴，心烦不寐，甚或神昏谵语，斑疹隐隐，舌红绛无苔，脉细数。

2. 辨证要点　以气分证不解，邪热传入营分，或由卫分证直接传入营分，或营阴素亏，起病即入营为主要病机。以身热夜甚，口不甚渴或不渴为辨证依据。有心烦不寐，神昏谵语，斑疹隐隐，舌红绛无苔，脉细数的征象。

四、血分证

本证是指温热病邪深入阴血，导致扰神、动血、生风、耗阴所表现的证候。以发热、谵语神昏、抽搐或手足蠕动、斑疹、吐衄、舌质深绛等为主要表现。血分证是温病过程中最为深重的阶段，病变累及心、肝、肾三脏。

1. 证候表现　身热夜甚，躁扰不宁，甚或谵语神昏，斑疹显露、色紫黑，吐血、衄血、便血、尿血，舌质深绛，脉细数，或见抽搐，颈项强直，角弓反张，目睛上视，牙关紧闭，脉弦数，或见手足蠕动，瘛疭等，或见持续低热，暮热早凉，五心烦热，神疲欲寐，耳聋，形瘦，脉虚细。

2. 辨证要点　以邪在营分不解，传入血分，或气分热炽，劫营伤血，直入血分，或素体阴亏，病邪直入血分为主要病机。以身热夜甚，扰神耗阴，出血为辨证依据。有躁扰不宁，谵语神昏，出血诸症，斑疹紫黑，舌质深绛，脉细数等征象。

五、卫气营血证的传变

湿热病的整个发展过程，实际上就是卫气营血证候的传变过程。卫气营血证候的传变，一般有顺传和逆传两种形式。

1. 顺传　指病变多从卫分开始，依次传入气分、营分、血分。它体现了病邪由表入里，由深入浅，病情由轻到重、由实致虚的传变过程，反映了湿热病发展演变的一般规律。

2. 逆传　指邪入卫分后，不经过气分阶段而直接深入营、血分。实际上"逆传"只是顺传规律中的一种特殊类型，提示病情更加急剧、重笃。

练习题

一、选择题

A 型题

1. 表证的特点不包括下述哪项（　　　）
   A. 感受外邪所致　　　　　　　B. 起病一般较急　　　　　　　C. 必发展成里证
   D. 病较轻病程短　　　　　　　E. 恶寒发热并见

2. 亡阳亡阴的共同之处，错误的是（　　　）
   A. 见于病久体弱患者　　　　　B. 出现在病情危重之时　　　　C. 病变趋势极其危急
   D. 以出现"绝汗"为特征　　　　E. 对方亦可随之而亡

3. 下列哪项不属实证范畴（　　　）
   A. 虫积　　　　B. 痰湿　　　　C. 血瘀　　　　D. 内燥　　　　E. 气逆

4. 热证的临床表现一般不包括下列哪项（　　　）
   A. 便溏臭秽　　　B. 口干口苦　　　C. 面白尿清　　　D. 舌苔黄腻　　　E. 脉细而数

5. 关于表证与里证的区别点，错误的是（　　　）
   A. 表证一般脉浮，里证一般脉沉　　　　　　B. 表证病程较短，里证病程较长
   C. 表证病情较轻，里证病情较重　　　　　　D. 表证恶寒为主，里证发热为主
   E. 表证苔薄，里证舌苔多有变化

6. 形成寒证的原因不包括下列哪项（　　　）
   A. 阳气亏虚　　　B. 阴液不足　　　C. 阴寒内盛　　　D. 阴邪致病　　　E. 阴气偏盛

7. 下列哪项不是寒证与热证的鉴别要点（　　　）
   A. 寒证恶寒喜热，热证恶热喜冷　　　　　　B. 寒证口渴喜冷，热证口不渴
   C. 寒证大便泻泄，热证大便秘结　　　　　　D. 寒证舌苔白润，热证舌苔黄干
   E. 寒证脉迟，热证脉数

8. 下列哪项可视为"里邪出表"（　　　）
   A. 久咳久喘，今咳血量多色鲜红　　　　　　B. 肝病胁痛 5 年，腹壁青筋显露
   C. 胃脘疼痛，昨恶寒发热脉浮紧　　　　　　D. 麻疹发热 3 天，疹出热渐退
   E. 饮食不慎，腹痛腹泻大便臭秽

9. 下列哪项不是辨证所应明确的内容（　　　）
   A. 病位　　　　B. 病势　　　　C. 病名　　　　D. 病因　　　　E. 病性

10. 表证的发热是（　　　）
    A. 往来寒热　　　B. 恶寒发热　　　C. 但热不寒　　　D. 但寒不热　　　E. 潮热

11. 下述哪项不属内真寒外假热证（　　　）
    A. 真寒假热证　　　　　　　　B. 阴盛格阳证　　　　　　　　C. 戴阳证
    D. 虚阳偏亢证　　　　　　　　E. 虚阳浮越证

12. 患者出现发热，恶风，头痛咳嗽，咽喉肿痛，大便溏泄，小便清长，证属（　　　）

    A. 上热下寒证　　　　　　　　B. 上寒下热证　　　　　　　　C. 真寒假热证

    D. 表热里寒证　　　　　　　　E. 实中夹虚

13. 恶寒喜暖，肢冷，蜷卧，面色淡白，口淡不渴，痰涎清稀，小便清长，大便稀溏，舌淡苔白而滑润，脉迟，证属（　　　）

    A. 表寒证　　　B. 里寒证　　　C. 虚寒证　　　D. 实寒证　　　E. 假寒证

14. 新起恶寒重发热轻，最常见于（　　　）

    A. 里寒证　　　B. 伤风证　　　C. 表热证　　　D. 表寒证　　　E. 半表半里证

15. 但寒不热见于（　　　）

    A. 表热证　　　B. 伤风证　　　C. 里实证　　　D. 里寒证　　　E. 半表半里证

16. 按诊时若手心热盛者，多为（　　　）

    A. 内伤发热　　　B. 气虚发热　　　C. 阴虚发热　　　D. 外感发热　　　E. 肝郁发热

17. 判断病种，辨别证候的依据是（　　　）

    A. 症　　　B. 病　　　C. 证　　　D. 证型　　　E. 病案

18. 患者先见恶寒发热，现恶寒已罢，反恶热，口渴尿赤，舌红苔黄，证属（　　　）

    A. 表寒里热　　　B. 表热里寒　　　C. 表邪入里　　　D. 表虚里实　　　E. 里邪出表

19. 真寒假热证的病机是（　　　）

    A. 阴盛格阳　　　B. 阴盛阳衰　　　C. 阳盛阴衰　　　D. 真阴欲竭　　　E. 阳盛格阴

20. 下列诸证中与实寒证无关的是（　　　）

    A. 面色苍白　　　B. 畏寒喜暖　　　C. 肠鸣泄泻　　　D. 腹痛喜按　　　E. 脉迟或紧

21. 虚实夹杂证可包括（　　　）

    A. 大实有赢状　　　B. 实中夹虚　　　C. 至虚有盛候　　　D. 因虚致实　　　E. 因实致虚

22. 下列哪项不是形成虚证的原因（　　　）

    A. 先天禀赋不足　　　　　　　　B. 房室劳倦太过　　　　　　　　C. 痰饮瘀血内停

    D. 后天生化不足　　　　　　　　E. 真阴不足

23. 下列哪项不是实证的表现（　　　）

    A. 大便秘结　　　B. 神昏谵语　　　C. 五心烦热　　　D. 小便不通　　　E. 咳嗽气喘

24. 气逆证的发生，下列哪项最不可能（　　　）

    A. 肺　　　B. 肝　　　C. 脾　　　D. 胃　　　E. 心

25. "八纲"中相互对立的两纲同并现，称为（　　　）

    A. 证候相兼　　　B. 证候转化　　　C. 证候错杂　　　D. 证候真假　　　E. 证候并见

26. 下列临床表现，哪一项不属于气虚证（　　　）

    A. 少气懒言　　　B. 头晕目眩　　　C. 自汗　　　D. 便泻不爽　　　E. 脉虚

27. 患者头晕目眩，少气懒言，乏力自汗，面色萎黄，心悸失眠，舌淡而嫩，脉细弱，证属（　　　）

    A. 血虚　　　B. 气虚　　　C. 阴虚　　　D. 气血两虚　　　E. 阳虚

28. 血虚证不包括下列哪项（　　　）

    A. 心血虚证　　　　　　　　B. 肝血虚证　　　　　　　　C. 血虚肠燥证

    D. 血虚肤燥生风证　　　　　E. 肺血虚证

29. 阴虚患者在渴饮方面的表现是（　　　）

    A. 咽干少饮　　B. 渴喜冷饮　　C. 渴喜热饮　　D. 漱水不咽　　E. 大渴引饮

30. 辨表虚证的主要依据是（　　　）

    A. 恶寒　　　　B. 发热　　　　C. 汗出　　　　D. 恶风　　　　E. 脉浮

31. 亡阴亡阳证多见于（　　　）

    A. 初病　　　　B. 久病　　　　C. 重病　　　　D. 危病　　　　E. 新病

32. 患者头面浮肿，继而遍及全身，按之没指，小便短少，伴见肢体沉重困倦，脘闷纳呆，泛恶欲吐，舌苔白腻，脉沉，证属（　　　）

    A. 水湿侵淫　　B. 风水相搏　　C. 脾虚水肿　　D. 脾肾阳虚　　E. 肾阳虚衰

33. 下列哪种说法不正确（　　　）

    A. 阳水发病急，上半身肿甚　　　　　　B. 水肿性质属虚者，为阴水

    C. 阴水发病缓，水肿先从眼睑开始　　　D. 阳水阴水皆可见小便短少

    E. 水肿性质属实者，为阳水

34. 饮证的主要原因是（　　　）

    A. 脏腑功能失调　　　　　　B. 情志所伤　　　　　　　　C. 饮食不节

    D. 过逸少动　　　　　　　　E. 感受湿邪

35. 阳水的特点，不包括哪项（　　　）

    A. 起病急，病程短　　　　　B. 皮肤光亮而薄　　　　　　C. 头面部先肿

    D. 多夹风邪为患　　　　　　E. 按之凹陷难复

36. 临床上常见的气逆证，多与下列何项关系密切（　　　）

    A. 肺脾肾　　　　　　　　　B. 肺胃肾　　　　　　　　　C. 肺心肝

    D. 心肾肺　　　　　　　　　E. 肝肺胃

37. 患者突然呕血，面色苍白，四肢厥冷，大汗淋漓，脉浮大而散，证属（　　　）

    A. 亡阴证　　　　　　　　　B. 气随血脱证　　　　　　　C. 气不摄血证

    D. 气血两虚证　　　　　　　E. 以上都不是

38. 下列症状中，阳虚证患者一般不见（　　　）

    A. 神疲乏力　　B. 形寒肢冷　　C. 口淡不渴　　D. 大便溏薄　　E. 脉细苔少

39. 阴盛格阳证一般不见（　　　）

    A. 面赤　　　　B. 口渴　　　　C. 尿赤　　　　D. 脉大　　　　E. 咽痛

40. 下述哪项不是血热证的表现（　　　）

    A. 月经量多色淡　　　　　　B. 身热面赤发斑　　　　　　C. 肌肤生疮疡疔痈

    D. 温热病之血分证　　　　　E. 迫血妄行而出血

41. 下述哪项不是引起气滞证的常见原因（　　）

　　A. 情志不舒　　　　　　　B. 用力闪挫　　　　　　　C. 病邪阻滞

　　D. 气血亏虚　　　　　　　E. 阳虚寒凝

42. 痰饮、悬饮、支饮、溢饮主要是根据下列哪项而命名（　　）

　　A. 饮停部位　　　　　　　B. 饮邪性质　　　　　　　C. 饮邪多少

　　D. 饮停先后　　　　　　　E. 饮停的原因

43. 下列哪项可视作血寒证（　　）

　　A. 寒邪客肺证　　　　　　B. 寒凝胞宫证　　　　　　C. 寒凝肠胃证

　　D. 寒邪束表证　　　　　　E. 寒凝关节证

44. 饮证的咯痰特点是（　　）

　　A. 痰色黄白　　　　　　　B. 痰清稀如水　　　　　　C. 痰中带血

　　D. 痰白滑易咯出　　　　　E. 痰中有灰黑点

45. 证见身热夜甚，烦躁不眠，舌红绛，脉细数，月经先期量多，此证为（　　）

　　A. 阴虚证　　　　　　　　B. 瘀热互结证　　　　　　C. 血热证

　　D. 湿热证　　　　　　　　E. 气虚发热证

46. 下肢痿软无力，不能站立，神疲嗜睡，食少，舌淡嫩，脉缓弱，是（　　）

　　A. 气虚证　　　　　　　　B. 气陷证　　　　　　　　C. 气不固证

　　D. 气脱证　　　　　　　　E. 气逆证

47. 患者月经先后无定，量少色淡，伴唇甲色淡，心悸失眠，头晕眼花，舌淡脉细，证属（　　）

　　A. 气不摄血　　　　　　　B. 气随血脱　　　　　　　C. 气血两虚

　　D. 血虚　　　　　　　　　E. 气滞血瘀

X 型题

1. 下列哪项不属八纲（　　）

　　A. 阴阳　　　　B. 标本　　　　C. 邪正　　　　D. 寒热　　　　E. 表里

2. 表证与里证的鉴别要点是（　　）

　　A. 是否外邪侵袭　　　　　B. 是否恶寒发热　　　　　C. 是否咳嗽

　　D. 是否身痛　　　　　　　E. 是否脉浮

3. 引起血虚的原因是（　　）

　　A. 气机不调，升降失常　　　　　　　B. 瘀因内阻，新血不生

　　C. 劳神太过，暗耗阴血　　　　　　　D. 脾失健运，生血乏源

　　E. 大病久病，耗伤气血

4. 阳水的特点包括（　　）

　　A. 起病急，病程短　　　　B. 皮肤光亮而薄　　　　　C. 为头面部先肿

　　D. 多挟风邪为患　　　　　E. 按之凹陷难复

5. 八纲中表里辨证主要辨别疾病的（　　）

　　A. 病位浅深　　　　　　　B. 病变性质　　　　　　　C. 邪正盛衰

　　D. 病势进退　　　　　　　E. 疾病类别

6. 里证的病位是指（　　　　）

    A. 脏腑　　　　　B. 经络　　　　　C. 气血　　　　　D. 骨髓　　　　　E. 肌腠

7. 辨别表里病位，一般应注意（　　　　）

    A. 寒热　　　　　B. 面色　　　　　C. 舌象　　　　　D. 脉象　　　　　E. 食欲

8. 半表半里证的临床表现有（　　　　）

    A. 寒热往来　　　B. 目眩　　　　　C. 口苦咽干　　　D. 胸胁苦满　　　E. 脉浮数

9. 表里同病的含义是指（　　　　）

    A. 表证未罢又见里证　　　　　　B. 宿疾兼外感　　　　　　　C. 即有表证又有里证

    D. 半表半里证　　　　　　　　　E. 里邪出表

10. 提示表邪入里的征象是（　　　　）

    A. 由恶寒转为但热不寒　　　　　　　　　B. 痰色由白转黄

    C. 舌苔由白苔转黄苔　　　　　　　　　　D. 小便由清利变黄短

    E. 脉象由浮脉变沉脉

11. 但寒不热可见于（　　　　）

    A. 表寒证　　　　B. 里寒证　　　　C. 虚寒证　　　　D. 实寒证　　　　E. 假寒证

12. 里证的寒热变化一般是（　　　　）

    A. 但热不寒　　　B. 寒热往来　　　C. 但寒不热　　　D. 寒热并见　　　E. 寒热转化

13. 寒证的临床表现可见（　　　　）

    A. 面白　　　　　B. 畏寒　　　　　C. 肢冷　　　　　D. 便稀恶臭　　　E. 尿清

14. 四肢厥冷可见于（　　　　）

    A. 阳虚　　　　　B. 亡阳　　　　　C. 真热假寒　　　D. 亡阴　　　　　E. 真虚假实

15. 发热，恶寒，无汗，脉浮紧，此属（　　　　）

    A. 表寒证　　　　B. 表虚证　　　　C. 表实证　　　　D. 太阳伤寒证　　E. 太阳中风证

16. 下列各项中属于实热证特点的是（　　　　）

    A. 心烦　　　　　B. 面红　　　　　C. 饥不欲食　　　D. 便秘　　　　　E. 盗汗

17. 寒热错杂证包括（　　　　）

    A. 上热下寒证　　　　　　　　　B. 上寒下热证　　　　　　　C. 真寒假热证

    D. 真热假寒证　　　　　　　　　E. 表寒里热证

18. 与真热假寒证相关的名称是（　　　　）

    A. 阳盛格阴　　　B. 阴盛格阳　　　C. 热厥　　　　　D. 阳厥　　　　　E. 阳极似阴

19. 寒热真假的鉴别要点为（　　　　）

    A. 以表现于内部、中心的症状为真　　B. 肢末、外部的症状多为假象

    C. 胸腹的冷热是辨别寒热真假的关键　D. 小便短赤、清长是辨别寒热真假的关键

    E. 小便表现一般是假象

20. 下列各项中属于体征的是（　　　　）

    A. 耳鸣　　　　　B. 脉弦　　　　　C. 咳嗽　　　　　D. 口苦　　　　　E. 虚里搏动弹手

21. 中医辨证的基本内容包括（　　　　）
　　A. 病位　　　　B. 病因　　　　C. 病性　　　　D. 病势　　　　E. 病机

22. 下列各项中，与阴虚证关系较密切的是（　　　　）
　　A. 潮热　　　　B. 盗汗　　　　C. 神疲乏力　　　D. 喜热饮　　　E. 脉虚

23. 阳虚证患者小便改变，可见到（　　　　）
　　A. 尿清　　　　B. 尿少　　　　C. 夜尿多　　　　D. 尿涩痛　　　E. 尿后余沥不尽

24. 气陷证的主要临床表现为（　　　　）
　　A. 少气倦怠　　B. 四肢不温　　C. 头晕眼花　　　D. 月经过多　　E. 内脏下垂

25. 四肢厥冷可见于（　　　　）
　　A. 阳虚　　　　B. 亡阳　　　　C. 真热假寒　　　D. 亡阴　　　　E. 真虚假寒

26. 阴虚证可见于（　　　　）
　　A. 盗汗　　　　B. 五心烦热　　C. 口渴多饮　　　D. 便干尿黄　　E. 肢寒畏冷

27. 以下哪些为气不固证（　　　　）
　　A. 自汗　　　　B. 遗精　　　　C. 滑胎　　　　D. 小产　　　　E. 吐血

28. 情志致病，下列说法正确的是（　　　　）
　　A. 喜伤肺　　　B. 怒伤肝　　　C. 忧伤脾　　　　D. 恐伤肾　　　E. 思则气结

29. 气虚证的常见表现为（　　　　）
　　A. 神疲乏力　　B. 少气懒言　　C. 自汗　　　　　D. 盗汗　　　　E. 面白

30. 肾多虚证，肾病易致亏损的有（　　　　）
　　A. 阴　　　　　B. 阳　　　　　C. 气　　　　　　D. 血　　　　　E. 精

31. 亡阳证患者临床可见（　　　　）
　　A. 四肢厥冷　　B. 冷汗淋漓　　C. 汗出味咸　　　D. 脉微欲绝　　E. 呼吸气微

32. 气不摄血与气随血脱证均可出现（　　　　）
　　A. 面色苍白　　B. 舌质淡白　　C. 出血　　　　　D. 大汗淋漓　　E. 四肢厥冷

33. 七情证候中导致肺肾受伤的精神刺激是（　　　　）
　　A. 过忧　　　　B. 过思　　　　C. 过恐　　　　　D. 过悲　　　　E. 过怒

34. 亡阴证汗出的特点是（　　　　）
　　A. 汗出清冷　　B. 汗出如油　　C. 汗质黏腻　　　D. 汗味咸　　　E. 汗热

35. 心神失养、虚火扰神、神不守舍，则见（　　　　）
　　A. 心烦不宁　　B. 失眠　　　　C. 多梦　　　　　D. 头晕眼花　　E. 口舌生疮

36. 肾阳虚证患者小便异常，常有（　　　　）
　　A. 夜尿频多　　B. 小便清长　　C. 小便失禁　　　D. 尿少浮肿　　E. 小便短赤

37. 正常人舌象有时也可以出现（　　　　）
　　A. 黑苔　　　　B. 齿痕　　　　C. 裂纹　　　　　D. 淡白　　　　E. 胖大

38. 阳气虚证患者的舌象可出现（　　　　）
　　A. 齿痕舌　　　B. 芒刺舌　　　C. 裂纹舌　　　　D. 胖大舌　　　E. 嫩舌

39. 八纲证候之间的关系包括（　　　　）

  A. 证候相兼　　　　　　　　B. 证候错杂　　　　　　　　C. 证候真假

  D. 证候转化　　　　　　　　E. 真寒假热

40. 水停证主要累及的脏腑有（　　　　）

  A. 肺　　　　B. 脾　　　　C. 肾　　　　D. 膀胱　　　　E. 心

41. 主要用于内伤杂病辨证的方法有（　　　　）

  A. 八纲辨证　　　　　　　　B. 病因辨证　　　　　　　　C. 气血津液辨证

  D. 脏腑辨证　　　　　　　　E. 经络辨证

42. 患者伤暑，耗伤津液，故见（　　　　）

  A. 恶热　　　　B. 汗多　　　　C. 脉浮紧　　　　D. 尿黄　　　　E. 口渴

43. 气滞证患者疼痛的特征是（　　　　）

  A. 攻痛　　　　B. 胀痛　　　　C. 窜痛　　　　D. 重痛　　　　E. 隐痛

44. 气逆证常见的病变脏腑是（　　　　）

  A. 心　　　　B. 肝　　　　C. 脾　　　　D. 肺　　　　E. 肾

45. 血寒证的辨证要点是（　　　　）

  A. 手足冷痛　　　　　　　　B. 口淡欲饮　　　　　　　　C. 少腹冷痛

  D. 肤色紫暗　　　　　　　　E. 舌红脉迟

二、名词解释

1. 八纲辨证

2. 表里

3. 表证

4. 里证

5. 热证

6. 寒证

7. 真寒假热

8. 寒热

9. 虚证

10. 气虚证

11. 血虚证

12. 实证

13. 阴证

14. 阳证

15. 阴阳

16. 亡阴证

17. 气血津液

18. 气陷证

19. 气逆证

20. 血瘀证

三、简答题

1. 简述表证与里证的鉴别。

2. 简述表里同病的常见类型。

3. 如何鉴别虚寒证与实寒证？

4. 如何鉴别实热证与虚热证？

5. 如何鉴别虚证与实证？

6. 何谓阳虚证，有何临床表现？

7. 简述如何运用中医四诊的方法来鉴别阴证与阳证。

8. 简述亡阳与亡阴证两者间的关系。

9. 简述气与血两者间的关系。

10. 简述如何鉴别阴水与阳水。

选择题参考答案

A型题：

1.C	2.A	3.D	4.C	5.D	6.B	7.B	8.D	9.C	10.B	11.D
12.D	13.B	14.D	15.D	16.A	17.A	18.C	19.A	20.D	21.B	22.C
23.C	24.C	25.C	26.D	27.D	28.E	29.A	30.C	31.D	32.A	33.C
34.A	35.E	36.E	37.B	38.E	39.C	40.A	41.D	42.A	43.B	44.B
45.C	46.A	47.D								

X型题：

1.BC	2.BE	3.BCDE	4.ABCD	5.AD	6.ACD	7.ACD
8.ABCD	9.ABC	10.ABCDE	11.BCD	12.AC	13.ABCE	14.BC
15.ACD	16.ABD	17.ABE	18.ACDE	19.ABCD	20.BE	21.ABCD
22.AB	23.ABC	24.AE	25.BC	26.AB	27.ABCD	28.BDE
29.ABCE	30.ABCE	31.ABDE	32.ABC	33.ACD	34.BCDE	35.ABC
36.AB	37.BC	38.ADE	39.ABCD	40.ABCE	41.DE	42.ABDE
43.ABC	44.BD	45.ACD				

第九章　中药与方剂

第一节　中药

一、中药的性能

中药的性能是对药物的作用性质和特征的高度概括，是我国历代医家在长期的医疗实践中根据药物作用于人体所反馈的不同信息，不断推断与总结而来的。主要包括四气五味、升降浮沉、药物归经及有毒与无毒等。

（一）四气五味

1.四气　指药物具有寒、热、温、凉四种不同的药性，又称"四性"。药物的不同性质是从药物作用于机体所发生的反应概括出来的。四气中温热与寒凉属于两类不同性质的药物，温次于热，温热属阳；凉次于寒，寒凉属阴。

温热药具有温里散寒、助阳通脉、回阳救逆等作用，能够减轻或消除寒证，如附子、干姜、肉桂等；寒凉药具有清热泻火、凉血解毒等作用，能够减轻或消除热证，如黄芩、黄连、黄柏、大黄等；此外，还有一些寒热性质不明显，药性平和、作用缓慢的药物为平性药，如党参、山药、甘草等。

2.五味　指药物具有酸、苦、甘、辛、咸5种不同的药味。中草药的五味不仅仅局限于药物的5种基本味道，经过长期的临床实践用药，医家将药物的滋味和药物的作用结合起来，联系脏腑经络理论，以便更好地认识药物及治疗疾病。

（1）辛："能散能行"，有发散、行气、活血、开窍、化湿的作用。常用于表证、气滞、血瘀、窍闭、神昏、湿阻等证，如麻黄、薄荷之辛能化湿；麝香、冰片之辛能开窍。

（2）甘："能补能和能缓"，有补益、和中、缓急和调和药性的作用。常用于虚证、脾胃不和、拘急疼痛等证，如人参、黄芪之甘能补气；熟地黄、枸杞子之甘能补血滋肝肾。

（3）酸："能收能涩"，有收敛、固涩的功效。常用于虚汗、久泄、遗精、遗尿、出血等证，如乌梅之酸能涩肠止泻；五味子之酸能收敛止汗。

（4）苦："能泄、能燥、能坚"，有清泄火热、泄降气逆、通泄大便、燥湿、坚阴等作用。常用于里热证、热结便秘、肺气上逆咳喘等证，如大黄之苦能泻热通便；栀子之苦能清热泻火；黄连之苦能清热燥湿。

（5）咸："能下能软"，有软坚散结，泻下的作用。常用于瘰疬、痰块、燥热便秘等证，如芒硝之咸能软坚通便；牡蛎之咸能软坚散结。

此外，淡味"能渗能利"，有渗湿、利尿的作用，多用以治疗水肿，小便不利等证，如茯苓、猪苓、赤小豆等。

药物的气与味是其特有的性能，需两者结合起来才能反映药物的特征和功效。如黄连苦寒，能清热燥湿；芒硝咸寒，能软坚泻下；黄芪甘温，可以补气；芦根甘寒，能清热生津。性味一般只能表示药物的大体作用和某些共性，有些性味相同的药物，其作用不尽相同，如苦寒的板蓝根能清热解毒，而苦寒的龙胆草却能清热燥湿泻火。对气和味不能孤立看待，必须两者合参才能更好地使用药物治疗疾病。

（二）升降浮沉

升降浮沉指药物在人体内的作用趋向。药物如能改善或消除诸如泄泻、脱肛、崩漏等病势向下、向内的病证，说明其具有升浮作用；相对而言，药物能改善或消除呕吐、喘咳、发热、自汗、盗汗等病势向上、向外的病证，说明其具有沉降作用。一般来说，升浮药的作用趋于向上、向外，具有生阳举陷、发散表邪、宣毒透疹、涌吐开窍等作用；沉降药的作用趋于向下、向内，具有清热泻下、潜阳熄风、降逆止呕、利水渗湿、重镇安神、降气平喘、消积导滞等作用。

药物的升降浮沉受多种因素的影响，主要与药物的四气、五味、用药部位、质地、轻重等有不可分割的关系。升浮的药物大多具有辛、甘味和温热性，质地较轻；沉降的药物大多具有苦、酸、咸味和寒凉性，质地较重。但有的药物还具有双重性，如麻黄即可发汗解表，又可降气平喘；川芎即可止头痛，又可通月经。

（三）药物归经

归经是指药物对于机体某部分的选择性作用，即主要对某一经（脏腑或经络）或某几经发生明显的作用，而对其他经则作用较小，或没有作用，是药物作用的定位概念。如酸枣仁能安神治心悸失眠，归心经；麻黄止咳平喘，归肺经。有一些药物，可以同时归入数经，如山药能补肾固精、健脾止泻、养肺益阴，归肾、脾、肺经。归经理论是以脏腑、经络理论为基础，归经只是药物性能的一个方面，在应用药物的时候，如果只掌握药物的归经，而忽略了四气、五味、升降浮沉等性能，是不够全面的。此外，由于脏腑、经络的病变可以相互影响。因此，在临床用药时，并不能单纯使用归某一经的药物，必须结合药物其他药性，全面分析。例如，肺病而见脾虚者，要兼用补脾的药物，使肺有所养而逐渐向愈。

（四）有毒与无毒

对于毒的认识，在古代医药文献中，常把药物统称为"毒药"。而现代对毒性的认识，是指药物对机体的损害作用，如应用不当，即会导致中毒或发生不良反应。

后世本草书籍根据药物对机体损害程度不同，将药物可分为大毒、有毒、小毒及无毒等。

1. 大毒　中毒症状严重，常引起主要脏器严重损害，甚至造成死亡者。如生草乌、马钱子、雷公藤、巴豆、斑蝥等。

2. 有毒　当用量过大或用药时间过久，出现严重中毒症状，并引起重要脏器损害，甚至造成死亡者。如附子、常山、牵牛子、洋金花、蜈蚣等。

3. 小毒　中毒症状轻微，一般不损害组织器官，不造成死亡者。如吴茱萸、鸦胆子、苦杏仁等。

4. 无毒　药物本身无毒性，如果用法不当，超量久服，亦可以产生毒性或副作用。如人参、知母等。

在临床用药过程中，为确保安全用药，应掌握有毒中草药的品种及其使用的特殊要求和注意事项。其次，要根据患者体质强弱和疾病的轻重缓急，来选择适当的药物和确定相应的剂量，治疗过程中严密观察服药后可能出现的不良反应，及时处理。

二、中药的应用

中药的应用指在中医理论指导下，根据病情、药物性质和治疗要求所采取的用药方法。主要包括中药配伍、用药禁忌、用药剂量、煎服方法以及中草药中毒解救方法等内容。

（一）中药配伍

根据病情的需要和药物的药性特点，按照一定的原则将两味或两味以上的药物配合起来使用的用药形式，称为配伍。在长期临床用药实践中，把单味药的应用和药物的配伍关系总结为"七情"，即单行、相须、相使、相畏、相杀、相恶、相反。

1. 单行　用单独一味药物来治疗某种病情单一的疾病。如人参治疗气虚郁脱证；马齿苋治疗痢疾。

2. 相须　两种性能功效类似的药物配合应用，能增强原有药物的疗效。如麻黄配桂枝，增强发汗解表、祛风散寒作用；石膏配知母，增强清热泻火作用。

3. 相使　两种药物合用，一种药物为主，另一种药物为辅，辅药能增强主药的疗效。如吴茱萸配生姜，生姜可增强主药吴茱萸暖肝温胃、下气止呕的作用；黄芪配茯苓，茯苓能增强黄芪补气利水的功效。

4. 相畏　一种药物的毒副作用能被另一种药物降低或消除。如半夏畏生姜，生姜可以抑制半夏的毒副作用；甘遂畏大枣，大枣可抑制甘遂峻下逐水的毒副作用。

5. 相杀　一种药物能减轻或消除另一种药物的毒副作用。如生姜可杀半夏毒，防风杀砒霜毒，绿豆杀巴豆毒等。

6. 相恶　一种药物能使另一种药物原有作用减弱，甚至消失。如人参恶莱菔子，莱菔子能削弱人参的补气作用；生姜恶黄芩，黄芩能削弱生姜的温胃止呕作用。

7. 相反　两种药物合用，能产生或增强毒副作用。如甘草反甘遂；贝母反乌头等。

药物配伍关系中，相须、相使具有协同作用，能使药物的疗效提高；相畏、相杀可使药物的毒性减轻或消除，在毒性药物使用时常配伍使用；相恶会使药物疗效降低，相反会使毒性增强。在临床用药时，相须相使、相畏相杀是常用的配伍方法，而相恶相反则是配伍禁忌。

（二）用药禁忌

用药禁忌包括配伍禁忌、证候禁忌、妊娠禁忌和服药禁忌四方面的内容。

1.配伍禁忌　指某些药物配伍使用会产生和增强毒副作用或破坏、降低原药物的药效，因此临床应当避免配合使用。

（1）中药的配伍禁忌：历代医家认识未尽统一，目前公认的中药配伍禁忌主要是金元时期所概括的"十八反"和"十九畏"，这里的"畏"，不同于七情中相畏的畏，而是反的意思。

十八反歌：本草明言十八反，半蒌贝蔹及攻乌，藻戟遂芫俱战草，诸参辛芍叛藜芦。

十九畏歌：硫黄原是火中精，朴硝一见便相争；水银莫与砒霜见，狼毒最怕密陀僧；巴豆性烈最为上，偏与牵牛不顺情；丁香莫与郁金见，牙硝难合京三棱；川乌草乌不顺犀，人参最怕五灵脂；官桂善能调冷气，若逢石脂便相欺；大凡修合看顺逆，炮熿炙煿莫相依。

（2）中西药联合应用的配伍禁忌：中西药联合应用不当也会产生不良反应，出现毒副作用而影响临床疗效。在中西药并用，或中西药在一日之内交替使用时，都必须严格掌握中西药的配伍禁忌。

①形成难溶性物质。如四环素类及异烟肼等能与石膏、海螵蛸、石决明、龙骨、牡蛎、瓦楞子等所含钙、镁、铁、铝等离子产生反应，生成难溶于水的络合物，影响前者的吸收，从而降低疗效。②影响药物的分布与排泄。如磺胺类药物与富含有机酸的乌梅、蒲公英、五味子、山楂等同用，可致磺胺在尿中形成结晶；这类中药还可增加呋喃妥因、利福平、阿司匹林、吲哚美辛等药在肾脏的重吸收，引起蓄积中毒。③抑制酶活性。砷与酶结合形成不溶化的沉淀而使酶失活，故酶类西药如胃蛋白酶、多酶片、乳酶生、淀粉酶、胰酶等不能与含砷中成药如六神丸、牛黄解毒丸、小儿奇应丸、解毒消炎丸等合用。④酸碱中和。如山楂、山茱萸、五味子及乌梅丸、山楂丸、保和丸、六味地黄丸等酸性中药不应与氨茶碱、碳酸氢钠、胃舒平等碱性药合用，两者疗效均受影响。⑤产生毒性反应。如含汞的朱砂安神丸、六神丸、人丹、七厘散、紫雪丹、苏合香丸、冠心苏合丸等，不能与溴化钾、溴化钠、碘化钾、碘化钠、硫酸亚铁等同服，因可发生还原反应，生成有毒的溴化汞、硫化汞、碘化汞等。⑥拮抗作用。含犀角、珍珠的中成药如六神丸、六应丸、小儿化毒散、回春丹等不宜与黄连素同用，因前者所含蛋白质水解生成的氨基酸与黄连素有拮抗作用。⑦产生酶促作用，加速体内代谢。含乙醇的中药制剂如国公酒、骨刺消痛液等，不能与苯巴比妥、苯妥英钠、安乃近、水合氯醛、胰岛素、降糖灵、甲苯磺丁脲等同服，因乙醇可加速上述药品的代谢过程，使半衰期缩短，疗效降低。⑧产生酶抑作用，增加副作用。如麻黄或含有麻黄的中成药如大活络丸、人参再造丸、气管炎丸、哮喘冲剂、半夏露、气管炎糖浆等不宜与呋喃唑酮、优降宁、苯乙肼等合用，因后者对单胺氧化酶有抑制作用，可使去甲肾上腺素等神经递质不被酶破坏，而大量贮存于神经末梢中。麻黄中的麻黄碱可促使贮存于神经末梢中的去甲肾上腺素大量释放，导致血压急剧增高。⑨作用类似，易致中毒。含有强心苷的中药如万年青、福寿草、夹竹桃、蟾酥及中成药如救心丸、活心丸、麝香保心丸、营心丸、护心丸等不宜与西药强心苷合用。因两者同时使用，剂量难于掌握，易致洋地黄中毒。

2. 证候禁忌　由于药物的寒热温凉及归经等性能不同，其作用各有专长和一定的适用范围，因此对于某类或某种疾病，应当避免使用某类或某种药物称"证候禁忌"。如麻黄辛温发散，解表发汗力强，适用于外感风寒表实无汗证，而表虚自汗者禁用；黄精质润甘平，滋阴补肺，适用于肺虚燥咳及肾虚精亏者，而痰湿气滞，中寒便溏者忌用等。

3. 妊娠禁忌　凡能损害胎元或引起流产的药物都应作为妊娠用药的禁忌。根据药物对胎元损害程度的不同，一般分为禁用和慎用两类。属禁用者多系毒性药或药性峻猛，堕胎作用较强的药。慎用者则主要是具有活血祛瘀，行气破滞，攻下导积，辛热滑利等作用的药物。主要的禁用药有：斑蝥、水蛭、巴豆、牵牛、麝香、三棱、莪术、大戟、芫花、甘遂、商陆、水银、轻粉、雄黄、砒霜等。需慎用的药有：川芎、牛膝、桃仁、红花、乳香、没药、王不留行、枳实、附子、大黄、干姜、肉桂、天南星等。

4. 服药禁忌　俗称"忌口"或"食忌"，指服药期间对某些食物的禁忌。一般在服药期间，应忌食生冷、油腻、腥膻和有刺激性的食物。此外，病情不同，饮食禁忌也有区别，如热性病禁食辛辣、油腻、煎炸类食物；寒性病忌食生冷类食物；疮疡及皮肤病患者忌食腥膻发物及辛辣刺激性食物等。

（三）用药剂量

中药剂量指为达到一定的治疗目的，成人所应用的单味药的一日用量或一次用量。在治疗中，药量的大小直接关系到药物的疗效。用量小，起不到治疗作用；用量大，则会伤人正气。确定用药剂量，应从药物、患者、环境等因素来综合考虑。

1. 药物因素　凡剧毒药或作用峻烈的药物，用量宜小，并从小剂量开始，逐渐增加，以免中毒或损伤元气；性质平和的药物用量可偏大。药物质地轻的花、叶类，用量宜轻；辛香走窜类药，如麝香、沉香等用量宜轻；药物质地重，如矿石、贝壳之类用量宜重。一般单方剂量比复方重；复方中，君药比辅药重；入汤剂比入丸剂、散剂量重。

2. 患者因素　由于年龄、体质的不同，对药物耐受程度不同，则药物用量也有一定的差别。一般而言，小儿、妇女特殊期及体质虚弱者，需要减少用量；小儿在 1 岁以下，用成人量的 1/4；1 ～ 5 岁，用成人量的 1/3；6 ～ 15 岁，用成人量的 1/2；16 岁以上，可用成人量；病情轻、病势缓、病程长者用量宜小；病情重、病势急、病程短者用量宜大。除毒性药、峻烈药和某些精制药剂外，一般中药的常用内服剂量（即有效剂量）为 5 ～ 10 克，部分药物的常用量较大的为 15 ～ 30 克。

3. 环境因素　南方气候炎热，湿气较重，使用清热祛湿药时用量可重；北方气候寒冷、干燥，使用解表药、润燥药时用量宜重。夏季发汗解表药用量宜小，冬季苦寒泻火药用量宜轻。

（四）煎服方法及中草药中毒解救方法详见第十三章"用药护理"。

第二节　方剂

一、方剂的组成

方剂是在辨证审因，确定治法的基础上，按照组方原则，选择适当的药物加以组合，并酌定剂量、确定适宜的剂型及用法而成的处方。《素问·至真要大论》说："主病之谓君，佐君之谓臣，应臣之谓使"，在组织不同作用和地位的药物时，应符合方剂组方中的基本结构，即"君、臣、佐、使"的组方形式。

（一）君药

君药是方剂中针对主病或主证起主要治疗作用的药物。

（二）臣药

臣药可分为 2 种：一是辅助君药加强治疗主病或主证作用的药物；二是针对重要的兼病或兼证起主要治疗作用的药物。

（三）佐药

佐药可分为 3 种：一是佐助药，即配合君、臣药以加强治疗作用，或直接治疗次要兼证的药物；二是佐制药，即用以消除或减弱君、臣药的毒性，或能制约君、臣药峻烈之性的药物；三是反佐药，即病重邪甚，可能拒药时，配用与君、臣药性味或作用相反而又能在治疗中起相成作用的药物，以防止药病格拒。

（四）使药

使药可分为 3 种：一是引经药，即能引方中药力达病所的药物；二是调和药，即具有调和方中诸药作用的药物；三是矫味药，即矫正药物味道，便于服用的药物

现以"四君子汤"为例说明方剂的组成：该方由人参、白术、茯苓、甘草 4 味中药组成，用以治疗脾胃气虚而引起的饮食减少、大便溏稀、小便清长、腹胀、面色苍白或萎黄、语言低弱细微、四肢软弱无力、脉细或沉细等症。人参，在四君子汤中起君的作用；白术，是健脾良药，具有良好的温脾、补脾作用，但效果不如人参而且补气力弱，是一味臣药；茯苓，具有渗湿利尿作用，同时能健脾安神，中医认为脾喜燥恶湿而茯苓能渗湿利尿，因此，此方中佐以茯苓则健脾作用更强；甘草，四君子汤中的使药，能协同君药人参、臣药白术、佐药茯苓的治疗作用，同时还可将诸药引导到所需治疗的脏腑和经络，这样使治疗作用更有针对性。

方剂基本结构的君、臣、佐、使主要由方剂中药物所起的作用决定。任何方剂组成中，君药不可缺少，无论何药在作为君药时其用量比作为臣、佐、使药应用时要大。药物组成根据病情与治法的需求来确定，只有适合病情，用药适宜，主次分明，配伍宜忌，才能取得良好的治疗效果。

二、方剂的变化

方剂的组成既有一定的严谨性，也有极大的灵活性。临床运用时，需要根据病情的具体情况予以灵活变化。一般可分为以下三种形式：

（一）增减药味

药味增减有两种情况，一是佐使药的加减，适用于主症未变而次要兼症不同的病证，这种加减变化不至于引起全方药功效的根本变化。如银翘散主治风寒表证，口渴可加天花粉生津止渴；二是臣药的加减，由于改变了方剂的配伍关系，则会使全方药的功效发生根本变化。如麻黄汤加白术为臣药后，具有祛寒除湿的功效。

（二）增减药量

药物的用量直接决定药力的大小，方剂的药物组成虽然相同，但是用量各异，致使方剂的配伍关系及功效、主治亦不同。如小承气汤与厚朴三物汤均由大黄、厚朴、枳实三味中药组成，但是前者重用大黄为君药，为攻下热结之剂，主治阳明腑实证；后者重用厚朴为君药，为行气除满之方，主治气滞人便不通之证。

（三）剂型变化

中药方剂的剂型种类繁多，各有特点，同一方剂，若剂型不同，作用亦有大小与缓峻之别，在主治病情上亦有轻重缓急之分。如理中丸是用治脾胃虚寒的方剂，若将丸剂改为汤剂内服，则作用快而力峻，适用于病情较急重者；反之，若病情较轻缓者，则改为丸剂，取其慢而力缓。

三、常用剂型及其特点

各种中药组成方剂后，根据病情的需要与药物的特点制成一定的形态，称为剂型。剂型的种类繁多，既有丸、散、膏、丹等古老的剂型，又有采用现代化制剂方法，在保持传统制剂的基础上创造出的针剂、片剂、糖浆、胶囊、气雾剂等新的剂型。如何选择剂型和制作剂型，主要取决于不同药物的特性和不同病证的需要，每一种剂型都有其特点和适用范围。

（一）汤剂

汤剂即煎剂，是将药物饮片组方后加水浸泡再煎煮一定的时间，去渣取汁而成的液体剂型。它是临床最常用的一种剂型，其优点是易于吸收，能迅速发挥药效，可灵活加减使用。汤剂一般作内服，亦可外用熏洗，适用于各种急、慢性疾病。

（二）散剂

散剂是将单味药或多味药物研成细粉，混合均匀而成。其优点是制作简便，节省药材，便于贮存携带，且服用方便，吸收速度界于丸剂和汤剂之间，即可内服，亦有外用。

（三）丸剂

丸剂是根据配方将药物碾成细末，再用一定的赋形黏合剂制成的圆形固体剂型。

常用的有蜜丸、水丸、糊丸等剂型。其优点是体积小，服用、携带、贮存方便。吸收缓慢，药力持久，适用于慢性、虚弱性疾病，如十全大补丸、补中益气丸等。对某些芳香走窜不宜入煎的药物，如麝香、冰片等，亦常制成丸剂，且多用于急救，如安宫牛黄丸、苏合香丸等。

（四）膏剂

膏剂有内服、外用两种。内服膏剂是将药物反复煎熬，去渣取汁，再用微火浓缩，加冰糖或蜂蜜收膏制成，常用于滋补。其特点是服用方便，可供长期服用。一般用于慢性病和病后。外用膏剂有软膏药和硬膏药两种。软膏又称药膏，是用适当基质与药物均匀混合制成的一种容易涂搽于皮肤、黏膜的半固体外用制剂。其优点是有效成分可被缓慢吸收，持续发挥疗效，适用于外科疮疡、肿疖等疾病，如三黄软膏。硬膏又称膏药，是用植物油将药物浸泡、煎熬至一定程度，去渣后加入黄丹、白蜡等收膏制成暗黑色的膏药肉，涂于布或纸等裱褙材料上而成，亦称黑膏药。常温下呈固体状态，36~37℃时软化，用法简便，携带贮存方便。适用于跌打损伤、风湿痹痛和外科疮疡等疾病，如狗皮膏等。

（五）丹剂

丹剂是将某些含汞、硫黄等矿物类经过加热升华而制成的一种剂量小、作用大的化合制剂，如红升丹、白降丹等。多为疮疡外用，具有很强的去腐作用。此外，有把某些贵重、特殊功效的药物研成细末制作成的丸、散，习惯上亦称为"丹"，如至宝丹、神犀丹等。

（六）酒剂

酒剂又称药酒，是将药物置于白酒或黄酒中浸泡，经过一定的时间所得的澄明浸出液。酒剂可内服或外用，其优点是制法简单，药物的有效成分不易破坏，可以较长时间贮存。内服多用于体虚补养、风湿痹痛、跌打损伤，如十全大补酒、风湿药酒等，外用可消肿止痛、杀虫止痒。

（七）片剂

片剂是将药物经粉碎加工或提炼后，与辅料混合压制而成的片状剂型。其特点是剂量准确、体积小、服用方便、便于贮存携带，适用于各种疾病，如复方丹参片、牛黄解毒片等。

（八）注射剂

注射剂亦称针剂，是将药物经过提取、精炼、配制等步骤制成的灭菌溶液、无菌混悬液或无菌粉末，供皮下、肌内、静脉等注射的一种制剂。具有剂量准确，药效迅速，不受口服用药首关消除影响的优点，适用于急救，如清开灵注射液等。

练习题

一、选择题

A 型题

1. 药物的四气又叫（　　）

    A. 四味　　　　B. 四性　　　　C. 四状　　　　D. 四态　　　　E. 四形

2. "能散能行"是五味中哪一味的功效（　　）

    A. 酸　　　　　B. 苦　　　　　C. 甘　　　　　D. 辛　　　　　E. 咸

3. "能补能和能缓"是五味中哪一味的功效（　　）

    A. 酸　　　　　B. 苦　　　　　C. 甘　　　　　D. 辛　　　　　E. 咸

4. 具有"能收能涩"功效的药物多属（　　）

    A. 酸味　　　　B. 苦味　　　　C. 甘味　　　　D. 辛味　　　　E. 咸味

5. 具有"能泄、能燥、能坚"功效的药物多属（　　）

    A. 酸味　　　　B. 苦味　　　　C. 甘味　　　　D. 辛味　　　　E. 咸味

6. 具有"能下能软"功效的药物多属（　　）

    A. 酸味　　　　B. 苦味　　　　C. 甘味　　　　D. 辛味　　　　E. 咸味

7. "能渗能利"是哪一味的功效（　　）

    A. 酸　　　　　B. 苦　　　　　C. 淡　　　　　D. 辛　　　　　E. 咸

8. 药物配伍中，一种药物能减轻或消除另一种药物的毒副作用，是七情中的（　　）

    A. 相须　　　　B. 相使　　　　C. 相畏　　　　D. 相杀　　　　E. 相恶

9. 药物配伍中，两种性能功效类似的药物配合应用，能增强原有药物的疗效，是七情中的（　　）

    A. 相须　　　　B. 相使　　　　C. 相畏　　　　D. 相杀　　　　E. 相恶

10. 小儿在 1 岁以下，药物用量是成人量的（　　）

    A.1/2　　　　　B.1/3　　　　　C.1/4　　　　　D.1/5　　　　　E.1/6

11. 方剂中针对主病或主证起主要治疗作用的药物为（　　）

    A. 君药　　　　B. 臣药　　　　C. 佐药　　　　D. 使药　　　　E. 和药

12. 针对重要的兼病或兼证起主要治疗作用的药物为（　　）

    A. 君药　　　　B. 臣药　　　　C. 佐药　　　　D. 使药　　　　E. 和药

13. 加强治疗作用，或直接治疗次要兼证的药物为（　　）

    A. 君药　　　　B. 臣药　　　　C. 佐药　　　　D. 使药　　　　E. 和药

14. 以消除或减弱君、臣药的毒性，或能制约君、臣药峻烈之性的药物为（　　）

    A. 君药　　　　B. 臣药　　　　C. 佐药　　　　D. 使药　　　　E. 和药

15. 病重邪甚，可能拒药时，配用与君、臣药性味或作用相反而又能在治疗中起相成作用的药物，以防止药病格拒，这类药物是（　　）

    A. 君药　　　　B. 臣药　　　　C. 佐药　　　　D. 使药　　　　E. 和药

16. 能引方中药力达病所的药物为（　　　）

　　A. 君药　　　　B. 臣药　　　　C. 佐药　　　　D. 使药　　　　E. 和药

17. 具有调和方中诸药作用的药物为（　　　）

　　A. 君药　　　　B. 臣药　　　　C. 佐药　　　　D. 使药　　　　E. 和药

18. 能矫正药物味道，便于服用的药物为（　　　）

　　A. 君药　　　　B. 臣药　　　　C. 佐药　　　　D. 使药　　　　E. 和药

19. 将单味药或多味药物研成细粉，混合均匀而成剂型为（　　　）

　　A. 汤剂　　　　B. 散剂　　　　C. 丸剂　　　　D. 膏剂　　　　E. 丹剂

20. 将某些含汞、硫黄等矿物类经过加热升华而制成的一种剂量小、作用大的化合制剂，多为外用剂型称为（　　　）

　　A. 汤剂　　　　B. 散剂　　　　C. 丸剂　　　　D. 膏剂　　　　E. 丹剂

X 型题

1. 中药的性能主要包括以下哪些（　　　）

　　A. 四气　　　　B. 五味　　　　C. 升降浮沉　　　　D. 药物归经　　　　E. 有毒与无毒

2. 药物的四性是指什么（　　　）

　　A. 火　　　　B. 寒　　　　C. 热　　　　D. 温　　　　E. 凉

3. 药物的五味是指什么（　　　）

　　A. 酸　　　　B. 苦　　　　C. 甘　　　　D. 辛　　　　E. 咸

4. 以下哪些中药有毒且属大毒（　　　）

　　A. 巴豆　　　　B. 斑蝥　　　　C. 雷公藤　　　　D. 苦杏仁　　　　E. 知母

5. 属辛味的药物有以下哪些（　　　）

　　A. 麝香　　　　B. 冰片　　　　C. 薄荷　　　　D. 黄芪　　　　E. 枸杞

6. 属甘味的药物有以下哪些（　　　）

　　A. 人参　　　　B. 熟地　　　　C. 麻黄　　　　D. 黄芪　　　　E. 枸杞

7. 有渗湿、利尿的作用，多用以治疗水肿，小便不利等证的药物有（　　　）

　　A. 茯苓　　　　B. 猪苓　　　　C. 赤小豆　　　　D. 薄荷　　　　E. 乌梅

8. 下列哪些药物配伍为相恶（　　　）

　　A. 人参恶莱菔子　　　　　　B. 生姜恶黄芩　　　　　　C. 黄芪配茯苓

　　D. 石膏配知母　　　　　　E. 吴茱萸配生姜

9. 用药禁忌包括以下哪些方面的内容（　　　）

　　A. 配伍禁忌　　B. 证候禁忌　　C. 妊娠禁忌　　D. 服药禁忌　　E. 使用禁忌

10. 用药剂量的决定因素有哪些（　　　）

　　A. 药物因素　　B. 患者因素　　C. 环境因素　　D. 饮食因素　　E. 配伍禁忌

11. 方剂组方中的基本结构是（　　　）

　　A. 君　　　　B. 臣　　　　C. 佐　　　　D. 使　　　　E. 和

12. 佐药可分为哪三种（　　　）

　　A. 佐助药　　　B. 佐制药　　　C. 佐止药　　　D. 正佐药　　　E. 反佐药

13. 使药可分为哪三种（　　）

　　A. 引经药　　　B. 调和药　　　　C. 矫味药　　　　D. 中和药　　　E. 祛味药

14. 方剂的变化形式有（　　）

　　A. 药味增减　　B. 药量增减　　　C. 剂型变化　　　D. 服用方法　　E. 温度控制

15. 中药的常用剂型有哪些（　　　）

　　A. 汤剂　　　　B. 散剂　　　　　C. 丸剂　　　　　D. 膏剂　　　　E. 酒剂

16. 外用酒剂的功效有（　　）

　　A. 体虚补养　　B. 风湿痹痛　　　C. 跌打损伤　　　D. 消肿止痛　　E. 杀虫止痒

17. 在保持传统制剂的基础上创造出的新型剂型有哪些（　　）

　　A. 针剂　　　　B. 片剂　　　　　C. 糖浆　　　　　D. 胶囊　　　　E. 气雾剂

18. 散剂的优点有（　　）

　　A. 制作简便　　B. 节省药材　　　C. 便于贮存　　　D. 便于携带　　E. 服用方便

19. 内服酒剂的功效有（　　）

　　A. 体虚补养　　B. 风湿痹痛　　　C. 跌打损伤　　　D. 消肿止痛　　E. 杀虫止痒

二、名词解释

1. 归经

2. 单行

3. 相反

4. 配伍禁忌

5. 君药

6. 臣药

7. 佐药

8. 使药

三、简答题

1. 简述中药配伍禁忌的"十八反"和"十九畏"的具体内容。

2. 简述患者因年龄、体质、对药物耐受程度不同，药物用量的差别。

3. 简述方剂的变化形式。

4. 简述常用剂型及其特点

选择题参考答案

A型题：

1.B　　2.D　　3.C　　4.A　　5.B　　6.E　　7.C　　8.D　　9.A　　10.C　　11.A

12.B　13.C　14.C　15.C　16.D　17.D　18.D　19.B　20.E

X型题：

1.ABCDE　2.BCDE　3.ABCDE　4.ABC　　5.ABC　　6.ABDE　　7.ABC

8.AB　　9.ABCD　10.ABC　11.ABCD　12.ABE　13.ABC　14.ABC

15.ABCDE　16.DE　17.ABCDE　18.ABCDE　19.ABC

第十章　体质与治未病

第一节　体质

人是形与神的统一体。人类既有脏腑经络、形体官窍、精气血津液等形态和功能活动，也有神、魂、魄、意、志等神志活动，以及怒、喜、思、悲、恐等情志活动，这是人体的生理共性。但正常人体是有差异的，不同的个体在形态、功能、心理上又存在着各自的特殊性。体质是个体的身心特性，它影响着人对自然、社会环境的适应能力和对疾病的抵抗力，以及发病过程中对某些致病因素的易感性和病理过程中疾病发展的倾向性等，进而还影响着某些疾病的证候类型和个体对护治措施的反应性，从而使人体的生、长、壮、老、已等生命过程具有明显的个体特异性。因此，重视对于体质问题的研究，不但有助于从整体上把握个体的生命特征，还有助于分析疾病的发生、发展和演变规律，对诊断、护治、预防疾病及养生康复均有重要意义。

一、体质的概念

体质是指人类个体在生命过程中，在先天禀赋和后天获得的基础上所形成的形态结构、生理功能和心理状态方面综合的、相对稳定的固有特质，是人类在生长发育过程中所形成的与自然、社会环境相适应的人体个体特征。它通过人体形态、功能和心理活动的差异性表现出来。在生理上表现为功能、代谢以及对外界刺激反应等方面的个体差异；在病理上表现为对某些病因和疾病的易感性或易患性，以及产生病变的类型与疾病传变转归中的某种倾向性。每个人都有自己的体质特点，人的体质特点或隐或现地体现于健康或疾病过程中。因此，体质实际上就是人群在生理共性的基础上，不同个体所具有的生理特殊性。

二、体质的形成和影响因素

体质秉承于先天，得养于后天。各种先天因素、后天因素和环境因素都对体质的形成和影响产生作用。

（一）先天因素

中医称先天因素为先天禀赋，指子代出生以前在母体内所禀受的一切，包括父母生殖之精的质量，父母血缘关系所赋予的遗传性，父母生育的年龄、身体状态，以及在母体内孕育过程中母亲是否注意养胎和妊娠期所患疾病等所带来的一切影响，是体质形成的基础，是人体体质强弱的前提条件。

（二）后天因素

后天因素主要包括膳食营养、生活起居、劳欲、精神状态等方面。这些因素既可调节体质强弱变化，也可改变人的体质类型。一般来说，调摄适宜者，则可弥补先天不足，使体质由弱变强；调摄不当者，虽先天禀赋充足，也可因过度损耗，使体质由强变弱。

（三）环境因素

人体借助其内在的调节和控制机制，与各种环境因素保持着相对平衡，表现出机体对环境的适应能力。但是这种适应能力是有限的，当有害环境长期作用于人体，或超过一定限度，就会引起疾病。自然地理环境、气象活动、生活环境不同，人之体质受其影响也不同，疾病也就不同，久之也会对体质产生影响。

（四）疾病与药物因素

疾病对于个体的体质改变有着重大影响，尤其是一些重病、慢性消耗性疾病，不仅可以损害人体各个部位，还可以使脏腑失和，气血阴阳失调，从而影响体质状态。药物因素可以影响胚胎的发育，从而导致新个体的体质特征发生改变或损害，如引起先天畸形、胎儿先天性耳聋等严重疾病。药物使用不当或药物的不良反应，可以导致个体体质的损害。

三、体质的特点

（一）普遍性、全面性和复杂性

体质普遍地存在于每个个体中，每个人作为一个形神的统一体，必然会显示出自己的身心特性。这些特性全面地体现在人体形态和功能各个方面的差异性上。这种差异在不同个体之间表现为复杂的多样性，这种多样性并非没有规律可循。体质学说的任务就是揭示其规律，并就体质做出合理的分类。

（二）稳定性和可变性

体质秉承于先天，得养于后天。先天禀赋决定着个体体质的相对稳定性和特异性，后天各种环境因素、营养状况、饮食习惯、精神因素、年龄变化、疾病损害、针药治疗等，又使得体质具有可变性。但体质是一个随个体发育的不同阶段而演变的生命过程，在生命过程中的某个阶段，体质状态具有相对稳定性。

（三）连续性和可预测性

体质的连续性体现在不同个体体质的存在和演变时间的不间断性，体质的特征伴随着生命自始至终的全过程，或表现为生理状态下的生理反应性，或表现为病理状态下的发病倾向性。偏于某种体质类型者，在初显端倪之后，多具有循着这类体质固有的发展演变规律缓慢演化的趋势，体质的这种可预测性，为治未病提供了可能。

四、体质的分类

体质的分类方法是认识和掌握体质差异性的重要手段。中医学体质的分类,是以整体观念为指导思想,以阴阳、五行学说为思维方法,以藏象及精气血津液理论为基础而进行的。古今医家从不同角度对体质作了不同的分类。《内经》曾提出过阴阳含量划分法、五行归属划分法、形态与功能特征分类法、心理特征分类法(包括刚柔分类法、勇怯分类法、形态苦乐分类法)等,张介宾等采用藏象阴阳分类法,叶天士等以阴阳属性分类,章虚谷则以阴阳虚实分类。现代医家多从临床角度根据发病群体中的体质变化、表现特征进行分类,但由于观察角度、分类方法不同,对体质划分的类型、命名方法也有所不同,有四分法、五分法、六分法、七分法、九分法、十二分法等,每一分类下又常有不同划分方法,但其分类的基础,是脏腑经络及精气血津液的结构与功能的差异。

根据中华中医药学会 2009 年 4 月 9 日发布的《中医体质分类判定标准》,将体质分为平和质、气虚质、阳虚质、阴虚质、痰湿质、湿热质、血瘀质、气郁质、特禀质 9 个类型。

(一)平和质(Ａ型)

总体特征:阴阳气血调和,以体态适中、面色红润、精力充沛等为主要特征。

形体特征:体形匀称健壮。

常见表现:面色、肤色润泽,头发稠密有光泽,目光有神,鼻色明润,嗅觉通利,唇色红润,不易疲劳,精力充沛,耐受寒热,睡眠良好,胃纳佳,二便正常,舌色淡红,苔薄白,脉和缓有力。

心理特征:性格随和开朗。

发病倾向:平素患病较少。

对外界环境适应能力:对自然环境和社会环境适应能力较强。

(二)气虚质(Ｂ型)

总体特征:元气不足,以疲乏、气短、自汗等气虚表现为主要特征。

形体特征:肌肉松软不实。

常见表现:平素语音低弱,气短懒言,容易疲乏,精神不振,易出汗,舌淡红,舌边有齿痕,脉弱。

心理特征:性格内向,不喜冒险。

发病倾向:易患感冒、内脏下垂等病,病后康复缓慢。

对外界环境适应能力:不耐受风、寒、暑、湿。

(三)阳虚质(Ｃ型)

总体特征:阳气不足,以畏寒怕冷、手足不温等虚寒表现为主要特征。

形体特征:肌肉松软不实。

常见表现：平素畏冷，手足不温，喜热饮食，精神不振，舌淡胖嫩，脉沉迟。

心理特征：性格多沉静、内向。

发病倾向：易患痰饮、肿胀、泄泻等病，感邪易从寒化。

对外界环境适应能力：耐夏不耐冬，易感风、寒、湿邪。

（四）阴虚质（D型）

总体特征：阴液亏少，以口燥咽干、手足心热等虚热表现为主要特征。

形体特征：体形偏瘦。

常见表现：手足心热，口燥咽干，鼻微干，喜冷饮，大便干燥，舌红少津，脉细数。

心理特征：性情急躁，外向好动，活泼。

发病倾向：易患虚劳、失精、不寐等病，感邪易从热化。

对外界环境适应能力：耐冬不耐夏，不耐受暑、热、燥邪。

（五）痰湿质（E型）

总体特征：痰湿凝聚，以形体肥胖、腹部肥满、口黏苔腻等痰湿表现为主要特征。

形体特征：体形肥胖，腹部肥满松软。

常见表现：面部皮肤油脂较多，多汗且黏，胸闷，痰多，口黏腻或甜，喜食肥甘甜黏，苔腻，脉滑。

心理特征：性格偏温和、稳重，多善于忍耐。

发病倾向：易患消渴、中风、胸痹等病。

对外界环境适应能力：对梅雨季节及湿重环境适应能力差。

（六）湿热质（F型）

总体特征：湿热内蕴，以面垢油光、口苦、苔黄腻等湿热表现为主要特征。

形体特征：形体中等或偏瘦。

常见表现：面垢油光，易生痤疮，口苦口干，身重困倦，大便黏滞不畅或燥结，小便短黄，男性易阴囊潮湿，女性带下增多，舌质偏红，苔黄腻，脉滑数。

心理特征：容易心烦急躁。

发病倾向：易患疮疖、黄疸、热淋等病。

对外界环境适应能力：对夏末秋初湿热气候，湿重或气温偏高环境较难适应。

（七）血瘀质（G型）

总体特征：血行不畅，以肤色晦暗、舌质紫暗等血瘀表现为主要特征。

形体特征：胖瘦均见。

常见表现：肤色晦暗，色素沉着，容易出现瘀斑，口唇暗淡，舌暗或有瘀点，舌下络脉紫暗或增粗，脉涩。

心理特征：易烦，健忘。

发病倾向：易患癥瘕及痛证、血证等。

对外界环境适应能力：不耐受寒邪。

（八）气郁质（H型）

总体特征：气机郁滞，以神情抑郁、忧虑脆弱等气郁表现为主要特征。

形体特征：形体瘦者为多。

常见表现：神情抑郁，情感脆弱，烦闷不乐，舌淡红，苔薄白，脉弦。

心理特征：性格内向不稳定、敏感多虑。

发病倾向：易患脏躁、梅核气、百合病及郁证等。

对外界环境适应能力：对精神刺激适应能力较差，不适应阴雨天气。

（九）特禀质（I型）

总体特征：先天失常，以生理缺陷、过敏反应等为主要特征。

形体特征：过敏体质者一般无特殊，先天禀赋异常者或有畸形，或有生理缺陷。

常见表现：过敏体质者常见哮喘、风团、咽痒、鼻塞、喷嚏等；患遗传性疾病者有垂直遗传、先天性、家族性特征；患胎传性疾病者具有母体影响胎儿个体生长发育及相关疾病特征。

心理特征：随禀质不同情况各异。

发病倾向：过敏体质者易患哮喘、荨麻疹、花粉症及药物过敏等；遗传性疾病如血友病、先天愚型等；胎传性疾病如五迟（立迟、行迟、发迟、齿迟和语迟）、五软（头软、项软、手足软、肌肉软、口软）、解颅、胎惊等。

对外界环境适应能力：适应能力差，如过敏体质者对易致过敏季节适应能力差，易引发宿疾。

五、体质的调摄

（一）平和质

1.精神调摄　平和质在心理特征方面表现为坚定的意志、高尚的情操、良好的性格等稳定的心理素质，机体适应环境的能力以及抵抗疾病的能力较强。《临证指南医案·郁》华岫云按："情志之郁，由于隐情曲意不伸……郁症全在病者能移情易性。"平和体质的人，可培养一些兴趣爱好，如琴棋书画、唱歌跳舞、吹拉弹唱等，也可以通过打球、爬山、跑步、散步、太极拳、太极剑等运动保持情绪的稳定。

2.饮食调护　平和质者阴阳调和、血脉畅达、五脏匀平，饮食原则是膳食平衡，要求食物多样化，还应注意气味调和，因时施膳，根据季节选择适宜的饮食，不宜过于偏食寒性或热性的食物，以维护机体的阴阳平衡。

3.起居调适　起居有常，不妄作劳，顺应四时，如春季宜"夜卧早起，广步于庭"，夏季宜"夜卧早起，无厌于日"，秋季宜"早卧早起，与鸡俱兴"，冬季宜"早卧晚起，必待日光"。

4.运动养生　可根据年龄、性别、个人兴趣爱好，自行选择不同的锻炼方法。体育锻炼应使身体各系统的功能得到全面协调的发展，因此锻炼要全面、多样，均衡发展。在运动锻炼时，保持心情舒畅，以中等偏低的强度为宜，循序渐进，持之以恒。

（二）气虚质

1. 精神调摄　脾为气血生化之源，思则气结，过思伤脾;肺主一身之气，悲则气消，悲忧伤肺，所以气虚质应培养乐观豁达的生活态度，避免过度紧张及身心疲劳。

2. 饮食调护　脾主运化，气虚质者可选用健脾益气之品，如小米、粳米、扁豆、猪肚、黄鱼、菜花、胡萝卜、香菇等，避免滋腻之食，必要时可选用补气药膳调养。

3. 起居调适　气虚质卫阳不足，易感受外邪，应注意保暖，忌汗出当风。可微动四肢，以流通气血，促进脾胃运化，但不可过于劳作，以免耗伤正气。

4. 运动养生　气虚质者的体能偏低，可选用一些比较柔缓的传统健身功法，如太极拳、太极剑、八段锦等。此外，经常按摩足三里穴可以健脾、益气。适当增加锻炼次数，减少每次锻炼的总负荷量，控制好运动时间，循序渐进。不宜做大负荷运动和大出汗的运动，以免耗损元气。

（三）阳虚质

1. 精神调摄　阳虚质常情绪不佳，易于悲哀。平时应注重自觉调整情绪和喜怒，去忧悲，防惊恐，要善于自我排遣或向他人倾诉。

2. 饮食调护　平时宜多吃羊肉、狗肉、刀豆、核桃、栗子、韭菜、茴香等温补脾肾的食物，少食蟹、柚子、葡萄、瓜类、芹菜、绿豆、蚕豆及少喝冷饮、绿茶等寒凉之品。

3. 起居调适　阳虚质耐春夏不耐秋冬，秋冬季节要适当暖衣温食以养护阳气，尤其要注意腰部和下肢的保暖。夏季暑热多汗，易导致阳气外漏，应尽量避免强力劳作，以免大汗伤阳，也不可恣意贪凉饮冷。避免在阴暗潮湿寒冷的环境下长期工作和生活，晴好天气多参与户外活动。

4. 运动养生　阳虚质以振奋、提升阳气的锻炼方法为主，如"五禽戏"中的虎戏。按摩气海、足三里、涌泉等穴位可以补肾助阳。锻炼时应注意保暖避寒，不宜在阴冷天气或潮湿之处锻炼，阳光充足的上午为最佳室外锻炼时间。运动量不宜过大，以防汗出伤阳。

（四）阴虚质

1. 精神调摄　阴虚质者性情较急躁，常常心烦易怒，在日常生活、工作中遵循"恬淡虚无……精神内守"之法则，少与人争，保持稳定的心态。

2. 饮食调护　应多食滋阴潜阳的食物，如龟、鳖、牛奶、鸭肉、猪皮、百合、乌梅等，少食肥甘厚腻、辛辣燥烈之品。阴虚质者多大便干结，可坚持晨起空腹补水，多食蔬菜、水果，食物中加入糙米、全麦等粗谷类，并注意养成良好的排便习惯等，老年或便秘者可以服润肠通便药，如麻子仁丸、五仁丸等以助排便。

3. 起居调适　保持充足睡眠，以藏养阴气。节制房事，惜阴保精。避免工作紧张、熬夜、剧烈运动、高温酷暑的工作生活环境等加重阴虚倾向的因素，居室环境应安静，保持空气湿润。

4.运动养生　宜选择太极拳、太极剑、八段锦等动静结合的传统健身项目,也可习练"六字诀"中的"嘘"字功,以涵养肝气。锻炼时要控制出汗量,及时补充水分。运动量以中小强度为宜,避免在炎热的夏天,或闷热的环境中运动,以免出汗过多,损伤阴液。

（五）痰湿质

1.精神调摄　痰湿质者多性格温和,善于忍耐。要适当增加社会活动,培养广泛的兴趣爱好,增加知识,开阔眼界。合理安排休息、娱乐,以舒畅情志,调畅气机,改善体质,增进健康。

2.饮食调护　饮食宜清淡,多摄取能宣肺、健脾、益肾的食物,如冬瓜、荷叶、山楂、赤小豆、扁豆等,少吃肥甘厚腻之品。

3.起居调适　保持居室干燥,平时多进行户外运动,多晒太阳,以舒展阳气,通达气机。湿冷天气要减少户外活动,避免受寒。

4.运动养生　应根据自己的情况选择合适的运动方法,如散步、慢跑、乒乓球、羽毛球、网球、游泳、武术、舞蹈等。运动应循序渐进,长期坚持,时间宜在下午2:00~4:00,运动环境宜温暖,以利机体物质代谢。体重超重和陆地运动能力极差的人,可选择游泳锻炼。

（六）湿热质

1.精神调摄　湿热质者性情急躁,外向活泼。五志过极,易于化火,或暗耗阴血,故应安神定志以舒缓情志,学会正确对待喜与忧,保持稳定的心态。

2.饮食调护　宜食用清利化湿的食品,如薏苡仁、莲子、茯苓、绿豆、鸭肉、鲫鱼、冬瓜、苦瓜等。禁忌辛辣燥烈之品,如辣椒、狗肉、牛肉、羊肉、酒等。

3.起居调适　注意个人卫生,不宜长期熬夜或过度疲劳,保持二便通畅,防止湿热郁聚。

4.运动养生　湿热质者适合做大强度、大运动量的锻炼,如中长跑、游泳、爬山、各种球类、武术等,以消耗体内多余的热量,排泄多余的水分,达到清热除湿的目的。

（七）血瘀质

1.精神调摄　血瘀证者常心烦、急躁、健忘,或忧郁、苦闷、多疑。要合理安排工作和学习,培养兴趣爱好,理性克制情感冲动,做到"发之于情","止之于理"。

2.饮食调护　宜选用具有活血化瘀功效的食物,如山楂、油菜、番木瓜、金橘、黑木耳、洋葱等。无饮酒禁忌者可适量饮用葡萄酒,有利于促进血液循环。

3.起居调适　血瘀质者具有血行不畅的潜在倾向。血得温则行、得寒则凝,血瘀证者要避免寒冷刺激。日常生活中注意动静结合,不可贪图安逸,以免加重血液郁滞。

4.运动养生　运动有助于通畅全身经络、气血、调和五脏六腑,多采用一些益于促进气血运行的运动项目,如易筋经、保健功、导引、按摩、太极拳、太极剑、五禽戏及各种舞蹈、步行健身法、徒手健身操等。运动时注意自己的感觉，若有胸闷或绞痛、呼吸困难、疲劳、恶心、眩晕、头痛、四肢剧痛等症状，应立即停止运动，到医院进一步检查。

（八）气郁质

1. 精神调摄　气郁质者性格内向不稳，易产生不良的心态。根据《素问.阴阳应象大论》"喜胜忧"的情志相制原则，应积极主动参加有益的社会活动，提高学习和工作热情，学会与人交往，培养兴趣爱好，以利气血和畅，营卫流通，改善不良情绪。

2. 饮食调护　肝主疏泄，调畅气机，促进脾胃运化。多食用具有疏肝理气功效的食物，如金橘、陈皮、佛手、大麦、刀豆、萝卜、菊花、玫瑰花等，以利气通畅。

3. 起居调适　气郁质者生活中应学会调畅情志，适当增加户外活动和社会交往，以放松身心，和畅气血。

4. 运动养生　体育锻炼有利于调理气息，舒畅情志。应尽量增加户外活动，可选择跑步、登山、游泳、打球、武术等大强度、大负荷的运动，以利于鼓动气血，疏发肝气，促进食欲，改善睡眠。也可有意识地学习某一项技术性体育项目，体会体育锻炼的乐趣。或选择下棋、打牌、瑜伽、打坐、放松训练等文体游戏，促进人际交流，改善抑郁情绪。

（九）特禀质

1. 精神调摄　特禀质是由于先天和遗传因素造成的特殊体质，多数特禀质者因对外界环境适应能力差，会表现出不同程度的内向、敏感、多疑、焦虑、抑郁等心理反应，可酌情采取相应的心理保健措施。

2. 饮食调护　根据个体的实际情况制订不同的保健食谱。如过敏体质者饮食宜清淡，忌生冷、辛辣、肥甘油腻及酒、鱼、虾、蟹、蛋、奶等各种"发物"，以免引动伏疾宿疾。

3. 起居调适　特禀质者应根据个体情况调护起居。过敏体质者春季应减少户外活动，避免接触各种致敏的动植物，亦可预防性给药。

4. 运动养生　特禀质的形成与先天禀赋有关，"六字诀"中的"吹"字功，有助于调养先天，培补肾精肾气。同时，可根据各种特禀质的不同特征选择有针对性的运动锻炼项目，逐渐改善体质。

第二节　治未病

中医所提的"未病"最早源于《黄帝内经》，《素问·四气调神大论》："圣人不治已病治未病，不治已乱治未乱，此之谓也。夫病已成而后药之，乱已成而后治之，譬犹渴而穿井，斗而铸锥，不亦晚乎？"汉代张仲景所著的《金匮要略》则对什么是治未病做出了进一步的阐释："上工治未病，何也？治未病者，见肝之病，知肝传脾，当先实脾。"据统计，全球 2/3 以上人群处在亚健康状态，这成为全球医学的重要课题。随着生物－心理－社会医学模式的转变，特别是在经济发展、人们生活水平不断提高的今天，越来越多的人们对健康迫切需要，广大医务工作者深刻认识到"防病重于治病"，实行以预防为主的"治未病"思想更为重要。中医"治未病"思想有其独特的优势与魅力，其形成久远，内涵丰富，意义深远，影响巨大，并且具有超前的指导性。

治未病是中医治病学说的基本法则，是中医药学的核心理念之一，也是中医预防保健的重要理论基础和准则。在治已病的同时，通过脏腑之间的相互关系来发现未病可能出现的趋势，并给予及时的调摄和治疗，尽早采取有效措施阻断其传变发展，以达到未病先防的目的。

一、概念

所谓"治"为治理、管理的意思，"未病"是指身体健康，没有疾病。随着中医学的发展，未病的范围也有所扩充，包括无病期、欲病期、既病防变期、愈后恢复期。如"见肝之病，知肝传脾"，表明此时人体处于既病防变期，肝已病，而脾尚处于未病状态。此外，部分人群处于未病状态时，人体脏腑阴阳之盛衰已有偏颇，或已有邪气内存（内生或外来），但尚未导致功能活动的失常，如素体体质阴弱阳盛，有湿邪内伏，但只有发展到阴虚阳亢、湿邪阻滞脾胃时，人体才出现功能失常的疾病状态。这种阴弱阳盛、湿邪内伏的体质状态就是典型的未病欲病的状态。

"治未病"即采取相应的措施，防止疾病的发生发展，可以理解为四个层面，即未病先防、欲病施治、既病防变、愈后防复。

（一）未病先防，养生保健

未病，即人体处于无病期，此时应防止体内病因发生或（和）外邪入侵，包括身体健康时的养生防护，或传染性疾病的预防等。要注意运用各种养生保健的方法和手段，增强体质，维护健康，提高生活质量，防止疾病的发生。

（二）欲病施治，救其萌芽

"欲病"之说源于唐代孙思邈的《千金要方》，书中记载："古人善为医者，上医医未病之病，中医医欲病之病，下医医已病之病，若不加心用意，于事混淆，即病者难以救矣。"欲病之病，在外表上虽然有不适的症状表现，仅仅是"苦似不如平常"，全身不适，勉强坚持工作，到医院检查各项指标又未见异常，医生不足以诊断为某一种疾病。其实质是人体处于未病与已病之间的一种状态。欲病之时，应当及早治疗，防微杜渐，防止疾病的发作。对疾病做出早发现、早诊断、早治疗，也就是当身体处于亚健康状态或心理处于焦虑、紧张、压抑等非健康状态（亚健康状态）时，通过推拿、针灸、拔罐、音乐疗法、情志调护等非药物疗法，把疾病消灭在萌芽状态。

（三）既病早治，防其传变

当人体患有疾病后，要早期诊断，及时治疗，并掌握其发生发展的规律及传变途径，防止其进一步的发展和传变，避免病情更为严重或累及更多的脏腑。如当疾病在太阳经时，就要考虑到向其他经发展的可能；当疾病在表时，就要考虑到向里发展的可能。尽管没有出现或到达其他经，影响到深层，但应采取措施对可能受邪的脏腑进行保护。

（四）愈后调摄，防其复发

"愈后防复"，在《素问·热论》中最早提到"病热少愈，食肉则复"。当疾病初愈后，要采取适当的调养方法及保健手段，促进机体的完全康复，防止疾病的复发。古人认为疾病痊愈后，如调养不当，可发生复发，并有食复、劳复等的不同。

二、原则

（一）定期体检，见微知著

结合国家劳动保险制度，建立突出中医特色的体质辨识中心或体检站，组织广大人民群众定期体检，"辨病"与"辨体"相结合。开发"体检—预防—保健—诊断—治疗"为一体的环式治未病保健诊疗链，建立完善的体检资料数据库，动态观察和规范管理，定期开展随访和健康教育。定期体检内容包括身体疾病、心理疾病、中医体质类型和亚健康状态，及时发现"疾病微征"或"隐态"，利于早期逆转，恢复健康。

（二）重视先兆，截断逆转

先兆症状是疾病早期发现、早期诊断及早期治疗的关键，如对中风患者的潜在症"无者求之"的早期治疗，若出现肢体麻木，沉滞者为脉络阻滞，予活血通络之丹参、鸡血藤、红花、桃仁、川芎、赤芍；若见眩晕则予平肝熄风之钩藤、天麻、石决明、菊花等，从而预防中风的发生，治中风于未发之时。对一些反复发作、发病有规律的疑难痼疾，如现代医学中的免疫性、过敏性及内分泌神经系统或者一些病因尚未明了的疾病，运用中医治未病方法，注意缓解期的扶正固本，结合情绪调摄和体育锻炼，疗效确切。

（三）安其未病，防其所传

未病，指尚未患病的脏腑或部位，与"已病"和"成病"相对而言。如糖尿病，其特征是持续高血糖，若血糖控制不良，久之则引起心、脑、肾、眼等脏器的损伤和病变。因此，糖尿病在早期治疗和修复胰岛功能的同时，应选用养阴、活血通络的中药。目前，脂肪肝的检测率日益增多，部分脂肪肝患者可发展为肝纤维化，甚至肝硬化，可以认为脂肪肝不断发展是肝纤维化的前期病变，如能在早期及时治疗，可以阻止其进一步发展，甚至使其逆转。

（四）掌握规律，先时而治

对于有明显季节性的疾病，常可先时而治，预防为主，能事半功倍。如哮喘病，往往秋冬常发，在夏季就需积极预防，即所谓中医学的"冬病夏治"，疗效确切。对流感、过敏性鼻炎等春季多发病，则建议患者增强体质，适当锻炼，积极预防，采取"春病冬防"的原则。

（五）三因制宜，各司法度

三因制宜就是因人、因地、因时制宜。人有老幼、男女、胖瘦以及9种体质分别，地有东西南北之分，时有一年四季之分，这些不同特点，决定了治未病的"同中存异"，必须遵循三因制宜原则。

三、方法

（一）精神调养，铸造健康支柱

精神状态反映一个人的精神面貌，也是衡量一个人健康的首要标准，"有神则昌，失神则亡"就是最好的描述。中医强调"精神内守，邪不可干"的思想，指出喜、怒、忧、思、悲、恐、惊等不良情绪的刺激，是百病之源，正如《内经》所说的"恬淡虚无，真气从之，精神内守，病安从来"、"喜伤心、怒伤肝、悲伤肺、思伤脾、恐伤肾"，中医把精神调护作为防病治病的支柱，医生关心的不仅是疾病的本身，更应关心患者的身心情况，使患者树立战胜疾病、与疾病做斗争的决心。

日常生活中，我们要坚持"四时养神"：春三月"以使志生"，保持心情愉悦，轻松豁达。夏三月"使志无怒"，宁心安神，保持愉快不怒。秋三月"使志安宁"，神气内敛，志意安宁内守。冬三月"使志伏匿"，控制情绪，情志沉静不露。

（二）合理饮食，提供健康保证

"脾胃为后天之本，气血生化之源"，气血为人体生命活动的基本物质基础，气血、津液、精血均来源于脾胃的化生，因此，养生就应该重视脾胃的调养。"补元气，健脾胃，延年益寿"，"内伤脾胃，百病尤生"，表明了合理饮食、固护脾胃的重要性。在这方面古人有很多论述，如"饮食有节"、"谨和五味"等，与现代研究提出的多种成分的健康饮食是一致的。治未病就是要合理饮食、科学营养，以强化机体物质基础，增强人体自身免疫能力和抗拒病邪的能力。

四季饮食要求：春气温，春发散，祛阴寒以助阳。夏气热，夏阳张，重祛暑以醒脾。秋气燥，秋收敛，宜养阴多食酸。冬气寒，冬闭藏，多滋补固元阳。

（三）适量运动，增加健康动力

"生命在于运动"，加强体能锻炼在疾病的预防、治疗和康复中有重要的作用。历代医家在运动健体方面提出了不同的方法，如华佗的五禽戏、葛洪的调气法、孙思邈的导引术，还有太极拳、健美操等各种健身方法，均有利于增强身体素质，对药物治疗起到积极的辅助作用。

（四）合理用药，保障身体健康

清代郑寿全所述的"用药一道，关系生死，原不可执方，亦不可以执药，贵在认证之有实据耳……"，"病之当服附子、大黄、砒霜皆是宝，病之不当服人参、鹿茸、枸杞都是毒"，"凡药皆有毒也，非止大毒小毒谓之毒"，说明科学用药至关重要。因此，合理用药，才能为健康提供保证。

练习题

一、选择题

A 型题

1. 体质是指人体的（　　　　）

　　A. 身体素质　　B. 心理素质　　C. 身心特性　　D. 遗传特质　　E. 形态结构

2. 奠定中医体质理论基础的古代医籍为（　　　　）

　　A.《伤寒杂病论》　　　　B.《妇人良方》　　　　C.《景岳全书》

　　D.《黄帝内经》　　　　　E.《千金要方》

3. 先天禀赋决定着体质的相对（　　　　）

　　A. 可变性　　B. 连续性　　C. 复杂性　　D. 普遍性　　E. 稳定性

4. 后天各种因素使体质具有（　　　　）

　　A. 可变性　　B. 稳定性　　C. 全面性　　D. 普遍性　　E. 复杂性

5. 健康人的理想体质类型是（　　　　）

　　A. 偏阳质　　B. 偏阴质　　C. 阴阳平和质　　D. 肥胖质　　E. 瘦小质

6. 体型中最有代表性的差异是（　　　　）

　　A. 皮肤之厚薄　　B. 肤色　　C. 腠理之坚松　　D. 形体之肥瘦　　E. 身高

7. 具有亢奋、偏热、多动等特点的体质为（　　　　）

　　A. 阴阳平和质　　B. 偏阴质　　C. 偏阳质　　D. 阴虚质　　E. 气虚质

8. 具有抑制、偏寒、多静等特点的体质为（　　　　）

　　A. 阴阳平和质　　B. 偏阴质　　C. 偏阳质　　D. 阴虚质　　E. 气虚质

9. 某人形体偏胖，面色萎黄，食量较小，喜欢热水，性格内向，动作迟缓，容易疲劳。属于（　　　　）

　　A. 偏阳质　　　　　　　B. 偏阴质　　　　　　　C. 阴阳平和质

　　D. 阴虚质　　　　　　　E. 气郁质

10. 反映体质的体表形态标志是（　　　　）

　　A. 体格　　B. 体型　　C. 体重　　D. 体姿　　E. 性征

11. 调神必须以下列哪项为首务（　　　　）

　　A. 健脑　　B. 补脾　　C. 养心　　D. 调肝　　E. 益肾

12. 养生的基本原则中，重在调养的内脏是（　　　　）

　　A. 心肾　　B. 心脾　　C. 肝肾　　D. 肝心　　E. 肾脾

13. 下列除哪项外，均为调养正气的方法（　　　　）

　　A. 加强锻炼　　B. 外避病邪　　C. 起居有常　　D. 调摄精神　　E. 饮食有节

14. "春夏养阳，秋冬养阴"是遵循养生基本原则中的（　　　　）

　　A. 延缓衰老　　B. 顺应自然　　C. 预防疾病　　D. 形神兼养　　E. 动静结合

15. 对疾病力求早期诊断、早期治疗的目的（　　　　）

    A. 提高治愈率　　　　　　　　　B. 尽早确立治疗方法

    C. 提高诊断的正确率　　　　　D. 中止其病情的发展变化　　　E. 以上均不是

16. 下列不属于既病防变方法的是（　　　　）

    A. 人工免疫　　　　　　　　　　B. 早期诊断　　　　　　　　　　C. 早期治疗

    D. 先安未受邪之地　　　　　　E. 阻截病传途径

17. "老年慎泻，少年慎补"确定的用药原则的根据是（　　　　）

    A. 因时制宜　　B. 因地制宜　　C. 因人制宜　　D. 标本同治　　E. 治病求本

X 型题

1. 体质包括（　　　　）

    A. 身体素质　　B. 心理素质　　C. 兴趣爱好　　D. 饮食习惯　　E. 以上皆非

2. 体质偏阳者，易感受（　　　　）

    A. 暑邪　　　　B. 风邪　　　　C. 寒邪　　　　D. 湿邪　　　　E. 以上皆非

3. 体质的构成要素包括（　　　　）

    A. 形态结构差异性　　　　　　B. 生理功能差异性

    C. 心理特征差异性　　　　　　D. 对某些病因的易感性　　　E. 发病的倾向性

4. 体质的特点有（　　　　）

    A. 先天遗传性　　　　　　　　　B. 连续可测性和后天调性　　C. 差异多样性

    D. 相对稳定性和动态可变性　　E. 可形神一体性和趋群类同性

5. 影响体质形成的后天因素有（　　　　）

    A. 性别、年龄　　　　　　　　　B. 饮食因素　　　　　　　　　　C. 劳逸

    D. 情志因素　　　　　　　　　　E. 地理因素

6. 偏阳质者（　　　　）

    A. 易感风、暑、热邪　　　　　B. 易感寒湿之邪　　　　　　　C. 耐寒

    D. 耐热　　　　　　　　　　　　E. 发病后多表现为热证、实证

7. 偏阴质者（　　　　）

    A. 易感风、暑、热邪　　　　　B. 易感寒湿之邪　　　　　　　C. 耐寒

    D. 耐热　　　　　　　　　　　　E. 发病后多表现为寒证、虚证

8. 阴虚之体养生时应慎用（　　　　）

    A. 肥甘之品　　B. 辛辣之品　　C. 清润之品　　D. 燥热之品　　E. 苦寒之品

9. 小儿的体质特点为（　　　　）

    A. 脏腑娇嫩　　B. 形气未充　　C. 易虚易实　　D. 易寒易热　　E. 代谢缓慢

10. 体质形成的先天因素有（　　　　）

    A. 父母生殖之精的质量　　　　　　　　　B. 父母血缘关系的远近

    C. 父母生育的年龄　　　　　　　　　　　D. 母亲妊娠期的养胎情况

    E. 母亲妊娠期疾病的影响

11. 治未病的四个层面是（　　　）

　　A. 未病先防　　　　　　B. 欲病施治　　　　　　C. 既病防变

　　D. 愈后防复　　　　　　E. 劳逸结合影响体

12. 动形养生可达到（　　　）

　　A. 促进血液流畅　　　　B. 舒筋活络　　　　　　C. 调节情志变化

　　D. 怡神、静神　　　　　E. 协调脏腑功能活动

13. "因人制宜"主要根据人的哪些不同特点来考虑治疗用药（　　　）

　　A. 饮食偏嗜　　B. 性别　　　C. 劳逸损伤　　D. 年龄　　　E. 体质

14. 下列属于因时制宜范畴的是（　　　）

　　A. 夏季慎用温热　　　　B. 冬季慎用寒凉　　　　C. "夏不用麻黄"

　　D. "春不用桂枝"　　　　E. 暑邪致病应解暑化湿

15. 中医"治未病"思想主要指（　　　）

　　A. 锻炼身体　　B. 药物预防　　C. 未病先防　　D. 既病防变　　E. 起居有常

二、名词解释

1. 体质

2. 治未病

三、简答题

1. 体质的分为哪几类？

2. 简述湿热质的体质的护理措施。

3. 简述治未病的方法。

选择题参考答案

A型题：

1.C　　2.D　　3.E　　4.A　　5.C　　6.D　　7.C　　8.B　　9.B　　10.A　　11.C

12.E　13.B　14.B　15.D　16.A　17.C

X型题：

1.AB　　　2.AB　　　3.ABC　　4.ABCDE　5.BCD　　6.ACE　　7.BDE

8.ABDE　9.ABCD　10.ABCDE　11.ABCD　12.ABDE　13.BDE　14.ABCDE

15.CD

下　篇
中医护理基本知识与技能

第十一章 中医护理的发展简史与基本特点和原则

中医护理学是以中医药学理论为指导，运用整体观念对人体进行辨证，运用独特的传统护理技术，结合预防、保健、康复和养生等措施，对护理对象施以辨证护理，以促进健康的一门应用学科。

第一节 中医护理学发展简史

自古以来，中医治病是集医、药、护为一身，我国传统医药学中一直包含有丰富的中医护理内容，中医护理学与中医学同步经历了起源、形成、发展各个阶段。虽然在历史上没有形成专门的学科，但作为一种存在形式，有关护理方面的记述散见于浩瀚的历代中医文献之中。有中医药学，就必有中医护理学，中医护理学是中医药学的重要组成部分，是随着祖国医学的形成和发展而逐渐兴起的学科。

一、萌芽时期

远古时期，原始人类在生活与劳动过程中，偶然受伤便设法涂裹包扎，身体疼痛不适便揉捏按压，天气变化则趋避寒温，这些本能的自身保护即是中医护理的开始。

二、形成与发展时期

春秋战国时期，《黄帝内经》中详细论述了疾病、饮食、生活起居、情志、养生康复、服药等基本护理知识，论述了针灸、推拿、导引、热熨、洗药等基本护理技能。如在饮食起居调理方面，提出"动作以避寒，阴居以避暑"，"饮食有节，起居有常，不妄作劳"，"谷肉果菜食养尽之，无使过之，伤其正也"，"饮食自倍，肠胃乃伤"，"春食凉，夏食寒以养阳，秋食温，冬食热以养阴"。这些内容指出饮食要有节，食物的寒热温凉要与季节相适应，其中"顺四时而适寒暑"理论，指出了四时起居养生的规律，也是人与天地相应的整体观。在情志护理方面，认为患者的精神状态对疾病的发展、预后有着很大影响，指出"精神不进，志意不治，故病不可愈"，强调不良的情志刺激可导致人体气血失调，脏腑功能紊乱，能诱发和加重病情，如"怒则气上"、"喜则气缓"、"悲则气消"、"思则气结"、"恐则气下"，"喜伤心、怒伤肝、思伤脾、悲伤肺、恐伤肾"等。

汉代，《伤寒杂病论》中详细论述了疾病的辨证施护理论，开创了辨证施护的先河。如在饮食护理方面，指出"所食之味，有与病相宜，有与身为害，若得宜则益体，害则成疾"，遵循五脏病食忌、四时食忌、冷热食忌、妊娠食忌，在饮食卫生方面应注意"梅多食，坏人齿"，"猪肉落水浮者，不可食"，"肉中有米点者，不可食"；在护理技术方面，有熏洗、烟熏、坐浴、占烙、外掺、灌耳等，并开创了猪胆汁灌肠法；在急救护理方面提出了对自缢、溺水者的抢救措施；在服药护理方面，对煎药方法、服药注意事项、服药后反应的观察及饮食宜忌等有具体的介绍，如桂枝汤后注明"以水七升，微火煮服三升，去渣，适寒温，服一升"，服药后应"啜热稀粥一升余，以助药力"，并加盖被子，观察汗出要微有汗为佳，不可大汗淋漓，否则病必不除；在服药后的饮食宜忌方面主张服桂枝汤后要"禁生冷、黏滑、肉面、五辛、酒酪、臭恶等物"等。

三国时期，名医华佗认为锻炼可以帮助消化、疏通气血、增强体质、减少疾病。他倡导的"五禽戏"，就是在古代导引方法的基础上，模仿虎、鹿、熊、猿、鸟5种动物的姿态动作，把体育与医疗护理结合起来的保健方法，是最早的康复护理方法。

晋代，王叔和在《脉经》中阐明了脉理，并比较了脏腑各部的生理病理脉象，分析了各种杂病及妇女、小儿的脉证，同时改进了寸、关、尺的诊脉方法，使脉诊法成为临床护理及观察病情的重要手段，为运用中医护理手段观察患者病情提供了依据。

唐代，孙思邈所著的《备急千金要方》的内容十分丰富，包括临证各科的诊断、针灸、食疗、预防、卫生、护理技术等各个方面，尤其重视妇女和小儿疾病的治疗和护理，丰富和发展了中医护理学。在护理技术方面，孙思邈首创了细葱管导尿法、蜡疗法、热熨法等。在预防方面，主张"上医医未病之病"，教导人们要"常习不唾地"，提出"凡衣服、巾、栉、枕、镜不宜与人同之"，以防传染病。

宋金元时期，医家百家争鸣，护理措施进一步充实。如情志相胜的心理疗法，不仅在理论上有所发展，而且在临床上大量运用，使中医心理护理得到发展。又如李东垣的《脾胃论》认为，脾胃是后天之本，必须注意后天调养。该书在"用药宜禁论"、"饮食伤脾胃论"、"摄养"等章节中，论述了许多有关护理的内容。朱丹溪创立了滋阴学说，提出了滋阴降火护理法则。《本草衍义》一书中谈到关于食盐与疾病的关系时指出"水肿者宜全禁之"，这与现代护理中水肿者应吃无盐或低盐饮食是一致的。张从正的《儒门事亲》中也记载了很多护理内容，其中所述的"脱肛，大肠热甚也，用酸浆水煎三五沸，稍热涤洗三五度，次以苦剂坚之，则愈"，说明我国很早就有了坐浴疗法。

明代，医家在继承前人成就的基础上，出现了不少有重大意义的医学发明与创造，使中医护理学得到进一步发展，成就突出。如李时珍不但为患者看病、煎药、喂药，还指导患者家属或弟子对患者实施护理。名医张景岳在《景岳全书》中写道："凡伤寒饮食有宜忌者……不欲食，不可强食，强食则助邪。"说明饮食护理的重要性。又如名医胡正心说："凡患瘟疫之家，将初患者之衣于甑上蒸过，则一家不得染"，明确指出传染病患者的衣服要用蒸汽消毒法处理，说明当时对瘟疫是可传染的疾病已有了明确的认识。陈实功的《外科正宗》对痈疽的病源、诊断、调治以及其他外科疾病的辨证施护的记述，条理清楚，内容翔实。

清代，名医叶天士的《温热论》系统阐述了温病的发生发展规律，提出了温病卫、气、营、血四个阶段辨证论治与辨证施护的纲领，为温病学说理论体系的形成奠定了基础。叶天士对老年病的防护强调颐养，主张饮食当"薄味"，力戒"酒肉厚味"；在情志护理方面主张"务宜怡悦开怀"、"戒嗔怒"。名医钱襄的《侍疾要语》是一部有关护理学的专著，书中记载了饮食护理、生活起居护理和老年患者的护理，记录了民间广为流传的"十叟长寿歌"。曹慈山在《养生随笔》中，从老年人的生理特点出发，总结出一套衣食住行的养生方法，浅近而易行，创立了卧、坐、立功的导引法，主张要动静结合，为中医护理学的发展提供了较为系统的理论依据和更加丰富的实践经验。

随着中医理论的发展与传播，中医护理学也经过了漫长的历史阶段，它始终"继承而不泥古，发展而不离其宗"，体现了学科发展过程中的严谨性、延续性、有效性和可操作性。即使是在高科技日新月异的今天，中医护理仍以它扎实的理论基础、简便独特的护理手段、奇特的护理效果而深受广大患者的欢迎。

三、逐渐独立时期

新中国成立以后，党和国家大力扶持和发展中医药事业，制定了一系列政策，使中医药事业同其他学科一样得到了蓬勃发展，并逐步走向科学化、现代化，中医药发展面临着前所未有的机遇和挑战，与之相适应，中医护理也逐步发展。随着医护的分离，中医护理学也逐渐发展成为一门新的学科。

20世纪60年代，中医护理培训班在南京首次开办，并出版了第一部系统的中医护理学专著《中医护病学》，继而中医护理学的各种专著相继出版，标志着中医护理学走向了新的发展阶段。各地护理人员不断在临床中探索并总结大量有关中医护理和中西医结合护理的经验，中医护理理论知识逐渐从中医学、中药学中分化出来，成为一门独立的学科。其内容丰富，良玉精金，特别是其实用性、可操作性和显著的效果赢得了它应有的价值和地位。随着中医药事业的发展和现代科学技术的进步，中医护理学将继承中医学的遗产，并吸取现代护理学的新理论、新知识、新技术，不断完善，使其更全面、系统、科学地发展，将为人类的身心健康做出更大的贡献。

第二节　中医护理的基本特点

中医护理的基本特点包括：整体观念、辨证施护、恒动观念、独特的护理技术与方法。

一、整体观念

中医药学的一个基本特点是整体观念，中医护理的基本特点也不例外。对患者相关脏腑疾病进行护理时，要把患者看作是一个整体，制定护理计划时，还要考虑自然环境及社会关系、社会制度等因素的影响。

二、辨证施护

辨证施护是从整体观出发，通过望、闻、问、切四诊收集患者有关疾病发生、发展的资料，辨明病因、病机和病位，判断为何种性质的证，从而制订相应的护理计划与护理措施的过程。

辨证施护是中医护理的精华，是指导中医临床护理的基本原则。要辨证地认识病与证之间的关系，一种病可以包括几种不同的证，不同的病又可出现相同的证，在临床护理中，常采用同病异护、异病同护的护理方法，根据不同的证，去施行不同的护理措施，这就是辨证施护的实质。

三、恒动观念

恒动，即不停顿的运动、变化和发展之意。中医理论认为，一切物质，包括整个自然界，都处于永恒而无休止的运动之中，运动是物质的存在形式及固有属性。自然界的各种现象包括生命运动、健康、疾病等都是物质运动的表现形式，因此，运动是绝对的、永恒的，要摒弃一成不变、静止、僵化的观点，称之为恒动观念。

中医护理主张运用运动的观点去认识和解决健康和疾病的矛盾，调节人体阴阳偏盛偏衰，使之处于动态平衡。

四、独特的技术与方法

中医护理有一套不同于现代护理学的技术与方法，如针灸术、推拿术、刮痧术、拔罐术、热熨术、贴药术等，不但经济实用，而且疗效显著，是中医临床护理实践中的重要手段，也是中医护理学的重要组成部分。近年来，临床上开展的中药离子导入法、超声雾化吸入法、中药保留灌肠法等具有良好的临床疗效，既丰富了中医护理技术的内容，又扩大了护理的范围，使中医护理发挥着更大的作用。

第三节　中医护理原则

中医护理原则是中医学"治则"在护理学的延伸，是护理患者时所必须遵循的基本准则，是用以指导临床、制定护理措施的依据。其内容包括：护病求本、扶正祛邪、调整阴阳、同病异护与异病同护、三因制宜等。

一、护病求本

护病求本指寻找疾病的根本原因，并针对根本原因进行护理，是中医护理的根本原则。在临床应用护病求本这一法则时，必须正确掌握"正治护与反治护"、"标本缓急"两种情况。

（一）正治护与反治护

1. 正治与正护　是逆其证候性质而治护的一种治护法则，又称"逆治与逆护"。是临床最常用的一种治护法则。适用于疾病的本质和现象相一致的病证。常用的正治与正护法有"寒者热之，热者寒之，虚者补之，实者泻之"。如寒证患者在护理上要保暖，室温应偏高，安排向阳病房，汤剂宜热服，饮食给予性温的牛、羊之品，忌生冷寒凉之品等。而热证患者则需采取与上述护法相反的原则。

2. 反治与反护　是顺从疾病假象而治护的一种治护法则，又称"从治与从护"。适用于疾病的征象与本质不相一致的病证。究其实质，是在护病求本法则指导下，针对疾病的本质而进行治护的方法。常用的反治与反护法有"热因热用，寒因寒用，塞因塞用，通因通用"，实施以热护热、以寒护寒的方法。如对阴寒内盛、格阳于外的真寒假热证，采用"热因热用"的护理原则，给予温热性药物等护理措施护其真寒，但护理上要注意，因他的假象是热，进食与服药给予寒凉服，以减少格拒。

（二）标本缓急

"本"即本质，是指病变的主要矛盾或矛盾的主要方面；"标"即现象，是指病变的次要矛盾或矛盾的次要方面。标本是一个相对概念，常用来概括病变过程中矛盾的主次先后关系，如就疾病本身而言，病因、病机为本，症状是标。掌握疾病的标本就能分清主次，从复杂的疾病矛盾中找出主要矛盾或矛盾的主要方面，抓住治疗护理的关键。但在复杂多变的病证中，常有标本主次的不同，因而在治疗上就应有先后急缓的区别。

1.急则治护其标　当标病影响本病的治疗或标病急重，若不及时解除标病，就会危及生命时，就必须采取紧急措施先治护其标。如大出血患者，由于大出血会危及生命，故无论何种出血，均应先紧急止血，待血止，病情缓和后再治护其本。急则治护其标，只是在应急情况下的权宜之计，为治护本创造有利条件，以获得长远疗效。

2.缓则治护其本多用在病情缓和，病势迁延，暂无急重病状的情况下，即本病为主要矛盾或矛盾的主要方面时，此时必须着眼于疾病本质的治疗与护理。因标病产生于本病，本病得治，标病自然也随之而去。如痰湿蕴肺之咳嗽，痰湿内阻是本，咳嗽是标。此时标病不至于危及生命，故应化痰祛湿以治本，本病得愈，咳嗽也自然会消除。

3.标本同治护　标本同治护是在标病与本病错杂并重时采取的一种治护方法。若单治护本病或单治护标病均不能适应病证之治护，必须标本同治护，才能获得好的治护效果。如气虚血瘀中风患者，气虚无力推动血行是本，瘀血阻滞经脉是标。此时标本俱急，须以补气与活血化瘀并用，这就是标本同治护。

二、扶正与祛邪

疾病过程，从正邪关系来说，是正气与邪气矛盾双方互相斗争的结果。正邪的胜负，决定着疾病的进退。邪胜于正则病进，正胜于邪则病退。所以治护疾病，就要扶助正气，祛除邪气，改变邪正双方的力量对比，才能有利于疾病痊愈。

（一）扶正

扶正指使用扶助正气的药物，或其他方法，以增强体质，提高机体的抗病力，从而驱逐邪气，达到战胜疾病，恢复健康的目的。适用于以正虚为主，而邪不盛实的虚证，即所谓"虚则补之"，具体的治护方法有益气、养血、滋阴、补阳等。

（二）祛邪

祛邪指利用驱除邪气的药物，或其他方法，以祛除病邪，达到邪去正复，恢复健康的目的。适用于以邪实为主，而正气未虚衰的实证，即所谓"实则泻之"，临床上常用的汗法、吐法、下法、清热、利湿、消导、行气、活血等法。都是在这一原则指导下制定的。

（三）扶正与祛邪的关系

扶正与祛邪是相辅相成的两个方面。扶正是为了祛邪，通过增强正气，驱邪外出，从而恢复健康，即所谓"正盛邪自祛"；祛邪是为了扶正，消除致病因素的损害而保护正气，恢复健康，即所谓"邪去正自安"。因此运用扶正祛邪的治则时，要仔细分析正邪力量的对比情况，分清主次，决定扶正或祛邪，或决定扶正祛邪的先后，并以"扶正不致留邪，祛邪不致伤正"为度。

三、调整阴阳

疾病的发生，从根本上讲是阴阳间平衡遭到破坏，出现了偏盛偏衰的结果。因此，治疗护理时，就要调整阴阳的偏盛偏衰，使之恢复相对的平衡状态。

（一）损其有余

损其有余是指阴或阳的一方偏盛有余的病证，用"实则泻之"的方法来治疗护理。"阳盛则热"所致的实热证，应清泻阳热，用"热者寒之"的方法治护。对"阴盛则寒"所致的实寒证，应当温散阴寒，用"寒者热之"的方法治护。

（二）补其不足

补其不足是指对于阴阳偏衰的病证，采用"虚则补之"的方法予以治疗护理。

如对阴虚、阳虚、阴阳两虚的病证，分别采用滋阴、补阳、阴阳双补的方法以补其不足。

四、同病异护与异病同护

同病异护指同一种疾病，由于病情的发展和病机的变化，以及邪正消长的差异，机体的反应性不同，所表现的证候不同，治疗护理上应根据其具体情况，运用不同的方法进行治疗和护理。如同为感冒，有风热、风寒、暑热、气虚等不同，治护方法也各有不同。

异病同护指不同的疾病，在其病发展过程中，会出现相同的病机变化或同一性质的证候，可以采用相同的治疗护理方法。如久痢脱肛、子宫下垂、胃下垂等是不同的疾病，辨证如均表现为中气下陷的证候，则可采用提升中气的治护法则。

五、三因制宜

三因制宜是因时制宜、因地制宜、因人制宜的统称。由于疾病的发生、发展与转归受多方面因素的影响，因此治疗护理时，必须把气候变化、地理环境、个体的体质差异等相关因素考虑进去，具体情况具体分析，制定适宜的方法。

（一）因时制宜

因时制宜即根据不同季节气候的特点，来考虑治疗护理的原则。四时气候的变化，对人体的生理功能、病理变化均产生一定的影响。如春夏季节，气温由温渐热，阳气生发，人体腠理疏松开泄，即使外感风寒，也不宜过用辛温发散药物，以免开泄太过，耗气伤阴；而秋冬季节，气候由凉变寒，阴盛阳衰，人体腠理紧致，阳气内敛，此时若非大热之症，当慎用寒凉药物，以防伤阳。

（二）因地制宜

因地制宜即根据不同地理环境特点，来考虑治疗用药和护理措施的原则。不同地区，由于地势高低、气候条件及生活习惯各异，人的生理活动和病变特点也不尽相同，治疗用药和护理应根据当地环境及生活习惯而有所变化。如北方冬季较长，天气寒冷干燥，小儿易患肺炎咳嗽，故衣着要注意寒温适宜，并保持室内空气新鲜、温暖、湿润，避免汗出当风；而南方夏季时间较长，天气炎热，小儿易患暑热证，护理时应注意室内通风，保持凉爽，宜多给西瓜、甘蔗、绿豆汤、酸梅汤、各种果汁等清凉饮料。

（三）因人制宜

因人制宜即根据患者年龄、性别、体质、生活习惯等不同特点，来考虑治疗护理的原则。如不同年龄的生理状况和气血盈亏不同，治疗用药和护理也应有所区别。小儿生机旺盛，但气血未充，脏腑娇嫩，属稚阳，易寒易热，易虚易实，病情变化较快，故治小儿病忌投峻攻，少用补益，用药量宜轻；老年人生机减退，气血亏虚，属残阳，患病多虚或虚实夹杂，治护虚证宜补，攻邪要慎重，用药量应比青壮年轻。男女性别不同，各有其生理特点，妇女又有经、带、胎、产等情况，治疗用药应加以考虑。人的体质有强弱与寒热之偏，故阳盛或阴虚之体慎用温热之剂，阳虚或阴盛之体慎用寒凉之药。

因时、因地、因人制宜三者是密切相关而不可分割的，充分体现了中医学整体观念和辨证施护在实践运用中的灵活性和原则性，只有全面地分析，才能有效地实施治疗和护理。

练习题

一、选择题

A 型题

1.《黄帝内经》要求习医者"上知天文，下知地理，中傍人事"，说明了人与（　　）有密切联系

    A. 自然环境　　　B. 社会环境　　　C. 外界环境　　　D. 风土人情　　　E. 社会治安

2. 扶正祛邪的基本原则为（　　）

    A. 先扶正，后祛邪　　　　　　　　　　　B. 先祛邪，后扶正

    C. 扶正不留邪，祛邪而不伤正　　　　　　D. 扶正与祛邪并用

    E. 以扶正为主，兼以祛邪

3."春夏养阳，秋冬养阴"是（　　）原则的体现

    A. 因时制宜　　　B. 因人制宜　　　C. 因地制宜　　　D. 因病制宜　　　E. 三因制宜

4."虚则补之，实则泻之"运用的治法是（　　）

    A. 逆治法　　　B. 从治法　　　C. 治标法　　　D. 反治法　　　E. 以上均非

5. 中医的预防思想，主要体现在（　　）

    A. 标本兼顾　　　B. 扶正祛邪　　　C. 未病先防，既病防变

    D. 根据患者的不同职业，生活习惯，用药亦有所区别　　　　　E. 以上均非

6."寒者热之"运用的护理原则是（　　）

    A. 反佐法　　　B. 正治法　　　C. 反治法　　　D. 从治法　　　E. 扶正法

7. 不属于中医护理基本原则的是（　　）

    A. 扶正祛邪　　　B. 辨证施护　　　C. 三因制宜　　　D. 护病求本　　　E. 标本缓急

8. 用温补阳气的方法治疗护理虚寒证，称为（　　）

    A. 阳病治阴　　　B. 阴中求阳　　　C. 阳中求阴　　　D. 阴病治阳　　　E. 阳中求阳

9. 治疗护理脱肛、胃下垂不同病症均采取升提中气法，属于护理原则的（　　）临床运用

    A. 异病同治（护）　　　　　　B. 同病异治（护）　　　　　　C. 标本兼护

    D. 寒因寒用　　　　　　　　　E. 通因通用

10. 就病变过程中矛盾主次关系而言，下列各项中有关标本的划分，错误的是（　　）

    A. 正气为本，邪气为标　　　　　　　　B. 症状为本，病因为标

    C. 先病为本，后病为标　　　　　　　　D. 原发病为本，继发病为标

    E. 脏腑病为本，肌表经络病为标

11. 在饮食起居调理方面，提出"动作以避寒，阴居以避暑"观点的专著是（　　）

    A.《黄帝内经》　　　　　　B.《伤寒杂病论》　　　　　　C.《金匮要略》

    D.《诸病源候论》　　　　　E.《千金要方》

12. 详细论述了疾病的辨证施护理论，开创辨证施护的先河的专著是（　　　）

　　A.《黄帝内经》　　　　　　　B.《伤寒杂病论》　　　　C.《金匮要略》

　　D.《诸病源候论》　　　　　　E.《备急千金要方》

13. 我国医学史上最早记录导尿术的著作是（　　　）

　　A.《黄帝内经》　　　　　　　B.《伤寒杂病论》　　　　C.《金匮要略》

　　D.《诸病源候论》　　　　　　E.《千金要方》

14. 中医护理培训班在南京首次开办的时间是（　　　）

　　A.20 世纪 50 年代　　　　　B.20 世纪 60 年代　　　　C.20 世纪 70 年代

　　D.20 世纪 80 年代　　　　　E.20 世纪 90 年代

15. 以下不属于辨证施护特点的是（　　　）

　　A. 异病同护　　　　　　　　B. 同病异护　　　　　　　C. 三因制宜

　　D. 急则护其本　　　　　　　E. 急则护其标

16. 关于辨证的描述，错误的是（　　　）

　　A. 通过四诊收集症状、体征等资料　　　　B. 分析疾病的病因、性质、部位

　　C. 分析邪正之间的关系　　　　　　　　　D. 概括、判断为某种性质的证

　　E. 仅分析疾病的病因、病机

X 型题

1. 适用于扶正的病证（　　　）

　　A. 正虚为主的病证　　　　　B. 邪盛正不虚的病证　　　C. 真虚假实证

　　D. 虚实夹杂证　　　　　　　E. 真实假虚证

2. 中医学治未病是指（　　　）

　　A. 未病先防　　　　　　　　B. 正治反治　　　　　　　C. 既病防变

　　D. 扶正祛邪　　　　　　　　E. 治标治本

3. 应慎用温热之剂的体质是（　　　）

　　A. 阳盛之体　　　　　　　　B. 阴盛之体　　　　　　　C. 阴虚之体

　　D. 阳虚之体　　　　　　　　E. 气虚之体

4. 中医养生的基本原则是（　　　）

　　A. 顺应自然　　　　　　　　B. 形神兼顾　　　　　　　C. 动静结合

　　D. 调养脾胃　　　　　　　　E. 饮食有节

5. "通因通用"适用于（　　　）证

　　A. 食积腹泻　　　　　　　　B. 脾虚泄泻　　　　　　　C. 瘀血崩漏

　　D. 肾虚遗尿　　　　　　　　E. 热盛便结

6. 下列何项为反治法（　　　）

　　A. 寒者热之　　　B. 虚则补之　　　C. 热因热用　　　D. 通因通用　　　E. 实则泄之

7. 属于治（护）方法的是（　　　）

　　A. 发汗　　　B. 涌吐　　　C. 祛邪　　　D. 扶正　　　E. 益气

8. 病、证、症之间关系描述正确的是（　　　）
　　A. 一病总有数证　　　　　　　B. 一病总有数症
　　C. 证之总者为之病　　　　　　D. 病同则证同　　　　　　E. 以上都不正确

9. 里热证采用苦寒攻里的方药护理，遵循的护理原则是（　　　）
　　A. 扶正　　　　B. 祛邪　　　　C. 护病求本　　　D. 标本缓急　　　E. 反护法

10. 可采用相同护理方法的是（　　　）
　　A. 脱肛　　　　B. 胃下垂　　　C. 感冒　　　D. 风湿　　　E. 子宫下垂

11. 中医护理的基本特点包括（　　　）
　　A. 整体观念　　　　　　　　B. 辨证施护　　　　　　　C. 恒动观念
　　D. 独特的护理技术与方法　　E. 阴阳平衡观

12. 《备急千金要方》对中医护理的主要贡献是（　　　）
　　A. 妇产科护理　　　　　　　B. 婴幼儿护理保健
　　C. 开创辨证施护先河　　　　D. 首创导尿法、蜡疗法　　　E. 以上都正确

13. 名医华佗倡导的"五禽戏"把下列哪些项目融为一体（　　　）
　　A. 医疗　　　　B. 护理　　　C. 体育　　　D. 饮食　　　E. 起居

二、名词解释

1. 中医护理原则
2. 预防
3. 扶正
4. 正护法

三、简答题

1. 举例说明反护法中通因通用的临床护理运用。
2. 举例说明异病同治的临床护理运用。

选择题参考答案

A型题：

1.C　　2.C　　3.A　　4.A　　5.C　　6.B　　7.B　　8.D　　9.A　　10.B　　11.A

12.B　　13.E　　14.B　　15.D　　16.E

X型题：

1.AC　　　2.AC　　　3.AC　　　4.ABCD　　5.AC　　　6.CD　　　7.ABE

8.ABC　　9.BC　　10.ABE　　11.ABCD　　12.ABD　　13.ABC

第十二章　中医护理的基本内容

第一节　病情观察

病情观察是护理工作的重要组成部分，指护士运用望、闻、问、切四诊方法，有目的地对病情进行观察和分析，从而对病情做出综合判断的过程，这也是一个获取信息、发现问题、处理问题和解决问题的过程。护士从开始接触患者，观察就随之开始。

病情观察的质量是衡量护理质量的重要标志之一。通过病情观察及时发现患者存在的或潜在的健康问题和病情变化，为完善治疗护理方案、防止病情恶化、促进疾病康复提供有力保障。另外，通过病情观察，详细而认真的记录观察和护理的内容，是医患纠纷处理中，医疗诉讼不可或缺的证据和重要的法律依据。

一、要求

（一）全面了解病史

全面了解病史是做好病情观察的基础。在了解病史时，要紧紧围绕患者就诊时主要证候表现进行问诊，引导患者诉说病情；要重点了解与主诉相关的问题和伴随症状，如咳嗽患者，要重点了解有无发热、咽痛、头痛、胸痛、胸闷及痰液的量、颜色和性状等。

（二）抓住主要矛盾

临床护理中，护士不仅要能够及时观察出患者的病情变化，而且要能够准确地分析出原因，抓住问题的主要矛盾，如肾病综合征的临床特点是水钠潴留导致高血压，高血压可以引起恶心、呕吐，但能导致恶心、呕吐的原因有很多。辨别原因需要我们运用理论知识并结合临床实际，认真观察与分析，才能透过现象看本质，抓住主要矛盾，解决关键问题。

（三）切实做到五勤

护理人员必须具有敏锐的观察力和高度的责任感，观察中要做到"五勤"，即勤巡视、勤观察、勤询问、勤思考、勤记录。不要轻易放过任何可疑和细微的病情变化，特别是出现与原诊断不相符合的症状体征时，要进行持续动态观察，并及时反馈和处理。

二、方法

病情观察要以中医理论为指导，遵循整体观念和辨证论治的原则，掌握证候传变规律，结合现代护理仪器设备，有目的地对患者进行观察，做到"知常而达变"。

（一）望诊

望诊是护理人员用眼睛直接观察，收集病情信息的一种方法，主要通过对患者的神色、形态、头颈、五官、躯体、局部表现、舌脉象以及分泌物、排泄物色与质的异常变化进行有目的地观察，以了解病情变化和健康状况。某些情况下，还需要借助必要的工具进行观察，如通过心电监护仪观察心率、呼吸的变化等。

（二）闻诊

闻诊是护理人员运用听觉和嗅觉来对患者发出的声音和排泄物的气味进行分析判断的一种观察方法。通过闻诊可发现异常声音和气味，以及与疾病之间的关系。

（三）问诊

问诊是护理人员通过询问患者或知情人，主动了解、收集病情信息，经过综合分析而做出临床判断的最基本的护理观察方法。护士与医生问诊的目的不同，医生问诊的目的主要是了解疾病的发生、发展、变化过程及相关因素等，而护士问诊重点在于对患者护理问题的相关因素的调查，包括问寒热、问汗、问疼痛、问饮食口味、问二便、问睡眠、问经带等。

（四）切诊

切诊是护理人员用手在患者体表的一定部位进行触、摸、按、压，以了解患者皮肤的温度、干湿度、弹性及某些部位的压痛等，从而了解疾病内在变化和体表反应的一种检查方法。

三、内容

（一）一般情况

一般情况包括神、面色、精神、意识状态、形体姿态、声音、气味、头面项颈、五官四肢、舌、体温、脉搏、呼吸、血压、皮肤与黏膜、饮食与营养、休息与睡眠等。

（二）主要症状与体征

观察内容包括主要症状与体征发生的时间、部位、性质、诱发因素及伴随症状等。不同的疾病及疾病的不同阶段都有着不同的症状与体征，护士必须对患者的症状与体征进行认真观察，并采取针对性的护理措施，及时解决患者的病痛，促进疾病康复。如甲状腺肿块切除术后引发窒息的患者，通过病情观察，发现患者存在呼吸困难，护士首先要解决的问题是解除呼吸道的梗阻，立即清除患者呼吸道的血块，给予氧气吸入。

（三）舌象与脉象

舌象是病情观察的重要内容，包括舌质和舌苔。舌象的变化与脏腑经络、气血阴阳关系密切。通过观察舌象，辨别脏腑的虚实、气血盈亏、阴阳盛衰等，以了解疾病的变化。

观察脉象是护理人员用手指触按患者的动脉搏动，以了解病情变化的一种检查方法。脉为血之府，与心相连，心气推动血液在脉中运行；血液属心所主，由脾所统，归肝所藏，赖以肺气的辅心行血，通过经脉灌溉脏腑，肾精又能化血而不断充养血脉，故人体气血阴阳和脏腑的状况可显现于脉。健康人的脉象称平脉、常脉。

（四）排泄物情况

通过观察排泄物如大小便、呕吐物、痰液、汗液、妇女经带等形、色、量、质的变化，了解脏腑的病变和邪气的性质。如通过观察大便质地、气味，以辨别热泻、寒泻、湿泻、便血及痢疾等。

（五）用药观察

中医用药有八法，即汗法、吐法、下法、和法、温法、清法、消法、补法。护理人员要掌握用药"八法"，观察患者用药后的疗效及副作用，有助于辨证施护。例如逐水药多用于胸水和腹水病证，服药后要注意观察心下痞满和腹部胀满。

（六）情志观察

外界不良刺激可使人的情志发生变化，情志变化过度会导致脏腑气血失调而致病。由于人的情志与五脏有着密切的联系，如思忧过度，导致脾气不舒、运化失常，出现纳呆、脘腹胀满、饮食不思、便溏泄泻等。因此，护理人员应通过情志观察，及时了解患者的情志变化，并结合病情选择合适的情志护理方法，使患者保持乐观情绪，谨防七情过激。

四、注意事项

1. 夜间手电筒进行望诊时，应注意不要将光线直接照在患者脸上，以免影响睡眠。

2. 触诊时，应向患者做好解释，以取得配合。检查者手要温暖，由浅入深，先查病痛外部，后查病痛部位，避免用力过大及长时间反复检查。

3. 问诊时，应注意与患者保持适当的距离，语气要柔和，切忌生硬，避免使用医学术语。

4. 听诊时，嘱患者保持安静，协助其取适当体位，充分暴露被检部位。应根据患者的自觉症状或病情，有选择性地听诊，以提高听诊的针对性和有效性。

5. 病情观察应具有敏锐的洞察力、灵活的思维方式和一定的临床经验，应综合运用各种观察方式，同时应注意保护患者的隐私。

第二节　起居护理

起居护理是中医护理学的重要内容，是中医整体观念和辨证施护的具体运用。起居护理是指护理人员针对患者的病情分别给予环境的适宜调护和生活的合理照料，其目的在于调节机体内外阴阳的平衡，恢复和保养正气，增强机体抵御外邪的能力，促进疾病的治愈和康复。

我国历代医家十分重视生活起居护理,《内经》曰:"上古之人,其知道者,法于阴阳,和于术数,饮食有节,起居有常,不妄作劳,故能形与神俱,而尽终其天年,度百岁乃去。"反之"以酒为浆,以妄为常……逆于生乐,起居无节,故半百而衰也"。说明生活起居与健康有着密切的关系,要懂得自然发展规律,适应四时气候,做到饮食有节、起居有常,否则会影响人体的生理功能,导致气机逆乱而疾病由生。

一、原则

(一)顺应自然,平衡阴阳

《素问·四气调神大论》云:"夫四时阴阳者,万物之根本也,所以圣人春夏养阳,秋冬养阴,以从其根……故阴阳四时者,万物之终始也,生死之本也,逆之则灾害生,从之则苛疾不起。"因此,护士应指导患者顺应一年四时阴阳的变化规律,制定不同的护理和养生方法。如春夏季节要注意保护人的阳气不要消耗过分;秋冬时节则应注意防寒以积蓄阴气等,使人体达到"阴平阳乃秘"。

(二)起居有常,劳逸适度

起居有常是指生活作息和日常生活的各个方面要制定合理的作息时间,遵循自然界以及人体生理的正常规律,以使机体阴阳保持平衡的状态。

劳逸适度是指合理地安排各种活动,包括体力活动、脑力活动和性活动。任何活动均应坚持适中有度、循序渐进的原则,不宜太过和不及。过度疲倦和过度安逸均会造成人体阴阳失衡,从而导致疾病。即所谓"久视伤血,久卧伤气,久坐伤肉,久立伤骨,久行伤筋"。另外还要节制房事,保肾固精。

(三)慎避外邪,形神共养

外邪即我们所称的"六淫",即风、寒、暑、湿、燥、火6种外感病邪的统称。六淫致病与季节气候、居处环境有关,春季多风病,夏季多暑病,长夏初秋多湿病,深秋多燥病,冬季多寒病。六淫邪气可以单独或两者以上同时侵袭人体而致病。六淫在发病过程中,不仅可以相互影响,而且在一定的条件下会相互转化,如湿邪郁久可以化火伤阴等。因此,护理工作应主动掌握四时气候变化的规律,做到春防风、夏防暑、长夏防湿、秋防燥、冬防寒。

人身有"形"和"神"。形是神的物质基础,神是形的外在表现,形神之间关系密切,相辅相成。在生活起居护理中,不仅应注意形的保养,还应重视神的调摄。养神指人的精神调养,即以各种方式调节人的情志活动,在精神上为其提供愉快的氛围,达到怡情快志、心平气和的境地,以保持最佳的精神状态,促进疾病的康复和健康的维持。养形指对人的五脏六腑、气血精液、四肢百骸、五官七窍等形体的摄养,应以适当的休息和运动,以及提供良好的物质与医疗保健条件来实现。

二、内容

（一）四时气候护理

四时气候变化直接影响人体的生长、发育、健康、衰老和死亡。起居应适应四时气候变化，遵循"春夏养阳，秋冬养阴"的原则。《素问·四气调神大论》记载："逆春气则少阳不生肝气内变，逆夏气则太阳不长心气内洞，逆秋气则太阴不收肺气焦满，逆冬气则少阴不藏肾气独沉。"说明生活起居对天时地理和四时之令，只能调之、和之、顺天而从之。

1. 春季　"春三月，此谓发陈，天地俱生，万物以荣。夜卧早起，广步于庭，被发缓形，以使志生，生而勿杀，予而勿夺，赏而勿罚，此春气之应，养生之道也"，即春季阳气始生，气候变化大，应晚卧早起。春季顺应生发之气，多到室外散步，披散头发，宽衣松带，使形体舒缓，使心胸开阔，精神愉快，保持生机；春季肝气本身就较旺盛，酸味属肝，酸味的食物有增强肝的功能，饮食上宜增甘少酸，食物可以选择大枣、山药、花生、甘蔗、泡饮菊花等清肝泻热之品；适当进食温补阳气的食物，如韭菜、香椿、大蒜、菠菜等，以滋养肝脾两脏。

2. 夏季　"夏三月，此为蕃秀。天地气交，万物华实，夜卧早起，无厌于日，使志无怒，使华英成秀，使气得泄，若所爱在外，此夏气之应，养长之道也"。夏季阳气旺盛，万物繁茂，暑湿火热，耗气伤津，昼长夜短，应晚卧早起，适当延长午睡时间，消除疲劳。俗话说："夏不坐木"。由于夏季气温高，湿度大，久置露天的木头含水分较多，暑湿较重，若久坐其上，则容易诱发痔疮、关节炎等病证。夜间睡觉注意腹部保暖，夏天暑热外蒸，人体毛孔张开，要避免直接吹风，室内温度不宜过低，防止受凉感冒；夏季顺应自然界养长之势，不厌晨光，保持心情愉快，勿发怒，使气机宣畅，通泄自如。夏季不贪凉夜露，以免损伤阳气，在酷暑炎热之白昼，当躲避暑热，以免出汗过多而伤卫阳。饮食以清淡甘凉、消暑止渴、清热解毒之品，如苦瓜、绿豆、丝瓜、冬瓜、菊花茶、赤豆汤等；夏季出汗多而最易丢失津液，故需适当吃酸味食物，如番茄、柠檬、草莓、乌梅、葡萄、山楂、菠萝、芒果、猕猴桃等，它们的酸味能敛汗止泻祛湿，可预防流汗过多而耗气伤阴，又能生津解渴，健胃消食。同时，还应注意及时补充水分，必要的时候，可以饮一些淡盐水。

3. 秋季　"秋三月，此谓容平。天气以急，地气以明，早卧早起，与鸡俱兴，使志安宁，以缓秋刑，收敛神气，使秋气平，无外其志，使肺气清，此秋气之应，养收之道也"。秋季阳气始敛，阴气渐长，气候冷热多变，应早卧早起，顺应收精养阳的规律。适当进行耐寒锻炼，迟添衣服，以加强机体应对气候变化的适应能力，即"秋冻"，但儿童、老年人体质较弱，在早晚还要多穿衣服，避免受凉感冒；秋季顺应自然界收敛、肃降之势，控制情绪，保持神志的安宁，舒张收敛有序，既减缓秋季肃杀之气对人体的影响，又保持肺气的清肃功能，以维持身体的强健。秋季天气干燥，心和肺共为上焦，心火和肺火往往同时上炎，所以，也可以通过降苦味降心火的方法来降肺燥。饮食应

"少辛增酸"、"燥者润之"，少吃寒凉生冷及辛辣性的食品，多食具有养肺生津之品，如梨、苹果、葡萄、甘蔗、芝麻、核桃、糯米、蜂蜜等，以保护颐养胃气。

4. 冬季 "冬三月，此谓闭藏。水冰地坼，无扰乎阳，早卧晚起，必待日光，使志若伏若匿，若有私，若已有得，去寒就温，无泄皮肤，使气亟夺，此冬气之应，养藏之道也。"冬天阴寒盛极，阳气闭藏，应早卧晚起，保证充足的睡眠，随着气候变化及时增减衣服，鼓励患者待日出后适当进行户外活动，常晒太阳，以补体阳。冬季应防寒保暖，使阴精闭藏而不外泄，不妄事操劳，使神志深藏于内，安静自如。冬季气候严寒，遵循"虚者补之、寒者温之"的原则，忌食生冷，适量进食，如羊肉、狗肉、鸡、鱼、牛奶、热粥等。我国民间有冬至吃赤豆粥及腊月初八吃"腊八粥"的习惯，常吃此类粥有增加热量和营养的功效。可适当进行药补和食补，以调整阴阳，增强体质。

春夏之际气候由寒转暖，由暖转热，万物新生繁茂，是人体阳气生长之季。此时，我们应当顺应"春夏养阳"的原则，适当地锻炼、运用身体的各种功能，以达到保健的目的。秋冬之际气候由热转凉而寒，万物趋于收藏状态，此时养生重在形体、津液的增盛与保养，应减少精神和形体上的活动，可以为来年阳气的再次鼓舞发挥做好物质上的储备。

（二）病室环境护理

良好的病室环境有助于患者疾病的治疗和康复，因此护理人员应根据患者情况，合理安置病床，调节温、湿度及光线，保持空气清新、环境安静、舒适。

1. 病床的安置 安置病床应根据病证性质不同而定。如寒证、阳虚证者，多畏寒怕风，宜安置在向阳温暖的病室内，使患者感到舒适；热证、阴虚证者，多有恶热喜凉之求，可安置在背阴凉爽病室内，使患者感到凉爽、舒适、心静，利于养病。

2. 温度与湿度 病室的温度一般以 18～20℃为宜。室温过高，使患者感到燥热难受，易感暑邪；室温过低，使患者感到寒冷，易感寒邪。另外，阳虚和寒证患者多畏寒肢冷，室温宜稍高；阴虚和热证患者多燥热喜凉，室温可稍低。病室的湿度以 50%～60%为宜，并根据气候和不同证型进行调节，如阴虚证和燥证患者，湿度可适当偏高；阳虚证、湿证患者，湿度宜偏低。

3. 空气与噪声 根据季节和室内的空气状况决定每日通风的次数和每次持续的时间，要及时排除病室秽浊之气，保持空气流通、清新。同时，应注意阳虚和易受风邪侵袭者，在通风时不能令其直接当风。保持病室安静，设法消除嘈杂之声，病室声响不宜超过 40～60 分贝。

4. 病室的光线 病室光线要充足，但不宜让日光直射患者面部。同时，要针对不同的病证加以适当调节，如热证、肝阳亢盛、肝风内动的患者，光线宜稍暗；痉证、癫狂证者，要避免强光刺激，门窗应用黑布帘遮挡等。

（三）特殊人群护理

小儿稚阴未充，稚阳未长，卫外不固，加上冷暖不知自调，易受外邪所乘，故起居护理要做到"背要暖，腹要暖，足膝要暖，头要凉"。老年人、小儿和身体虚弱的人，对风寒邪气抵抗不足，要随时注意增减衣被，注意保暖。春季切忌过早脱衣减被，即"春捂"，以养阳收阴。

第三节　饮食护理

饮食是维持人体生命活动必不可少的物质基础，是五脏六腑、四肢百骸得以濡养的源泉，也是人体气血津液的重要来源。《素问·藏气法时论》："五谷为养，五果为助，五畜为益，五菜为充，气味合而服之，以补精益气。"说明饮食调护与健康和疾病有着密切关系。

饮食护理是在中医基础理论指导下，根据疾病病因病机、症状表现和食物的性味归经理论合理搭配膳食，或在食物中添加适当药物制成可口的菜肴，并通过日常食用，以达到防病治病、养生保健的一种方法。

一、原则

（一）饮食有节，适时定量

饮食要有节制，不可过饥过饱。过饥则气血来源不足，机体易患病；过饱则增加脾胃功能负担，影响消化和吸收。饮食要有规律，三餐定时定量，避免盲目节食，使脾胃运化功能处于常态，要多吃五谷杂粮和新鲜蔬菜瓜果，少食过于油腻及辛辣之物，要控制高糖食物摄入，忌暴饮暴食和戒烟酒。

（二）饮食有方，合理搭配

人体每天所需的各种营养素主要靠食物提供。食物搭配合理与否，直接关系到人体的健康状况，乃至寿命的长短。若饮食偏嗜会导致人体脏腑阴阳失调而发生各种疾病。合理搭配饮食即指饮食通过调配，使其所含有的营养素种类齐全、数量充足、比例适当，能供给机体所需的热能和营养素，利于食用和消化。《素问》"谷肉果蔬，食养尽之"，说明饮食应多样化，力求荤素搭配，均衡膳食方能健康长寿。

（三）重视脾胃，注意卫生

维持五脏六腑正常生理活动所必需的营养物质都依赖于脾的运化功能，故说"脾胃为后天之本，气血生化之源"。若脾失健运，则人体的消化吸收功能便会失常，出现腹胀、便溏、食欲不振、倦怠、消瘦及气血不足等病理变化。在饮食护理过程中，指导患者重视脾胃功能的调理，避免进食生冷、不洁的食物，防止病从口入。

（四）辨证施食，三因制宜

根据不同的病证、病位、病性、病势及年龄、体质强弱等情况，结合食物的四气五味、归经等进行辨证施食，使五脏各得其味而维持或恢复正常功能，达到调整阴阳、调理气血平衡的作用。在四季不同的气候环境下，注意不同疾病的饮食宜忌，遵循因人施食、因地施食、因时施食的原则进行饮食调护。

二、内容

（一）食物的性味与调护

1. 四性　食物和药物一样具有不同的属性，即寒性、热性、温性、凉性（平性），称食物"四性"。护理人员应根据食物的四性选择食物，对患者实施饮食调护。

（1）寒性食物：性味或苦寒、甘寒，具有清热、泻火和解毒的作用，适用于发热较高、热毒深重的里实热证。寒性食物易损伤阳气，故阳气不足、脾胃虚弱患者应慎用或忌用。如小米、大麦、薏苡仁、赤小豆、绿豆、苦瓜、莴苣、茶叶等。

（2）热性食物：性味甘温、辛热，具有温里祛寒、益火助阳的作用，适用于阴寒内盛的实寒证。热性食物多辛香燥烈，容易助火伤津，凡热证及阴虚者应忌用。如白酒、生姜、葱、蒜、辣椒、花椒、狗肉等。

（3）温性食物：性味甘温，具有温中补气、通阳散寒、暖胃等作用，适用于阳气虚弱的虚寒证或实寒证较轻者。这类食物比热性食物平和，但仍有一定的助火、伤津、耗液倾向，凡热证及阴虚有火者应慎用或忌用，如羊肉、鸡、桂圆肉、鲤鱼、鲫鱼、荔枝、花生、胡萝卜、红糖等。

（4）凉性食物：性味甘凉，具有清热养阴等作用，适用于发热、痢疾、痈肿以及目赤肿痛、咽喉肿痛等里热证。凉性食物较寒性食物平和，但久服仍能损伤阳气，故阳虚、脾气虚弱患者应慎用，如鸭蛋、豆腐、莲子、海带、菠菜、白菜、李子、枇杷、柠檬、梨等。

（5）平性食物：性味甘平，没有明显的寒凉或温热偏性，因而不致积热或生寒，故为人们日常所习用，也是患者饮食调养的基本食物。但因其味有辛、甘、酸、苦、咸之别，因而其功效也有不同，应根据患者的病情和体质状况灵活选用，如大豆、玉米、豆浆、猪肉、鸡蛋、花生、扁豆、山药、香菇、黑木耳等。

2. 五味　即辛、甘、苦、酸、咸5种味道。不同食物的味道具有不同的功效，饮食五味调配适当，能满足人体对各种营养素的需求。

（1）辛味：具有能散能行的特点，即有发散、行气、通经络和健胃等作用，可用于外感、气血瘀滞、脾胃气滞等证，如萝卜、洋葱行气；黑木耳行血；生姜散风寒；豆豉散风热。但辛味食物多辛香走窜，多食容易助火伤津、耗散阳气。凡气虚自汗，或热病后期，津液亏耗，失血等证患者均当慎食。

（2）甘味：具有能补能缓的特点，即有和中、缓急、补益、解痉和解毒等作用，可用于诸虚劳损、脏腑不和、拘挛疼痛等证，如山药补气、大枣补血、甘蔗补阴、狗肉补阳。但过多食用甘味食物易引起脾胃气滞，出现胸闷、腹胀、食欲不振等。

（3）苦味：具有能泄能燥的特点，即有清热、泄降、燥湿的作用，可用于热证、湿热证。如苦瓜清热，少量的苦味食物还可以开胃，促进消化，但多食易于败胃，故脾胃虚弱的患者宜禁食或少食。

（4）酸味：具有能收能软的特点，即有收敛、固涩作用，可用于久泄、久痢、久咳、久喘、多汗、虚汗、尿频、滑精、遗精等证，如乌梅涩肠止泻，酸味还能增进食欲，健脾开胃，但过食可导致胃酸嘈杂脾胃功能失调。

（5）咸味：具有能软能下的特点，即有软坚、散结、润下等作用。除盐之外，习惯上将大部分海产品也归于咸味，如薏苡仁、冬瓜可利水渗湿，但过度嗜咸易损伤肾气。

（二）食物的种类与调护

1.食物的种类　根据食物的作用与功效，可将食物分为以下几类。

（1）补益类：根据其寒凉温热性质的不同，可分为温补、清补和平补三类。清补类食物如鸭、鹅、甲鱼、豆腐、莲子、冰糖、绿豆、菠菜、白菜等；温补类食物如羊肉、狗肉、核桃、桂圆、鸽、鲫鱼等；平补类食物：如牛奶、鸡蛋、猪肉、鸡肉、银耳等。

（2）安神类：如莲子、酸枣、百合、梅子、荔枝、桂圆等。

（3）生奶类：如鲫鱼、猪蹄、鱼头、生南瓜子等。

（4）明目类：如山药、枸杞子、猪肝、羊肝、青鱼等。

（5）降脂、降压、防止血管硬化作用类：如海藻、紫菜、山楂、黑木耳、香菇、大蒜、洋葱、茶叶、荷叶等。

（6）消炎类：大蒜、菠菜根、马苋菜、冬瓜子、油菜等。

（7）解毒类：番茄、绿豆、西瓜、冬瓜、黄瓜、苦瓜、扁豆等可清热解毒；生姜、醋可解鱼蟹之毒；蜂蜜可解百毒，茶叶、白扁豆可解药物毒等。

（8）降糖止渴类：猪腰、南瓜、山药、苦瓜、乌梅、茭白等。

（9）润肠通便类：核桃仁、芝麻、松子、蜂蜜、香蕉等。

（10）祛湿利水类：西瓜、冬瓜皮、菜叶、绿豆、赤豆、玉米须、葫芦等。

（11）强健脾胃类：生姜、乌梅、鸡内金、麦芽、陈皮、花椒等。

（12）清咽利喉类：青果、乌梅、苦瓜、凉薯等。

（13）镇咳祛痰类：白果、杏仁、桃仁、冬瓜仁、橘、梨。

（14）透疹作用类：香菇、芫荽、胡萝卜、黄花鱼、鲜鲫鱼、鲜虾等。

（15）预防感冒类：醋、大蒜、葱、生姜、淡豆豉等。

（16）"发物"类：又称为发散性食物，是中医饮食调护中应十分重视的一类食物。发散类食物多腥、膻、荤、燥，食之易于动风生痰，发毒助火助邪，诱发旧病尤其是皮肤病，或加重新病。如蔬菜中的香蕈、蘑菇、笋、雪菜、芥菜、芫荽、菠菜、香椿芽；瓜果中的南瓜；禽畜中的猪头、鸡头、公鸡、母猪、鹅肉、狗肉、驴肉、各种野味、各类病死畜肉；水产品中的黄鱼、带鱼、鲞鱼、鲳鳊鱼、虾、蟹以及紫菜等均属发物类。

2.食物的配伍禁忌

（1）食物与食物的配伍禁忌：猪肉忌荞麦、豆酱、鲫鱼、黄豆；羊肉忌醋；狗肉忌蒜；鲫鱼忌芥菜、猪肝；猪血忌黄豆；鲤鱼忌狗肉等。

（2）食物与药物的配伍禁忌：甘草、黄连、桔梗、乌梅忌猪肉；薄荷忌鳖肉；茯苓忌醋；鳖甲忌苋菜；白术忌大蒜、桃、李；人参忌山楂、萝卜、茶叶；半夏忌食羊肉、羊血、饴糖等。

（3）食物与病证的配伍禁忌：阴虚热盛者忌食辛辣温热之品；虚寒泄泻者忌食生冷、寒凉之品；气滞胃脘者忌食壅滞黏腻之品；皮肤斑疹者忌食发散之品，黄疸忌食油腻之品；肺痨、痔疮、痈疖忌食燥性食物；产后、经期忌食寒凉食品等。

（三）饮食的分类与调护

1. 医院饮食　常分为基本饮食、治疗饮食和试验饮食。基本饮食又分为普通饮食、软质饮食、半流质饮食和流质饮食。

（1）普通饮食：即普食，与正常健康人的饮食大致相同，一般食物均可采用。但烹调方法上宜少用煎炸，少用刺激性调味品，主、副食注意多样化，并要注意蛋白质、脂肪、糖、维生素与矿物质等营养素的比例均衡。适用于病情较轻、消化功能正常，以及疾病恢复期、没有咀嚼困难等情况的患者。

（2）软质饮食：即软食，是一种软、烂食物、易吞咽咀嚼和消化、无刺激、不引起胀气、含纤维素少的饮食，如软饭、面条、切碎煮熟的菜、肉等。适用于老幼、脾胃虚弱、咀嚼或吞咽困难、低热、肠道疾病及术后恢复期患者。

（3）半流质饮食：即半流食，是一种比较稀软烂细、易消化、易咀嚼、含粗纤维少、无强烈刺激呈半流质状态的食物，如各种肉类泥、末、粥、烂面条、羹等。适用于发热、体弱、咀嚼吞咽困难及急性消化道炎症，手术前后或病情危重的患者。

（4）流质饮食：即流食，是一种呈液体状态、在口腔内能融化为液体，比半流质饮食更易于吞咽和消化且无刺激性的食物，如乳类、豆浆、米汤、藕粉、菜汁、果汁等。适用于极度衰弱无力咀嚼食物的重症患者，如高热、口腔、面颊部及外科手术前后以及急性胃肠炎、食管狭窄等疾病患者。

（5）治疗饮食：是在基本饮食的基础上，根据病情的需要，适当调整总热能和某些营养素而达到治疗目的的一种饮食。如高蛋白饮食、低蛋白饮食、高热量饮食、低热量饮食、少油食品、少渣食品、无渣食品、少盐、无盐饮食等。

（6）试验饮食：又称诊断饮食，在特定时间内，通过对饮食内容的调整以协助疾病的诊断和提高试验检查结果的准确性。

2. 药膳　是在中医学理论指导下，将食物与中药，以及食物的辅料、调料等相互配合，通过加工调制而成的具有防止疾病和保健强身作用的膳食。即药材与食材相配伍而做成的美食。它是中国传统的医学知识与烹调经验相结合的产物。它"寓医于食"，既将药物作为食物，又将食物赋以药用，药借食力，食助药威，两者相辅相成，相得益彰，既具有较高的营养价值，又可防病治病、保健强身、延年益寿。根据其形态可分为汤羹类、粥食类、米面类、糖果类、膏滋类、散剂类、菜肴类、饮料类等。

（1）汤羹类：以水和食物一同煎煮或蒸、炖而成。可根据食物的滋味、性能加入适当的佐料。汤羹有汤和羹之分，汤是其中较稀薄者，羹是其中较稠厚者。汤羹主要有补益滋养或清润功能，如山药羊肉汤能补益脾肾，鲤鱼红枣汤能补脾养血，冬葵鸡蛋汤能清热润燥，银耳羹能滋养肺胃之阴。

（2）粥食类：一般以粳米、糯米、粟米、玉米、大麦、小麦等富含淀粉的粮食和某些果实、蔬菜或肉类，一同加水煮成，为半流质食品。若加入的食物有渣不宜同煮，可先煎熬取汁或绞取汁液，再与粮食同煮。粥食可加糖或盐等调味。粥因加用的原料多样，所以其配方有补、泻和温热、寒凉等多种不同的功效，如薏苡仁粥、羊肉粥、地黄粥、茴香粥、芹菜粥、荷叶粥等。粥食有广泛的适用范围，许多疾病，不论虚实、寒热，大都可以找到相应的粥类配方，它是食疗应用较多的一个类型。

（3）米饭、面食类：包括以粳米、糯米、小麦、豆类等富含淀粉的食物为主要原料，加入其他食物或药物而制成的各种米饭、糕点、小吃等。此类花样品种较多，有蒸食的米饭、粽子、包子，煮食的面条、粉丝、汤圆等。

（4）糖果类：以白糖、冰糖或红糖、饴糖等作为主要原料，加水熬炼成半固体状，再掺入其他食物或药物的汁液浸膏或粗粉，搅拌均匀后，继续熬至挑起呈丝状而不黏手为止，将糖倒在平滑的容器上，待稍冷时用刀分割成块状，供嚼食或噙含，如梨膏糖、薄荷糖、芝麻糖、胡桃糖等。

（5）膏滋类：又称煎膏。一般选取滋养补益性食物加水煎煮，取汁液浓缩至一定稠度，然后加入炼制过的蜂蜜或白糖、冰糖，再浓缩至半固体状，临用时以沸水化服。主要有滋养补虚、润燥生津、润肺止咳等功效，如桑椹膏、川贝雪梨膏。

（6）散剂类：是将食物晒干或烘干、炒干，研磨而成的细粉末。所用食物多为富含淀粉、蛋白质的谷物、干果，亦可加入适宜的药物。用时以沸水调匀食用，或以温开水、米汤送下。

（7）菜肴类：是具有食疗作用的荤素菜肴的总称。种类繁多，从其调制加工方法来看，有炙、蒸、煎、烩、炒、烧、煮、炸、爆、炖、溜、渍、腌等多种。菜肴类一般都要加入调味佐料，由于所用食物和菜肴品种不同，因而作用也各不相同。

（8）饮料类：古代常用的饮料除汤饮外，还有酒浆、乳、茶、露、汁等。酒剂是将某些食物或药物加酒浸泡过滤后制成，如《食鉴本草》中的猪肾酒；乳品则常用人乳、牛、羊、马等动物乳以及酥酪等乳类制品；茶类为单独用茶叶或与某些食物、药物混合制成，如《饮膳正要》中的枸杞茶，现代所制减肥茶、降压茶等皆属此类；若将菜果草木花叶诸含水之物，取其鲜品，蒸馏得水，则为露；汁则是新鲜多汁的植物果实、茎叶或块根，捣烂绞取汁或压榨取汁制成。

三、方法

（一）辨证施膳

食物有四性五味之别，疾病有寒热虚实之分、阴阳表里之辨，食物的性味与疾病的属性应相适应。在饮食护理中应遵循"寒者热之、热者寒之、虚则补之、实则泄之"的调护原则进行辨证施膳，并注重饮食宜忌。

1.寒者热之　寒证是指机体感受寒邪，或阴盛阳虚引起的一类病证。如感受寒邪的实寒证，宜食温热性食物，忌食生冷瓜果等凉性食物；阳虚阴盛的虚寒证宜食温补性食物，忌寒凉生冷之品。

2. 热者寒之 热证是机体感受热邪，或阳盛阴虚所引起的一类病证。如感受热邪的实热证，宜食寒凉性食物，忌食辛辣刺激性等热性食物；阳盛阴虚的虚热证宜食滋阴性食物，忌食辛辣温热之品。

3. 虚者补之 虚证是阴阳气血亏虚所引起的一类病证。如阴阳亏虚宜食补益阴阳类食物；阳虚者宜食温补类食物，忌食寒凉之品，如羊肉、狗肉、雀肉类；阴虚者宜食清淡滋润食物，忌食温热之品，如百合、甲鱼、淡菜、海参、银耳；气血亏虚宜食补益气血之品。

4. 实者泻之 实证是指邪气过盛所引起的一类病证。如外感或风寒或风热，宜食辛散食物；内伤实证之痰壅水停、食积瘀血，宜食疏利消导，活血化瘀食物。阳虚、寒证疾病，忌食生冷瓜果以及其他凉性食物；阴虚、热证疾病，忌食辛辣、烟酒以及其他热性食物。寒证宜食温性食物，如姜、椒、葱、蒜、酒类；热证宜寒凉食物，如瓜果、马兰头、菊花等。

（二）辨脏施食

人生有五味，酸、苦、甘、辛、咸；人体有五脏，肝、心、肺、肾、脾。根据五行的特性：酸入肝，辛入肺，苦入心，咸入肾，甘入脾，五味合理摄入，便能使身体达到饮食平衡。

1. 肝胆系病证 包括黄疸，臌胀，眩晕，中风，癫痫，郁证等病症。这些疾病与肝的疏泄功能有关。饮食宜清淡、营养丰富，如新鲜蔬菜、瘦肉、鸡、鱼类。忌食辛辣、烟酒刺激之品，少进动物脂肪。肝胆疾病急性期以素食为宜，缓解期或恢复期可适当食用荤食；肝脾肿大者，宜选食甲鱼、淡菜；龈、鼻出血者宜食藕粉、藕汁、橘子；肝硬化腹水宜低盐或无盐饮食；肝昏迷时应控制动物蛋白类食物。

2. 心系病证 包括心悸，胸痹，失眠等病症。饮食以清淡素食为主，少进瘦肉、鱼类食品。食盐应控制在每日 5～6 克以内，以植物油作为食用油。忌食动物脂肪、内脏以及辛辣、烟酒、浓茶、咖啡等刺激品。

3. 脾胃系病证 包括胃脘痛，呕吐，噎膈，泄泻，便秘等病症。由于脾胃运纳功能失常所致，并与肠有密切联系。饮食宜以清淡、营养丰富，细软易于消化的食物，忌食生冷、煎炸硬固类以及壅滞阻气的食品。脾胃有寒者，宜食姜、椒类；胃热者可酌进水果；胃酸过多，吃些含碱面食；胃酸缺乏，饭后宜进食适量醋或山楂片；腹泻者以少油半流或软饭为宜，忌食苋菜、茼蒿、茄子以及生冷瓜果等寒凉食物。

4. 肺系病证 包括咳嗽，哮喘，肺痈，肺痨，悬饮，矽肺等病症。饮食宜清淡，多供给维生素、无机盐，忌食辛辣、烟酒和油腻、甜黏食物。咳嗽痰黄、肺热盛者，宜选萝卜、橘子、梨子、枇杷等清热化痰；痰中夹血者，宜以藕片、藕汁清热止血；痰白清稀、肺寒者应禁食生冷水果；病久可以适当进食瘦肉、鸡、蛋等营养食品；恢复期表现为肺阴虚者可选用百合、甲鱼、银耳等滋阴补肺；哮喘患者发病常与过敏食物有关，故应忌食发物。

5. 肾系病证 包括水肿、淋浊、消渴、癃闭、阳痿、遗精、痿证等病症。饮食宜清淡、营养丰富的食物以及多种动物类补益类食物，忌食盐、碱过多和酸辣太过的刺激品。水肿者可选食荠菜、冬瓜、葫芦、赤豆、薏苡仁、鲫鱼、黑鱼、蒜头等利尿消肿的食物；肾虚者，可选食猪、牛、羊、鸡、狗肉和蛋类等补益之品；用于补肾壮阳的有虾子、海参、羊睾、狗肾等食物；肾炎宜予低盐或无盐饮食；肾功能减退者应以优质低蛋白、低磷、高钙、高维生素、高热量饮食，适当限制钠、钾为原则。

以脏补脏的脏器疗法，如肺病用猪肺，胃病用猪肚，肾病用猪腰，糖尿病用猪胰，甲状腺肿用羊的甲状腺，贫血、目疾用猪肝等，能取得较好的效果。

（三）食用法则

根据患者气血阴阳的虚损情况及运化能力，有针对性地选择饮食的品种和数量，通过合理地食用方法，能达到事半功倍的功效。常用的中医饮食方法有以下几种。

1. 解表法　是用辛散发表的食物以开泄腠理，宣通肺卫，发散外邪，使病邪从汗出，解除表证的一种方法。主要适应于外感初起，病邪侵犯肌表所表现出的一系列病证。表证又有表寒证与表热证的不同。根据表寒证、表热证分别选用辛温解表法和辛凉解表法。表寒证见恶寒重、发热、无汗、肢体疼痛或有鼻塞流清涕，舌质淡，苔薄白，脉浮紧。选用辛温解表食物有：生姜、葱白、芥末、胡椒、红糖等；表热证见发热重、恶寒轻、有汗、咽喉肿痛、口渴，舌质红，苔薄黄干，脉浮数。选用辛凉解表食物有：桑叶、菊花、竹叶、薄荷、白糖等。

2. 祛寒法　是用温热食物振奋阳气，祛除里寒，以治疗里寒证的方法。多用于里寒证或素体阳虚之人。由于寒邪侵犯部位不同，祛寒法有温经散寒、温中散寒之分。如证见寒邪滞于经络，气血运行不畅，四肢关节肌肉冷痛、屈伸不利者可选用温经散寒的食物，如羊肉、狗肉、黑豆、松子、樱桃、鳝鱼、五加皮、干姜、桂皮、白酒、黄酒、辣椒等；证见寒邪直中脾胃或脾胃虚寒，脘腹冷痛、呕吐、泄泻、四肢不温者可选用温中散寒的食物，如羊肉、狗肉、干姜、桂皮、鸡肉、羊肚、牛肚、猪肚、草鱼、包心菜、生姜、橘皮、荔枝、大枣、桂花、茉莉花等。

3. 清热法　是用寒凉性食物清除内热，泻火解毒，治疗里寒证的方法，适用于实热证或素体阳盛之人。证见热毒炽盛，发热，口舌生疮，咽喉肿痛，心烦不寐，大便秘结，小便短赤，舌红，苔黄，脉数等。可选用食物有：大麦、小米、绿豆、芹菜、苦瓜、黄瓜、芦荟、冬瓜、莴笋、萝卜、绿豆芽、鹅蛋、田螺、西瓜、梨子、甘蔗、苹果、香蕉、菊花等。

4. 祛湿法　是用芳香化湿、苦温燥湿、淡渗利湿的食物以治疗里湿证的方法。适用于机体感受湿邪，或嗜酒好茶，或过食生冷，湿邪停滞，以致中阳不振的证候。证见脘腹胀满，大便黏滞不爽，泄泻，小便不利，头昏嗜睡，舌苔厚腻，脉濡等。常用的食物有：木瓜、玉米、赤小豆、绿豆、山药、白扁豆、冬瓜、黄瓜、黄芽白、芥菜、四季豆、豆腐、绿茶、桃花、槟榔、李、葡萄、西瓜、鲫鱼、鲤鱼等。

5. 理气法　是用具有行气、降气作用的食物以治疗气滞或气逆证的方法。适用于气机阻滞或气机逆乱的证候。证见肝气郁结，肝气上逆或肝气横犯脾胃引起的头痛头晕、脘腹胀满、嗳气吞酸、恶心呕吐，或痛经。常用的食物有韭菜、葱白、刀豆、萝卜、茼蒿、柑橘、佛手、玫瑰花、月季花、茉莉花等。

6. 理血法　是用活血化瘀的食物以治疗血瘀和出血证的方法。适用于一切血行不畅或瘀血内停及出血的病证。又可以分为活血化瘀法和止血法。证见疼痛剧烈，痛处固定不移，肿块坚硬，瘀斑，舌边紫暗或有瘀点、瘀斑，选用活血化瘀的食物有茄子、韭菜、刀豆、山楂、桃子、芒果、鲫鱼、螃蟹、玫瑰花、月季花，茉莉花、桃花、桂花、酒、醋、桂皮等。证见吐血、咯血、尿血、便血、子宫出血、皮下出血等，宜选用止血的食物，如小麦、丝瓜、茄子、莴笋、芥菜、慈姑、藕、菠菜、黄花菜、萝卜、木耳、银耳、荸荠，花生、鳝鱼、黄鱼、海参、酱油、醋、莲花、旱莲花、槐花等。

7. 祛痰法　是用具有祛湿化痰逐饮作用的食物治疗痰饮诸证的方法，达到祛痰于外，化湿于内，恢复脏腑功能的目的。可分为化痰止咳平喘法和软坚散结法。前者适用于各种原因引起的咳嗽、咯痰、气喘等证，常选用的食物有：薏苡仁、茯苓、冬瓜、丝瓜、茼蒿、萝卜、竹笋、蘑菇、海蜇、鸭蛋、茶叶、豆腐、杏、白果、柚子、枇杷、梨子、罗汉果等。后者适用于痰结经络而见痰核、瘿瘤等证，常选用食物有：淡菜、牡蛎、海藻、海带、紫菜、龙须菜、慈姑、鸡内金、梅花等。

8. 消导法　是用具有消食健胃作用的食物治疗宿食积滞证的一种方法。适用于饮食过多，以致脾失健运，胃失和降而引起的嗳腐吞酸、胀满恶食之证。选用食物有麦芽、山楂、神曲、鸡内金、槟榔、萝卜、番茄、洋葱、包心菜、竹笋、菠萝、樱桃、柠檬、苹果、猕猴桃、橘子、茶叶等。

9. 补益法　是用具有补益作用的食物补气养血，滋阴助阳，强身健体，治疗虚损证的一种方法，亦称为食补。适用于气虚、血虚、阴虚和阳虚等证，见于多种慢性疾病。

（1）气虚：症见倦怠少气、乏力、懒言、纳少、面色苍白或萎黄等。常选用的食物有大米、小米、糯米、大麦、小麦、黄豆、黑大豆、赤小豆、薏苡仁、南瓜、土豆、山药、番薯、蘑菇、大枣、莲子肉等。

（2）血虚：症见面色苍白，头晕耳鸣，心悸，健忘失眠等。常选用的食物有桂圆、荔枝、大枣、猪心、鸡肉、人参、当归、茯苓等。

（3）阴虚：症见形体消瘦、面色潮红、五心烦热、骨蒸潮热，舌红少苔，脉细数等。常选用的食物有梨子、百合、银耳、藕、龟肉、猪血、鸭肉、生地黄、龟板、枸杞子等。

（4）阳虚：症见面色苍白、精神不振、头晕耳鸣，腰脊酸痛，四肢不温，夜尿频多，五更泄泻等，男子阳痿、滑精；女子宫冷不孕。常选用的食物有羊肉、狗肉、黄狗鞭、牛肉、鸡肉、海参、糯米、干姜、桂皮、八角茴香、胡桃、韭菜、青虾、泥鳅、鳗鱼、鹿茸等。

（四）三因施食

三因施食是指因时、因地、因人施食。要求护理疾病时要根据季节、地区及人的体质、性别、年龄等不同，而制定相宜的饮食调护原则和措施。

1. 因时施食　四时气候的变化，对人体的生理功能产生一定的影响，饮食护理应注意气候的特点。春季，万物萌生，阳气升发，人之阳气也随之升发，饮食宜辛甘发散之品以助春阳，如百合、甘蔗、香椿、藕、萝卜、黑木耳、莲子等，忌辛辣、耗气之品；夏季，天气炎热，万物茂盛，饮食宜清热化湿，健脾开胃，如白扁豆、绿豆、苦瓜、西瓜、甜瓜等时鲜瓜果蔬菜等，忌温热、生火、助阳之品；秋季，气候干燥，万物收敛，饮食宜养阴润燥，滋肾固肺，如梨、百合、莲子、藕、胡桃、银耳、芝麻等，忌辛燥温热之品；冬季，天寒地冻，万物萧条，容易感受寒邪，损伤阳气，饮食宜温补阳气，如羊肉、狗肉、牛肉、胡桃、桂圆、荔枝、板栗等，可饮适量黄酒、白酒，忌生冷寒凉之品。

2. 因地施食　根据不同地区的地理特点、气候条件，饮食习惯制定其饮食护理原则。如西北高原地区，气候寒冷，干燥少雨，应多食肉食、酥油茶及牛、羊乳制品及生津止渴透表的水果和饮料；东南地区，温热潮湿多雨，病多痈疡疖肿，护理上做好防暑降温和祛湿等工作，多食扁豆、绿豆、苦瓜、冬瓜等祛暑利湿之品。

3. 因人施食　根据患者的年龄、性别、体质、生活习惯等不同特点，并遵循"虚则补之，实则泻之，寒则热之，热则寒之"适合个人的饮食调护原则。如小儿血气未充，脏腑娇嫩，脾常不足，而且饮食不知自节，稍有不当，会损伤脾胃，伤食为患；老年人脾胃虚弱，饮食宜清淡，忌油腻、硬固、黏腻食物，以免伤及脾胃；妇女妊娠期和哺乳期忌辛辣温燥食品，以免助阳生火，影响胎儿或乳儿；体胖之人多痰湿，饮食宜食清淡、化痰之物，忌肥甘厚腻之品，以免助湿生痰；体瘦之人多阴虚，宜多食滋阴生津，养血补血之物，忌辛辣动火之品，以免伤阴。饮食应结合病证的禁忌和个体的特殊情况，做到紧密配合。

第四节　情志护理

情志护理是指在护理工作中，以中医基础理论为指导，注意观察了解患者的情志变化，掌握其心理状态，设法防止和消除患者的不良情绪，从而达到预防和治疗疾病目的的一种方法。中医认为人有七情变化，即喜、怒、忧、思、悲、恐、惊。正常情况下，七情变化是人体精神活动的外在表现，若外界各种精神刺激程度过重或持续时间过长，造成情志的过度兴奋或抑制，则可导致人体阴阳失调，气血不和，经络阻塞，脏腑功能紊乱而发病。要预防七情致病，就必须保持乐观情绪，避免七情过激。

一、情志致病特点

（一）直接伤及内脏

人是一个有机的整体，精神情志活动是各脏腑功能活动协调的反映。七情致病以心、肝、脾三脏和气血的功能失调最为多见。由于心主血而藏神，主宰人体的精神情志活动。此外，肝藏血，主疏泄而调达情志，脾主运化为气血生化之源。如惊喜伤心，可致心神不宁，临床可出现心悸、失眠、健忘等症状。肝气郁结可出现两胁胀痛，女性双乳胀满，月经不调。思虑伤脾，脾失健运可出现食欲不振，胃脘胀满，大便溏泄等。故不同性质的情志异常均可直接损伤脏腑，并有一定规律，以伤本脏和所胜之脏为主。

（二）影响脏腑气机

《素问·举痛论》云："怒则气上，喜则气缓，悲则气消，恐则气下…　惊则气乱…　思则气结…"情志异常主要是通过影响脏腑气机而致气血运行紊乱而致病，不同的情志刺激，对内脏气机的影响也不相同。

1. 怒则气上　大怒则肝气上逆，气血不宁，可见头昏胀痛、目眩头晕甚至导致呕血等。

2. 喜则气缓　过喜则心气涣散而不收，不能摄持心神，可见心悸不安、注意力不集中，喜笑不休等。

3. 悲则气消　过悲则肺气郁而不宣，气化敷布不足，导致肺气耗伤，可见少气懒言、短气胸闷、精神萎靡等。

4. 恐则气下　恐惧过甚，则精气突然下降，可导致暂时性上焦不得通利，下焦精气不得上奉的病理状态，出现小便失禁等。

5. 惊则气乱　卒然大惊，则心神散乱，心无所倚，神无所归，心神动乱不安。可见心悸不安、惊慌失措、目瞪口呆、失眠易惊等。

6. 思则气结　思虑过度，久不得释，可使脾胃气机升降失常，导致肝气郁结，脾气不适，出现食欲不振、食后脘闷腹胀等。

7. 忧则气郁　悲忧过度，情志郁闷，可致肺气耗伤，气机郁滞，可见少气懒言、胸闷、不思饮食等。

（三）影响病情变化

在疾病过程中，情志的异常变化是影响病情变化的重要原因。若遇异常剧烈的情志变动，往往会使病情加重、恶化，甚至加速死亡。如胸痹患者，因暴喜暴怒，可致怔忡、心痛欲绝、大汗淋漓、面色青紫、四肢厥冷等心阳暴脱之危证，甚至会导致猝死。良好的情感活动有助于治疗和促进康复。

二、情志异常原因

（一）生理因素

机体本身的原因导致情志活动异常。一方面由于不同体质对外界精神刺激的耐受性、反应性不同，如阳虚体质患者耐受刺激的能力较差，易产生恐惧、忧郁。另一方面由于疾病折磨，导致气血虚弱、逆乱或瘀阻，从而产生各种异常心理，进一步加重机体的损害。如《灵枢· 本神》指出："怵惕思虑者则伤神，神伤则恐惧流淫而不止，因悲哀恸中者，竭绝而失主"。意思是说惊恐思虑，可使精气受损，导致五脏所藏的生命最根本的物质失去统摄；悲伤过度会使精血内耗而竭绝生命。

（二）自然因素

人生活在自然环境中，人的精神状态必然会受到四时气候的变化，人的情绪也可随着气候条件而发生改变。如《素问· 生气通天伦》说："苍天之气清净，则志意治。"如果天气高温、闷热则令人烦躁；阴雨缠绵、潮湿则令人神倦沮丧。

（三）社会因素

社会因素是引起精神情志波动最为重要的原因。《内经》中论述了因社会地位的变化，如"尝富后贫"、"封君败伤"等，导致情志抑郁，精神内伤而暗耗精血。此外，人们的社会地位和生活条件的变迁、家庭生活不协调、家庭成员的生死离别、社会动乱、流亡生活、天灾人祸等，都可以引起人们情志的异常变化。

情志异常导致机体患病是以上因素综合作用的结果。自然因素和社会因素是情志异常的诱因，机体内在的生理因素才是发病的根本。

三、情志护理原则

（一）诚挚体贴，全面关心

由于角色、环境改变，患者会产生各种不良情绪，如伴有恐惧、紧张、苦闷、悲哀等，护理人员应满腔热情对待患者，要关心、同情和体谅患者，当患者忧愁或痛苦时，护理人员应主动与之分忧；患者悲观时，要热情予以鼓励。除自己的语言、态度外，还应重视病室环境和患者周围的人和事，全面进行照顾。如主动介绍医院规章制度和同病室的病友；安置舒适的病室等，使病员感到如同家里一样温暖、亲切和舒适，能很快安下心来接受治疗和护理。同时，在医护人员面前，患者只有轻重缓急之分，没有贫富贵贱之分，对待患者一视同仁，从而使患者精神愉快，心情舒畅，气血调和，脏腑气血功能旺盛，促使疾病痊愈。

（二）因人施护，有的放矢

《灵枢·寿天刚柔》指出："人之生也，有刚有柔，有弱有强，有短有长，有阴有阳。"患者由于家庭、职业、性别、年龄、经济条件、知识经验和阅历不同，所患疾病及病程长短不同，其心理状态也不同。护理人员要根据患者的心理状态及性格等开展情志护理，以减轻患者的心理压力，促进身体康复。如新入院患者，由于环境陌生和生活不习惯，心情多显紧张或忧虑，对治疗有恐惧感。护理人员应主动介绍有关情况，帮助其解决疑虑和困难。对于呼吸系统疾病患者，要向其解释，忧则伤肺之道理，嘱其节忧愁以养肺。

（三）乐观豁达，怡情畅志

乐观的情绪，平静的心境可使机体精神愉快、心清形静、气机调达、脏腑功能平衡协调，促进疾病早愈。孙思邈在《备急千金要方·养性序》中指出："夫养性，所以习以成性，性自原善……性即自善，内外百病皆不恶生，祸乱灾害，亦无曲作，此养生之大经也。"

（四）避免刺激，清净养神

《素问·痹论》指出："静则神藏，噪则消亡。" 在护理工作中，为患者营造良好的病室环境，避免外界事物对患者的不良刺激，如保持病室安静，禁止喧哗，避免噪音干扰等。护理工作中要做到四轻：走路轻、开关门轻、说话轻、操作轻。保证患者有充足的休息和睡眠，使机体心神清明，血气和平。

四、情志护理方法

（一）情志相胜

情志相胜疗法是根据中医五行相克为理论基础的一种情志治疗方法，即利用五行制约的关系，巧妙地运用以偏制偏的原理，有意识地采用一种情志活动去纠正另一种精神情志刺激引起的疾病，从而达到治愈疾病的目的。元代医家张子和明确指出："悲可以治怒，以怆恻苦楚之言感之；喜可以治悲，以谑浪亵狎之言娱之；恐可以治喜，以迫遽死亡之言怖之；怒可以治思，以污辱欺罔之言触之；思可以治恐，以虑彼志此之言夺之。"在运用情志相胜疗法治疗情志因素所导致的疾病时，要把握好情志刺激的强度，无论是采取突然的剧烈刺激，还是持续不断的强化刺激，都应以中和、压倒致病的情志因素为度，不可太过，否则会适得其反。

（二）顺情从欲

顺情从欲是指顺从患者的意志、情绪，满足其心身需要的一种心理治疗方法。患者在患病过程中，情绪多有反常，对此，先顺其情，从其意，有助于心身健康。李渔《闲情偶寄》：一曰本性酷好之物，可以当药。二曰其人急需之物，可以当药。三曰一心钟爱之人，可以当药。四曰一生未见之物，可以当药。五曰平时契慕之人，可以当药。六曰素常乐为之事，可以当药。七曰生平痛恶之物与切齿之人，忽而去之，亦可当药。说明在某些方面顺应当事人意愿，若是合理的，条件许可，应尽量满足其所求。

（三）移情解惑

移情是指采取一定的措施和方法转移或改变患者的注意力，消除不良情绪的影响，以达到调整患者的气机，使精神内守以治病的方法。常用的移情方法有运动、音乐欣赏、书法绘画、读书赋诗、种花养鸟、弈棋垂钓以及外出旅游等。

解惑是通过一定的方法解除患者对疾病的误解和疑惑，使患者积极配合治疗，从而尽快恢复健康。护理人员要耐心细致的向患者解释病情、讲解疾病的有关知识，使患者对疾病有正确的认识，增强战胜疾病的信心。

（四）言语开导

言语开导是针对患者的病情及其心理状态、情感障碍等，采取语言交谈方式进行说理疏导，以消除其致病心因，纠正其不良情绪和情感活动的一种心理治疗方法。护理人员在进行说理开导时，必须取得患者的信任，在相互平等、相互信赖的前提下，与患者进行充分的交流与沟通，解除其消极的心理状态，帮助患者从疾病的痛苦中解放出来，从而以良好的心理状态面对疾病、配合治疗。

（五）暗示诱导

暗示诱导疗法是指医护人员采用含蓄、间接的方法，或通过语言等方式，对患者的心理状态产生影响，剖析本质、真相，以解除患者的疑惑，从而达到治疗由情志因素所引起的疾病的心理疗法。主要适用于由疑虑、猜测所导致的幻觉、抑郁等病证。暗示有积极的暗示和消极的暗示，积极的暗示可以治疗疾病，消极的暗示可以使人体患病。临床上常用的暗示有语言暗示、药物暗示、情景暗示、榜样暗示等。由于暗示既可以来源于人，也可以来自周围的环境。因此，医护人员应尽量避免因言行不慎给患者带来的悲观消极的暗示。

（六）音乐疗法

《黄帝内经》提出了"五音疗疾"的理论，《左传》中更说：音乐像药物一样有味道，可以使人百病不生，健康长寿。古代贵族宫廷配备乐队歌者，不纯为了娱乐，还有一项重要作用是用音乐舒神静性、颐养身心。古代音乐可分为：角、徵、宫、商、羽。这五个音阶分别被中国传统哲学赋予了五行的属性：角调式乐曲构成了大地回春，万物萌生，生机盎然的旋律，曲调亲切爽朗，具有"木"之特性，可入肝；徵调式乐曲旋律热烈欢快、活泼轻松，构成层次分明、情绪欢畅的感染气氛，具有"火"之特性，可入心；宫调式乐曲风格悠扬沉静、淳厚庄重，有如"土"般宽厚结实，可入脾；商调式乐曲风格高亢悲壮、铿锵雄伟，具有"金"之特性，可入肺；羽调式音乐风格清纯，凄切哀怨，苍凉柔润，如天垂晶幕，行云流水，具有"水"之特性，可入肾。治疗中不能总重复一首乐曲，以免久听生厌。治疗的音量应掌握适度，一般以70分贝以下疗效最佳。

（七）气功导引法

气功，古称"导引"、"吐纳"等，是通过自身调摄，以炼意、炼气、炼形为要素的自我身心锻炼的方法。气功疗法强调以静心调神为要务，并据此而调节机体脏腑经络之气血阴阳的作用。通过练功，可以增强生命的活力，而且能改善不良情绪，使人精神愉快。可以有效地把不良情绪的能量发散出去，调整机体平衡。

第五节　用药护理

一、中药的煎煮法

《医学源流论》中就说道："煎药之法，最宜深讲，药之效不效，全在乎此。"用中药治病无论是用单味药，还是用多味药配成的方剂，都需要加水、酒或其他药液进行一定的煎制，做成汤剂后才能服用，因此汤剂是临床最常用的口服剂型，不同的煎法和服法对疗效有着重要的影响。

（一）容器

应选用陶器制品如砂锅，瓦罐或汤匙器皿为好。忌用铁铜铝等金属制品，因金属容易与药物中成分发生化学反应，降低药效或增加毒性。如铁器与鞣质生成鞣酸铁使药液的颜色加深，与黄酮类成分生成难溶性络合物，与有机酸生成盐类等均可影响疗效，加上长时间煎煮后，有些可给药液带入铁锈味，甚至引起恶心呕吐。

（二）煎煮

1. 用水　古人曾用井水、雨水、泉水、米泔水等煎煮，现在多用自来水、井水、蒸馏水等水质洁净新鲜的水。

2. 液量　一般以浸泡后水面高出饮片 2 ～ 3 厘米为宜。加水量则应根据饮片重量、体积、吸水能力及煎煮时间而定。药味多、体积大、吸水强、煎煮时间长的中药加水宜多些，否则宜少些；头煎加水量宜多些，二煎宜酌减；煎煮滋补药加水宜多些而解表药宜少些；用于少儿的汤剂可适当减少加水量。儿童每剂 50 ～ 100 毫升。成人每剂 150 ～ 200 毫升。

3. 火候　有文火与武火之分。文火是使温度上升及水液蒸发缓慢的火候；武火是使温度上升及水液蒸发迅速的火候。一般而言，解表药、清热药宜武火急煎；补益药需文火慢煎。

4. 时间

（1）一般药物：头煎先用武火煮沸后，改用文火，煎 20 ～ 30 分钟；二煎用文火，煎 10 ～ 15 分钟。

（2）解表药、清热药、芳香药：武火快煎，以防药性挥发，头煎 10 ～ 15 分钟；二煎 10 分钟。

（3）滋补调理药：煮沸后，文火缓煎，头煎 40 ～ 60 分钟，二煎 30 分钟。

（4）有毒性的药：文火久煎 60 ～ 90 分钟。

5. 取药　用纱布将药液过滤或绞渣取汁。头煎、二煎药汁混合后再分次服用，每剂药各煎的总取汁量为 250 毫升左右，儿童减半。

6. 特殊药物煎法

（1）先煎：矿物类、介壳类应打碎后先煎 30 分钟，再下其他药。如牡蛎、石膏、石决明等；毒性较强的药物应先煎 60 分钟，再下其他药同煎。如附子、乌头等；泥沙多的药物、质轻量大的药物应先煎取汁澄清，以其药汁代水煎其他药。如玉米须、灶心土等。

（2）后下：气味芳香类药物为防其有效成分挥发，不宜久煎，在药物即将煎好前 4 ～ 5 分钟放入与其他药同煎，如薄荷、砂仁、藿香等。

（3）包煎：绒毛类、粉末类药物为防止煎药后药液混浊，对消化道、咽喉产生不良刺激，应先用纱布包好，再加入同煎。如滑石粉、旋覆花等。

（4）另煎：贵重药为了保存其有效成分，尽量减少被同煎药物的吸收，可将药切成小片，单味煎煮 2 ～ 3 小时，煎好后，单独服用或兑入汤药中同服。如人参、羚羊角等。

（5）烊化：胶质类或黏性大且易溶的药物为防止同煎黏锅煮糊，或黏附于其他药而影响药效，需单独加温溶化，趁热服下。如阿胶、鹿角胶等。

（6）冲服：某些贵重药、细料药、量少的药和汁液性药物，不需煎煮，用煎好的其他药液或开水冲服即可，如三七粉、牛黄、沉香等。

（7）泡服：某些挥发性强、易出味的药，不宜煎煮，泡服即可。如番泻叶、胖大海等。

二、服药方法及护理

（一）给药时间

一般药宜在进餐前后 2 小时服；急性病可及时多次给药；滋补药开胃药宜饭前服；消食导滞药和对胃肠道有刺激的药宜饭后服；安神和润肠通便药宜睡前服；驱虫和攻下逐水药宜清晨空腹服；调经药宜在行经前数日开始服，来月经后停服；解表发汗药可随时服用；某些药物要根据医嘱服用。

（二）服药温度

服药温度是指汤剂的温度或服药时水的温度，分为温服、热服和凉服。

1. 温服　将煎好的汤剂放温后服用，或将中成药用温开水、酒、药汁等液体送服的方法称为温服。一般中药多采用温服。中医认为凉（冷）者属阴，阴盛损阳，脾胃之气属阳，患者脾胃之气虚弱时再进凉汤，势必更伤阳气，对病情不利。温服又可减轻某些药物的不良反应，如瓜蒌、乳香、没药等对胃肠道有刺激作用，能引起恶心、呕吐等不良反应，温服后能缓解上述不良反应。

值得注意的是，汤剂放凉后，要温服时应先加热煮沸，使汤剂中沉淀的有效成分重新溶解后再服用，不应只加热到温热不凉就服用，因为汤剂放冷后许多有效成分因溶解度小而析出沉淀，如果只服用上面的清液，舍去沉淀部分必然影响疗效。如加热至沸，则已沉淀的有效成分又可溶解，放温后服用，基本上与刚煎时效果相近。

2. 热服　将煎好的汤剂趁热服下或将中成药用热开水送服的方法称为热服。解表药必须热服以助药力发汗。寒证用热药，应热服，属"寒者热之"之法；真热假寒用寒药，应热服，属"寒药热服"，"治热以寒，温而行之"之法，以减少患者服药格拒。不论是汤剂还是中成药，凡理气、活血、化瘀、补益剂均应热服。

3. 凉服　将煎好的汤剂放凉后服用或将中成药用凉开水送服的方法称为凉服。热证用寒药应凉服，属"热者寒之"之理；真寒假热用热药，应凉服，属"热药凉服"，"治寒以热药，凉而行之"之法。不论是汤剂还是中成药，一般止血、收敛、清热、解毒、祛暑剂均应凉服。服药呕吐者，应先口服少许姜汁或嚼少许陈皮后再凉服，以减轻症状。

（三）服药剂量

一般疾病服药多采用每日 1 剂，早晚 2 次或早中晚 3 次分服，每次 200 ~ 250 毫升。病情急重者，可每隔 4 小时左右服药 1 次。发汗药、泻下药应中病即止，以得汗、得下为度。呕吐患者服药宜小量频服。

（四）服药护理

1. 服发汗药后，应多饮热开水、热汤或稀粥，以助药力，并观察出汗情况。

2. 服滋补药，一般宜在饭前空腹服用，以利药物的吸收，但急症可不受此限。服药期间忌食辛辣、油腻、生冷和纤维素多不易消化的食物。

3. 服泻下药，应中病即止，邪去为度，不宜过剂，血虚、阴虚火旺者慎用。饮食宜温通、易消化，忌食生冷瓜果之品，以免影响药效的发挥，或损伤胃肠，要注意观察大便的变化情况。

4. 服驱虫药后，要告知患者药后可能出现轻度腹痛，注意观察大便有无寄生虫排出，并记录排虫的时间、数量及种类，如出现异常情况要及时处理。应用毒性较大的驱虫药，要注意用量用法，以免中毒或损伤正气，对孕妇、年老体弱者应慎用，腹痛剧烈者，暂时不宜驱虫，应待症状缓解后，再用驱虫药。

5. 服排石药后，应嘱患者做跳跃运动，并注意有无结石排出

6. 服催吐药后，注意观察呕吐物的颜色、性质、气味，可用棉签刺激咽喉，以助呕吐，但呕吐不可太过。

7. 服药酒时，切忌过量。

8. 婴幼儿服药时，可加少量糖类调味，便于吞服，并注意防止药物吸入气管。

9. 闭证患者应用鼻饲法服药。

10. 服药期间，要注意观察用药效果及副作用等，如臌胀患者服药前后要分别测体重和腹围，危重患者应严密观察生命体征的变化，并做好详细记录。出现异常情况，应及时处理。

三、中药中毒及不良反应的护理

（一）常见有毒中药

1. 生物碱类　雷公藤、曼陀罗、藜芦、乌头、天南星、马兜铃、阿片、毒芹。

2. 甙类　万年青、夹竹桃、半夏、商陆、芫花、鸦胆子、乌桑、木薯、八角枫。

3. 毒蛋白类　相思子、苍耳子、巴豆、蓖麻子、大麻仁、望江南。

4. 毒覃类　红茴香、白果、藤黄、狼毒、细辛。

5. 动物类　蟾酥、斑蝥、鱼胆、蜈蚣。

6. 矿物类　砒霜、辰砂、雄黄、轻粉、白降丹、红升丹、密陀僧、硫黄。

（二）中毒的解救方法与护理

1. 立即终止接触及停止服用有毒药物。

2. 迅速清除毒物，其主要方法如下。

（1）催吐法：是清除胃内药物的最好办法，简单易行，起效迅速。适用于神志尚清醒的口服药物中毒患者。用硬羽毛、压舌板、匙柄、筷子或手指等搅触咽弓和咽后壁催吐，如因食物过于黏稠，不易吐出、吐净，先嘱患者喝适量温开水或盐水。重症患者或小儿不合作时，可由胃管将水灌入，然后拔出胃管，再刺激咽部，使之呕吐。

服用腐蚀性药物、惊厥尚未控制、体质虚弱、孕妇产后及老年等患者禁用催吐法。

（2）洗胃法：是避免毒物从消化道吸收最有效的方法。适用于服药后 4 ~ 6 小时，胃肠内尚有大部分未被吸收的毒物的患者。常用的洗胃液有 1 ：（15000 ~ 20000）的高锰酸钾、温开水、苏打水等，可根据药毒性质选用合适的洗胃液，如毒蕈、马钱子等生物碱中毒可选用苏打水；罂粟壳中毒可用 3% 过氧化氢溶液。护士在胃管插入后，首先要抽空胃内容物，再反复进行冲洗，每次注入洗胃液不宜超过 400 毫升，防止注入大量液体，使胃内容物流入肠道而加重毒物的吸收。对腐蚀性强的中毒中药，可适当服用豆浆、牛奶、鸡蛋清、面糊等，以起到黏附药毒，减少刺激，阻止吸收，保护胃黏膜的作用。

（3）导泻法：由于多数毒物可经小肠及大肠吸收或引起肠道刺激症状，故欲加速毒物从肠道排出，避免肠内吸收，可口服导泻药。如硫酸镁或硫酸钠 15 ~ 30 克，加水约 200 毫升，口服，或玄明粉 15 ~ 30 克温水冲服。如毒物已引起严重的腹泻，则不必再用此法。

（4）灌肠法：适用于有毒药物已服下数小时后而导泻药尚未发生作用时，一般选用生理盐水或0.1% ~ 0.2%的肥皂液，或药用炭加入灌肠液中，使之与毒物吸附后排出。

（5）其他：对由呼吸道或皮肤吸收中毒者，应尽早离开污染环境，脱去被污染的衣服，清洗皮肤，以免继续吸收。

3.促进已吸收的毒物排出

（1）利尿：如果毒物在体内停留时间长，已有部分药物被肠黏膜吸收进入血液，利尿是加速毒物排泄的重要措施。选择渗透性利尿剂，如甘露醇、呋塞米、氢氯噻嗪等，多用静脉滴注，以促进利尿，稀释毒物，保护肝、肾，增强解毒和排毒作用。同时，适当输入维生素 C 可以改变尿液的酸碱度，亦能加速毒物的排泄。

（2）透析：透析疗法适用于出现肾衰竭及呼吸抑制的患者，如利用腹膜透析、血液透析、血浆置换等使毒物排出体外。

（3）解毒：针对不同毒物，选用不同药物或食物解毒，按《本草》记载，犀角、川连、黑豆、绿豆、甘草、生姜等均有较好的解毒作用。如临床常用生姜、甘草、金银花解乌头中毒。

4.病情观察　中毒患者病情急、变化迅速，护士应严密观察并详细记录患者的体温、脉搏、呼吸、血压、意识、神志、面色、瞳孔、呕吐、尿量、腹泻、肤温、二便，以及并发症等情况。药物中毒情况不明时，配合医生仔细询问用药史、过敏史、既往史等，并留取标本化验，发现异常及时报告医生。

5.对症护理　患者出现呼吸困难，可给以半卧位，给予氧气吸入；呼吸衰竭的患者遵医嘱给予呼吸兴奋剂；出现烦躁不安、惊厥者可遵医嘱使用镇静剂，使用安全栏保护患者。

6.一般护理　病室应安静、整洁、温湿度适宜、空气流通、光线柔和。注意做好口腔护理，保持呼吸道通畅，及时吸出呼吸道分泌物。饮食宜清淡，轻、中度中毒者给予流质或半流质，重度中毒者初期通过静脉供给营养，后期给予流质。中毒症状消失后，适当补充蛋白质，宜少食多餐，忌食辛辣、油炸、粗糙性食物，以利于食管、胃肠功能及受损黏膜的恢复。

7.加强宣教　要向患者及家属宣讲常见中草药中毒症状及某些中草药的性能及可能发生的不良反应；要嘱患者在医生和药师的指导下用药，不要盲目使用剧毒药及民间偏方，如有疑问要问明医生方可用药；服药后如有舌麻、心慌等异常症状应立即停药并尽快就诊。

四、中药用药八法及护理

中医用药"八法"通常是指汗、吐、下、和、温、清、消、补8种常用的药物治疗方法。护理人员掌握用药"八法"有助于辨证施护顺利进行。

（一）汗法及护理

1.汗法亦称解表法，是一种疏散表邪，促使人体微微出汗，将肌表的外感六淫之邪随汗而解的治法。但汗法不是以使人出汗为目的，主要是汗出标志着腠理开，营卫和，肺气畅，血脉通，从而能祛邪外出。所以，除了外感六淫之邪的表证用汗法外，凡腠理闭塞，营卫不通而寒热无汗者亦可用汗法治疗，如疹未透发或疹发不畅者；头面部及上肢水肿的水肿兼表证；疮疡初期兼有表证的红、肿、热、痛；风湿痹痛等。

2.护理方法

（1）应用汗法时，应避风寒或增加衣被，以遍身微汗为最佳，不易过汗，若汗出不彻，则病邪不解；若汗出太多，则易耗气伤津，甚至导致亡阴、亡阳。

（2）汗法所用药物以具有发汗、解肌、透疹等作用的解表药为主组成，本类药物大多气味芳香，宜武火快煎，不宜久煎，以免药性耗散，作用减弱。服药时温度适宜；药后可加饮热稀粥、热水、热饮料等，以助药力；服药后卧床加盖衣被，促其发汗。

（3）服药期间饮食宜清淡，忌黏滑、酸性和生冷食物。

（4）药后加强病情观察，重点观察有汗、无汗、出汗时间、部位和汗量等。一般情况下，汗出热退即停药。汗出时及时用干毛巾或热毛巾擦干，汗止后及时更换衣被，并注意避风寒，防止复感。

（5）药后无汗可针刺大椎、曲池穴，以透邪发汗，不可予冷饮和冷敷，避免"闭门留寇"，使邪无出路，热反更甚；若汗出不彻则病邪不解，需继续用药；若汗出过多会伤津耗液、损伤正气，可给予患者口服糖盐水或输液；若大汗不止，易致伤阴亡阳，应立即通知医生，及时采取措施。

（6）服发汗解表药时，禁用或慎用解热镇痛药，如阿司匹林等，防止汗出太过。

（7）对于多汗、热病伤津、久患疮疡、失血及阴虚发热等一般不用此法，以免劫伤阴血。

（二）吐法及护理

1.吐法亦称涌吐法，是通过涌吐，使停留在咽喉、胸膈、胃脘等部位的痰涎、宿食或毒物从口中吐出的一种方法。张仲景在《金匮要略》中以"呕家有痈脓,不可治呕","患者欲吐者,不可下之"为例,阐明审因论治,因势利导的治疗原则。由于吐法可以引邪上越,宣壅塞而导正气,所以在吐出有形实邪的同时,往往汗出,使在肌表的外感病邪随之而解。常用于中风、痰涎壅盛、癫狂、宿食、食厥、气厥、胃中残留毒物及霍乱吐泻不得等。

2.护理方法

(1)服药应小量渐增,采取二次分服法,以防涌吐太过或中毒。一服便吐者,需通知医生,决定是否继续二服。

(2)吐后给温开水漱口,及时清除呕吐物,撤换被污染的衣被,整理好床单位,并叮嘱患者避免坐卧当风,以防吐后体虚,复感外邪。

(3)服药后不吐者,可用压舌板刺激上腭咽喉部,助其呕吐。呕吐时协助患者坐起,并轻拍患者背部促使胃内容物吐出。不能坐起者,协助患者头偏向一侧,并注意观察病情,避免呕吐物吸入呼吸道。

(4)服药后吐而不止者,可服少许姜汁或服用冷粥、冷开水解之,若仍不止者,可根据给药的种类分别处理。若吐后气逆不止,宜予和胃降逆之剂止之,若严重呕吐,应注意观察体温、脉搏、呼吸、血压及呕吐物的量、气味、性质、性状并记录,必要时给予补液、纠正电解质失衡等对症处理。

(5)服药期间应暂禁食,待胃肠功能恢复后再给少量流质饮食或易消化食物以养胃气。

(6)涌吐药作用迅速凶猛,易伤胃气,应中病即止。对年老体弱、婴幼儿、心脏病、高血压及孕妇慎用或忌用。

(三)下法及护理

1.下法亦称泻下法,是通过运用泻下药、通导大便、排除肠胃积滞、荡涤实热,或攻逐水饮、寒积,以治里实证的一种治疗方法。《素问·至真要大论》中说到:"其下者,引而竭之","中满者,泻之于内",即为下法的理论依据。下法适用于邪在肠胃所致的大便不通或热结旁流,以及停痰留饮,瘀血积水等邪正俱实之证。由于里实证有热结、寒结、燥结、水结的不同,治法用药也因而各异,大抵热结治宜寒下,寒结治宜温下,燥结治宜润下,水结治宜逐水。

2.护理方法

(1)泻下剂以攻伐为主,过则易伤正气,应中病即止。年老体虚,孕妇及产后津亏引起的便秘应慎用。

(2)寒下药适用于里实热证,表里无实热者及孕妇忌用;忌同时服用辛燥、滋补药;服药期间应暂禁食,待燥屎泻下后再给以米汤、面条等养胃气之品。

(3)温下药适用于因寒成结之里实证,药宜取连续轻泻,于饭前温服。

(4)润下药适用于肠燥津亏、大便秘结之证,药宜早、晚空腹服用。服药期间应配合食疗以润肠通便,养成定时排便习惯。

（5）逐水药适用于水饮壅盛于里之实证，此类药有毒而峻猛，易伤正气，所以体虚、孕妇、恶寒表证者不可服用。

（6）服药期间忌食油腻及不易消化的食物，以免重伤胃气。

（7）药后注意观察排泄物的性状、量、色及次数，若泻下太过而致虚脱，应立即报告医生，及时配合救治。

（四）和法及护理

1. 和法亦称和解法，是采用和调的方法，以和解少阳寒热，协调脏腑功能的一种治法。适用于邪犯少阳，肝脾不和、寒热错杂等病邪在半表半里之证。根据不同的病证，常采用和解少阳剂、调和肝脾剂、调和肠胃剂三类和解药。

2. 护理方法

（1）服和解少阳药要仔细观察患者的体温、脉象以及出汗情况。

（2）服调和肝脾药应配合情志护理，使患者保持心情舒畅，以利于提高治疗效果。

（3）服调和肠胃药时应注意观察腹胀及呕吐情况，并注意观察排便的性质和量。

（4）服药期间饮食宜清淡易消化，忌生冷、油腻及辛辣之品。

（五）温法及护理

1. 温法亦称温阳法，是采用温里祛寒药以温里祛寒，回阳救逆，温通经脉，使寒气去，阳气复，经络通，血脉和，治疗里寒证的一种治法。《素问·至真要大论》说"寒者热之"、"治寒以热"就是温法的理论依据。寒病的成因，有外感、内伤的不同，或由寒邪直中于里，或因治不得法而误伤人体阳气，或其人素体阳气虚弱，以致寒从中生。寒病部位，也有在中、在下、在脏、在腑，以及在经络的不同。所以，温法又有温中祛寒、回阳救逆和温经散寒之别。

2. 护理方法

（1）服温里剂须辨证准确，因人、因地、因时制宜，且中病即止，以免助火。对于阴寒太盛，或真寒假热证，服本方药入口即吐者，可少佐苦寒或咸寒之品，或热药冷服，以免病势拒药而不纳。

（2）服温中祛寒药，如理中丸，药后饮热粥少许，有微汗时避免揭衣被。

（3）服温经散寒药，药后应注意保暖。

（4）服回阳救逆药，昏迷患者可鼻饲法给药。药后严密观察患者神志、面色、体温、血压、脉象及四肢回温的病情变化。如服药后汗出不止、厥冷加重、烦躁不安、脉细散无根等，为病情恶化，应及时与医生联系，并积极配合医生抢救。

（5）服药期间，饮食、药物等均以"温"法护之，忌生冷寒凉。

（六）清法与护理

1. 清法亦称清热法，是通过清热泻火，使邪热外泄，以清除里热的一种方法。《素问·至真要大论》"热者寒之"、"温者清之"、"治热以寒"就是清法的理论依据。适用于由温、热、火所致的里热证。清法的运用范围较广，尤其治疗温热病中更为常用。

2.护理方法

（1）服苦寒滋阴药易伤胃或内伤中阳，必要时添加温胃、和胃药；年老体弱、脾胃虚寒者慎用或减量服用，孕妇忌用。

（2）药后需观察病情变化，如服白虎汤后体温渐降、汗止渴减、神清脉静，为病情好转。若壮热烦渴不减，并出现神昏谵语、舌质红绛，提示病由气分转为气营两燔；若壮热不退而出现四肢抽搐或惊厥，提示热盛动风，应立即报告医生采取救治措施。

（3）室温、衣被、饮食、服药等均宜偏凉。

（七）消法及护理

1.消法亦称消导法，即通过消食导滞和消坚散结作用，以使气、血、痰、食、水、虫等积聚而成的有形之邪逐渐消散的一种治法。《素问·至真要大论》说"坚者削之"、"结者散之"就是消法的理论依据。由于消法治疗的病证较多，病因也各不相同，所以消法又分消导食积、消痞化癥、消痰祛水、消疳杀虫、消疮散痈等。

2.护理方法

（1）服消导之剂，要根据其方药的气味清淡、重厚之别，采用不同的煎药法。如药味清淡，取其气者，煎药时间宜短；如药味重厚，取其质者，煎药时间宜延长。

（2）服消食导滞剂，应观察患者大便的性状、次数、质、量、气味、腹胀、腹痛及呕吐情况等。若泻下如注，次数频繁或出现眼窝凹陷等伤津脱液表现时，应立即报告医生。

（3）服消痞化积药，应注意患者的局部症状，如疼痛、肿胀、包块等，详细记录癥块大小、部位、性质、活动度、有无压痛、边缘是否光滑。

（4）汤剂宜在饭后服用，与西药同服时，应注意配伍禁忌，如山楂丸味酸，忌与胃舒平、碳酸氢钠等碱性药物同服，以免酸碱中和，降低药效。

（5）不可久服，中病即止；年老、体弱者慎用；脾胃虚弱，或无食积者及孕妇禁用。

（6）服药期间饮食宜清淡、易消化，勿过饱，婴幼儿应注意减少食乳量，必要时可暂时停止喂乳。

（八）补法及护理

1.补法亦称补益法，即通过补益药以滋养、补益人体气、血、阴、阳之不足，治疗各种虚证的方法。《素问·三部九候论》说："虚则补之"，《素问·至真要大论》"损者益之"，《素问·阴阳应象大论》"形不足者，温之以气，精不足者，补之以味"，都是补法的理论依据。其方法有很多，既有补阴、补阳、补血、补气、补心、补肝、补脾、补肺、补肾之分，又有峻补、平补之异，更有兼补、双补、补母生子之法。

2.护理方法

（1）补益药大多质重味厚，宜文火久煎，以使有效成分充分煎出。阿胶需烊化，贵重药品应另煎或冲服，宜空腹或饭前服下。若遇外感，应停服补药，以防"闭门留寇"。

（2）饮食上应对证进补，阳虚者，可选用牛、羊肉和桂圆等温补之品，忌生冷瓜果和凉性食品；阴虚者应选用银耳、木耳、甲鱼等清补食物，忌烟、酒、辛温香燥、耗津伤液之品；气虚者可选用山药、母鸡人参汤、黄芪粥等健脾、补肺、益气之品，忌生冷饮食；血虚者可选用动物血、猪肝、大枣、菠菜等补血养心之品；冬季宜温补，夏季宜清补。服用补益药时忌辛辣、油腻、生冷食物，以免妨碍吸收，忌食萝卜、浓茶及纤维素多的食物，以减缓排泄，促进吸收。

（3）虚证多见于为大病初愈或久病不愈等患者。患者易产生悲观、紧张、焦虑不安等情绪，护理人员应做好心理疏导工作，给予安慰和鼓励，引导患者正确对待疾病，保持乐观情绪，树立战胜疾病的信心。

（4）由于阳虚多寒，阴虚多热，病室的温度、湿度可根据患者的临床症状进行调整，合理安排生活起居，保持充足睡眠，指导患者适当锻炼身体，提高抗病能力。

练习题

一、选择题

A 型题

1. 下列中医观察舌象的目的中哪项不对（　　　）

    A. 判断正气盛衰　　　　　　B. 辨别病位深浅　　　　　　C. 区别病邪性质

    D. 推断病情进展　　　　　　E. 了解病位深浅

2. 护理人员应设法消除病室嘈杂之声不能超过（　　　）

    A.60 ~ 80 分贝　　　　　　B.20 ~ 40 分贝　　　　　　C.40 ~ 60 分贝

    D.40 ~ 50 分贝　　　　　　E.50 ~ 70 分贝

3. 老年患者、新生儿、沐浴者、阳虚证、寒证患者的病房的室温应在（　　　）

    A.18 ~ 26℃　　　　　　B.18 ~ 28℃　　　　　　C.20 ~ 24℃

    D.24 ~ 26℃　　　　　　E.20 ~ 28℃

4. 下列病情观察的日的哪项不妥（　　　）

    A. 为护理诊断和护理计划提供依据　　　　B. 判断疾病的发展趋向和转归

    C. 及时了解用药反应和治疗效果　　　　D. 及时发现危重症或并发症

    E. 及时了解患者及家属的意见和建议

5. 下列四季环境适宜避外邪中哪项不妥（　　　）

    A. 春防风　　B. 夏防热　　C. 长夏防湿　　D. 秋防燥　　E. 冬防寒

6. 正常舌象是（　　　）

    A. 淡白舌、厚白苔　　　　　B. 淡红舌、薄白苔　　　　　C. 红绛、深黄苔

    D. 青紫舌、灰黑苔　　　　　E. 鲜红舌、厚腻苔

7. 气机失调的临床表现中哪项是错误的（　　　）

    A. 气滞　　　B. 气逆　　　C. 气虚　　　D. 气闭　　　E. 气脱

8. 在医疗工作中，应做到"四轻"，下列哪项不妥（　　　）

    A. 说话轻　　B. 走路轻　　C. 开关门轻　　D. 咳嗽轻　　E. 操作轻

9. 观察病情时，若见患者面色为黑色，则为（　　　）

    A. 瘀血　　　B. 虚热证　　C. 惊风　　　D. 实热证　　E. 失血

10. 高先生，50 岁。精神萎靡，面色晦暗无华，目光无采，表情呆滞，反应迟钝，呼吸微弱。属于（　　　）

    A. 少神　　　B. 失神　　　C. 假神　　　D. 神乱　　　E. 得神

11. 春季人体肝气、脾气相对不足，易精神倦怠，嗜睡，应适当控制睡眠时间，起居方面应遵循（　　　）

    A. 早卧早起　B. 早卧晚起　C. 夜卧早起　D. 夜卧晚起　E. 以上均不对

12. 入秋后，白昼渐短，夜来提前，人身阳气渐内收，阴气渐长，秋季起居方面应遵循（　　　）

    A. 早卧早起　B. 早卧晚起　C. 晚卧早起　D. 晚卧晚起　E. 以上均不对

13. 普通病室的室温应在（　　　）
　　　A.16～20℃　　　　　　　　B.18～22℃　　　　　　　C.20～24℃
　　　D.24～26℃　　　　　　　　E.26～28℃

14. 病房的湿度最好维持在（　　　）
　　　A.30%～40%　　　　　　　B.40%～50%　　　　　　　C.50%～60%
　　　D.60%～70%　　　　　　　E.70%～80%

15. "生活有规律，饮食有节制，劳逸相结合"是属于（　　　）
　　　A.药物预防　　　B.加强锻炼　　C.起居有常　　　D.调节情志　　E.劳逸结合

16. 患者起居室内宜光线充足的是（　　　）
　　　A.热证　　　　B.阳虚证　　　C.肝阳上亢证　　D.阴虚证　　　E.肝风内动证

17. 患者起居适应四时气候变化应遵循的原则是（　　　）
　　　A.标本缓急　　　　　　　B.扶正祛邪　　　　　　　C.三因制宜
　　　D.春夏养阳，秋冬养阴　　E.因人施护

18. 中医的四种诊法是（　　　）
　　　A.望、触、问、切　　　　　B.视、触、叩、听　　　　C.望、触、叩、听
　　　D.望、闻、问、切　　　　　E.望、闻、叩、听

19. 中医治疗疾病的基本原则是（　　　）
　　　A.调整阴阳　　　　　　　B.因地制宜　　　　　　　C.扶正祛邪
　　　D.标本缓急　　　　　　　E.　治病求本

20. 中医养生的三个层次包括（　　　）
　　　A.养身、养病、养心　　　B.养身、养性、养心　　　C.养病、养性、养心
　　　D.养身、养性、养神　　　E.养身、养性、养病

21. 老年人的饮食，以下哪一项不正确（　　　）
　　　A.宜食清淡食物　　　　　B.宜食肥甘、营养丰富食物　　C.饮食要多样化
　　　D.饮食宜节制　　　　　　E.饮食要营养均衡

22. 有软坚散润下作用的中药，一般为（　　　）味
　　　A.甘　　　　B.咸　　　　C.酸　　　　D.苦　　　　E.辛

23. 食物的性质不同，对人体的作用有明显区别。下列哪种属于寒性食物（　　　）
　　　A.生姜　　　B.羊肉　　　C.苦瓜　　　D.梨子　　　E.冬瓜

24. 发散类食物习惯上称为"发物"，它多发毒助火助邪，下列哪种不是发物（　　　）
　　　A.猪头　　　B.狗肉　　　C.芫荽　　　D.大枣　　　E.羊肉

25. 甘味食物具有和中缓急、补益、解痉和解毒等作用，下列那种属于甘味食物（　　　）
　　　A.苦瓜　　　B.大枣　　　C.辣椒　　　D.山楂　　　E.冬瓜

26. 肝病患者，应忌食下列哪味食物（　　　）
　　　A.酸　　　　B.苦　　　　C.甘　　　　D.辛　　　　E.咸

27. 服小柴胡汤忌食（　　　）
　　　A.萝卜　　　B.姜　　　　C.大黄　　　D.附子　　　E.红薯

28. 人体所需的营养素不包括（　　）

  A. 蛋白质、脂肪、碳水化合物   B. 矿物质   C. 微量元素

  D. 维生素、水   E. 氨基酸

29. 可以多食辛温升散之品的季节是（　　）

  A. 春季   B. 夏季   C. 长夏   D. 秋季   E. 冬季

30. 《备急千金要方》的"大医精诚篇"中指出"凡大医治病，必先安神定志，无欲无求，先发大慈恻隐之心，誓愿普救含灵之苦"，告知作为医护人员，对待患者应该做到（　　）

  A. 一视同仁 B. 诚挚体贴 C. 冷嘲热讽 D. 区别对待 E. 不分贵贱

31. 三国演义有"望梅止渴"的典故，延伸至临床的情志护理是属于（　　）

  A. 说理开导 B. 释疑解惑 C. 暗示疗法 D. 发泄解郁 E. 诱导疗法

32. 在五脏六腑中居首位，又被称为"君主之官"的是（　　）

  A. 心   B. 肝   C. 脾   D. 肺   E. 肾

33. 寒下药适用于（　　）

  A. 里实热证 B. 里实寒证 C. 表热证   D. 大便秘结证 E. 水饮壅盛证

34. 提出"五禽戏"体育疗法的医家是（　　）

  A. 孙思邈 B. 张仲景 C. 华佗   D. 朱丹溪 E. 陈无择

35. "杯弓蛇影"这个典故运用的情志护理方法是（　　）

  A. 说理开导 B. 释疑解惑 C. 顺情从欲 D. 以情胜情 E. 移情易性

36. "见肝之病，知肝传脾，当先实脾"体现的护理原则是（　　）

  A. 既病防变 B. 同病异护 C. 护病求本 D. 预防复病 E. 未病先防

37. 刘先生，45岁。患者眩晕1天，因工作不顺利，情绪激动，急躁易怒加重，觉口苦咽干，采用以情胜情的护理是（　　）

  A. 以悲胜之 B. 以怒胜之 C. 以思胜之 D. 以喜胜之 E. 以恐胜之

38. 将注意力整日集中在疾病上的患者，宜采用的情志护理方法是（　　）

  A. 移情易性 B. 说理开导 C. 以情胜情 D. 宣泄解郁 E. 释疑解惑

39. 七情过极，可采用以情胜情法，若喜伤心，应采用（　　）

  A. 以悲胜之 B. 以怒胜之 C. 以思胜之 D. 以喜胜之 E. 以恐胜之

40. 吸收快，能迅速发挥疗效，作用强，并可根据病情变化加减使用的中药剂型是（　　）

  A. 散剂   B. 丹剂   C. 冲剂   D. 汤剂   E. 丸剂

41. 中药汤剂的质量与选用的煎药器有密切的关系，最好选用（　　）

  A. 铁锅   B. 瓷罐   C. 铝锅   D. 搪瓷锅 E. 不锈钢锅

42. 煎中药时，一般第一煎加水量应淹过药面（　　）

  A. 2～3 cm B. 4～5 cm C. 5～6 cm D. 6～7 cm E. 8～10 cm

43. 煎中药前需将中药用凉水浸泡，一般根茎种子、果实宜浸泡（　　）

  A. 20分钟 B. 30分钟 C. 40分钟 D. 50分钟 E. 60分钟

44. 煎药的火候应（　　）

　　A. 先文后武　　　　　　　　B. 先武后文　　　　　　　　　C. 直接用文火煮沸

　　D. 直接用武火煮沸　　　　E. 文武交替使用

45. 下列哪味中药需先煎（　　）

　　A. 茯苓　　　　B. 白术　　　　C. 石膏　　　　D. 甘草　　　　E. 大黄

46. 下列哪味中药需包煎（　　）

　　A. 旋覆花　　　B. 陈皮　　　　C. 连翘　　　　D. 甘草　　　　E. 黄芪

47. 有效清除经口摄入中毒物质，避免毒物吸收最有效的方法是（　　）

　　A. 清洗　　　　B. 洗胃　　　　C. 催吐　　　　D. 导泻　　　　E. 灌肠

48. 如果有毒中草药腐蚀肠黏膜时，不能让患者服下的保护剂是（　　）

　　A. 浓茶　　　　B. 植物油　　　C. 牛奶　　　　D. 蛋清　　　　E. 果胶

49. 煎煮时需要烊化的中药是（　　）

　　A. 麻黄　　　　B. 大黄　　　　C. 人参　　　　D. 阿胶　　　　E. 红花

50. 为克制大喜伤心，收敛耗散的心神，恢复心神功能，可采取下列哪种方法（　　）

　　A. 恐胜喜　　　B. 怒胜喜　　　C. 思胜喜　　　D. 悲胜喜　　　E. 惊胜喜

51. 下列食物中具有驱虫作用的是（　　）

　　A. 冬瓜子　　　B. 大蒜　　　　C. 生姜　　　　D. 槟榔　　　　E. 大枣

52. 饮食是人体生长发育必不可少的物质，"饮食不当"不包括以下哪个内容（　　）

　　A. 性味过常　　B. 饮食不足　　C. 食味清淡　　D. 饮食不洁　　E. 饮食过多

53. 不良情志影响脏腑的气机，下述不正确的是（　　）

　　A. 怒则气上　　B. 喜则气缓　　C. 悲则气消　　D. 惊则气结　　E. 恐则气下

54. 滋补药宜（　　）

　　A. 饭前空腹服用　　　　　　B. 饭前 1 小时服用　　　　　　C. 饭后 1 小时服用

　　D. 疾病发作前 2~4 小时服用　　E. 睡前半小时服用

55. 大承气汤中大黄配以下哪种药物，使清热泻火作用增强（　　）

　　A. 地黄　　　　B. 知母　　　　C. 芒硝　　　　D. 半夏　　　　E. 茯苓

56. 妊娠期间禁用以下哪种药物（　　）

　　A. 红枣　　　　B. 萝卜　　　　C. 山药　　　　D. 牵牛子　　　E. 茯苓

57. 下述病后调护的要点不包括（　　）

　　A. 防因风邪复病　　　　　　B. 防因食复病　　　　　　　　C. 防因劳复病

　　D. 防因药复病　　　　　　　E. 防因情复病

58. 选用哪种容器为最佳煎药的容器（　　）

　　A. 瓦罐　　　　　　　　　　B. 铁容器　　　　　　　　　　C. 铝容器

　　D. 不锈钢容器　　　　　　　E. 铜容器

59. 七情异常影响脏腑气机表现为怒则（　　）

　　A. 气上　　　　B. 气缓　　　　C. 气消　　　　D. 气下　　　　E. 气乱

60. 在五味中具备补虚和中、缓急止痛的作用为（　　　）

  A. 酸味   B. 苦味   C. 甘味   D. 辛味   E. 咸味

61. 生姜的作用有（　　　）

  A. 解鱼蟹之毒 B. 蕈类中毒 C. 解百毒   D. 清热解毒 E. 解药物毒

62. 一般药物头煎先用武火沸煮后，改用文火煎（　　　）

  A.10~20 分钟   B .20~30 分钟   C .30~60 分钟

  D .60~90 分钟   E .90~120 分钟

X 型题

1. 中医病情观察的方法是（　　　）

  A. 听取患者主诉，详细了解病情发展   B. 运用辨证方法分析病情

  C. 运用四诊的方法，观察病情变化   D. 深入病室观察，获取准确资料

  E. 观察治疗和护理效果，及时修改护理计划

2. 中医一般护理内容包括（　　　）

  A. 生活起居 B. 情志护理 C. 饮食护理 D. 病情观察 E. 药物治疗

3. 阴阳学说的基本内容（　　　）

  A. 阴阳的对立制约   B. 阴阳的互根互用   C. 阴阳的消长

  D. 阴阳转化   E. 阴阳离合

4. 气虚可进一步导致（　　　）

  A. 血虚   B. 血瘀   C. 出血   D. 水停   E. 津泄

5. 下列属于津液的排泄途径是（　　　）

  A. 汗   B. 尿   C. 粪   D. 呕吐物 E. 呼气

6. 属于斑的特征是（　　　）

  A. 色紫暗   B. 点大成片   C. 平铺于皮肤

  D. 摸之碍手   E. 形如锦纹

7. 面色为青色的病证是（　　　）

  A. 寒证   B. 虚证   C. 痛证   D. 瘀血   E. 惊风

8. 属于异常舌态的是（　　　）

  A. 强硬   B. 痿软   C. 短缩   D. 点刺   E. 歪斜

9. 属于疹的特征包括（　　　）

  A. 高于皮肤 B. 点小如粟米 C. 平铺于皮肤 D. 摸之碍手 E. 形如锦纹

10. 疼痛形成的原因有（　　　）

  A. 感受外邪 B. 气滞血瘀 C. 痰浊凝聚 D. 气血不足 E. 肾精亏虚

11. 冬季生活起居护理包括（　　　）

  A. 冬季昼短而夜最长，患者应"早卧晚起"

  B. 冬季是身体锻炼的最佳季节，可加大活动量

  C. 冬季昼短，阳光柔和，所以"自曝于日"十分重要

D. 冬季阳气潜藏于内，阴精气盛，天寒地冻，朔风凛冽，要注意防寒保暖

E. 冬季寒气主令，在人体应于肾，在防寒保暖的同时，应配以食补、药补

12. 高热患者的护理措施有（　　　）

　　A. 卧床休息　　　　　　　　B. 居室安静　　　　　　　　C. 饮食清淡

　　D. 避免直接吹风　　　　　　E. 少饮水

13. 中医养性"八不"包括（　　　）

　　A. 不贪、不争　　　　　　　B. 不报屈　　　　　　　　　C. 不后悔、不怨人

　　D. 不着急、不上火　　　　　E. 不生气

14. 病室光线宜暗的病证有（　　　）

　　A. 热证　　　　B. 阳虚患者　　　C. 神经衰弱　　　D. 痉证　　　E. 癫证

15. 失神患者表现为（　　　）

　　A. 呼吸异常　　　B. 言语不休　　　C. 寻衣摸床　　　D. 手撒肢冷　　　E. 两目晦暗

16. 见患者面色呈黑色，多为（　　　）

　　A. 热证　　　　B. 寒证　　　　C. 痛证　　　　D. 肾虚　　　　E. 水饮

17. 望舌，辨证为热极津枯，舌象多为（　　　）

　　A. 舌上布满白苔　　　　　　B. 舌生芒刺　　　　　　　　C. 舌面扪之滑利

　　D. 苔黑燥裂　　　　　　　　E. 苔黑润滑

18. 因人制宜的原则是说在具体进行治疗时，还要考虑患者的（　　　）

　　A. 性格　　　B. 生活习惯　　　C. 年龄　　　D. 体质　　　E. 性别

19. 标本缓急的原则（　　　）

　　A. 急则护治其标法　　　　　B. 急则护治其本法　　　　　C. 缓则护治其本法

　　D. 缓则护治其标法　　　　　E. 标本同护治法

20. 治未病，包括有（　　　）

　　A. 未病先防　　　B. 异病同护　　　C. 同病异护　　　D. 既病防变　　　E. 病后防复

21. 饮食护理的基本要求是（　　　）

　　A. 饮食适量　　　　　　　　B. 软硬、冷暖相宜　　　　　C. 饮食清洁

　　D. 定时进餐　　　　　　　　E. 因证制宜

22. 表证患者饮食宜（　　　）

　　A. 饮食宜清淡　　　　　　　B. 清凉饮料　　　　　　　　C. 新鲜水果

　　D. 忌食辛辣、油腻　　　　　E. 忌食硬固类食物

23. 哮喘一般护理中，饮食护理的要点是（　　　）

　　A. 饮食宜清淡　　　　　　　B. 忌生冷　　　　　　　　　C. 忌海腥发物

　　D. 晚餐不宜食之过多　　　　E. 忌辛辣

24. 养生的基本原则有（　　　）

　　A. 顺应自然　　　B. 平衡阴阳　　　C. 起居有常　　　D. 劳逸适度　　　E. 形神共养

25. 下列哪些不是温补类食物（　　　）

　　A. 羊肉　　　B. 甲鱼　　　C. 狗肉　　　D. 螃蟹　　　E. 猪肉

26. 可以用于清热解毒的食物有（　　　）

　　A. 西瓜　　　　B. 梨　　　　　C. 绿豆　　　　D. 黄瓜　　　　E. 苦瓜

27. 常用的饮食调护方法有（　　　）

　　A. 汗法　　　　B. 下法　　　　C. 清法　　　　D. 消食法　　　E. 温法

28. 食物的种类有（　　　）

　　A. 汤羹　　　　B. 粥食　　　　C. 主食　　　　D. 散剂　　　　E. 饮料

29. 食物的性味有（　　　）

　　A. 热性　　　　B. 温性　　　　C. 凉性　　　　D. 平性　　　　E. 寒性

30. 秋季腹泻的患者可以选用的食物是（　　　）

　　A. 焦山楂　　　B. 南瓜子　　　C. 淡豆豉　　　D. 马齿苋　　　E. 大蒜

31. 情志护理的基本原则是（　　　）

　　A. 诚挚体贴，全面关心　　　　B. 有的放矢，因人施护　　　　C. 注意饮食调配

　　D. 清净养神，宁心寡欲　　　　E. 怡情畅志，乐观愉快

32. 不良心理包括（　　　）

　　A. 怀疑心理　B. 忧郁心理　　C. 贪婪心理　　D. 嫉妒心理　　E. 回归心理

33. 情志致病会导致气机逆乱，说法不正确的有（　　　）

　　A. 怒则气上　B. 忧则气消　　C. 喜则气缓　　D. 恐则气下　　E. 惊则气结

34. 情志致病，不正确的是（　　　）

　　A. 怒伤肝　　B. 喜伤心　　　C. 思伤胃　　　D. 悲伤肾　　　E. 忧伤肺

35. 预防情志致病的方法有（　　　）

　　A. 保持乐观情绪　　　　　　B. 避免七情过激　　　　　　C. 忌吃燥热食品

　　D. 保持充足的睡眠　　　　　E. 多参加社会活动

36. 对痛经应注意观察患者疼痛的（　　　）

　　A. 性质　　　　B. 程度　　　　C. 时间　　　　D. 部位　　　　E. 寒热

37. 病证后期护理应该特别注意防劳复病，其内容包括（　　　）

　　A. 防精神疲劳　B. 防形体劳倦　C. 防房事复病　D. 防情志过激　E. 防病邪入侵

38. 情志护理的描述中，正确的是（　　　）

　　A. 保持乐观的情绪，可以预防七情致病　　　　B. 男性属阳，易为狂喜、大怒而致病

　　C. 女性属阴，易为惊恐而致病　　　　　　　　D. 情志异常，内伤脏腑

　　E. 老年人易为思虑而致病

39. 调节情志的主要方法有（　　　）

　　A. 清静养神　　　　　B. 情志相胜　　　　C. 顺情从欲

　　D. 音乐疗法　　　　　E. 言语开导

40. 常用的怡情方法包括（　　　）

　　A. 音乐欣赏　B. 书法绘画　　C. 读书赋诗　　D. 种花养鸟　　E. 打牌

41. 内服中药的方法包括（　　　）

　　A. 饭后服　　B. 饭前服　　　C. 随时服　　　D. 睡前服　　　E. 定时服

42. 煎药过程注意事项包括（　　　　）

　　A. 先煎　　　　B. 后下　　　　C. 包煎　　　　D. 另煎　　　　E. 烊化

43. 六淫致病的特点是（　　　　）

　　A. 季节性　　　B. 外感性　　　C. 区域性　　　D. 独立性与相兼性　　E. 转化性

44. 药物五味中酸味药的作用是（　　　　）

　　A. 收敛　　　　B. 渗湿　　　　C. 软坚　　　　D. 固涩　　　　E. 坚阴

45. 药物配伍后能减轻或清除药物毒性和副作用的是（　　　　）

　　A. 相畏　　　　B. 相杀　　　　C. 相使　　　　D. 相恶　　　　E. 相反

46. 中药炮制的目的有（　　　　）

　　A. 清除或降低药物毒性和副作用　　　　B. 改变药物性能　　　　C. 增强药物疗效

　　D. 便于制剂和贮藏　　　　E. 以上都不是

47. 以下是清热解毒药的有（　　　　）

　　A. 金银花　　　B. 连翘　　　　C. 板蓝根　　　D. 败酱草　　　E. 紫花地丁

48. 以下是清热泻火药的有（　　　　）

　　A. 石膏　　　　B. 升麻　　　　C. 黄芩　　　　D. 知母　　　　E. 栀子

49. 乌头中毒常用的食物疗法有（　　　　）

　　A. 三豆汤　　　B. 绿豆汤　　　C. 浓茶　　　　D. 蜂蜜豆浆　　E. 牛奶

50. 影响情志变化的因素有（　　　　）

　　A. 社会因素　　B. 环境因素　　C. 病理因素　　D. 个体因素　　E. 生理因素

51. 饮食调护原则包括（　　　　）

　　A. 寒者热之　　B. 实则泻之　　C. 热者寒之　　D. 虚则补之　　E. 需则补之

52. 以下属于温补类的食物是（　　　　）

　　A. 羊肉　　　　B. 鸡　　　　　C. 西瓜　　　　D. 荔枝　　　　E 豆腐

53. 有降血脂，降血压，防止血管硬化作用的食物是（　　　　）

　　A. 紫菜　　　　B. 山楂　　　　C. 南瓜　　　　D. 绿豆　　　　E. 苦瓜

54. 以下护理人员观察药物疗效的指导措施中，正确的是（　　　　）

　　A. 服解表药后，嘱患者注意保暖

　　B. 服温阳利水药后，嘱患者记录尿量

　　C. 服活血药后，嘱患者保持情志畅达

　　D. 服降逆止吐药后，嘱患者多饮食

　　E. 服理气药后，嘱患者防止摔跌

55. 煎中药时需要后下的药有（　　　　）

　　A. 薄荷　　　　B. 人参　　　　C. 藿香　　　　D. 羚羊角　　　E. 大黄

56. 下述服药时间正确的是（　　　　）

　　A. 健胃药，制酸药宜在饭前 1 小时服用　　　　B. 滋补药宜空腹服用

　　C. 安神药宜睡前半小时服用　　　　D. 驱虫药宜清晨空腹服用

　　E. 涌吐药宜饭后服用

57. 方剂组成变化，归纳起来主要有（　　　）

    A. 药味加减的变化　　　　　　B. 药量加减的变化　　　　　　C. 剂型更换的变化

    D. 煎药时间的变化　　　　　　E. 煎药容器的变化

58. 适合药物热服的病证（　　　）

    A. 热证　　　　　　　　　　　B. 真寒假热证　　　　　　　　C. 寒证

    D. 真热假寒证　　　　　　　　E. 真实假虚证

二、名词解释

1. 闻诊

2. 切诊

3. 舌象

4. 脉象

5. 生活起居护理

6. 起居有常

7. 劳逸适度

8. 外邪

9. 饮食调护

10. 饮食有节

11. 药膳

12. 发物

13. 情志护理

14. 移情

15. 七情

16. 气功

17. 炮制

18. 四气

19. 归经

20. 相畏

三、简答题

1. 简述护理人员在病情观察时的注意事项。

2. 简述护理工作中如何做好排泄物的观察。

3. 如何指导患者做好夏季生活起居护理？

4. 简述一级护理适用人群和护理要求。

5. 简述饮食调养的基本原则。

6. 何谓补益性食物？并举例说明。

7. 简述情志护理的基本原则。

8. 试述音乐疗法在情志护理中的实际运用。

9. 简述方剂的组成结构。

10. 半夏中毒如何采取解救措施?

选择题参考答案

A型题:

1.E	2.C	3.E	4.E	5.B	6.B	7.C	8.D	9.A	10.B	11.C
12.A	13.B	14.C	15.C	16.B	17.D	18.D	19.E	20.B	21.B	22.B
23.C	24.D	25.B	26.D	27.A	28.E	29.A	30.A	31.C	32.A	33.A
34.C	35.B	36.A	37.A	38.A	39.E	40.D	41.B	42.A	43.E	44.B
45.C	46.A	47.B	48.A	49.D	50.A	51.D	52.C	53.D	54.A	55.C
56.D	57.D	58.A	59.A	60.C	61.A	62.B				

X型题:

1.ABCDE	2.ABCD	3.ABCD	4.ABCDE	5.ABCE	6.ABCE	7.ACDE
8.ABCE	9.ABD	10.ABCDE	11.ACDE	12.ABCD	13.ABCDE	14.ACDE
15.CE	16.BCDE	17.BD	18.BCDE	19.ACE	20.ADE	21.ABCDE
22.ACDE	23.ABCDE	24.ABCDE	25.BDE	26.ABCDE	27.ABCDE	28.ABCDE
29.ABCDE	30.ABE	31.ABDE	32.ABCDE	33.BE	34.CD	35.ABCDE
36.ABCD	37.ABC	38.ABDE	39.ABCDE	40.ABCD	41.ABCDE	42.ABCDE
43.ABCDE	44.AD	45.AB	46.ABCD	47.ABCDE	48.ADE	49.ABD
50.ABCDE	51.ABCD	52.ABD	53.AB	54.AB	55.AC	56.ABCD
57.ABC	58.CD					

第十三章 内科疾病护理

第一节 感冒

感冒是感受风邪或时行疫毒，导致肺卫功能失调，以鼻塞、流涕、喷嚏、头痛、恶寒、发热、全身不适等为主要临床表现的外感疾病。四季均可发生，尤以冬春季节为多。

一、病因病机

生活起居不当、寒暖失调、劳倦过度，乃至人体正虚、肌腠疏懈、卫表不固、四时不正之气太盛或时行病毒侵袭人体而致病。邪正相搏而见恶寒、发热、头身痛；外邪犯肺，气道不畅，肺失宣降而见鼻塞、流涕、咳嗽、咽痒、咽痛。致病以风邪为主，在不同季节时令，风邪往往与其他当令之时气相合而伤人，因此，感冒在临床上又有风寒、风热、挟暑、挟湿之不同证型。若感受时行病毒则病情较重，且有变生他证的可能。

二、辨证论治

主要分风寒、风热、暑湿、气虚、阴虚感冒5型：风寒感冒型治法宜辛温解表，代表方荆防败毒散；风热感冒型治法宜辛凉解表，代表方银翘散；暑湿感冒型治法宜清热解暑、芳香化湿，代表方新加香薷饮；气虚感冒型治法宜益气解表，代表方参苏饮；阴虚感冒型治法宜滋阴解表，代表方加减葳蕤汤。

三、辨证施护

感冒的辨证施护见表13-1。

表13-1 感冒的辨证施护

项目	风寒感冒	风热感冒	暑湿感冒	气虚感冒	阴虚感冒
病情观察	发热轻、恶寒重	发热重、恶寒轻	发热	发热恶寒	发热微恶风寒或不恶寒
	无汗	有汗出	有汗出	无汗或有汗	无汗或微汗
	咽痒、咳嗽，痰多稀薄	咽痛、咳嗽，痰稠不易咳出	咳嗽痰黏	咳嗽咯痰无力	干咳少痰或痰中带血丝
	口不渴	口干而渴	口渴不多饮	口不渴	口干不欲饮
	舌苔薄白，脉浮紧	舌苔薄黄，脉浮数	舌苔薄黄而腻，脉濡数	舌淡苔薄白，脉浮无力	舌红少苔，脉细数
	体温变化及服药后反应等，药后忌大汗，以遍身微微汗出为最佳				

项目		风寒感冒	风热感冒	暑湿感冒	气虚感冒	阴虚感冒
起居护理		室内温度宜偏暖，多加衣被	室内温度宜偏凉爽	室内宜通风凉爽，避免潮湿	室内温度宜偏暖，防寒保暖	室内宜通风、稍偏凉爽
		定时开窗通风但避免直接吹风；每日空气消毒，可用食醋熏蒸或紫外线灯照射，根据病情做好消毒隔离				
饮食护理		宜热食，多喝热稀粥或生姜红糖茶，可用胡椒粉等辛味发散调味品散寒，忌生冷、油腻食品	宜食凉润之品，多饮水，多食蔬菜、水果，忌辛辣、油煎肥厚食品	宜食西瓜、薏苡粥、绿豆汤等清热解暑之品，忌甜黏、油炸之品	宜食健脾、补气食品，如山药粥、黄芪粥、红枣、牛奶等	宜食滋阴清补之品，如甲鱼、银耳、海参等,忌温补、辛辣之品
		宜食清淡、含丰富维生素、易消化的食物，忌烟酒				
用药护理		汤剂宜温热服，药后可加热饮助药力	汤剂宜凉服		汤剂宜温热服	汤剂宜凉服
		中药不宜久煎，每日1剂，分2次于饭后服				
情志护理		情志舒畅、乐观开朗有利于增强正气，祛邪外达。多安慰患者，解释疾病的发生、转归，使其树立治疗信心，积极配合治疗				
护理技术		1. 捏脊：督脉或膀胱经腧穴，适用于恶风寒而发热无汗者 2. 按摩：鼻塞流涕者按摩迎香穴，或加用热毛巾敷鼻；头痛者按摩印堂、百会、太阳等穴 3. 艾灸：迎香、曲池、大椎穴，适用于汗出不畅者 4. 刮痧：颈部、两侧夹脊、背部、胸肋处、肘窝、腘窝等处，适用于外感暑湿兼发热头身困重者 5. 耳穴贴压：取肾上腺、内分泌、肾、肺等穴，适用于体质虚弱者 6. 其他：高热者可温水擦浴、醇浴、冰敷等，但风寒感冒高热无汗者不可用，以防毛窍闭塞而邪无出路。咳嗽痰多者可雾化吸入、背部叩击等				

四、健康指导

1. 起居有常，劳逸结合，多做户外活动，呼吸新鲜空气，多晒太阳，加强锻炼，可选用太极拳、八段锦、快走等运动方式，增强御邪能力。

2. 随气候变化及时增减衣服，注意冷暖调摄，切忌贪凉，避免汗出当风。体质弱易感冒者，注意自身防护，可根据体质情况从夏天开始进行耐寒锻炼，如冷水洗面、洗澡。亦可经常搓脸、搓鼻，以加快面部血液循环，增强御寒能力。感冒流行期，尽量少去公共场所，外出时戴口罩。亦可服用板蓝根颗粒，以预防感冒。

3. 药物治疗后症状不缓解或出现耳鸣、耳痛、外耳道流脓等中耳炎症状，或在恢复期出现胸闷、眼睑浮肿、心悸、关节疼痛等，应及时就诊。

第二节　喘证

喘证是以呼吸困难，甚至张口抬肩，鼻翼煽动，不能平卧为主要临床表现的病证。

一、病因病机

因外邪入侵、饮食不当、情志失调、久病劳欲，导致邪壅肺气、宣降不利、肺不主气、肾不纳气，致出纳失常、气机升降失调而成。

二、辨证论治

喘证主要分风寒袭肺、表寒里热、痰热郁肺、痰浊阻肺、肺气郁闭、肺虚、肾虚、喘脱8型。风寒袭肺型治法宜辛温解表，代表方麻黄汤加减；表寒里热型治法宜宣肺泄热，代表方麻杏石甘汤加减；痰热郁肺型治法宜清泄痰热，代表方桑白皮汤加减；痰浊阻肺型治法宜祛痰降逆，代表方二陈汤合三子养亲汤加减；肺气郁闭型治法宜开郁降气，代表方五磨饮子加减；肺虚型治法宜补肺益气养阴，代表方补肺汤合玉屏风散加减；肾虚型治法宜补肾纳气，代表方金匮肾气丸合参蛤散加减；喘脱型治法宜扶阳固脱镇摄肾气，代表方参附汤合黑锡丹加减。

三、辨证施护

喘证的辨证施护见表13-2。

表13-2　喘证的辨证施护

项目		风寒袭肺	表寒里热	痰热郁肺	痰浊阻肺	肺气郁闭	肺虚	肾虚	喘脱
病情观察		恶寒或伴发热	形寒身热	胸中烦热，身热	无发热恶寒	无发热恶寒	畏风，易感冒	不发热，足冷	发热
		无汗	有汗或无汗	有汗出	无汗	有汗	自汗	有汗出	有汗出
		喘息，气促，咳嗽，痰多稀薄色白	喘咳，胸胀或痛，咳而不爽吐痰黄稠	喘咳气涌，痰黏稠色黄或夹血色	喘而胸闷，痰多色白	呼吸短促，息粗气憋，胸闷痛	喘促短气，气怯声低，咳吐稀痰	喘促日久，动则喘甚，呼多吸少	咳嗽痰黏
		口不渴	口渴	口渴喜冷饮	口黏不渴	口不渴	烦热而渴	口干而渴	口渴
		舌苔薄白而滑，脉浮紧	舌苔薄白或薄黄，脉浮数或滑	舌苔黄或腻脉滑数	舌苔厚腻，脉滑	舌苔薄，脉弦	舌质淡红或有苔剥，脉软弱或细数	舌苔薄白，脉沉	少苔或无苔，脉浮大无根
		体温变化及服药后反应等，药后忌大汗，以遍身微微汗出为最佳							
起居护理		风寒袭肺、肺虚、肾虚、喘脱者室温宜略高。室内定时开窗通风但避免直接吹风；每日空气消毒，可用食醋熏蒸或紫外线灯照射。避免灰尘及异味刺激，禁止吸烟，严格探视。卧床休息，喘息较重者取半卧位或端坐卧位，持续低流量给氧。加强呼吸肌锻炼：指导患者进行腹式呼吸、缩唇呼吸等，以加强胸膈的肌力和耐力，缓解胸闷气喘症状，改善呼吸功能。							

项目	风寒袭肺	表寒里热	痰热郁肺	痰浊阻肺	肺气郁闭	肺虚	肾虚	喘脱
饮食护理	宜食温肺散寒之品,如生姜、葱白等,可食核桃仁、白果粥,忌生冷瓜果	宜食清热化痰之品,如冬瓜、萝卜、梨、枇杷、百合、陈皮等,多饮水及新鲜果汁		宜食化痰之品如冬瓜、梨、生姜、陈皮、枇杷、百合等,多饮水及新鲜果汁	宜食行气解郁之品如萝卜汤,忌食滋腻滞气之品,如豆类、红薯等	宜食补肺健脾之品,如党参、沙参、黄芪、山药、苡仁、扁豆等	宜食补益肾精之品,如核桃、芝麻、桑葚、莲子、黑木耳等	宜食高热量、高维生素、高蛋白之品,如禽类汤、牛奶、蔬菜
	宜食清淡、含丰富维生素、易消化的食物,忌烟酒							
用药护理	汤剂宜温热服	汤剂宜凉服		汤剂宜温服				
	药后以微汗为佳,注意观察气促、胸闷、咳痰等症状是否改善。喘证患者慎用镇静药,喘促剧烈时,可遵医嘱正确使用气雾剂。服止咳化痰之糖浆后不宜马上饮水							
情志护理	调达情志,保持乐观开朗情绪,有利于增强正气,祛邪外达。对于喘脱者,应及时稳定情绪,缓解其恐惧心理。做好健康教育,解释疾病的发生、转归,使其能树立治疗的信心,积极配合治疗							
护理技术	1. 穴位贴敷:取穴大椎、天突、气户、肺俞、膏肓、定喘、膻中等 2. 艾灸:迎香、曲池、大椎穴,适用于汗出不畅者 3. 按摩:取穴大椎、天突、气户、肺俞、膏肓、定喘、膻中等 4. 耳穴贴压:取心、肾、肺、气管等穴							

四、健康指导

1. 起居有常,劳逸结合,多户外活动,呼吸新鲜空气,多晒太阳,加强锻炼,可选用太极拳、八段锦、快走等运动方式,增强御邪能力。

2. 随气候变化及时增减衣服,注意冷暖调摄,切忌贪凉,避免汗出当风。外出时戴口罩。睡眠时衣被不宜太热。

3. 居室环境要简洁,避免杂乱、油烟味、花粉等带来视觉、嗅觉上的刺激。

第三节　肺胀

肺胀是指多种慢性肺疾病反复发作,迁延不愈,导致肺气胀满,不能敛降,以胸部膨满,憋闷如塞,喘息上气,咳嗽痰多,烦躁,心悸,面色晦暗,或唇甲发绀,脘腹胀满,肢体浮肿等为主要临床表现的病证。

一、病因病机

肺胀的发生,多因久病肺虚,致痰瘀潴留,肺气壅滞不能敛降,气还肺间,胸膺胀满而成,每因复感外邪诱使发作或加剧,病因首先在肺,继则累及脾肾,后期及心。

二、辨证论治

肺胀主要分痰浊壅肺、痰热郁肺、痰蒙神窍、阳虚水泛、肺肾气虚 5 型：痰浊壅肺型治法宜化痰降气、健脾益肺，代表方苏子降气汤；痰热郁肺型治法宜清肺化痰、降逆平喘，代表方越婢加半夏汤；痰蒙神窍型治法宜涤痰、开窍、熄风，代表方涤痰汤，另服安宫牛黄丸；阳虚水泛型治法宜温肾健脾、化饮利水，代表方真武汤；肺肾气虚型治法宜补肺纳肾、降气平喘，代表方补虚汤合参蛤散。

三、辨证施护

肺胀的辨证施护见表 13-3。

表13-3　肺胀的辨证施护

项目		痰浊壅肺	痰热郁肺	痰蒙神窍	阳虚水泛	肺肾气虚
病情观察		咳嗽痰多,色白黏腻	咯痰黄或白	痰黏稠或黄黏	咳痰清稀	咳嗽，痰如白沫
		畏风易汗	汗出	有汗出	汗出	形寒汗出
		短气喘息	喘息气粗	咳逆喘促	咳喘不能平卧	呼吸短浅难续
		唇甲青紫	目睛胀突	唇甲青紫,嗜睡或烦躁意识朦胧、昏迷	面唇青紫	面色晦暗
		舌质偏淡,苔薄腻,脉细滑	舌质红,苔黄,脉滑数	舌质暗红,苔白腻,脉细滑数	舌胖质暗,苔白滑,脉沉细滑	舌淡,苔白润,脉沉细数无力
		体温变化及服药后反应等，药后忌大汗，以遍身微微汗出为最佳				
起居护理		室温稍高,防寒保暖	室内宜凉爽	室温可稍高，防寒保暖		
		病室应经常通风，保持空气新鲜，避免干燥空气、烟尘及异味的刺激，避免直接吹风				
饮食护理		宜食莱菔子、白果、粳米同煮粥,早晚餐温热服	多食梨汁、荸荠汁、莱菔汁等	多食果蔬,忌辛辣、油腻、海腥发物等	忌盐,水肿消退后可进低盐饮食或鲤鱼赤豆汤、赤小豆粥、大枣粥等	缓解期可服蛤蚧、紫河车粉、沙参百合粥、黄芪党参粥或独参汤等
		宜食清淡、含丰富维生素、易消化的食物，忌烟酒				
用药护理		汤剂宜温热服	汤剂宜温凉服	汤剂宜温热服		
		汤剂每日1剂，分2次于饭后服用，服后静卧休息				
情志护理		肺胀患者病程长，病情缠绵，反复发作，经久难愈，易产生忧郁、焦虑心理，对治疗缺乏信心。要加强情志调理，避免不良刺激，指导自我调节情志的方法，避免忧郁恼怒等不良情绪，嘱家属多予关心及精神支持，使患者保持良好心态，增强战胜疾病的信心				
护理技术		1. 捏脊：督脉或膀胱经腧穴，适用于恶风寒而发热无汗者 2. 艾灸：大椎、肺俞、脾俞、肾俞、命门、足三里、三阴交等穴，以温阳化气行水 3. 耳穴贴压：取神门、肝、肾、皮质下、内分泌、肾上腺、平喘、肺等穴，用王不留行籽在每穴耳廓内外对贴，左右耳交替，每日按压数次 4. 其他：夏季穴位贴敷，选肺俞、心俞、膈俞等穴，咳嗽痰多者可雾化吸入、胸背部拍打等				

四、健康指导

1. 加强锻炼，增强体质，从夏季开始耐寒锻炼，可用冷水擦面、背、身。

2. 遵医嘱合理用药，避免滥用药物。

3. 饮食有节，戒烟酒。饮食以高热量、低盐、易消化为原则。

4. 指导患者做呼吸操，进行肋间肌、膈肌的锻炼。

5. 积极治疗呼吸系统原发疾病，定期复查。如出现呼吸困难、咳嗽、咳痰、发热等症状明显，应及时就诊。

第四节　胸痹

胸痹是以胸部闷痛，甚则胸痛彻背，喘息不得卧为主症的一种疾病，轻者仅感胸闷如窒，呼吸欠畅，重者则有胸痛，严重者心痛彻背，背痛彻心，或发展为真心痛。

一、病因病机

胸痹的病位在心，但与肝、脾、肾三脏功能的失调有密切的关系。寒邪内侵、饮食失调、情志失调、年迈体虚等可致病。心主血脉，心病失于推动，血行瘀滞；肝病疏泄失职，气滞血瘀；脾虚失运，聚湿生痰，气血乏源；肾虚藏精失常，或肾阴亏损，或肾阳虚衰均可引起心脉痹阻而发胸痹心痛。总属本虚标实，一般发作期以表实为主，或瘀阻，或气滞，或痰壅，或寒凝心脉；缓解期以本虚为主，或气阴两虚，或心肾阴虚，或心肾阳虚。胸痹的主要病机为心脉痹阻。

二、辨证论治

胸痹主要分心血瘀阻、气滞心胸、痰浊闭阻、寒凝心脉、气阴两虚、心肾阴虚、心肾阳虚7型。心血瘀阻型治法宜活血化瘀、通脉止痛，代表方血府逐瘀汤；气滞心胸型治法宜疏肝理气、活血通络，代表方柴胡疏肝散；痰浊闭阻型治法宜通阳泄浊、豁痰宣痹，代表方瓜蒌薤白半夏汤合涤痰汤；寒凝心脉型治法宜宣痹通阳、散寒止痛，代表方枳实薤白桂枝汤合当归四逆汤；气阴两虚型治法宜益气养阴、活血通脉，代表方生脉散合人参养荣汤；心肾阴虚型治法宜滋阴清火、养心和络，代表方天王补心丹合炙甘草汤；心肾阳虚型治法宜温补阳气、振奋心阳，代表方参附汤合右归饮。

三、辨证施护

胸痹的辨证施护见表13-4。

表13-4　胸痹的辨证施护

项目	心血瘀阻	气滞心胸	痰浊闭阻	寒凝心脉	气阴两虚	心肾阴虚	心肾阳虚
病情观察	心胸刺痛,痛处固定,入夜尤甚	心胸满闷,隐痛阵发,时欲叹息	闷重痛轻,肢重肥胖,痰多气短	猝然心痛如绞,心痛彻背	心胸隐痛时作,心悸气短,动则益甚	心痛憋闷,心悸盗汗,虚烦不寐	心悸而痛,胸闷气短
	伴胸闷心悸,日久不愈,暴怒、劳累诱发	伴胃脘胀闷,嗳气,情志不遂诱发	伴倦怠乏力,纳呆便溏,吐涎,阴雨天发作	伴形寒肢冷,面色苍白,感寒而发	伴倦怠,声音低微,易汗出	伴腰酸膝软,头晕耳鸣,口干便秘	伴自汗神倦,畏寒蜷卧,四肢欠温
	舌暗有瘀斑,脉涩	苔薄腻,脉细弦	舌胖有齿痕,苔腻或滑,脉滑	苔薄白,脉沉紧或沉细	舌淡胖有齿痕,脉虚细缓或结代	舌红少津,苔薄或剥,脉细数或促代	舌淡胖有齿痕,苔白腻,脉沉细迟
	密切观察患者胸痛部位、性质、程度、持续时间、发作情况及诱发因素等;观察心率、心律、血压、面色、呼吸等变化及有无颈静脉怒张情况;观察心电图、心电监护变化;记24小时出入量等						
起居护理	发作期绝对卧床休息,限制探视,缓解期要注意休息,适当活动。保持病室安静、空气新鲜,温暖向阳,室内温度宜偏高(心肾阴虚稍偏凉爽);及时吸氧;保持大便通畅,切勿努责						
饮食护理	宜食清淡之品,如瘦肉、鱼、蔬菜、水果等,可饮少量低度酒以活血化瘀	宜食理气化滞之品,如柑橘、金橘、白萝卜、陈皮粥等	宜食健脾化痰之品,如竹笋、白萝卜、薏苡仁,忌肥甘	宜食温热之品,可用少量干姜、川椒调味,忌生冷和寒凉食物	宜食补气养阴之品,如山药粥、莲子羹、百合粥	宜食滋阴清补之品,如木耳、银耳、百合绿豆粥等	宜食温补之品,如枸杞、桂圆、韭菜、生姜、羊牛肉,忌食生冷瓜果
	宜低盐、低脂、低胆固醇饮食,多食高维生素、易消化食物,忌过饱、过饥,忌辛辣刺激滋腻之品,戒烟限酒,不饮浓茶、咖啡						
用药护理	汤药宜温热服	汤药宜温服	汤药宜温热服		汤药宜温服		汤药宜温热服
	1. 汤剂一般每日2次,活血化瘀类宜饭后服,补益类宜饭前服 2. 胸痹发作时立即舌下含服硝酸甘油或吞服速效救心丸 3. 药后注意起效时间长短、缓解程度,患者神志、心律、心率、呼吸、血压、胸痛等变化 4. 注意服药禁忌,如服人参、黄芪等补气药时,忌白萝卜、洋葱等行气之品						
情志护理	保持心情平静愉快,多安慰患者,解释疾病的发生、转归,使其能树立治疗的信心,积极配合治疗						
护理技术	1. 耳穴贴压:取心、冠状动脉区、小肠穴、前列腺等穴位 2. 穴位注射:选内关,用复方丹参注射液,每穴0.3～0.5ml,每日1剂,用于血瘀证 3. 砭石疗法:将砭石放置在水中逐渐加热到50～60℃后取出,令患者仰卧位,将热砭石放置在胸前顺经络熨或推或划补法;或在背俞、巨阙、内关、通里等紧按慢提或温补法 4. 其他:穴位贴敷、足浴等						

四、健康指导

1. 合理膳食，控制体重，适当运动，戒烟酒，减轻精神压力。

2. 避免过劳、情绪激动、饱餐、寒冷刺激等心绞痛的诱发因素。

3. 胸痛发作时应立即停止活动或舌下含服硝酸甘油。如服用硝酸甘油不缓解，或心绞痛发作比以往频繁、程度加重、疼痛时间延长应立即到医院就诊，警惕心肌梗死的发生。不典型心绞痛发作时可表现为牙痛、上腹痛等，为防止误诊，可先按心绞痛发作处理并及时就医。

4. 出院后遵医嘱服药，不要擅自增减药量。外出时随身携带硝酸甘油以备急需。硝酸甘油见光易分解，应放在棕色瓶内存放于干燥处，以免潮解失效。药瓶开封后每6个月更换1次，以确保疗效。

5. 告知自我监测药物不良反应的方法，定期复查心电图、血糖、血脂等。

第五节　眩晕

眩晕是以头晕、眼花为主要临床表现的一类病证。眩即眼花，或眼前发黑，视物模糊；晕是指头晕，或感觉自身或外界景物旋转。两者常同时并见，故统称为"眩晕"，其轻者闭目可止，重者如坐车船，旋转不定，不能站立，或伴有恶心、呕吐、汗出、面色苍白等症状。多见于中老年人，反复发作，妨碍正常工作及生活。

一、病因病机

由于情志不遂、饮食不节、年高体弱、久病劳倦、外感六淫、失血劳倦及外伤、手术等引起风、火、痰、瘀上扰清窍或精亏血少，清窍失养以致头晕、眼花。

二、辨证论治

眩晕主要分肝阳上亢、痰湿中阻、瘀血阻窍、气血亏虚、肾精不足5型：肝阳上亢型治法宜平肝潜阳、清火熄风，代表方天麻钩藤饮；痰湿中阻型治法宜化痰祛湿、健脾和胃，代表方半夏白术天麻汤；瘀血阻窍型治法宜祛瘀生新、活血通窍，代表方通窍活血汤；气血亏虚型治法宜补益气血、调养心脾，代表方归脾汤；肾精不足型治法宜滋养肝肾、益精填髓，代表方左归丸。

三、辨证施护

眩晕的辨证施护见表13-5。

表13-5　眩晕的辨证施护

项目	肝阳上亢	痰湿中阻	瘀血阻窍	气血亏虚	肾精不足
病情观察	眩晕耳鸣,头痛且胀	眩晕,头重昏蒙,视物旋转	眩晕时作,反复不愈,头痛如刺	眩晕,动则加剧,劳累即发	头晕而空,耳鸣如蝉,久发不已
	伴肢麻震颤,颜面潮红,急躁易怒,失眠多梦,遇烦劳、恼怒加重	伴胸闷恶心,呕吐痰涎,食少多寐,阴雨天加重	伴精神不振,面唇紫暗,耳鸣耳聋,不寐	伴面色苍白,神疲乏力,倦怠懒言,唇甲色淡,纳差少寐	伴两目干涩,视力减退,胁部隐痛,腰酸膝软,少寐多梦
	舌红苔黄,脉弦	舌淡胖苔白腻,脉濡滑	舌暗有瘀斑,脉涩或细涩	舌淡胖嫩,苔薄白,脉细弱	舌红苔少或无,脉细数
	观察眩晕发作或加重原因,以及眩晕的特点如时间、程度、性质及伴随症状等,眩晕患者发作前的先兆症状,如胸闷、泛恶、视物昏花等;定时监测血压,若出现血压升高,头晕加重、头痛、肢体麻木、语言不利等症状时,及时报告医生;外伤所致眩晕患者,应注意观察血压、瞳孔、呼吸、神志等变化,如出现异常及时报告医生				
起居护理	稍偏凉爽	宜干燥、偏暖	室温宜暖		慎房事,阴虚者室内应凉爽湿润,阳虚应温暖向阳
	室内宜安静,光线柔和,注意休息,发作时卧床休息,尽量减少头部的转侧活动,特别不宜突然的体位改变和猛转头;经常反复发作者外出不宜乘坐高速车、船,避免登高或高空作业				
饮食护理	宜食清肝之品,如芹菜、海带、山楂、萝卜、新鲜瓜果;忌辛辣、动火、生风、滞气之品	宜食化痰之品,如薏米、冬瓜、赤小豆;忌油腻肥甘、生冷之物	宜食少油之品,如瘦肉、鱼类、蔬菜水果等,可饮少量低度酒以活血化瘀	宜食健脾、补气生血之品,如蛋类、鱼类、奶类、瘦肉、动物血、红枣、龙眼、黑芝麻等	宜食补肾填精之品,如胡桃、黑芝麻、黑豆、百合等,偏阴虚者多食甲鱼、海参、蜂蜜、银耳,偏阳虚者多食狗肉、羊牛肉等
	宜食清淡、易消化、低盐低脂低胆固醇饮食,少食多餐,忌烟限酒,肥胖者适当控制饮食				
用药护理	汤剂一般宜温服,肝阳上亢者宜凉服。服药后静卧休息,闭目养神。眩晕发作前1小时服药,有助于减轻症状。眩晕伴呕吐拒者者,将药液浓缩或少量频服,必要时鼻饲给药				
情志护理	避免不良情志刺激,教会患者自我调控、制怒的方法,保持心情舒畅				
护理技术	1.穴位按摩:点揉两侧内关穴和合谷穴各3分钟,可镇静安神、缓解因颈性眩晕引起的恶心、心慌症状 2.耳穴贴压:取降压沟、心、肾等穴。高血压引起的眩晕可双手搓揉耳廓降压沟				

四、健康指导

1. 劳逸结合,忌劳累过度。不宜在空气不流通的公共场所走动。饮食宜清淡而富有营养,多食蔬菜、海带、水果,戒烟限酒,保持心情舒畅,情绪稳定。

2. 眩晕发作时,嘱患者卧床休息,闭目养神,坐起下床动作要缓慢,严重者需要有人搀扶;不宜从事高空作业。

3. 因颈椎病所致眩晕者则不宜低头过久，卧床休息时枕头不可过高，头部旋转动作不宜过快，学会颈部保健操并坚持锻炼。高血压者则坚持服药，定期测血压、复诊。

第六节　中风

中风是以突然昏仆，不省人事，半身不遂，口眼㖞斜，不语或言语謇涩为主要特征的一种病证。本病一年四季皆可发病，但以冬春两季为多见。

一、病因病机

因积损正衰、劳欲过度、饮食不节、情志所伤、气虚邪中等致阴阳失调，气血逆乱，肝阳上亢，肝风内动，夹痰夹火，直冲犯脑，形成脑络痹阻或血溢脑脉之外发为中风。

二、辨证论治

中风主要分中经络和中脏腑，中经络主要分风痰阻络、风阳上扰、阴虚风动 3 型：风痰阻络型治法宜祛风化痰通络，代表方真方白子丸；风阳上扰型治法宜平肝潜阳、熄风通络，代表方天麻钩藤饮；阴虚风动型治法宜滋阴潜阳、熄风通络，代表方镇肝熄风汤。中脏腑主要分痰热腑实、痰火瘀闭、痰浊瘀闭、阴竭阳亡四型：痰热腑实型治法宜通腑泄热、熄风化痰，代表方桃仁承气汤；痰火瘀闭型治法宜熄风清火、豁痰开窍，代表方羚羊钩藤汤；痰浊瘀闭型治法宜化痰熄风、醒神开窍，代表方涤痰汤；阴竭阳亡型治法宜益气回阳、救逆固脱，代表方参附汤合生脉散。

三、辨证施护

中风的辨证施护见表 13-6。

表13-6　中风的辨证施护

项目	中经络			中脏腑			
	风痰阻络	风阳上扰	阴虚风动	痰热腑实	痰火瘀闭	痰浊瘀闭	阴竭阳亡
病情观察	突发口眼㖞斜,半身不遂,舌强言謇或不语			突然发病,不省人事,半身不遂,口眼㖞斜,言语不利,肢体强硬拘急			突然昏仆,不省人事,半身不遂,肢体软瘫
	头晕目眩,肌肤不仁,肢体麻木	头痛头晕,耳鸣目眩	眩晕耳鸣,腰膝酸软	头痛眩晕,心烦易怒,伴口黏痰多,腹胀便秘	面红目赤,鼻鼾痰鸣,躁扰不宁,大便秘结	痰涎壅盛,面白唇暗,静卧不烦,四肢不温	鼻鼾息微,汗出如珠,二便自遗
	舌质暗淡,苔薄白或白腻,脉弦滑	舌质红,苔薄黄,脉弦有力	舌质红或暗红,少苔或无苔,脉细弦数	舌质暗红,苔黄腻,脉弦滑或弦涩	舌质红,苔黄腻,脉弦滑数	舌质淡,苔白腻,脉沉滑或沉缓	舌痿软,脉细弱或脉危欲绝
	注意观察神志、瞳孔、面色、呼吸、汗出、脉象的变化						

项目	中经络			中脏腑			
	风痰阻络	风阳上扰	阴虚风动	痰热腑实	痰火瘀闭	痰浊瘀闭	阴竭阳亡
起居护理	保持病室环境安静，空气流通，室温适宜，避免对流风；急性期绝对卧床休息，保持肢体功能位，防止关节挛缩，病情稳定后逐步恢复活动。保持皮肤清洁干燥，防止受压；保持大小便通畅；保持呼吸道通畅，喉间痰鸣者及时抽吸，并协助翻身拍背；注意安全，防止坠床						
饮食护理	禁辛香走窜之品	宜甘寒之品	宜养阴清热之品	宜清热化痰润燥之品	宜富有营养的流质	宜偏温性食物,忌食生冷	宜富有营养的流质
	以清淡、易消化为原则，多食水果、蔬菜和含纤维素的食物，忌肥甘、甜腻、辛辣、助火生痰之品						
用药护理	汤剂宜温服	汤剂宜凉服	汤剂宜温服	汤剂宜凉服	汤剂宜少量多次凉服	汤剂宜温服	汤剂宜热服
情志护理	急性期神志清楚者，需耐心做好心理护理，消除患者紧张、恐惧感，保持心情稳定；同时做好家属的思想工作，积极配合治疗。恢复期嘱患者学会控制不良情绪，避免情绪较大起伏						
护理技术	1.醒脑开窍药枕：意识障碍者可置于患者枕部,借中药之辛散香窜挥发性刺激头部腧穴,如风池、风府、哑门、大椎等 　　2.穴位按摩：半身不遂者患侧上肢可取穴极泉、尺泽、肩髃、合谷等;患侧下肢取穴委中、阳陵泉、足三里等。风痰阻络,阴虚风动引起的眩晕头痛可取穴百会、太阳、风池、内关、曲池等;便秘者可取穴胃俞、脾俞、内关、足三里、中脘、关元等穴,腹胀者加涌泉,用揉法 　　3.艾灸：半身不遂者患侧上肢取穴极泉、尺泽、肩髃、合谷等;患侧下肢取穴委中、阳陵泉、足三里等。气虚及元气衰败所致的二便失禁,取穴神阙、气海、关元、百会、三阴交、足三里等穴 　　4.耳穴贴压：眩晕者取穴神门、肝、脾、肾、降压沟、心、交感等 　　5.其他：肢体瘫痪者还可中药熏洗,中低频离子导入治疗,拔罐等						

四、健康指导

1. 避免过劳；避四时虚邪贼风，尤避寒邪，防感冒；保持大便通畅，忌努责。

2. 保持良好的情绪，切忌恼怒。

3. 饮食宜清淡，富含营养。忌暴饮暴食、辛辣肥甘厚味、烟酒。

4. 指导患者掌握中风的康复治疗知识与自我护理方法。鼓励和督促患者坚持功能锻炼，增强自我照顾能力。变换体位时动作宜缓慢，洗澡时间不宜过久。

5. 积极治疗原发病，定期门诊随访，按医嘱服药，切忌自行减量或停药。如出现头痛、眩晕、呕吐、血压升高、肢体麻木等中风先兆，应立即就诊。

第七节　胃痛

　　胃痛又称胃脘痛，是以上腹胃脘部近心窝处疼痛为主要表现的病证。因胃脘部位接近心窝，故历代中医文献中所谓的"心痛""心下痞痛"，多指胃痛而言。

一、病因病机

本病的病位在胃，与肝脾关系密切。胃为阳土，喜润恶燥，为五脏六腑之大源，主受纳，腐熟水谷，其气以和顺为降，不宜郁滞。外邪犯胃、饮食不节、情志失调、脾胃虚弱等皆可引起胃气郁滞，胃失和降而发生胃痛。

二、辨证论治

胃痛主要分寒邪客胃、饮食停滞、肝气犯胃、肝胃郁热、瘀血阻滞、胃阴亏虚、脾胃虚寒7型：寒邪客胃型治法宜温胃散寒、行气止痛，代表方良附丸加减；饮食停滞型治法宜消食导滞、和胃止痛，代表方保和丸加减；肝气犯胃型治法宜疏肝理气、和胃止痛，代表方柴胡疏肝散加减；肝胃郁热型治法宜清肝泄热、和胃止痛，代表方化肝煎加减；瘀血阻滞型治法宜活血化瘀、理气止痛，代表方失笑散合丹参饮加减；胃阴亏虚型治法宜养阴益胃、和中止痛，代表方一贯煎合芍药甘草汤加减；脾胃虚寒型治法宜温中健脾、和胃止痛，代表方黄芪建中汤加减。

三、辨证施护

胃痛的辨证施护见表13-7。

表13-7　胃痛的辨证施护

项目	寒邪客胃	饮食停滞	肝气犯胃	肝胃郁热	瘀血阻滞	胃阴亏虚	脾胃虚寒
病情观察	胃痛暴作,其则拘急作痛,恶寒喜暖,得温痛减,遇寒痛增,口淡不渴,或喜热饮	胃脘疼痛,胀满不消,拒按,嗳腐吞酸,得食更甚,或呕吐不消化食物,其味腐臭,吐后痛减,不思饮食,大便不爽,矢气及便后稍舒	胃脘胀闷,攻撑作痛,痛脘连胁,遇烦恼郁怒则痛作或痛甚,大便不畅,嗳气、矢气则舒	胃脘灼痛,痛势急迫,喜冷恶热,得凉则舒,心烦易怒,泛酸嘈杂,口干口苦	胃脘疼痛,痛有定处,痛如针刺,拒按,食后加剧,入夜尤甚,或吐血、黑便	胃脘隐隐灼痛,似饥而不欲食,口燥咽干,大便干结	胃痛绵绵,空腹痛甚,得食则缓,喜温喜按,劳累或受凉后疼痛发作或加重,神疲乏力,手足不温,泛吐清水,纳差,大便溏薄
	舌淡苔薄白,脉弦紧	舌苔厚腻,脉滑或实	苔多薄白,脉沉弦	舌红苔黄,脉弦数	舌质紫暗或有瘀斑,脉涩	舌红少津,脉细数	舌淡苔白,脉虚弱或迟缓
	观察胃痛的部位、性质、程度、时间及规律；观察诱发因素如饮食、气候、情志、劳倦与胃痛的关系；观察有无呕血及便血,及时做大便隐血试验；观察患者的面色、血压、脉搏等变化,注意出血先兆,若出现面色苍白、大汗淋漓、血压下降等表现,及时报告医生进行抢救。中年以上患者胃痛经久不愈、经常便血、日渐消瘦,应考虑癌变的可能						
起居护理	病室温暖向阳	病室温湿度适宜	病室宜凉爽	病室凉爽	病室温湿度适宜	病室宜湿润凉爽	病室温暖向阳
	病室环境宜清洁、安静、空气流通,注意生活有规律。胃脘痛剧或伴有出血症状、急腹症者应绝对卧床休息；平常可适当活动,但应注意劳逸结合,保证充足的睡眠。保持口腔清洁						

项目	寒邪客胃	饮食停滞	肝气犯胃	肝胃郁热	瘀血阻滞	胃阴亏虚	脾胃虚寒
饮食护理	宜食姜、葱、胡椒、芥末、大蒜等性温热食物作调料,食疗方:高良姜粥	宜进食宽中理气消食之品,如萝卜、金橘、鸡内金等,痛剧时,暂禁食	多食行气解郁之品如萝卜、金橘饼,忌南瓜、土豆、山芋等壅阻气机之品	多食疏肝泄热之品,如绿豆汤、荷叶粥等,食疗方:栀子仁粥	予行气活血之品,如果茶、山楂等	多食益胃养阴生津之品如百合、银耳、麦冬粥,注意补充津液,多饮水或果汁	多食温中健脾之品,如龙眼肉、山药等;胃痛时可饮生姜红糖茶。食疗方:姜橘椒鱼羹
	饮食以软、烂、热、少渣、富营养、易消化、少食多餐为原则;疼痛、呕吐剧烈,或呕血、便血量多者暂禁食,胃痛发作时宜进清淡而富有营养的流质或半流质饮食,恢复期改为软饭或面食。忌生冷、肥甘、油腻、辛辣、煎炸、香燥、硬固食物及烟、酒、茶等;注意饮食卫生,避免暴饮暴食。胃酸过多者不宜食过酸的食物如食醋、梅子等。食后不可发怒,悲伤郁怒时不可即食						
用药护理	汤剂宜热服	汤药宜温服		汤剂宜凉服	汤剂宜温服	汤剂宜久煎,偏凉少量频服	汤剂宜热服,药后进热粥热饮
	健胃、抑酸药宜饭前服;消导药宜饭后服。慎用肾上腺皮质激素和非甾体抗炎药等。未明原因慎用镇痛药						
情志护理	稳定患者的情绪,使其保持心情舒畅,避免恼怒忧思,消除各种不良因素刺激,可用转移注意力、做深呼吸等方法,以缓解疼痛。安慰患者,树立信心						
护理技术	1. 穴位按摩:胃痛发作时可指压内关、足三里、合谷等穴位 2. 拔火罐:适应于寒邪犯胃、脾胃虚寒者 3. 穴位贴敷:脾胃虚寒者,在"三伏天"给予穴位贴敷,取穴如神阙、中脘、脾俞等 4. 艾灸:适应于寒邪犯胃、脾胃虚寒者疼痛发作,取中脘、足三里、神阙等穴 5. 穴位注射:长期反复发作的胃痛,可用红花、当归川芎注射液,或黄芪注射液于足三里穴位注射 6. 其他:饮食停滞者,胃脘胀满疼痛欲吐,可用盐汤探吐以涌吐宿食						

四、健康指导

1. 慎起居,适寒温,防劳倦,畅情志。遵医嘱适当休息,按时服药。

2. 养成良好的饮食习惯。定时进餐,勿过饥过饱、过冷过热,少食生冷、油腻、辛辣、煎炸之物,戒烟酒,注意饮食卫生。

3. 查明胃痛原因,积极治疗原发疾病。若中年以上患者反复发作、迁延不愈,应定期检查,以防癌变。

第八节　黄疸

黄疸是以目黄、身黄、小便黄为主症的一种病证,其中尤以目睛黄染为本病的重要特征。根据其病机特点和证候表现,黄疸有阳黄、阴黄之分,急黄乃阳黄之重证。

一、病因病机

本病的病位在脾胃肝胆，且往往由脾胃涉及肝胆。病理因素以湿为主，湿邪亦是形成黄疸的关键，除湿邪以外，亦有寒邪、热邪、疫毒、瘀血等，外感湿热疫毒、饮食不节、脾胃虚寒、病后续发、砂石、虫体阻滞胆道等都是致病原因。黄疸的基本病机是湿邪困遏脾胃，肝胆疏泄失常，胆汁外溢。

二、辨证论治

阳黄主要分热重于湿、湿重于热、急黄3型：热重于湿型治法宜清热利湿、通腑泻下，代表方茵陈蒿汤加减；湿重于热型治法宜利湿化浊、佐以清热，代表方茵陈五苓散合甘露消毒丹加减；急黄型治法宜清热解毒、凉营开窍，代表方犀角散加减。阴黄主要分为寒湿阻遏，脾虚湿滞2型：寒湿阻遏型治法宜健脾和胃、温化寒湿，代表方茵陈术附汤加减；脾虚湿滞型治法宜健脾温中、补养气血，代表方黄芪建中汤加减。

三、辨证施护

黄疸的辨证施护见表13-8。

表13-8　黄疸的辨证施护

项目	阳黄			阴黄	
	热重于湿	湿重于热	急黄	寒湿阻遏	脾虚湿滞
病情观察	身目俱黄，黄色鲜明	身目俱黄，但黄色不如热重者鲜明	发病急骤，黄疸迅速加深，其色如金	身目俱黄，黄色晦暗或如烟熏	面目及肌肤发黄其色浅淡，甚或晦暗无泽
	发热口渴，口干而苦	不发热或身热不扬，口黏不渴	高热烦渴	神疲畏寒，口淡不渴	无发热口渴
	心中懊恼，脘腹胀满，恶心欲吐	头重身困，胸脘痞满，食欲减退，恶心呕吐，腹胀	胁痛腹满，神昏谵语，烦躁抽搐或见衄血便血，或肌肤出现瘀斑	纳少脘闷或见腹胀	心悸气短，肢软乏力，纳呆
	小便短少黄赤，大便秘结	小便短黄或大便溏垢	便血	大便溏薄或不实	便溏，小便黄
	舌苔黄腻，脉弦数	舌苔厚腻微黄，脉弦滑或濡缓	舌质红绛，苔黄而燥，脉弦滑数或细数	舌质淡苔腻，脉濡缓或沉迟	舌淡苔薄白，脉濡细
起居护理	病室宜凉爽			病室宜温热	
	保持病室安静、整洁、空气新鲜、通风良好。做好空气消毒，可用紫外线灯照射、食醋熏蒸等；卧床休息，保证充足睡眠，尽量避免活动，待黄疸消退、症状明显好转后可逐渐恢复活动，如散步、打太极拳等，以不疲劳为度；保持皮肤、口腔清洁；保持大便通畅，有助于退黄				
饮食护理	宜偏凉，多饮水，多食蔬菜、水果，宜选西瓜、冬瓜等清热利湿食物	宜偏凉，食疗方：柚皮散、泥鳅炖豆腐、芹菜煮汁饮服	予流质，好转后改半流质，以清热生津为宜，多食水果和清凉饮料。禁食蛋白质	宜温热，忌生冷、甜腻碍胃之品，可食茵陈粥、薏苡仁粥等，汤汁不宜过多	饮食予补养之品，需温热、熟、软，多食鱼、肉等
	以清淡、易消化、富营养的饮食为主，忌辛辣、肥甘厚味、海腥发物，禁饮酒。同时应适当控制饮食量，勿恣食以免病情反复。随病情好转，宜逐步增加高蛋白饮食，如豆类、鱼类、瘦肉等				

项目	阳黄			阴黄	
	热重于湿	湿重于热	急黄	寒湿阻遏	脾虚湿滞
用药护理	汤剂宜偏凉服		浓煎少量频服或鼻饲	汤剂宜温热服	
	禁用对肝脏有损害的药物，中药如朱砂、山慈菇、猫抓草等，西药如异烟肼、利福平、避孕药等				
情志护理	安慰患者，消除其焦虑、恐惧心理，劝导其保持心情舒畅，情绪稳定，使肝气条达，利于疾病康复				
护理技术	1. 艾灸：阳黄者取胆俞、阴陵泉、太冲、内庭等穴；阴黄者取胆俞、脾俞、阴陵泉、三阴交等穴 2. 耳穴贴压：可选耳穴肝、胆、脾、胃等穴，以利退黄 3. 中药保留灌肠：阳黄热重于湿者，可用大黄15g煎水，待凉后，灌肠，也可用食醋加水（以3：1的比例）200ml进行保留灌肠，泄热退黄 4. 中药外敷：用茵陈1把、生姜1块，捣烂，敷于胸前、四肢，每日擦之 5. 其他：皮肤瘙痒时局部可涂冰硼水止痒，或用苦参30g煎汤外洗，亦可用大枫子酊或止痒酊外搽，或炉甘石洗剂或1%~2%的硫酸镁擦洗				

四、健康指导

1. 注意饮食和饮水卫生，防止病从口入。忌食生冷、辛辣、油腻之品，忌烟酒。
2. 调畅情志，宜心胸豁达，尽量节制发怒，保持精神愉快。
3. 查明原因，采取针对性治疗，定期复查。肝炎病毒携带者做好消毒隔离。
4. 病情好转或身体状况允许可适当活动，如散步、练气功、打太极拳等。
5. 慎起居，适寒温，注意休息，避免过劳，防淋雨涉水，避免暑湿等外邪侵袭，勿纵欲。

第九节 胁痛

胁痛是以一侧或两侧胁肋部位疼痛为主要表现的病证。既可单独为病，又常为多种疾病的一个症状。

一、病因病机

暴怒伤肝、肝失条达、气机失调、络脉闭阻而致胁痛；或抑郁忧思、肝失疏泄、气机阻滞不通而发为胁痛。长期恣食肥甘炙煿、醇酒辛辣之品积湿生热，湿热内蕴郁于肝胆；或过食生冷损伤脾胃，脾失健运，肝胆失于疏泄，气机阻滞而致胁痛。湿热之邪外袭，郁于少阳导致枢机不利，肝胆经气失于疏泄条达，发生胁痛。久病体虚或劳欲过度、精血亏损均能使肝肾阴虚、水不涵木、血不养肝、肝络失养而成胁痛。跌仆闪挫，或因强力负重，使胁络受伤，气机阻滞、瘀血停留、阻塞胁络、不通则痛而致胁痛。

二、辨证论治

胁痛主要分肝气郁结、肝胆湿热、瘀血停着、肝阴不足4型。肝气郁结型治法宜疏肝理气，代表方柴胡疏肝散加减；肝胆湿热型治法宜清热利湿，代表方龙胆泻肝汤加减；瘀血停着治法宜祛瘀通络，代表方旋覆花汤加减；肝阴不足治法宜养阴柔肝，代表方一贯煎加减。

三、辨证施护

胁痛的辨证施护见表13-9。

表13-9　胁痛的辨证施护

项目	肝气郁结	肝胆湿热	瘀血停着	肝阴不足
病情观察	胁痛以胀痛为主,走窜不定,甚则胸背肩臂疼痛,因情志而增减,善太息	胁肋胀痛或灼痛,触痛明显而拒按,或牵及肩背	胁肋刺痛,痛处固定而拒按,疼痛持续不已,入夜尤甚	胁肋隐痛，绵绵不已，遇劳加重
	伴胸闷气短,脘腹胀满，纳呆，嗳气频作	伴胸闷纳呆,恶心呕吐,口苦,或有黄疸,小便黄赤,大便不爽	或伴胁下癥块,或见面色晦暗	伴口干咽燥,心中烦热,头晕目眩,两目干涩
	舌苔薄白，脉弦	舌质红苔黄腻,脉弦滑数	舌质紫暗，脉沉涩	舌红少苔，脉细弦而数
	观察胁痛的部位、性质、程度、持续时间、诱因、舌苔、脉象及伴随症状;观察体温、肤色等变化,注意有无合并黄疸及黄疸的进退情况。若见高热寒战、上腹剧痛、腹肌紧张、板状腹、呕吐、便秘等,可能有胆囊、胆道急性化脓、穿孔等并发症,应立即汇报医生,做好抢救或手术前准备			
起居护理	室内宜安静，湿、温度适宜,肝胆湿热者病室宜凉爽。发热者根据病情选择降温措施,如乙醇擦浴，冰袋冷敷等,伴有恶心、呕吐者,应及时清除呕吐物,以免引起恶性刺激,做好口腔护理。			
饮食护理	宜食疏肝解郁,行气止痛之品,如梅花粥,少食土豆、白薯、汽水等胀气之品	宜食清热利湿食物,如西瓜汁、绿豆汤等	宜食活血化瘀食物,不宜过冷,可藕汁、梨汁或当归、牡丹花水煎服	宜食补养气血之物,如瘦肉、母鸡、麦冬粥等
	宜清淡易消化如水果、蔬菜、瘦肉及豆制品等,忌肥甘、辛辣、生冷之品如动物内脏、肥肉等,忌饮酒			
用药护理	汤剂宜温服	汤剂宜少量频服	汤剂宜饭前温服	
	伴有恶心、呕吐者,可用丁香、柿蒂煎水代茶服,若疼痛如钻顶样,或呕吐出蛔虫,可服食醋50～100ml,或用乌梅10枚,煎服			
情志护理	做好疏导解释工作,指导患者保持心情舒畅,避免过怒、过悲及过度紧张等不良情绪刺激,可根据患者的兴趣爱好,选择适宜的乐曲欣赏。或指导患者采用放松术,如缓慢深呼吸,全身肌肉放松等			
护理技术	1. 按摩：每天早晚在两侧胁肋部自上而下按摩一次，每次10分钟 2. 耳穴贴压：取肝、胆、神门穴，王不留行籽贴压，每次3～5分钟 3. 穴位注射：维生素B₁或维生素B₁₂注射液1ml，实证选用期门、阳陵泉、太冲、三阴交、支沟等；虚证选用肝俞、肾俞、期门、三阴交等 4. 其他：外伤致瘀血24～48小时内可冷敷，之后局部可用75%乙醇加红花泡水外涂			

四、健康指导

1.注意个人卫生，防止外邪入侵；保持精神乐观，戒烦躁，忌忧郁。

2.起居有常，避免过于劳倦；饮食有节，少食辛辣、海腥、油腻之品，忌烟酒。

3.劳动中不可用力过猛，避免碰撞伤及胁肋。

4.肝炎患者需做好消毒隔离，防止交叉感染。

第十节　积聚

积聚是腹内结块，或痛或胀的病证。积属有形，日积渐累而成，结块固定不移，痛有定处，病在血分，是为脏病；聚属无形，包块聚散无常，痛无定处，病在气分，是为腑病。因积与聚关系密切，故两者往往一并论述。

一、病因病机

因肝主疏泄，司藏血；脾主运化，司统血。若因情志失调、饮食所伤、寒湿侵袭、病后或虫毒感染等因素，引起肝失疏泄，脾失健运，肝脾失调，气滞血瘀，壅塞不通，便可导致腹内积块，遂成积聚，故本病病位主要在肝脾，病理因素有寒邪、痰浊、食滞、虫积、湿热等，其主要病机是气机阻滞，瘀血内结。

二、辨证论治

积聚分为聚证和积证两类。聚证主要分肝气郁结和食滞痰阻2型：肝气郁结型治法宜疏肝解郁、行气散结，代表方逍遥散、木香顺气散加减；食滞痰阻型治法宜导滞散结、理气化痰，代表方六磨汤加减。积证主要分气滞血阻、瘀血内结、正虚瘀结3型：气滞血阻型治法宜理气消积、活血散瘀，代表方柴胡疏肝散合失笑散加减；瘀血内结型治法宜祛瘀软坚、扶正健脾，代表方膈下逐瘀汤、鳖甲煎丸合六君子汤加减；正虚瘀结型治法宜补益气血、活血化瘀，代表方八珍汤合化积丸加减。

三、辨证施护

积聚的辨证施护见表13-10。

表13-10　积聚的辨证施护

项目	聚证		积证		
	肝气郁结	食滞痰阻	气滞血阻	瘀血内结	正虚瘀结
病情观察	腹中结块柔软，时聚时散，攻窜胀痛,脘胁胀闷不适	腹部时有条索状物聚起，腹胀或痛,按之胀痛更甚，纳呆便秘	腹部积块明显,质地较硬，固定不移，胀痛不适	腹部积块明显,质地较硬，固定不移，隐痛或刺痛	积块坚硬，神疲乏力,面色萎黄或黧黑，疼痛逐渐加剧
	苔薄、脉弦	苔腻、脉弦滑	苔薄、脉弦	舌质紫暗或有瘀斑瘀点、脉细涩	舌质淡紫或光剥无苔、脉细数或弦细

项目	聚证		积证		
	肝气郁结	食滞痰阻	气滞血阻	瘀血内结	正虚瘀结
	密切观察腹胀、腹痛的部位、性质、程度、腹肌紧张度、有无包块及伴随症状等。若扪及包块，应注意观察包块的部位、大小、性质、硬度、活动度及其发展趋向，有无压痛，边缘是否光滑等。女性积证瘀血内结者，应注意观察其月经情况，包括色、质、量、周期、有无闭经等					
起居护理	1.根据病情轻重、预后及有无传染性，分别安置病室。保持病房环境安静、整齐、温暖舒适，空气新鲜，定时通风，定时用紫外线照射消毒或用食醋熏蒸 2.根据病情安排休息与活动。病情较重者，卧床休息，协助患者取舒适卧位；病情许可可适当活动，以助气血流通，减少疼痛。积证瘀血内结者，宜取侧卧位，翻身宜缓慢，切记顶压。积证正虚瘀结，长期卧病不起者，应注意防止压疮的发生。协助患者定时翻身，保持皮肤的清洁、干燥					
饮食护理	宜食疏导之品,如佛手姜汤、橘叶煎汁服	宜食消食化滞、行气开胃之品如山楂、韭菜等,忌土豆、红薯等产气之物	宜食软坚消积之物,如海带、海藻等,可饮少量淡酒	宜食行气活血之品,如油菜粥、大麦饭、益母草煎鸡蛋等	宜食稀软、温熟、益气养血、活血化瘀之品,如酸枣粥、茯苓汤等
	宜食富营养、易消化之品，如藕粉、牛奶、瘦肉末等，少食多餐，避免暴饮暴食。多食新鲜水果和蔬菜，忌油腻、生冷、辛辣、粗糙、坚硬难消化之物及壅滞气机之品，忌烟酒。纳呆者注意食品可口、多样化					
用药护理	汤剂宜浓煎，并分次少量进服，以饭前、饭后1小时温服为宜					
情志护理	避免焦虑、恐惧或悲伤失望等不良情绪，保持心情舒畅，积极配合治疗、护理，增强生活信心和与疾病作斗争的勇气					
护理技术	1.穴位敷贴：如用蟾酥膏敷贴阿是穴，敷药后减少活动 2.耳穴贴压：可取肝、胆、脾等穴 3.音乐疗法：针对患者的不同情绪进行辨证施"乐"。神情抑郁者，以喜疗为主；多眠懒言者宜选择节奏明快，旋律流畅而优美的音调；对心情烦躁，焦虑不安者，宜选择节奏徐缓的乐曲 4.其他：便秘者行腹部按摩，或用肛管排气。不可盲目用大量肥皂水灌肠					

四、健康指导

1. 在血吸虫的流行区，做好防护工作，避免感受虫害。

2. 饮食有节。食富营养易消化食物，忌暴饮暴食、生冷、油腻、辛辣、醇酒等。

3. 起居有常。注意冷暖，防止外感。劳逸适度，加强锻炼，增强体质。

4. 保持情绪乐观，避免情志刺激。

5. 坚持服药，定期复查。积极治疗胁痛、黄疸、泄泻、疟疾等原发病。

第十一节　水肿

水肿是指体内水液潴留，泛溢肌肤，引起的以眼睑、头面、四肢、腹背甚至全身浮肿为临床特征的一类病证。

一、病因病机

风寒或风热之邪,侵袭肺卫;身患痈疡疮毒,或咽喉肿烂,火热内攻,损伤肺脾;久居湿地,冒雨涉水,或湿衣裹身过久,以致水湿内侵,壅塞三焦,困遏脾阳;过食肥甘,嗜食辛辣;或摄入不足,脾气失养;禀赋不足,久病劳倦致肺失宣降通调,脾失传输,肾失开阖,三焦气化不利,水液潴留,泛溢肌肤。

二、辨证论治

水肿分为阳水和阴水两类。阳水主要分风水相搏、湿毒浸淫、水湿浸渍、湿热壅盛4型。风水相搏型治法宜疏风解表、宣肺利水,代表方越婢加术汤加减;湿毒浸淫型治法宜宣肺解毒、利湿消肿,代表方麻黄连翘赤小豆汤加减;水湿浸渍型治法宜健脾化湿、通阳利水,代表方五皮饮合胃苓汤加减;湿热壅盛型治法宜清热利湿、疏理气机,代表方疏凿饮子加减。阴水主要分为脾阳虚衰、肾阳衰微、瘀水互结3型。脾阳虚衰型治法宜温阳健脾、利水去湿,代表方实脾饮加减;肾阳衰微型治法宜温肾助阳、化气行水,代表方济生肾气丸合真武汤加减;瘀水互结型治法宜活血化瘀、化气行水,代表方桃红四物汤合五苓散。

三、辨证施护

水肿的辨证施护见表13-11。

表13-11 水肿的辨证施护

项目	阳水				阴水		
	风水相搏	湿毒浸淫	水湿浸渍	湿热壅盛	脾阳虚衰	肾阳衰微	瘀水互结
病情观察	眼睑及颜面水肿,继四肢及全身水肿,发展迅速	眼睑水肿,延及全身	起病慢,病程长,全身浮肿,下肢甚,按之没指	全身水肿,皮肤紧绷光亮	全身水肿,腰以下为甚,按之凹陷难恢复	全身水肿,腰以下肿甚,按之凹陷不起	四肢或全身水肿,下肢为主,水肿延长不退
	伴恶风发热,肢节酸楚	伴疡疮,甚至溃烂,恶风发热	伴身重体倦,纳呆,泛恶	伴胸闷,烦热口渴	伴脘腹胀闷,纳差便溏,神倦乏力,面色不华	伴腰酸冷痛,四肢厥冷,怯寒神疲,面色晦暗	伴皮肤瘀斑,腰部刺痛
	小便不利	尿少色赤	小便短少	小便短赤,大便干结	小便短少	尿量减少或增加	或伴血尿
	舌苔薄白或黄,脉浮或紧或数	舌质红,苔薄黄,脉浮数或滑数	苔白腻,脉沉缓或濡	舌红,苔黄腻,脉沉数或濡数	舌质淡,苔白腻或白滑,脉沉缓或沉迟	舌淡胖,苔白,脉沉迟无力或沉细弱	舌紫暗,苔白,脉沉细涩
	注意尿量变化,记录24小时出入量;定期测量血压和体重,如有腹水,定时测量腹围;观察有无心悸、喘促、呕恶、尿闭等,若出现立即报告医生,及时处理						

项目	阳水				阴水		
	风水相搏	湿毒浸淫	水湿浸渍	湿热壅盛	脾阳虚衰	肾阳衰微	瘀水互结
起居护理	病室整洁舒适、空气清新、温暖干燥,每日用醋或者中西药消毒剂熏蒸或喷洒,防止交叉感染;调摄寒温,避免外邪,及时增减衣被,预防感冒;取舒适体位,水肿严重者半卧位,下肢适当抬高。轻型或恢复期患者根据体力情况适当运动,不宜劳累。做好皮肤护理						
饮食护理	可食茅根赤豆粥,或白茅根30g或玉米须15g,泡水代茶饮	可用赤豆方,赤小豆100g樟柳根60g水煎,饮汁食豆	宜食健脾利水渗湿之品,如鲫鱼、茯苓、藕汁、薏苡仁等,适当限制水的摄入量	宜食清热解毒、利水消肿之品如冬瓜,绿豆,西瓜,烦渴可鲜芦根和冬瓜皮各30g煎水,便结者可番泻叶泡水代茶饮	宜食温热,少食牛奶、豆类等产气食物,可茯苓、山药加粳米煮粥或花生、薏苡仁、赤豆、红枣同煮早晚服	宜食温热,补肾利水之品,如鲤鱼、乳类、黑芝麻等。可黑豆200g,鲤鱼1条与肉同煮,1日2次,连食5～7日	饮食宜温热
	以清淡、易消化、富营养、低盐或无盐为原则,宜食有利尿作用之品,忌辛辣肥甘之物,尤忌发物,如海腥、鱼虾、鹅肉等,防水肿复发。如患者血浆蛋白低下,肾功能正常,给予高蛋白饮食;如肾功能明显减退,给予低蛋白饮食,减轻肾脏负担。每日食盐量根据水肿程度而定。尿闭者限钠盐和钾摄入。进水量根据小便量定。一般以前一天的小便量加上500ml,如伴高热、呕吐或腹泻可酌情增加						
用药护理	汤剂宜热服,药后盖被助药效	汤剂宜温凉服	汤剂宜温热服	汤剂宜饭前温服	汤剂浓煎饭前温服	汤剂宜饭前热服	汤剂宜热服
	使用利尿剂时要注意药量、方法、时间的准确,并观察用药后反应,用药期间记录24小时尿量,定期检查血清电解质,观察水肿有无消退,有无恶心、心悸等症状;发现异常及时报告医生。汤剂可少量分次服用,或服用前滴生姜汁数滴于舌面,以防止呕吐						
情志护理	主动关心患者,向其讲解水肿的相关知识和转归情况,使其积极配合治疗。						
护理技术	1. 熏蒸:头面部浮肿者用浮萍煎水后,熏蒸浮肿局部,以促排汗消肿 2. 药熨:取脾俞、肾俞、三阴交、阳陵泉、命门、委中等穴位,适用于阴水者 3. 艾灸:脘腹胀满灸中脘、足三里等穴,适用于水湿浸渍者 4. 穴位按摩:脾阳虚衰者,如纳呆乏力可按摩内关、足三里;如脘腹胀闷、恶心欲呕可按摩内关、合谷等穴;肾阳衰微者,按摩涌泉、公孙、内庭、至阴等穴位,每次每穴按3分钟 5. 贴敷:肾阳衰微腰痛酸重者用附子20g,干姜20g,大葱1根,共捣为泥,热敷肾俞穴 6. 耳穴贴压:取肾上腺、内分泌、肾、脾等穴,适用于体质虚弱者 7. 其他:阴水患者可温热疗法,拔火罐、红外线照射等						

四、健康指导

1. 起居规律,劳逸结合。多晒太阳和户外活动,呼吸新鲜空气。切忌贪凉,及时增减衣服,避免汗出当风。加强锻炼,可选太极拳、八段锦、快走等运动方式,增强御邪能力。体质弱易感冒者注意自身防护,可根据体质情况从夏天开始进行耐寒锻炼,如冷水洗面、洗澡。亦可经常搓脸、搓鼻,以提高面部血液循环速度,增强御寒能力。

2. 饮食清淡，限制水钠摄入，忌食海鱼、虾、蟹、辛辣刺激食物。水肿重者在短期内给予无盐饮食，轻者应低盐饮食。严格遵医嘱用药，每日记录尿量、血压、体重。

3. 定期复查肾功能、电解质，发现异常变化及时就医。

第十二节 癃闭

癃闭是以小便量少，排尿困难，甚则闭塞不通为主症的一组病证。小便不利，点滴而短少，病势较缓者称之为癃；小便闭塞，点滴不通，病势较急者称之为闭。癃和闭均指排尿困难，只是程度上有所不同，因此多合称为癃闭。

一、病因病机

下阴不洁，湿热秽浊，上犯膀胱；或湿热毒邪犯肺，肺气闭塞，水道通调失司，不能下输膀胱；或因燥热犯肺，肺燥伤津，水源枯竭；久嗜醇酒、肥甘辛辣之品；或饮食不足，饥饱失调；七情所伤引起肝气郁结，疏泄失利；瘀血败精阻塞于内，或痰瘀积块，或砂石内生，尿路阻塞；体虚久病致肾阳不足，命门火衰；或因久病、热病，耗损津液，致肾阴不足，水府枯竭而无尿。本病基本病理变化是膀胱气化功能失调，病位虽在膀胱和肾，但与三焦、肺、脾、肝关系密切。病理性质有虚实之分，膀胱湿热，肺热气壅，肝郁气滞，尿路阻塞，致膀胱气化不利者为实证；脾气不升，肾阳虚衰，致膀胱气化无权者为虚证。

二、辨证论治

癃闭主要分膀胱湿热、肺热壅盛、肝郁气滞、浊瘀阻塞、脾气不升、肾阳衰惫6型：膀胱湿热型治法宜清热利湿、通利小便，代表方八正散加减；肺热壅盛型治法宜清泻肺热、通利水道，代表方清肺饮加减；肝郁气滞型治法宜疏利气机、通利小便，代表方沉香散加减；浊瘀阻塞型治法宜行瘀散结、通利水道，代表方代抵当丸加减；脾气不升治法宜升清降浊、化气利水，代表方补中益气汤合春泽汤加减；肾阳衰惫型治法宜温肾助阳、益气通窍，代表方济生肾气丸加减。

三、辨证施护

癃闭的辨证施护见表13-12。

表13-12　癃闭的辨证施护

项目	膀胱湿热	肺热壅盛	肝郁气滞	浊瘀阻塞	脾气不升	肾阳衰惫
病情观察	小便点滴不畅或尿量极少且短赤灼热,口苦口黏,或口渴不欲饮	小便点滴不通或不爽,咽干、烦渴欲饮,呼吸短促,或伴咳嗽	小便不通或通而不畅,情志抑郁,多烦善怒,胁腹胀满	小便点滴而下或尿如细线,甚至阻塞不通,小腹胀满疼痛	时欲小便,但不得出或量少不畅,小腹坠胀,神疲乏力,食欲缺乏,气短而语声低细	小便不通或点滴不爽排出无力,面色苍白,神气怯弱,畏寒腰膝冷、酸软无力
	舌红、苔黄腻脉数	舌红、苔薄黄,脉数	舌红、苔薄或薄黄,脉弦	舌质紫暗或有瘀点,脉涩	舌质淡、苔薄,脉细弱	舌淡、苔白,脉沉细或弱
	观察小便的性状、颜色及有无混浊,记录24小时排尿次数和尿量,如24小时尿量少于100ml并伴全身严重症状者为危险征象,及时报告医生并作好救护准备					
起居护理	病室宜干燥凉爽	病室宜凉爽,避强光		病室宜干燥温暖	病室宜温暖向阳	
	病室宜安静,温湿度适宜,通风良好;注意休息,经常改变体位;给患者提供排尿环境,让患者在放松的环境下排尿;保持外阴部清洁,每天用洁尔阴或温水清洗会阴部。留置导尿管时严防感染					
饮食护理	宜偏凉润,滑利渗湿之品,如菠菜、空心菜、苦瓜、赤小豆粥或竹叶、芦根、车前草煎汤代茶饮	宜凉润,予清凉饮料,如西瓜、梨、白藕汁、绿豆汤频饮	选疏肝理气之品,如佛手汤或香橼浆	可用金钱草煎水代茶饮,配合核桃仁粥,或鸡内金赤豆粥	宜食温通淡渗、健脾益气之品,如山药、茯苓、大枣、黄芪粥、山药汤圆等	宜食温肾健脾、扶阳益精之品,如莲子、山药、枸杞子、桂心粥、杜仲腰花等
	以清淡、富营养、易消化为原则,忌辛辣肥甘、助火生湿之品,如火锅、肥肉等,慎收敛、收涩之品,如白果、柿子、乌梅等。急性期给予流质饮食或软食;恢复期可适当进补。有尿不得解者根据"量出为入"的原则,控制饮水量					
用药护理		汤剂宜凉服		汤剂宜温服	汤药宜久煎,饭前温服	
	注意观察服药后的排尿情况,并做好记录					
情志护理	主动关心患者,向其讲解水肿的相关知识和转归情况,使其积极配合治疗					
护理技术	1.贴敷:取神阙穴,大葱去老皮捣碎贴敷或大蒜2个、蝼蛄2个共捣碎,纱布包裹贴敷 2.耳穴贴压:取膀胱、三焦、肾、尿道等穴 3.药熨:食盐250g,炒热,布包熨脐腹					

四、健康指导

1.冬居温密,保暖防寒,预防感冒,夏居虚敞,远避温热燥邪侵袭。

2.积极治疗水肿、结石、淋证,勿忍尿不解、纵欲过度,以防癃闭的发生。

3.饮食宜清淡、富营养、易消化,忌辛辣肥甘助火生湿之品。

4.注意个人卫生,防止感染。保持乐观情绪,避免情绪忧郁而加重病情。

第十三节　消渴

消渴是以多饮、多食、多尿、消瘦（简称为"三多一少"）、乏力，或尿有甜味为主症的一种病证。

一、病因病机

禀赋不足、饮食不节、情志内伤、劳欲过度，致阴虚燥热而致病，以阴虚为本，燥热为标，两者互为因果，阴越虚则燥热越盛，燥热越盛则阴越虚。病变部位主要在肺、胃、肾，尤以肾为关键。

二、辨证论治

消渴分为上消、中消、下消三类。上消主要为肺热津伤型，治法宜清热润肺、生津止渴，代表方消渴方加减。中消主要为胃热炽盛型，治法宜清胃泻火、养阴增液，代表方玉女煎加减。下消主要分肾阴亏虚和阴阳两虚两型：肾阴亏虚型治法宜滋阴补肾、润燥止渴，代表方六味地黄丸加减；阴阳两虚型治法宜温阳滋阴、补肾固摄，代表方金匮肾气丸加减。

三、辨证施护

消渴的辨证施护见表13-13。

表13-13　消渴的辨证施护

项目	肺热伤津	胃热炽盛	肾阴亏虚	阴阳两虚
病情观察	烦渴多饮,口干舌燥,尿频量多	多食易饥,口渴,尿多,形体消瘦,大便干燥	尿频量多,混浊如脂膏,尿甜,腰膝酸软,乏力,头晕耳鸣,口干唇燥,皮肤干燥瘙痒	小便频数、混浊如膏甚至饮一溲一,面色憔悴,耳轮干枯,腰膝酸软,畏寒肢冷,阳痿或月经不调
	舌边尖红,苔薄黄,脉洪数	舌红苔黄,脉滑实有力	舌红,脉细数	舌苔淡白而干,脉沉细无力
	1. 观察口渴程度、饮水量、进食量和尿的颜色、气味,记录24小时出入量；观察体重变化,每周测2次；监测空腹、餐后血糖、糖化血红蛋白,观察有无低血糖及胰岛素过敏反应,如有及时报告医生 2. 观察足部皮肤温度、感觉和触觉等变化及视力和全身情况,如出现头痛头晕、恶心呕吐、烦躁不安、皮肤潮红、口渴、心慌,甚或出现嗜睡、呼吸深快、呼气有烂苹果气味等为酮症酸中毒征兆,立即报告医生配合抢救			

项目	肺热伤津	胃热炽盛	肾阴亏虚	阴阳两虚
起居护理	病室宜干燥、凉爽，避免对流风		注意休息，减少活动，禁房事	
起居护理	1. 保持室内清洁，空气流通，温湿度适宜；保持口腔清洁，选用软毛牙刷，刷牙动作轻柔。饭前饭后生理盐水或金银花甘草液漱口 2. 注意皮肤和会阴部清洁，清洗用温水、中性洗剂，避免用力擦搓，避免烫伤。皮肤瘙痒者勿用指甲搔抓，皮肤干燥者用润肤霜。及时治疗疖、疡、甲沟炎等，避免感染；注意四肢末梢保暖，每天热水泡脚，检查双脚有无破损、烫伤、水泡等 3. 合理运动，宜饭后 1 小时左右、时间 30 分钟，以运动后心率在 120 次/分左右、不感疲劳为宜			
饮食护理	可用鲜芦根、天花粉、麦冬、沙参等泡水代茶饮	宜食苦瓜、菠菜、白菜、萝卜等清热养阴生津蔬菜，饥饿时嚼食生花生或叶类新鲜蔬菜	宜食补肾之品如芡实、核桃、黑豆或枸杞肉丝、桑葚粥等，可生地黄、枸杞子各 15g 煎水代茶饮	可用猪胰 1 具，黄芪 100g，煎水服食，每日 1 剂，10 天一疗程。可食虫草炖老鸭或枸杞羊肾粥
饮食护理	1. 根据病情计划每日总热量、脂肪、蛋白质和碳水化合物的摄入量，督促其严格执行 2. 按医嘱进食，主食宜粗粮如小米、玉米等，每日总热量的分配为 1/5、2/5、2/5 或 1/3、1/3、1/3 或 1/7、2/7、2/7、2/7，少量多餐 3. 禁糖、辛辣、油腻、高淀粉食物，少食煎炸食物			
用药护理	汤剂宜温凉服	汤剂宜凉服	汤剂宜温服	汤剂宜温热服
用药护理	严格按医嘱口服降糖药，正确使用胰岛素。汤剂宜饭后半小时服，注意部分中药的特殊用法，如鹿角、阿胶宜烊化。药后出现头晕、心慌、汗出、甚至神昏等，立即报告医生并配合抢救			
情志护理	向患者讲解本病的有关知识，增强与慢性病做斗争的信心，积极配合治疗			
护理技术	1. 穴位按摩：取肾俞、关元、三阴交等，适宜于肾阴亏虚者 2. 中药坐浴或中药熏洗，适用于瘙痒、肢痛、肢麻者			

四、健康指导

1. 饮食定量，劳逸适度，保持正常的体重，过度肥胖者应适当限制饮食，使体重减轻至正常范围。

2. 保持心情舒畅，避免紧张恼怒。节制性生活，以免损伤肾精。

3. 避免各种诱因，早发现、早治疗、坚持治疗，控制病情发展，预防各种并发症。

第十四节　头痛

头痛是临床上常见的自觉症状，可以发生在许多急慢性疾病过程中，多由于外感或内伤，致使脉络拘急或失养，清窍不利所引起的以患者自觉头部疼痛为特征的一种常见病证，有时亦是某些相关疾病加重或恶化的先兆。

一、病因病机

外感头痛多因起居不慎,坐卧当风,感受风、寒、湿、热等外邪,而以风邪为主。外邪上扰清空,壅滞经络,络脉不通。内伤头痛多与肝、脾、肾三脏的功能失调有关。多因郁怒忧思,伤及肝木;或肝火郁久,耗伤阴血;病后正气受损,体质虚弱,或慢病久病,或失血之后营血亏虚,不能上荣于脑髓脉络;脾胃虚弱,气血化源不足,或过食肥甘或辛辣炙煿,或饥饱失常、嗜酒太过,伤及脾胃,运化不健,痰湿内生,阻遏清阳;烦劳太过或房事不节,损伤肾精;外伤跌仆或久病入络,气血滞涩,络行不畅,瘀血阻于脑络。

二、辨证论治

头痛主要分风寒头痛、风热头痛、风湿头痛、肝阳头痛、肾虚头痛、血虚头痛、痰浊头痛、瘀血头痛8型:风寒头痛治法宜疏散风寒,代表方川芎茶调散;风热头痛治法宜疏风清热,代表方芎芷石膏汤;风湿头痛治法宜祛风胜湿,代表方羌活胜湿汤;肝阳头痛治法宜平肝潜阳,代表方天麻钩藤饮;肾虚头痛治法宜养阴补肾,代表方大补元煎;血虚头痛治法宜滋阴养血,代表方加味四物汤;痰浊头痛治法宜化痰降逆,代表方半夏白术天麻汤;瘀血头痛治法宜活血化瘀,代表方通窍活血汤。

三、辨证施护

头痛的辨证施护见表13-14。

表13-14 头痛的辨证施护

项目		风寒头痛	风热头痛	风湿头痛	肝阳头痛	肾虚头痛	血虚头痛	痰浊头痛	瘀血头痛
病情观察		起之较急,痛如破,痛连项背,恶风畏寒	胀痛或痛如裂,发热或恶风,面红目赤	头痛如裹	头胀痛而眩	头痛而空,兼眩晕	头痛而晕	头痛昏蒙,胸脘满闷	痛如锥刺,固定不移
		苔薄白,脉浮紧	舌红苔黄,脉浮数	苔白腻,脉濡滑	舌红苔薄黄,脉弦有力	舌红少苔,脉细无力	舌质淡,苔薄白,脉细弱	苔白腻舌胖大有齿痕,脉滑或弦	舌暗紫或有瘀斑,苔薄白,脉细或细涩
起居护理		恶风者可用屏风遮挡,保暖,多饮热水助汗出	发热时宜卧床休息,室内空气流通,避免直吹风	室内空气流通、干燥清新	室内安静,光线偏暗,凉爽通风	取头高或半卧位,避劳累,保证足够睡眠,节房事	室内阳光充足温暖,避免用脑过度	室内温暖,干燥,避免潮湿	头部保暖,宜取头痛部位侧卧位
饮食护理		可选辛味温热食物,忌酸性食物	多食新鲜蔬菜和水果	多食化湿食物,忌油腻、生冷	食物宜偏凉	多食营养丰富,补肾填精食品	多食益气养血之品,禁生冷	多食健脾化痰之品	宜食疏利活血化瘀之品
		宜清淡,禁烟酒、肥甘、辛辣、荤腥、浓茶、咖啡							

项目	风寒头痛	风热头痛	风湿头痛	肝阳头痛	肾虚头痛	血虚头痛	痰浊头痛	瘀血头痛
用药护理	汤剂宜武火快煎,热服	汤剂宜武火快煎,温服		汤剂宜武火快煎,凉服	汤剂宜文火久煎,温服			
情志护理	解除患者思想顾虑,嘱患者保持平和、乐观的心态,积极配合治疗和护理,避免精神刺激							
护理技术	1. 穴位按摩:风寒头痛如前额痛,可按摩眉棱骨、太阳穴等,或指压印堂、上星、太阳、头维等穴。肝阳头痛可按摩百会、太冲、三阴交等穴。血虚头痛可按摩百会、心俞、脾俞、足三里等。痰浊头痛可按摩中脘、内关、丰隆、百会等 2. 刮痧:风热头痛可于疼痛部位轻刮或循经刮 3. 艾灸:瘀血头痛者可选大椎、肩井穴等 4. 热敷、药熨法:瘀血头痛,痛有定处者,选阿是穴							

四、健康指导

1. 避免诱发因素,如外感、劳累、情志刺激,饮食不节、跌仆外伤等。

2. 生活规律,保证充足睡眠。适当锻炼,增强体质。保持心情舒畅,勿躁怒、紧张。合理膳食,高血压者应低盐饮食。

3. 积极治疗头痛的原发病,并注意血压变化。

第十五节　痹证

痹证是由风、寒、湿、热等外邪侵袭人体,致使气血运行不畅,经络痹阻,引起以肌肉、筋骨、关节发生酸痛、麻木、重着以及屈伸不利为主要临床表现的病证。

一、病因病机

年老体虚,气血亏虚,肝肾不足,肢体筋脉失养;或病后产后气血不足,腠理疏松,外邪乘虚而入;或居处潮湿,冒雨涉水,睡卧当风,贪凉露宿、气候寒冷潮湿,风寒湿邪乘虚侵袭人体,注于经络,留于关节,使气血痹阻而为痹症。此外,恣食肥甘厚腻或海腥发物,或用药不当,导致脾运失健,湿热痰浊内生;或跌仆损伤,损及肢体筋脉,气血经脉痹阻,亦与痹证发生有关。主要病机为外邪闭阻肌肉、筋骨、关节、经脉阻滞,气血运行不畅。

二、辨证论治

痹症分为风寒湿痹和风湿热痹两类。风寒湿痹主要分行痹、痛痹、着痹 3 型:行痹治法宜祛风通络、散寒除湿,代表方防风汤;痛痹治法宜温经散寒、祛风除湿,代表方乌头汤;着痹治法宜除湿通络、祛风散寒,代表方薏苡仁汤。风湿热痹治法宜清热通络、祛风除湿,代表方白虎桂枝汤。

三、辨证施护

痹证的辨证施护见表 13-15。

表13-15　痹证的辨证施护

项目	风寒湿痹			风湿热痹
	行痹	痛痹	着痹	
病情观察	关节酸痛、游走不定,关节屈伸不利	关节疼痛较剧,痛有定处,关节不可屈伸	关节重着、酸痛,痛有定处,活动不便	关节疼痛,痛不可触
	恶风发热	局部皮色不红,触之不热	无发热,肌肤麻木不仁	局部灼热红肿
	苔薄白,脉浮	舌苔薄白,脉弦紧	苔白腻,脉濡缓	苔黄燥,脉滑数
起居护理	注意防寒保暖,病室宜温暖、向阳、干燥通风的房间,多晒太阳,忌吹风受寒;寒冷季节和阴雨潮湿天气不宜户外活动			病室宜空气流通凉爽干燥,避风
	急性期疼痛剧烈者需卧床休息;病情稳定后鼓励进行肢体活动锻炼			
饮食护理	常食温中祛风食品,如豆豉、丝瓜;可常饮蛇酒等药酒和防风粥	可食狗肉、羊肉当归汤,或加茴香、生姜等调料;可酌量饮酒	宜食清淡,少肥甘之品,忌生冷、黏腻之物,可酌量饮酒	以清热疏利食品为主,忌辛辣、刺激、煎炒、油腻和烟酒等食品
用药护理	汤剂宜饭后热服,可用黄酒为引,药后盖被避风	汤剂宜饭后热服	汤剂宜饭后温服,药后加服薏苡仁	汤剂宜饭后温服,药后休息少动
情志护理	关心、体贴、耐心帮助患者,减轻患者的心理压力,使患者情绪稳定,心境良好,精神放松,增强对疼痛的忍耐力			
护理技术	1. 穴位按摩:行痹上肢可取肩髃、曲池、尺泽、合谷、外关穴,下肢可取环跳、阳陵泉、足三里、三阴交、膝眼、委中、风市穴,痛痹也可使用 2. 热熨法：行痹可用大葱、茴香、食盐炒热后热敷痛处;痛痹可用大豆或食盐炒热后热敷痛处 3. 其他：风湿热痹可用松节油、牛膝、黄芩煎水,冷却后冲洗患处。痛痹可用局部温热疗法,如艾灸、熏蒸、拔火罐、中药离子导入、红外线照射等对症治疗			

四、健康指导

1. 注意季节气候变化,避免诱发因素,如受寒、涉水冒雨、汗出当风等。加强锻炼,增强体质,积极防治外感疾病。

2. 改善生活及工作环境,室内干燥、阳光充足,避免久居潮湿阴冷,忌生冷饮食。

3. 加强肢体功能锻炼,防止痹症的发生或迁延复发。

练习题

一、选择题

A 型题

1. 感冒的病因中,哪一项占先导地位(　　　)
　　A. 风　　　　　B. 寒　　　　　C. 热　　　　　D. 燥　　　　　E. 湿

2. 下列哪项不属感冒的病因(　　　)
　　A. 外感六淫　　B. 时行疫毒　　C. 正气不足　　D. 饮食劳倦　　E. 起居不当

3. 感冒兼夹湿邪的辨证要点为(　　　)
　　A. 胀痛　　　　B. 鼻涕　　　　C. 风寒　　　　D. 身困重　　　E. 苔薄

4. 感冒兼夹燥邪辨证要点为(　　　)
　　A. 发热　　　　B. 恶寒轻　　　C. 身重　　　　D. 脉象浮　　　E. 干咳咽干无痰

5. 感冒的预防关键在于(　　　)
　　A. 常进补　　　B. 多穿衣　　　C. 增强体质　　D. 免疲劳　　　E. 多休息

6. 恶寒重,发热轻,无汗,头痛,口不渴,鼻塞,流清涕,咳嗽,痰清稀,证属(　　　)
　　A. 风寒感冒　　B. 风热感冒　　C. 风燥感冒　　D. 暑湿感冒　　E. 阳虚感冒

7. 头痛身楚,身热,恶寒,无汗,咳嗽,咯痰无力,神疲体弱,气短懒言,舌淡苔白,脉浮而无力,证属(　　　)
　　A. 风寒感冒　　B. 风热感冒　　C. 气虚感冒　　D. 血虚感冒　　E. 阴虚感冒

8. 恶寒轻,发热重,有汗出,头胀痛,鼻流黄涕,咽喉红肿疼痛,咳痰黄稠;舌苔薄黄,脉浮数,其病机为(　　　)
　　A. 燥热袭表,肺失清润　　　　　　　　　B. 风热袭表,肺失清肃
　　C. 风寒袭表,肺失宣降　　　　　　　　　D. 痰热袭肺,肺失肃降
　　E. 阴虚感邪,肺失宣降

9. 时值盛夏,身热,微恶寒,肢体酸重疼痛,头重,无汗,咳嗽痰黏,口中黏腻,渴不多饮,小便短赤,舌苔薄腻,脉濡数,治宜(　　　)
　　A. 润燥解表　　　　　　B. 益气解表　　　　　　C. 清暑祛湿解表
　　D. 辛凉解表,宣肺清热　　E. 辛温解表,宣肺散寒

10. 恶寒重,发热轻,四肢欠温,汗出恶寒更甚,头痛,关节疼痛,面白,语声低微,舌质淡胖,苔白,脉浮大无根,方选(　　　)
　　A. 参苏饮　　　　　　　B. 麻黄汤　　　　　　　C. 荆防败毒散
　　D. 桂枝加附子汤　　　　E. 麻黄附子细辛汤

11. 下列哪项不属于喘证直接的病因(　　　)
　　A. 外邪侵袭　　　　　　B. 饮食不当　　　　　　C. 情志所伤
　　D. 疫病邪毒　　　　　　E. 劳倦内伤

12.痰浊阻肺喘证的主证是（　　　）

　　A.脉濡苔白　　B.咳痰爽利　　C.自汗恶风　　D.胸痛烦闷　　E.喘咳痰多而黏

13.喘证常用的中医护理技术不包括（　　　）

　　A.艾灸　　　　B.中药湿敷　　C.穴位按摩　　D.耳穴压豆　　E.穴位贴敷

14.风寒袭肺喘证，表寒未解，里热又现，证见喘逆上气，息粗鼻翕，咯痰黏稠，伴恶寒发热，烦热口渴，有汗，苔薄白，中心黄，脉浮数。治疗宜选下列何方（　　　）

　　A.定喘汤　　　B.麻黄汤　　　C.大青龙汤　　D.小青龙汤　　E.麻杏石甘汤

15.风寒袭肺喘证的首选方是（　　　）

　　A.麻黄汤　　　B.小青龙汤　　C.麻杏石甘汤　D.射干麻黄汤　E.以上均不是

16.治疗痰热郁肺型喘证的最佳方剂是（　　　）

　　A.定喘汤　　　　　　　　B.桑白皮汤　　　　　　　　C.三子养亲汤

　　D.越婢加半夏汤　　　　　E.以上均不是

17.气喘，咳嗽，痰涎壅盛，咯吐不爽，胸中满闷，呕恶纳呆，舌苔白厚而腻，脉滑，宜用何法治疗（　　　）

　　A.清热化痰，泻肺平喘　　　　B.疏风散寒，宣肺平喘

　　C.祛痰降逆，宣肺平喘　　　　D.宣肺泻热，降气平喘　　　E.以上均不是

18.患者喘咳气涌，胸中胀闷，痰黄稠不易咯出，甚或夹有血色，伴胸中烦闷，身热汗出，渴喜冷饮，舌红，苔黄腻，脉滑数，宜用何法治疗（　　　）

　　A.清热化痰，泻肺平喘　　　　B.宣肺散寒平喘　　　　　　C.开郁降气平喘

　　D.补肺益气　　　　　　　　　E.补肾纳气

19.患者喘促短气，气怯声低，咳声低弱，吐痰稀白，自汗恶风，舌淡，脉细弱，其护治原则首选（　　　）

　　A.清热化痰，泻肺平喘　　　　B.宣肺散寒，降气平喘

　　C.开郁理气，降气平喘　　　　D.补肺益气　　　　　　　　E.补肾纳气

20.喘证的主要临床特征是（　　　）

　　A.呼吸急促，喉间水鸣声

　　B.气短息促，胸胁胀痛，咳喘，转侧疼痛加剧

　　C.咳吐浊唾涎沫，咳声不扬，气急喘

　　D.咳嗽气急，咳吐脓痰，其味腥臭，壮热汗出

　　E.呼吸急促，甚至张口抬肩，鼻翼扇动

21.肺胀的病理性质为本虚标实，下列哪项不属于标实的内容（　　　）

　　A.痰浊　　　B.水饮　　　C.瘀血　　　D.气滞　　　E.食滞

22.某男，68岁，咳喘病史多年，呼吸浅促难续、声低气怯、咳嗽、痰白如沫、胸闷、心慌舌淡暗、脉沉细。治疗方剂宜首选（　　　）

　　A.真武汤　　　　　　　　B.五苓散　　　　　　　　C.平喘固本汤

　　D.苏子降气汤　　　　　　E.三子养亲汤

23. 肺胀的辨证要点主要是（　　　　）
    A. 辨气血　　　　　　　　B. 辨寒热　　　　　　　　C. 辨表里
    D. 辨病情缓急　　　　　　E. 辨标本虚实、脏腑阴阳

24. 肺胀痰蒙神窍的主证，下列哪项是错误的（　　　　）
    A. 神志恍惚　　　　　　　B. 咯痰不爽　　　　　　　C. 头昏而重
    D. 咳逆喘促　　　　　　　E. 谵妄烦躁不安

25. 下列除哪项外，均为肺胀的护治原则（　　　　）
    A. 祛邪宣肺　　B. 降气化痰　　C. 温阳利水　　D. 清热泻火　　E. 活血祛瘀

26. 治疗痰热郁肺型肺胀的首选方剂是（　　　　）
    A. 定喘汤　　　　　　　　B. 清金化痰汤　　　　　　C. 麻杏石甘汤
    D. 越婢加半夏汤　　　　　E. 小青龙加石膏汤

27. 下列除哪项外，均为痰热郁肺型肺胀的主症（　　　　）
    A. 咳逆喘息气粗　　　　　　　　　B. 胸满烦躁、目胀突出
    C. 痰黄或白、黏稠难咯　　　　　　D. 痰稀易咯出
    E. 舌苔黄腻、脉滑数

28. 肺胀之阳虚水泛证当选下列何护治原则（　　　　）
    A. 温肺散寒、降逆涤痰　　　　　　B. 清肺泄热、降逆平喘
    C. 涤痰祛痰、泻肺平喘　　　　　　D. 补肺纳肾、降气平喘
    E. 温阳化饮、宣肺平喘

29. 痰热郁肺型肺胀的护治原则是（　　　　）
    A. 宣肺化痰、止咳定喘　　　　　　B. 清热解毒、止咳化痰
    C. 清肺化痰、降逆平喘　　　　　　D. 化痰降气，健脾益肺
    E. 补肺纳肾，降气平喘

30. 肺胀的用药护理指导不正确的是（　　　　）
    A. 痰浊壅肺型汤剂宜温热服
    B. 痰热郁肺型汤剂宜温凉服
    C. 阳虚水泛型汤剂宜温热服
    D. 肺肾气虚型汤剂宜温热服
    E. 痰蒙神窍型可口服至宝丹和安宫牛黄丸以豁痰开窍醒神

31. 心胸闷重痛轻，痰多气短，肢体沉重，形体肥胖，倦怠乏力，吐涎，证属（　　　　）
    A. 心肾阳虚　　B. 寒凝心脉　　C. 心肾阴虚　　D. 气阴两虚　　E. 痰浊闭阻

32. 心悸而痛，胸闷气短，动更甚，神倦怯寒，四肢欠温，证属（　　　　）
    A. 心肾阳虚　　B. 寒凝心脉　　C. 心肾阴虚　　D. 气阴两虚　　E. 痰浊闭阻

33. 患者王某，形体肥胖，患高血压十余年，近日常感倦怠乏力，不思饮食，大便稀溏，今日午饭后突感左前胸憋闷疼痛，窜及肩背、胃脘部，伴有喘促气短，舌苔浊腻，脉滑。该患者可能发生的是胸痹哪种证型（　　　　）

A. 心血瘀阻证   B. 痰浊壅塞证   C. 阴寒凝滞证

D. 气阴两虚证   E. 气滞心胸证

34. 胸痹之痰浊闭阻证的治疗方法是（   ）

  A. 通阳泄浊，豁痰开结   B. 宣痹通阳，散寒止痛

  C. 益气养阴，活血通络   D. 补益阳气，温振心阳

  E. 活血化瘀，通脉止痛

35. 胸痹见胸部刺痛，固定不移，甚则心痛彻背，背痛彻心，伴有胸闷，舌质暗红，或瘀点、瘀斑，或舌下血脉青紫、苔薄，脉弦涩或结代。此证应选用哪种方药（   ）

  A. 柴胡疏肝散   B. 血府逐瘀汤加减

  C. 瓜蒌薤白半夏汤加味   D. 瓜蒌薤白白酒汤加减

  E. 生脉散合人参养荣汤加减

36. 以下哪种是治疗胸痹之气阴两虚证的方药（   ）

  A. 左归饮   B. 瓜蒌薤白半夏汤   C. 参附汤合右归饮

  D. 生脉散合人参养荣汤   E. 天王补心丹合炙甘草汤

37. 胸痹之寒凝心脉证的治疗方法是什么（   ）

  A. 通阳泄浊，豁痰开结   B. 宣痹通阳，散寒止痛

  C. 益气养阴，活血通络   D. 补益阳气，温振心阳

  E. 活血化瘀，通脉止痛

38. 气滞心胸型胸痹的主证是（   ）

  A. 心胸隐痛，时作时休

  B. 胸闷重而心痛微，痰多气短

  C. 心胸疼痛，如刺如绞，痛有定处

  D. 心胸满闷，遇情志不遂时易诱发

  E. 心胸刺痛不移，夜间多发，或心痛彻背，背痛彻心

39. 以下胸痹的服药护理中不妥的是（   ）

  A. 按时服药，注意观察服药后的疗效及有无不良反应

  B. 发作时立即予硝酸甘油片吞服，以缓解症状

  C. 中药汤剂宜浓煎，少量多次分服

  D. 静脉使用抗心律失常药及血管扩张药时，应严格遵医嘱控制剂量及速度

  E. 活血化瘀类药物宜饭后服，补益类药物宜饭前服

40. 以下胸痹患者的饮食护理中，错误的是（   ）

  A. 以低盐、低脂、低胆固醇、高热量、富含纤维素

  B. 忌饱食及暴饮暴食，应定时定量，晚餐尤应忌过饱

  C. 饮食宜清淡易消化，忌食腌制品及辛辣刺激、烟酒制品、浓茶、咖啡等刺激性食物

  D. 注意调补气血，加强营养

  E. 气滞心胸型患者宜食理气化滞之品，如柑橘、金橘、白萝卜、陈皮粥等

41. 下列哪项不是眩晕肝阳上亢证的主症（　　　）

　　　A. 头痛　　　　B. 面赤　　　　C. 急躁　　　　D. 肢麻　　　　E. 乏力

42. 眩晕常见的病理因素有（　　　）

　　　A. 风痰　　　　B. 风火痰　　　C. 气火痰　　　D. 风火痰气　　　E. 风火痰瘀

43. 眩晕的发生，与下列哪些脏腑功能失调密切相关（　　　）

　　　A. 心肝脾　　　B. 肺脾肾　　　C. 心肝肾　　　D. 肝脾肾　　　E. 心脾肾

44. 眩晕的特点是（　　　）

　　　A. 坐立不安　　B. 头重如蒙　　C. 头痛头胀　　D. 头晕眼花　　E. 恶心呕吐

45. 治疗气血亏虚之眩晕的主方应选（　　　）

　　　A. 炙甘草汤　　B. 归脾汤　　　C. 加味四物汤　　D. 当归补血汤　　E. 人参养荣汤

46. 下列哪项不是眩晕瘀血阻窍证的主要症状（　　　）

　　　A. 头痛固定　　B. 唇舌紫暗　　C. 舌有瘀斑　　D. 面色少华　　E. 脉象细涩

47. 眩晕日久不愈，精神萎靡，腰酸膝软，少寐多梦，健忘，两目干涩，视力减退。或遗精、滑泄，耳鸣，齿摇；或颧红咽干，五心烦热，舌红少苔，脉细数。证属（　　　）

　　　A. 肾精不足　　B. 痰浊中阻　　C. 瘀血阻窍　　D. 肝阳上亢　　E. 气血亏虚

48. 患者眩晕，头重昏蒙，或伴视物旋转，胸闷恶心，呕吐痰涎，食少多寐，舌苔白腻，脉濡滑。治宜（　　　）

　　　A. 天麻钩藤饮　　　　　　　B. 黄连温胆汤　　　　　　　C. 藿香正气散

　　　D. 半夏厚朴汤　　　　　　　E. 半夏白术天麻汤

49. 患者凌某，男，40 岁，1 年前头部外伤后常自觉头晕头痛，健忘失眠，耳鸣，精神不振，面唇紫暗，舌暗红，脉弦涩。本病治疗方药宜首选（　　　）

　　　A. 血府逐瘀汤　　　　　　　B. 身痛逐瘀汤　　　　　　　C. 桃红四物汤

　　　D. 补阳还五汤　　　　　　　E. 通窍活血汤

50. 患者罗某，女，34 岁，性格内向。症见颜面潮红，眩晕耳鸣，头胀痛，恼怒时加重，失眠多梦，舌红苔黄，脉弦细数。该证候的主要病机为（　　　）

　　　A. 肾精不足，脑失所养　　　　　　　B. 水不涵木，肝阳上亢

　　　C. 痰湿中阻，清阳不升　　　　　　　D. 气血亏虚，清窍失养

　　　E. 瘀血阻窍，脑失所养

51. 对于中风患者神志昏蒙的情况下应采取的体位（　　　）

　　　A. 平卧位　　B. 侧卧位　　C. 头低足高　　D. 中凹卧位　　E. 头高足低位

52. 中风中脏腑的主要临床表现不包括（　　　）

　　　A. 无神志改变　　　　　　　B. 神志不清　　　　　　　C. 伴口眼㖞斜

　　　D. 半身不遂　　　　　　　E. 不省人事

53. 对于中风大便秘结者可适当采取腹部按摩，一般每日 2 次，每次时间宜为（　　　）

　　　A.10 分钟　　B.15~20 分钟　　C.20~30 分钟　　D. 半个小时　　E.30~40 分钟

54. 运用甘露醇降低颅内压，减轻水肿应尽快滴完的时间是（　　　）

　　　A. 半小时　　B.40 分钟　　C.45 分钟　　D.50 分钟　　E.1 小时

55. 中风之中经络和中脏腑之分在于（　　）

    A. 有无神志不清　　　　　　　　B. 有无后遗症　　　　　　　　C. 外风与内风

    D. 深邪与浅邪　　　　　　　　　E. 实证与虚证

56. 与中风密切相关的脏腑有（　　）

    A. 心、肝、肾　　　　　　　　　B. 心、肝、脾　　　　　　　　C. 肺、脾、肾

    D. 肝、肾、脾　　　　　　　　　E. 心、脾、肾

57. 中风患者半身不遂上肢功能位是"敬礼位"即（　　）

    A. 肩关节外展 15° 内旋 15°　　　　　　　　B. 肩关节外展 35° 内旋 45°

    C. 肩关节外展 45° 内旋 45°　　　　　　　　D. 肩关节外展 45° 内旋 15°

    E. 肩关节外展 45° 内旋 30°

58. 治疗中风中经络风阳上扰的首选方药是（　　）

    A. 真方白子丸加减　　　　　　　B. 天麻钩藤饮加减　　　　　　C. 镇肝息风汤加减

    D. 补阳还五汤加减　　　　　　　E. 桃仁承气汤

59. 中风的主要病机是（　　）

    A. 阴阳失调，气机逆乱　　　　　　　　　B. 脑髓空虚，清窍失养

    C. 风火痰瘀扰乱脑窍　　　　　　　　　　D. 外邪阻滞经络，脑窍失养

    E. 阴阳失调，气血逆乱，上犯于脑

60. 中风（恢复期）便秘的患者护理指导错误的是（　　）

    A. 鼓励患者多饮水，每天在 1500 毫升以上；养成每日清晨定时排便的习惯，忌长时间如厕、忌努责

    B. 饮食以粗纤维为主，多吃增加胃肠蠕动的食物，如黑芝麻、蔬菜、瓜果等；多饮水，戒烟酒，禁食产气多刺激性的食物，如甜食、豆制品、圆葱等

    C. 给予高热量，高蛋白，高维生素及油炸食品

    D. 热秘患者以清热、润肠、通便饮食为佳，可食用白萝卜、蜂蜜汁

    E. 气虚便秘患者以补气血，润肠通便饮食为佳，可食用核桃仁

61. 胃痛的主要病变脏腑在胃，与哪些脏腑关系最密切（　　）

    A. 肝肾　　　B. 肝脾　　　C. 胆肾　　　D. 脾肾　　　E. 心肺

62. 肝胃郁热胃痛的特点是（　　）

    A. 隐痛　　　B. 灼痛　　　C. 胀痛　　　D. 暴痛　　　E. 刺痛

63. 胃痛发病的关键病机是（　　）

    A. 气虚　　　B. 气怯　　　C. 气陷　　　D. 气滞　　　E. 气逆

64. 外邪犯胃胃痛的发病以何邪最为常见（　　）

    A. 风邪　　　B. 暑邪　　　C. 寒邪　　　D. 湿邪　　　E. 热邪

65. 一患者诉胃脘疼痛，痛有定处，痛如针刺，拒按，食后加剧，入夜尤甚，舌质紫暗或有瘀斑，脉涩。请问该患者为胃痛的什么证型（　　）

    A. 寒邪客胃　　　B. 饮食停滞　　　C. 肝气犯胃　　　D. 肝胃郁热　　　E. 瘀血阻滞

66. 胃痛总的治法是（　　　）

　　A. 疏通气机　　B. 理气和胃　　C. 活血化瘀　　D. 泄热　　　　E. 消食

67. 患者，男，35 岁，胃脘胀痛，痛连两胁，烦恼则痛甚，善叹息，舌苔薄白，脉弦。
　　其证候是（　　　）

　　A. 寒邪客胃证　　　　　　　B. 饮食伤胃证　　　　　　　C. 肝气犯胃证
　　D. 湿热中阻证　　　　　　　E. 瘀血阻滞证

68. 下列各项，除哪项外，均是胃痛的发病特点（　　　）

　　A. 反复发作　　　　　　　B. 劳累　　　　　　　　　C. 中青年居多
　　D. 老年人居多　　　　　　E. 发病前多有诱因

69. 肝胃郁热之胃痛，治疗宜首选（　　　）

　　A. 逍遥散　　B. 泻青丸　　C. 化肝煎　　D. 龙胆泻肝汤　　E. 当归芦荟丸

70. 周某，女，43 岁，上腹胃脘疼痛绵绵，空腹痛甚，进食后疼痛减轻，喜食热饮，
　　食欲缺乏，泛吐清水，遇冷或劳累后加重，神疲乏力，大便溏薄，舌淡苔白，脉虚弱。
　　该患者为胃痛什么证型（　　　）

　　A. 脾胃虚寒型　　　　　　　B. 肝气犯胃型　　　　　　　C. 肝胃郁热型
　　D. 饮食停滞型　　　　　　　E. 寒邪客胃型

71. 痹症热痹的主症特点是（　　　）

　　A. 疼痛关节游走不定　　　B. 痛有定处　　C. 关节酸痛、重着
　　D. 关节灼热疼痛　　　　　E. 痛无定处

72. 黄疸形成的关键是（　　　）

　　A. 湿热　　B. 寒湿　　C. 疫毒　　D. 气滞　　　　E. 湿

73. 黄疸早期治疗当祛邪以消除病源，通过除下列哪项之外的治法，给邪以出路（　　　）

　　A. 清热　　B. 利湿　　C. 通下　　D. 解毒　　　E. 温化

74. 下列除哪项外均属阳黄热重于湿的主症（　　　）

　　A. 身目俱黄　　B. 舌苔黄腻　　C. 发热口渴　　D. 大便秘结　　E. 头身困重

75. 治疗急黄以下何方为主（　　　）

　　A. 犀角散　　B. 茵陈蒿汤　　C. 甘露消毒丹　　D. 清瘟败毒饮　　E. 以上都不是

76. 黄疸病热重于湿的代表方有（　　　）

　　A. 茵陈蒿汤　　B. 大柴胡汤　　C. 甘露消毒丹　　D. 消石矾石散　　E. 桂枝加黄芪汤

77. 阴黄的主要证候表现是（　　　）

　　A. 口干而苦　　　　　　　B. 脘腹胀满　　　　　　　C. 黄色晦暗
　　D. 小便短少而黄　　　　　E. 身俱黄，色鲜明

78. 最早提出黄疸病名的书是（　　　）

　　A.《内经》　　　　　　　B.《金匮要略》　　　　　　C.《景岳全书》
　　D.《诸病源候论》　　　　E.《沈氏尊生书》

79. 下列哪项不属于阳黄与阴黄的鉴别要点（　　　）

    A. 热证与寒证　　　　　　　B. 虚证与实证　　　　　　　C. 小便黄与不黄

    D. 病程较长与较短　　　　　E. 黄色鲜明与晦暗

80. 张某，男，47岁，一月前因劳累过度，出现形体倦怠，头晕泛恶，纳食不佳，厌食油腻，2周后出现两目黄染，随后皮肤亦黄，黄色尚鲜明，伴胁痛，脘胀，头重如裹，小便短黄，大便稀溏，舌苔黄腻，脉濡数。此时诊断为（　　　）

    A. 热毒炽盛型黄疸　　　　　B. 脾亏血虚型黄疸　　　　　C. 寒湿阻遏型黄疸

    D. 湿热蕴蒸，湿重于热之黄疸　　　　　E. 湿热蕴蒸，热重于湿之黄疸

81. 患者，女，48岁，就诊时症见：胁痛以胀痛为主，走窜不定，甚则引及胸背肩臂，疼痛每因情志而增减，善太息，伴有胸闷气短，脘腹胀满，纳呆，嗳气频作，舌苔薄白，脉弦。该患者的证型是（　　　）

    A. 肝气郁结　　B. 肝胆湿热　　C. 瘀血停着　　D. 肝阴不足　　E. 寒邪客胃

82. 下列哪一项不是肝胆湿热胁痛的特点（　　　）

    A. 脉弦滑数　　B. 小便黄赤　　C. 口苦口黏　　D. 舌红少苔　　E. 胁肋灼热胀痛

83. 肝阴不足型胁痛的治法是（　　　）

    A. 祛瘀通络　　B. 疏肝理气　　C. 清热利湿　　D. 养阴柔肝　　E. 养阴疏肝

84. 龙胆泻肝汤治疗胁痛的作用是（　　　）

    A. 祛瘀通络　　B. 疏肝理气　　C. 抑肝扶脾　　D. 清热利湿　　E. 以上都不是

85. 胁痛的辨证，当以何为主（　　　）

    A. 寒热为主　　B. 肝脾为主　　C. 虚实为主　　D. 气血为主　　E. 以上都不是

86. 患者，女，40岁，胁痛口苦，胸闷泛恶，目赤，尿黄，舌苔黄腻，脉弦数。证属（　　　）

    A. 肝阴不足　　B. 肝胆湿热　　C. 瘀血停着　　D. 肝气郁结　　E. 以上都不是

87. 李某，女，27岁，平素形体消瘦，性情急躁，急病胁痛口苦，纳呆泛恶，目黄溲赤，苔黄而腻，脉弦数。此证辨证属于（　　　）

    A. 肝阴不足　　B. 瘀血停着型　　C. 肝气郁结型　　D. 肝胆湿热型　　E. 以上都不是

88. 下列哪一项不是肝气郁结胁痛的特点（　　　）

    A. 胁肋胀痛　　　　　　　　B. 走窜不定　　　　　　　　C. 入夜痛甚

    D. 胸闷嗳气　　　　　　　　E. 疼痛每因情志变化而增减

89. 患者胁肋灼热疼痛，口苦口干，面红目赤，大便秘结，小溲短赤，心烦失眠易怒，舌红苔黄腻而干，脉弦数，其治疗首选（　　　）

    A. 丹参饮　　　　　　　　　B. 茵陈蒿汤　　　　　　　　C. 柴胡疏肝散

    D. 龙胆泻肝汤　　　　　　　E. 四逆散合失笑散

90. 肝气郁结型胁痛的主证之一是（　　　）

    A. 胁肋胀痛，游走不定　　　　　　　　B. 胁肋隐痛，其痛不休

    C. 胁肋刺痛，痛有定处　　　　　　　　D. 胁肋剧痛，口苦目黄

    E. 右上腹痛，嗳气泛酸

91. 积聚的病位主要在（　　　）

    A. 肺肾　　　　B. 肝肾　　　　C. 肝脾　　　　D. 肝胆　　　　E. 脾肾

92. 积聚其主要病机是（　　　）

    A. 情志失调　　　　　　　B. 饮食所伤　　　　　　　C. 感受寒邪

    D. 脾胃受损　　　　　　　E. 气机阻滞，瘀血内结

93. 治疗食滞痰阻积聚的首选方为（　　　）

    A. 保和丸　　　　B. 六磨汤　　　C. 枳实导滞丸　　D. 大承气汤　　E. 八珍汤

94. 诱发积聚病的主要因素是（　　　）

    A. 饮酒　　　　B. 饮食过饱　　　C. 运动过量　　　D. 热邪侵袭　　　E. 情志不遂

95. 腹中结块柔软，时聚时散，攻窜胀通，脘胁胀闷不适，苔薄，脉弦等，属于积聚哪个证型（　　　）

    A. 肝气郁结　　　B. 食滞痰阻　　　C. 气滞血阻　　　D. 瘀血内结　　　E. 正虚瘀结

96. 积聚可遵医嘱药熨，热熨疼痛部位。下列哪证不宜此法（　　　）

    A. 肝郁脾虚证　　　　　　　B. 脾肾阳虚证　　　　　　　C. 肝肾阴虚证

    D. 食滞痰阻证　　　　　　　E. 脾肾阴虚证

97. 某男，65 岁，腹部积块质软不坚，固定不移，胀痛不适，舌苔薄，脉弦。证属（　　　）

    A. 积证之瘀血内结证　　　　　　　　　B. 积证之正虚瘀结证

    C. 腹痛之气滞血瘀证　　　　　　　　　D. 腹痛之湿热壅滞证

    E. 积证之气滞血阻证

98. 气滞血阻积聚的护治原则是（　　　）

    A. 疏肝结郁，行气散结　　　　　　　　B. 导滞散结，理气化瘀

    C. 理气消积，活血散瘀　　　　　　　　D. 祛瘀软坚，扶正健脾

    E. 补益气血，活血化瘀

99. 刘某，男，66 岁，腹部积块明显，质地较硬，固定不移，隐痛，形体消瘦，面色晦暗鳘黑，纳减乏力，面颈有血痣赤缕，舌质紫暗，脉细涩。证属（　　　）

    A. 积证之瘀血内结证　　　　　　　　　B. 积证之正虚瘀结证

    C. 腹痛之气滞血瘀证　　　　　　　　　D. 积证之气滞血阻证

    E. 腹痛之湿热壅滞证

100. 积聚的辨证施护与健康指导以下不妥的是（　　　）

    A. 畅情志　　　　　　　　　　　　B. 黄疸中药保留灌肠

    C. 腹胀穴位贴敷，取神阙穴　　　　D. 宜食易消化的山芋、土豆

    E. 纳呆艾灸，取脾俞、中脘、足三里

101. 水肿患者中风水相搏型的护治原则是（　　　）

    A. 疏风解表、宣肺利水　　　　　　　　B. 宣肺解毒、利湿消肿

    C. 健脾化湿、通阳利水　　　　　　　　D. 清热利湿、疏理气机

    E. 温阳健脾、利水去湿

102. 水肿患者中水湿浸渍型的护治原则是（　　　）

    A. 疏风解表、宣肺利水　　　　　　　　　B. 宣肺解毒、利湿消肿

    C. 健脾化湿、通阳利水　　　　　　　　　D. 清热利湿、疏理气机

    E. 温阳健脾、利水去湿

103. 水肿患者中脾阳虚衰型的护治原则是（　　　）

    A. 疏风解表、宣肺利水　　　　　　　　　B. 宣肺解毒、利湿消肿

    C. 健脾化湿、通阳利水　　　　　　　　　D. 清热利湿、疏理气机

    E. 温阳健脾、利水去湿

104. 水肿患者中湿热壅盛型的护治原则是（　　　）

    A. 疏风解表、宣肺利水　　　　　　　　　B. 宣肺解毒、利湿消肿

    C. 健脾化湿、通阳利水　　　　　　　　　D. 清热利湿、疏理气机

    E. 温阳健脾、利水去湿

105. 水肿患者中肾阳衰微型的护治原则是（　　　）

    A. 疏风解表、宣肺利水　　　　　　　　　B. 宣肺解毒、利湿消肿

    C. 健脾化湿、通阳利水　　　　　　　　　D. 温肾助阳、化气行水

    E. 温阳健脾、利水去湿

106. 水肿患者中瘀水互结型的护治原则是（　　　）

    A. 疏风解表、宣肺利水　　　　　　　　　B. 宣肺解毒、利湿消肿

    C. 活血化瘀、化气行水　　　　　　　　　D. 清热利湿、疏理气机

    E. 温阳健脾、利水去湿

107. 水肿的基本病理变化是（　　　）

    A. 膀胱气化功能失调　　　B. 为阴虚燥热　　　　C. 脾失健运、水液潴留

    D. 肾与膀胱气化不利　　　E. 肺失宣降，脾失转输，肾失开阖，三焦气化不利

108. 水肿患者风水相搏型的中药汤剂服法为（　　　）

    A. 汤剂宜饭前温服，防呕吐　　　　　　　B. 汤药浓煎，饭前温服

    C. 汤剂宜凉服　　　　　　　　　　　　　D. 汤剂宜慢煎

    E. 中药宜武火快煎，热服，服后盖被取微汗，汗后及时处理

109. 水肿患者湿热壅盛型的中药汤剂服法为（　　　）

    A. 汤剂宜饭前温服，防呕吐　　　　　　　B. 汤药浓煎，饭前温服

    C. 汤剂宜凉服　　　　　　　　　　　　　D. 汤剂宜慢煎

    E. 中药宜武火快煎，热服，服后盖被取微汗，汗后及时处理

110. 水肿患者脾阳虚衰型的中药汤剂服法为（　　　）

    A. 汤剂宜饭前温服，防呕吐　　　　　　　B. 汤药浓煎，饭前温服

    C. 汤剂宜凉服　　　　　　　　　　　　　D. 汤剂宜慢煎

    E. 中药宜武火快煎，热服，服后盖被取微汗，汗后及时处理

111. 癃是指（　　　）

    A. 小便不利，点滴而短少，病势较缓　　　B. 小便闭塞，点滴不通，病势较急

C. 小便闭塞，点滴不通，病势较缓   D. 小便不利，点滴而短少，病势较急

E. 小便急、痛

112. 闭是指（   ）

A. 小便不利，点滴而短少，病势较缓   B. 小便闭塞，点滴不通，病势较急

C. 小便闭塞，点滴不通，病势较缓   D. 小便不利，点滴而短少，病势较急

E. 小便急、痛

113. 癃闭中膀胱湿热型的护治原则是（   ）

A. 清热利湿、通利小便   B. 清泻肺热、通利水道

C. 疏利气机、通利小便   D. 行瘀散结、通利水道

E. 升清降浊、化气利水

114. 癃闭中脾气不升型的护治原则是（   ）

A. 清热利湿、通利小便   B. 清泻肺热、通利水道

C. 疏利气机、通利小便   D. 行瘀散结、通利水道

E. 升清降浊、化气利水

115. 癃闭中肝郁气滞型的护治原则是（   ）

A. 清热利湿、通利小便   B. 清泻肺热、通利水道

C. 疏利气机、通利小便   D. 行瘀散结、通利水道

E. 升清降浊、化气利水

116. 癃闭中肺热壅盛型的护治原则是（   ）

A. 清热利湿、通利小便   B. 清泻肺热、通利水道

C. 疏利气机、通利小便   D. 行瘀散结、通利水道

E. 升清降浊、化气利水

117. 癃闭中膀胱湿热型患者所住的病室应（   ）

A. 病室宜空气对流   B. 病室宜凉爽、湿润

C. 病室宜高温   D. 病室宜干燥、凉爽，避免对流风

E. 病室宜温暖向阳，慎避风寒

118. 癃闭的基本病理变化是（   ）

A. 为阴虚燥热   B. 膀胱的气化失调

C. 脾失健运、水液潴留   D. 湿热蕴结下焦，肾与膀胱气化不利

E. 肺失宣降通调，脾失转输，肾失开阖，三焦气化不利

119. 表现为情志抑郁，多烦善怒，小便不通或者通而不畅，胁腹胀满的为癃闭中的
（   ）

A. 膀胱湿热   B. 肺热壅盛   C. 肝郁气滞

D. 脾气不升   E. 肾阳衰惫

120. 表现为小便涓滴不通，或点滴不爽，咽干、烦渴欲饮，呼吸短促，或伴有咳嗽的
为癃闭中的（   ）

A.膀胱湿热　B.肺热壅盛　　C.肝郁气滞　　D.脾气不升　　E.肾阳衰惫

121. 消渴中属于上消的证型是（　　　）

A.肺热津伤　B.胃热炽盛　　C.肾阴亏虚　　D.湿毒浸淫　　E.阴阳两虚

122. 消渴中属于中消的证型是（　　　）

A.肺热津伤　B.胃热炽盛　　C.肾阴亏虚　　D.湿毒浸淫　　E.阴阳两虚

123. 消渴中肺热伤津型的治护原则是（　　　）

A.清热润肺、生津止渴　　　　　　　　B.清胃泻火、养阴增液

C.滋阴补肾、润燥止渴　　　　　　　　D.温阳滋阴、补肾固摄

E.清泻肺热、通利水道

124. 消渴中胃热炽盛型的治护原则是（　　　）

A.清热润肺、生津止渴　　　　　　　　B.清胃泻火、养阴增液

C.滋阴补肾、润燥止渴　　　　　　　　D.温阳滋阴、补肾固摄

E.清泻肺热、通利水道

125. 消渴中肾阴亏虚型的治护原则是（　　　）

A.清热润肺、生津止渴　　　　　　　　B.清胃泻火、养阴增液

C.滋阴补肾、润燥止渴　　　　　　　　D.温阳滋阴、补肾固摄

E.温肾助阳、益气通窍

126. 消渴中阴阳两虚型的治护原则是（　　　）

A.清热润肺、生津止渴　　　　　　　　B.清胃泻火、养阴增液

C.滋阴补肾、润燥止渴　　　　　　　　D.温阳滋阴、补肾固摄

E.温肾助阳、益气通窍

127. 消渴患者尿频量多，混浊如脂膏，尿甜，腰膝酸软，乏力，头晕耳鸣，口干唇燥，皮肤干燥瘙痒者属证型（　　　）

A.肺热津伤　B.胃热炽盛　　C.肾阴亏虚　　D.湿毒浸淫　　E.阴阳两虚

128. 消渴患者多食易饥，口渴，尿多，形体消瘦，大便干燥者属证型（　　　）

A.肺热津伤　B.胃热炽盛　　C.肾阴亏虚　　D.湿毒浸淫　　E.阴阳两虚

129. 消渴患者烦渴多饮，口干舌燥，尿频量多者所属证型为（　　　）

A.肺热津伤　B.胃热炽盛　　C.肾阴亏虚　　D.湿毒浸淫　　E.阴阳两虚

130. 消渴患者小便频数，混浊如膏，甚至饮一溲一，面色憔悴，耳轮干枯，腰膝酸软，畏寒肢冷，阳痿或者月经不调者属证型（　　　）

A.肺热津伤　B.胃热炽盛　　C.肾阴亏虚　　D.湿毒浸淫　　E.阴阳两虚

131. 下列选项中外感头痛的主要病因是（　　　）

A.风邪　　　B.寒邪　　　C.湿邪　　　D.热邪　　　E.燥邪

132. 外感头痛者护治原则主要是（　　　）

A 祛风为主　B.平肝潜阳　　C.化痰祛瘀　　D.滋阴养血　　E.滋阴补肾

133. 内伤头痛者实证的护治原则主要是（　　　）

　　A. 祛风为主　　B. 平肝潜阳　　C. 滋阴养血　　D. 活血化瘀　　E. 健脾化痰

134. 内伤头痛者虚证的护治原则主要是（　　　）

　　A. 祛风为主　　B. 平肝潜阳　　C. 滋阴养血　　D. 化痰祛瘀　　E. 健脾化痰

135. 内伤头痛中肝阳头痛的经典方是（　　　）

　　A. 乌头汤加减　　　　　　　　B. 四磨汤　　　　　　　　　　C. 加味四物汤

　　D. 天麻钩藤饮加减　　　　　　E. 镇肝熄风汤

136. 治疗风寒头痛的代表方是（　　　）

　　A. 芎芷石膏汤　　　　　　　　B. 羌活胜湿汤　　　　　　　　C. 天麻钩藤饮

　　D. 川芎茶调散　　　　　　　　E. 半夏白术天麻汤

137. 瘀血头痛的特点（　　　）

　　A. 头昏胀痛　　　　　　　　　B. 昏蒙重痛　　　　　　　　　C. 头痛隐隐

　　D. 头痛而晕，心悸不宁　　　　E. 痛如锥刺，固定不移

138. 头痛而胀如裂，发热恶风，面红目赤，口渴欲饮，便秘溲黄，舌红苔黄，脉浮数。辨证为（　　　）

　　A. 风寒头痛　　B. 风热头痛　　C. 风湿头痛　　D. 寒湿头痛　　E. 血虚头痛

139. 头痛治疗的基本原则（　　　）

　　A. 调神利窍，缓急止痛　　　　　　　　B. 祛风胜湿，缓急止痛

　　C. 疏风清热，平肝潜阳　　　　　　　　D. 调神利窍，平肝潜阳

　　E. 滋阴养血，益肾填精

140. 下列关于头痛和眩晕说法错误的是（　　　）

　　A. 头痛多由外感和内伤引起　　　　　　B. 眩晕主要因内伤引起

　　C. 头痛实证居多，眩晕以虚证为主　　　D. 眩晕多以眩晕为主，没有头痛

　　E. 两者可同时出现

141. 痹症和痿证共同特点是（　　　）

　　A. 两者均以关节疼痛为主　　　　　　　B. 两者均有肢体活动障碍

　　C. 两者均有肌肉萎缩　　　　　　　　　D. 两者都有无力运动

　　E. 两者均以肢体力弱为主

142. 治疗痹症的基本原则是（　　　）

　　A. 调神利窍　　　　　　　B. 祛邪通络止痛　　　　C. 调神利窍、缓急止痛

　　D. 通络止痛　　　　　　　E. 祛风散寒

143. 下列不是痹症中风湿热痹的症状（　　　）

　　A. 关节疼痛　　　　　　　B. 局部灼热红肿　　　　C. 关节不可屈伸

　　D. 恶风、口渴、烦闷不安　　E. 苔黄燥，脉滑数

144. 痹症的饮食护理正确的是（　　　）

　　A. 饮食应以高热量、高蛋白、高纤维、易消化的食物为主

B.饮食应以高热量、低蛋白、易消化的食物为主

C.饮食应以低热量、低蛋白、高纤维的食物为主

D.饮食应以低热量、低盐低脂饮食为主

E.饮食应以低热量、高蛋白、高纤维、易消化的食物为主

145.风湿热痹证常用的中药方药是（　　　　）

    A.防风汤加减　　　　　　　B.乌头汤加减　　　　　　　C.薏苡仁汤加减

    D.白虎桂枝汤加减　　　　　E.桂枝芍药知母汤

146.患者，男，52岁，肢体关节酸痛，游走不定，关节屈伸不利，或见恶风发热，苔薄白，脉浮。可诊断为（　　　　）

    A.行痹　　　B.痛痹　　　C.着痹　　　D.热痹　　　E.顼痹

147.痹症患者痛痹者一般可食羊肉、狗肉、乌头粥的原因是（　　　　）

    A.活血化瘀　　B.祛除湿气　　C.温经散寒　　D.祛寒通络　　E.祛风通络

148.痹症患者痛痹者一般可以酌量饮酒的原因是（　　　　）

    A.活血化瘀　　B.温经散寒　　C.活血化痰　　D.化痰通络　　E.祛除湿气

149.祛风利湿药应如何服用（　　　　）

    A.饭前服用　　　　　　　　B.饭后服用　　　　　　　　C.与药同服

    D.与果汁同服　　　　　　　E.睡前服用

X型题

1.李某，男，45岁，时年8月就诊，突然发病，壮热，有汗而热不解，身重倦怠，口渴，小便短赤，舌苔黄腻，脉濡数，其病因是（　　　　）

    A.风　　　B.热　　　C.湿　　　D.燥　　　E.暑

2.感冒的病因有（　　　　）

    A.外感六淫　　B.时行疫毒　　C.过食寒凉　　D.情志不畅　　E.正气虚弱

3.下列哪几项是感冒的治法（　　　　）

    A.解表达邪　　B.辛温解表　　C.辛凉解表　　D.滋阴解表　　E.益气解表

4.下列哪几项不是治感冒之忌（　　　　）

    A.微汗出　　　B.饮食清淡　　C.温被取汗　　D.生冷油腻　　E.热粥，热米汤

5.实证感冒的证型有（　　　　）

    A.风寒证　　　B.风热证　　　C.暑湿证　　　D.秋燥证　　　E.寒湿证

6.体虚感冒的主要证型有（　　　　）

    A.阴虚感冒　　B.血虚感冒　　C.气虚感冒　　D.阳虚感冒　　E.秋燥感冒

7.治感冒的汤药服法错误的是（　　　　）

    A.饭前服　　　B.凉服　　　C.饭后服　　　D.仅睡前服　　　E.不宜久煎，温服

8.下列哪几项属于感冒辨寒热表证的要点（　　　　）

    A.有无汗出　　　　　　　　B.脉象的浮沉　　　　　　　C.口渴与口不渴

    D.发热恶寒的轻重　　　　　E.咳痰清稀与黄稠

9. 下列哪些方可以扶正解表（　　　）

    A. 参苏饮　　　　　　　　　B. 葱白七味饮　　　　　　　C. 加减葳蕤汤

    D. 桂枝加附子汤　　　　　　E. 麻黄附子细辛汤

10. 周某，女，25 岁，鼻塞声重，恶风，无汗，喷嚏，流涕，头重如裹，身热不扬，纳呆，舌淡，苔白腻。治疗可用下列哪些药物（　　　）

    A. 香薷　　　　　　　　　　B. 苍术　　　　　　　　　　C. 厚朴、扁豆花

    D. 金银花、连翘　　　　　　E. 藿香、佩兰

11. 喘证的临床表现为（　　　）

    A. 气息急促　　B. 呼吸困难　　C. 鼻翼煽动　　D. 喉间痰鸣　　E. 难以平卧

12. 喘证的病因包括（　　　）

    A. 外邪侵袭　　B. 饮食不当　　C. 情志所伤　　D. 劳欲久病　　E. 他病转化

13. 实喘的证型包括

    A. 风寒袭肺　　B. 痰浊阻肺　　C. 痰热郁肺　　D. 肺气郁闭　　E. 喘脱

14. 下列哪几项是痰热壅肺的指征（　　　）

    A. 喘咳气涌　　B. 痰白浊厚　　C. 胸中烦闷　　D. 身热有汗　　E. 渴喜冷饮

15. 治疗虚喘重在何脏（　　　）

    A. 心　　　　　B. 肺　　　　　C. 肾　　　　　D. 肝　　　　　E. 脾

16. 某男，60 岁，喘咳气涌，胸部胀闷，痰多色黄质稠，胸中烦热，有汗，面红尿赤，苔黄，脉滑数，治法是（　　　）

    A. 清热　　　　B. 化痰　　　　C. 泻肺　　　　D. 理气　　　　E. 平喘

17. 喘脱的表现为（　　　）

    A. 喘促持续不解　　　　　　B. 烦躁不安　　　　　　　　C. 面唇青紫

    D. 肢冷，汗出如珠　　　　　E. 脉浮大而洪数

18. 下列哪几项是虚喘的特征（　　　）

    A. 呼吸短促难续，吸入为快　　B. 气怯声低　　　　　　　C. 脉微弱或浮大中空

    D. 咳吐脓痰　　　　　　　　　E. 病情时轻时重

19. 下列哪几项是实喘的特征（　　　）

    A. 呼吸深长有余，呼出为快　　B. 气粗声高　　　　　　　C. 咳吐脓痰

    D. 脉滑数有力　　　　　　　　E. 起病急，病程短

20. 喘证的用药护理正确的是（　　　）

    A. 汤药一般宜温服　　　　　　　　　B. 遵医嘱使用镇静药

    C. 中药汤剂不宜久煎　　　　　　　　D. 指导患者正确使用气雾剂

    E. 服药后注意观察气促、胸闷、咳痰等症状

21. 具有温阳化气行水作用的穴位包括（　　　）

    A. 大椎　　　　B. 肺俞　　　　C. 肾俞　　　　D. 命门　　　　E. 脾俞

22. 肺胀的病理因素主要为（　　　）

    A. 外邪　　　　B. 情志　　　　C. 痰浊　　　　D. 血瘀　　　　E. 水饮

23. 肺胀病变部位首选在肺，进一步发展可影响何脏腑（　　）

　　A. 脾　　　　B. 肝　　　　C. 心　　　　D. 肾　　　　E. 大肠

24. 肺胀后期常见的变证有（　　）

　　A. 气不摄血　B. 痰迷心窍　C. 肝风内动　D. 阴阳消亡　E. 阳虚水泛

25. 肺胀典型的临床表现有（　　）

　　A. 胸部膨满　B. 胀闷如窒　C. 咳喘上气　D. 发热恶寒　E. 痰多 烦躁 心悸

26. 肺胀后可出现以下变证（　　）

　　A. 喘脱　　　B. 痰迷心窍　C. 肝风内动　D. 气不摄血　E. 胸部胀闷如窒

27. 痰热阻肺型肺胀可选用何方治疗（　　）

　　A. 小青龙汤　　　　　　B. 越婢加半夏汤　　　　　C. 桑白皮汤加减

　　D. 葶苈大枣泻肺汤　　　E. 桂枝茯苓汤

28. 肺胀出现正气欲脱时则应（　　）

　　A. 开窍、熄风止血　　　B. 祛邪宣肺、降气化痰　　C. 补养心肺、益肾健脾

　　D. 扶正固脱　　　　　　E. 补阴回阳

29. 不属于痰浊壅肺证护治原则的是（　　）

　　A. 化痰降气、健脾益肺　　B. 清肺化痰、降气平喘　　C. 涤痰开窍熄风

　　D. 补肺纳肾、降气平喘　　E. 温肾健脾，化饮利水

30. 痰蒙神窍型肺胀的护理措施正确的是（　　）

　　A. 严密观察病情，保持呼吸道通畅，防止痰阻窒息

　　B. 患者宜卧床休息，取舒适体位

　　C. 喂食清淡而富含营养的食物，多食果蔬

　　D. 室温可稍高，防寒保暖，病室内定期消毒通风

　　E. 鼻饲安宫牛黄丸以豁痰开窍醒神，慎用镇静剂，以免抑制呼吸

31. 在胸痹的病因病机中，与哪些脏腑的失调密切相关（　　）

　　A. 心　　　　B. 肝　　　　C. 肾　　　　D. 肺　　　　E. 脾

32. 胸痹心痛的诱发因素有哪些（　　）

　　A. 劳累　　　B. 饱食　　　C. 寒冷　　　D. 情绪激动　E. 用力排便

33. 在胸痹的治疗中，祛邪治标常选用哪些方法（　　）

　　A. 活血化瘀　B. 滋阴益肾　C. 辛温通阳　D. 泄浊豁痰　E. 温阳补气

34. 胸痹的发生多与哪些因素有关（　　）

　　A. 寒邪内侵　B. 饮食不当　C. 情志失调　D. 年老体虚　E. 劳欲过度

35. 胸痹与真心痛的鉴别要点为（　　）

　　A. 病势缓急　　　　　　B. 伴随症状　　　　　　　C. 预后情况

　　D. 服药后是否缓解　　　E. 疼痛性质、程度、时间

36. 下列哪些是胸痹气滞心胸证的症候表现（　　）

　　A. 心胸满闷　　　　　　B. 胸痛时痛时止，窜行左右　C. 喜叹息

　　D. 肢体沉重　　　　　　E. 倦怠懒言

37. 以下哪些是胸痹之寒凝血瘀的临床表现（　　　）

    A. 猝然心痛如绞　　　　　B. 胸闷气短，面色苍白　　　　C. 遇冷则心痛加剧

    D. 自汗神倦　　　　　　　E. 肢体沉重，纳呆便溏

38. 胸痹的饮食护理中正确的是哪些（　　　）

    A. 痰火内盛者，忌食甘肥油腻，生痰助湿之品，宜食清热化痰之品，如雪羹汤

    B. 心火炽盛者，忌食辛辣煎炸动火之品，宜食清火之品，如莲心 6g，泡水代茶日饮

    C. 气阴两虚者，忌食生冷瓜果以及其他凉性食物，宜安神温补之品，如猪心炖莲子、烧羊肉、狗肉等

    D. 心血瘀阻者，控制食量，切忌饱餐，勿食动物油脂，宜清淡，少油化瘀之品，如瘦肉、鱼类、清炖鸡

    E. 心阳气虚者，忌食辛辣烟酒及其他热性食物，宜滋阴养血之品，如红枣龙眼汤、百合银耳羹、莲芯、玉竹茶

39. 下列关于胸痹患者的生活起居护理，正确的是（　　　）

    A. 避免劳累

    B. 保持大便通畅，切勿排便努责

    C. 心肾阴虚型患者，病室内通风、稍偏凉爽

    D. 保持病室环境安静，限制探视，以免引起气血耗损

    E. 心肾阳虚型患者，病室宜向阳，室温偏高，防寒保暖

40. 硝酸甘油的用药护理，正确的是（　　　）

    A. 片剂应避光保存　　　　　　　B. 每 6 个月更换 1 次

    C. 第一次用药，应避免站立体位　　　D. 用药后 3～5 分钟仍不缓解可重复给药

    E. 静滴时注意控制滴速，监测血压及心率的变化

41. 眩晕的病位在于脑，其病变与以下哪些脏腑相关（　　　）

    A. 心　　　　B. 肝　　　　C. 脾　　　　D. 肺　　　　E. 肾

42. 眩晕治疗的总原则是（　　　）

    A. 化痰熄风　　B. 滋养肝肾　　C. 调整阴阳　　D. 补虚泻实　　E. 平肝潜阳

43. 导致眩晕的常见病因有（　　　）

    A. 年高肾虚　　B. 情志不遂　　C. 饮食不节　　D. 病后体虚　　E. 跌仆损伤

44. 患者眩晕，头重昏蒙，或伴视物旋转，胸闷恶心，呕吐痰涎，食少多寐，舌苔白腻，脉濡滑，治法为（　　　）

    A. 通阳泄浊　　B. 燥湿祛痰　　C. 豁痰散结　　D. 健脾补肾　　E. 健脾和胃

45. 凌某，男，40 岁，1 年前头部外伤后常自觉头晕头痛，健忘失眠，耳鸣，精神不振，面唇紫暗，舌暗红，脉弦涩。治法为（　　　）

    A. 活血化瘀　　B. 通阳泄浊　　C. 健脾补肾　　D. 通窍活络　　E. 健脾和胃

46. 眩晕发作时应（　　　）

    A. 卧床休息　　　　　　　B. 减少头部晃动　　　　　　C. 避免深低头、旋转

    D. 改变体位时应动作缓慢　　E. 环境宜清静，避免声光刺激

47. 眩晕病患者出现下列哪些情况时，要立即报告医生，并做好抢救准备（　　　）

　　A. 血压持续上升　　　　　　B. 伴有视物模糊　　　　　　C. 伴有语言不利

　　D. 肢体麻木或行动不便　　　E. 伴有头痛剧烈、呕吐

48. 针对眩晕患者服用降压药物依从性较差的解决思路有（　　　）

　　A. 重视宣教，普及眩晕病（原发性高血压）知识

　　B. 让患者认识到高血压降压治疗是长期的，而且是终身的，因为降压治疗只能控制血压，但不能根治

　　C. 指导长期服用降压药者服从医生的安排，遵医嘱适时调整药物，可以避免药物不良反应的发生

　　D. 建立眩晕病患者信息系统，对出院患者定期随访，增强患者对高血压自我管理的意识和行为能力

　　E. 讲解药膳饮食及调摄护理方面的知识

49. 下列各项属于中风病因的是（　　　）

　　A. 积损正衰　　B. 劳欲过度　　C. 饮食不节　　D. 情志所伤　　E. 气虚邪中

50. 厥证昏仆的特征（　　　）

　　A. 面色苍白　　B. 四肢厥冷　　C. 半身不遂　　D. 面色红润　　E. 四肢抽搐

51. 痫证昏仆的特征（　　　）

　　A. 猝倒号叫　　B. 四肢抽搐　　C. 口吐涎沫　　D. 目睛上视　　E. 四肢厥冷

52. 中风闭证的症状包括（　　　）

　　A. 神昏　　　　B. 牙关紧闭　　C. 口噤不开　　D. 两手握固　　E. 肢体强痉

53. 中风脱证的症状包括（　　　）

　　A. 神志昏聩　　　　　　　　B. 鼻鼾息微　　　　　　　　C. 目合口开

　　D. 四肢瘫软，手散肢冷　　　E. 汗多，二便自遗

54. 中风的病因中积损正衰包括（　　　）

　　A. 年老体衰　　B. 病后体虚　　C. 烦恼过度　　D. 饮酒过度　　E. 素体阴亏血虚

55. 下列关于中风发病特点正确的是（　　　）

　　A. 任何年龄　　　　　　　　B. 劳累过度　　　　　　　　C. 饮食不节

　　D. 常有情志刺激　　　　　　E. 多在 40 岁以上

56. 中风恢复期风痰瘀阻证的主要症状有（　　　）

　　A. 口眼㖞斜　　　　　　　　B. 舌口语謇或失语

　　C. 面色萎黄，气短乏力　　　D. 肢体麻木或半身不遂

　　E. 心悸气短，舌质暗紫，苔腻脉弦滑

57. 避免诱因，预防复中相关健康教育有哪些（　　　）

　　A. 起居有常，避免过劳　　　　　B. 饮食宜清淡，富含营养

　　C. 保持大便通畅，忌怒责　　　　D. 保持良好心态情绪，切忌恼怒

　　E. 高糖类、高蛋白、甜腻、低盐低脂饮食

58. 痹症的发生多由于哪些外邪所致（　　　）

    A. 正气不足　　B. 风　　　　　C. 寒　　　　　D. 湿　　　　　E. 热

59. 胃痛的常见并发症有（　　　）

    A. 呕吐　　　　B. 反胃　　　　C. 吐血　　　　D. 便血　　　　E. 吐酸

60. 胃痛临证时，常需要鉴别的病症是（　　　）

    A. 胁痛　　　　B. 腹痛　　　　C. 痞满　　　　D. 胆胀　　　　E. 真心痛

61. 胃痛的辨证要点有（　　　）

    A. 辨表里　　　B. 辨寒热　　　C. 辨虚实　　　D. 辨兼夹　　　E. 辨在气在血

62. 实证的胃痛证候类型有（　　　）

    A. 寒邪客胃　　B. 饮食停滞　　C. 肝气犯胃　　D. 肝胃郁热　　E. 瘀血阻滞

63. 虚证的胃痛证候类型有（　　　）

    A. 脾胃虚寒　　B. 胃阴亏虚　　C. 肝气犯胃　　D. 肝胃郁热　　E. 瘀阻胃络

64. 胃痛的病因有（　　　）

    A. 脾胃虚弱　　B. 情志失调　　C. 饮食不节　　D. 外邪犯胃　　E. 胃脘气机郁滞

65. 胃痛肝气犯胃的特点有（　　　）

    A. 胃脘胀闷　　B. 大便溏薄　　C. 烦则痛甚　　D. 舌苔厚腻　　E. 嗳气、矢气则舒

66. 下列胃痛的各证型的中药汤剂宜温服的有哪些（　　　）

    A. 饮食停滞　　B. 肝气犯胃　　C. 肝胃郁热　　D. 瘀血阻滞　　E. 胃阴亏虚

67. 治疗瘀血阻滞型胃痛的代表方剂有（　　　）

    A. 失笑散　　　B. 丹参饮　　　C. 少腹逐瘀汤　D. 血府逐瘀汤　E. 柴胡疏肝散

68. 实证的胃痛治法有（　　　）

    A. 温胃散寒，行气止痛　　　　　　　　　B. 消食导滞，和胃止痛

    C. 疏肝解郁，理气止痛　　　　　　　　　D. 疏肝泄热，和胃止痛

    E. 化瘀通络，和胃止痛

69. 黄疸的病位在（　　　）

    A. 脾　　　　　B. 胃　　　　　C. 肝　　　　　D. 胆　　　　　E. 胰

70. 黄疸的病理表现有哪两端（　　　）

    A. 湿热　　　　B. 寒湿　　　　C. 湿滞　　　　D. 寒凝　　　　E. 痰滞

71. 黄疸的治疗方法主要是（　　　）

    A. 发汗　　　　B. 攻下　　　　C. 理气　　　　D. 利小便　　　E. 化湿邪

72. 黄疸根据其病机特点和临床表现，又分为（　　　）

    A. 急黄　　　　B. 酒黄　　　　C. 萎黄　　　　D. 阴黄　　　　E. 阳黄

73. 黄疸热重于湿证的特点为（　　　）

    A. 黄疸鲜明　　B. 发热口渴　　C. 腹部胀满　　D. 大便秘结　　E. 舌苔厚腻微黄

74. 阳黄的分型包括（　　　）

    A. 肝脾不调　　B. 热重于湿　　C. 湿重于热　　D. 脾虚血亏　　E. 寒湿阻遏

75. 黄疸的病因有（　　　）
　　A. 饮食不节　　　　　　　　B. 脾胃虚寒　　　　　　　C. 病后续发
　　D. 外感湿热疫毒　　　　　　E. 砂石、虫体阻滞胆道

76. 黄疸的基本病机是（　　　）
　　A. 胆汁外溢　　　　　　　　B. 饮食不节　　　　　　　C. 湿邪困遏脾胃
　　D. 肝胆疏泄失常　　　　　　E. 砂石、虫体阻滞胆道

77. 黄疸病下列证型中药汤剂宜热服的有哪些（　　　）
　　A. 急黄　　　　　　　　　　B. 阳黄热重于湿　　　　　C. 阳黄湿重于热
　　D. 阴黄寒湿阻遏　　　　　　E. 阴黄脾虚湿滞

78. 下列属于急黄的特点有（　　　）
　　A. 舌质红绛　　　　　　　　B. 高热烦渴　　　　　　　C. 神昏谵语
　　D. 肌肤出现瘀斑　　　　　　E. 发病急骤，黄疸迅速加深

79. 胁痛之病主要责之于（　　　）
　　A. 肺　　　　B. 肝　　　　C. 脾　　　　D. 胆　　　　E. 大肠

80. 胁痛主要与下列哪些脏器有关（　　　）
　　A. 肝　　　　B. 胆　　　　C. 肾　　　　D. 脾　　　　E. 胃

81. 胁痛的病理因素包括（　　　）
　　A. 气滞　　　　B. 湿热　　　　C. 血瘀　　　　D. 饮食不节　　　　E. 外感寒邪

82. 胁痛的病理变化可以归结为（　　　）
　　A. 不通则痛　　B. 久痛不通　　C. 不荣则痛　　D. 瘀血内生　　E. 郁滞不通

83. 瘀血阻络证胁痛的表现为（　　　）
　　A. 痛处拒按　　B. 胁肋胀痛　　C. 痛有定处　　D. 舌质紫暗　　E. 脉象沉涩

84. 下列属于胁痛的病因是（　　　）
　　A. 外感湿热　　B. 饮食不节　　C. 疮毒内犯　　D. 劳欲久病　　E. 情志不遂

85. 以下哪些不是胁痛的基本病机（　　　）
　　A. 气滞血瘀　　B. 肝气郁滞　　C. 湿热内蕴　　D. 肝络失养　　E. 肝胃不和

86. 在护理胁痛患者时，能帮助其缓解疼痛的措施是（　　　）
　　A. 药熨法　　　　　　　　　B. 按摩疗法　　　　　　　C. 多运动
　　D. 耳穴压豆　　　　　　　　E. 指导患者使用放松术

87. 胁痛若见高热寒战、上腹剧痛、腹肌紧张、板状腹、呕吐、便秘等症，提示可能有哪些并发症（　　　）
　　A. 穿孔　　　　　　　　　　B. 肠梗阻　　　　　　　　C. 消化道出血
　　D. 反流性食道炎　　　　　　E. 胆囊、胆道急性化脓

88. 肝胆湿热型胁痛的辨证要点是（　　　）
　　A. 小便黄赤　　　　　　　　　　　B. 胁肋胀痛或灼痛
　　C. 触痛明显而拒按　　　　　　　　D. 舌质红，苔黄腻，脉弦滑数
　　E. 常有胸闷纳呆，恶心呕吐

89. 积聚可由下列哪些病转归（　　　）

    A. 胁痛　　　　B. 黄疸　　　　C. 胃痛　　　　D. 呕吐　　　　E. 腹痛

90. 积聚病情演变中，常见病证有（　　　）

    A. 黄疸　　　　B. 臌胀　　　　C. 出血　　　　D. 腰痛　　　　E. 以上答案都不是

91. 积聚的病理因素有（　　　）

    A. 寒邪　　　　B. 痰浊　　　　C. 虫积　　　　D. 湿热　　　　E. 食滞

92. 积病的临床特点是（　　　）

    A. 属于脏病　　B. 痛有定处　　C. 推之不移　　D. 病程较短　　E. 多属血分

93. 聚病的临床特点是（　　　）

    A. 属于腑病　　B. 痛有定处　　C. 推之能移　　D. 多属气分　　E. 病在血分

94. 聚证食滞痰阻的特点有（　　　）

    A. 纳呆　　　　　　　　B. 腹胀或痛　　　　　　　C. 神疲乏力

    D. 按之胀痛更甚　　　　E. 苔腻，脉弦滑

95. 积聚病情观察有（　　　）

    A. 腹痛性质　　　　　　B. 有无包块　　　　　　　C. 腹肌紧张度

    D. 腹胀、腹痛的部位　　E. 以上都不是

96. 积聚的病因有（　　　）

    A. 情志失调　　　　　　B. 饮食所伤　　　　　　　C. 感受寒湿

    D. 黄疸胁痛病后　　　　E. 久泻久痢之后

97. 积证正虚瘀结证特点有（　　　）

    A. 面色萎黄或黧黑　　　B. 脉细数或弦细　　　　　C. 疼痛逐渐加剧

    D. 攻窜胀通，脘胁胀闷不适　　E. 舌质淡紫或光剥无苔

98. 关于积聚情志护理下列哪些正确（　　　）

    A. 对因疏导　　B. 神情抑郁者以喜疗为主　　C. 多眠懒言者可选节奏明快的音乐

    D. 心情烦躁焦虑者可选听徐缓的乐曲　　E. 以上都不是

99. 水肿患者药熨可选择穴位有（　　　）

    A. 脾俞　　　　B. 肾俞　　　　C. 三阴交　　　D. 命门　　　　E. 委中

100. 水肿患者适宜的护理技术有（　　　）

    A. 熏蒸　　　　B. 药熨　　　　C. 穴位按摩　　D. 贴敷　　　　E. 耳穴压豆

101. 水肿的病因有（　　　）

    A. 风邪侵袭　　B. 疮毒内犯　　C. 外感水湿　　D. 饮食不节　　E. 禀赋不足

102. 水肿患者中阳水包括的证型有（　　　）

    A. 风水相搏　　B. 湿毒浸淫　　C. 水湿浸渍　　D. 湿热壅盛　　E. 脾阳虚衰

103. 水肿患者中阴水包括的证型有（　　　）

    A. 风水相搏　　B. 肾阳衰微　　C. 瘀水互结　　D. 湿热壅盛　　E. 脾阳虚衰

104. 水肿患者的病情观察包括（　　　）

A. 注意每日尿量的变化，记录 24 小时出入量

B. 定期测量血压和体重，如有腹水，定时测量腹围

C. 观察有无心悸、喘促、呕恶、尿闭等，若出现立即报告医生，及时处理

D. 监测空腹、餐后血糖、糖化血红蛋白

E. 观察患者视力、皮肤和全身情况

105. 水肿患者的饮食护理包括（　　　）

A. 以清淡、易消化、富营养、低盐或无盐为原则

B. 宜食有利尿作用的食物，忌辛辣肥甘之物，尤忌发物，如海腥、鱼虾、鹅肉等，防水肿复发

C. 如患者血浆蛋白低下，肾功能正常，给予高蛋白饮食；如肾功能明显减退，给予低蛋白饮食

D. 每日给的食盐量根据水肿程度而定。尿闭者限制钠盐和钾的摄入

E. 进水量根据小便量定。一般以前一天的小便量加上 500ml，如伴有高热、呕吐或腹泻可酌情增加

106. 水肿患者的用药护理包括（　　　）

A. 风水相搏型患者中药宜武火快煎，宜热服，服后盖被助发汗，取微汗，汗出后及时处理

B. 湿热壅盛患者汤剂宜饭前温服，防呕吐

C. 脾阳虚衰型患者汤药浓煎，饭前温服

D. 使用利尿剂时要注意药量、方法、时间的准确，并观察用药后的反应

E. 用药期间记录 24 小时尿量，观察水肿有无消退

107. 水肿患者的健康指导有（　　　）

A. 生活起居有规律，劳逸结合，多户外活动，呼吸新鲜空气，多晒太阳，加强锻炼，可选用太极拳、八段锦、快走等运动方式，增强御邪能力

B. 恢复期注意定期复查肾功能、电解质，发现异常变化及时就医

C. 加强饮食调摄，限制水钠摄入，饮食清淡，忌食海鱼、虾、蟹辛辣刺激食物

D. 及时增减衣服，注意冷暖调摄，切忌贪凉，避免汗出当风

E. 掌握饮食疗法，合理安排每日膳食。掌握血糖和尿糖的自测方法

108. 水肿患者的生活起居护理包括（　　　）

A. 病室整洁舒适、空气清新、温暖干燥，调摄寒温，避免外邪，加强病室消毒，用醋或者中西药消毒剂熏蒸或喷洒，防止交叉感染

B. 助其取舒适体位，水肿严重者半卧位，下肢适当抬高。轻型或恢复期患者根据体力情况适当运动，不宜劳累

C. 做好皮肤护理

D. 根据患者情况选择合理的运动疗法，安排在饭后 1 小时左右，时间以半小时为宜

E. 及时增减衣被，预防感冒

109. 癃闭的病因有（   ）

    A. 外邪侵袭   B. 饮食不节   C. 情志内伤   D. 瘀浊内停   E. 体虚久病

110. 癃闭的辨证分型有哪些（   ）

    A. 膀胱湿热   B. 肺热壅盛   C. 肝郁气滞   D. 脾气不升   E. 肾阳衰惫

111. 癃闭的患者中药汤剂宜凉服的有（   ）

    A. 膀胱湿热   B. 肺热壅盛   C. 肝郁气滞   D. 脾气不升   E. 肾阳衰惫

112. 癃闭的患者中药汤剂宜温服的有（   ）

    A. 膀胱湿热   B. 肺热壅盛   C. 肝郁气滞   D. 脾气不升   E. 肾阳衰惫

113. 病室宜温暖向阳，慎避风寒的有（   ）

    A. 膀胱湿热   B. 肺热壅盛   C. 肝郁气滞   D. 脾气不升   E. 肾阳衰惫

114. 癃闭患者适宜的中医技术有（   ）

    A. 贴敷   B. 耳穴压豆   C. 穴位注射   D. 药熨   E. 针灸

115. 癃闭患者的饮食护理正确的有（   ）

    A. 以清淡、富营养、易消化为原则，忌辛辣肥甘助火生湿之品，如火锅、肥肉等

    B. 有尿不得解者根据 "量出为入" 的原则，控制饮水量

    C. 肝郁气滞型患者宜清淡有节制，选用疏肝理气之品，如佛手汤或香橼浆

    D. 肺热壅盛型患者饮食宜温补

    E. 急性发作前患者给予流质饮食或软食；恢复期可适当进补

116. 下列说法正确的有（   ）

    A. 膀胱湿热型患者小便点滴不畅，或尿量极少且短赤灼热

    B. 肝郁气滞型患者小便涓滴不通，或点滴不爽。咽干、烦渴欲饮，呼吸短促，或伴有咳嗽

    C. 肾阳衰惫型患者小便不通或点滴不爽，排出无力。面色苍白，神气怯弱，畏寒，腰膝冷、酸软无力

    D. 脾气不升型患者小腹坠胀，时欲小便但不得出，或量少不畅。神疲乏力，食欲不振，气短而语声低细

    E. 浊瘀阻塞型小便点滴而下，或尿如细线，甚至阻塞不通，小腹胀满疼痛

117. 癃闭患者的生活起居护理有（   ）

    A. 病室宜安静，温湿度适宜，通风良好

    B. 必要时给患者提供排尿环境，让患者在放松的环境下排尿

    C. 患者适当卧床休息，经常改变体位

    D. 保持外阴部清洁，每天用洁尔阴或温水清洗会阴部

    E. 给予留置导尿管时，严防感染

118. 关于癃闭的病情观察有（   ）

    A. 观察小便的性状、颜色及有无混浊

    B. 记录 24 小时排尿次数和尿量

C. 24 小时尿量少于 100 毫升并伴有全身严重症状者为危险征象，及时报告医生进行救护

D. 情志抑郁，多烦善怒，小便不通或者通而不畅，胁腹胀满为肝郁气滞型

E. 小腹坠胀，时欲小便但不得出，或量少不畅，神疲乏力，食欲不振，气短而语声低细为脾气不升型

119. 消渴的辨证分型可分为（　　　　）

A. 肺热津伤　B. 胃热炽盛　　C. 肾阴亏虚　　D. 湿毒浸淫　　E. 阴阳两虚

120. 消渴中属于下消的证型有（　　　　）

A. 肺热津伤　B. 胃热炽盛　　C. 肾阴亏虚　　D. 湿毒浸淫　　E. 阴阳两虚

121. 消渴患者饮食治疗三餐总热量的分配可以为（　　　　）

A. 1/5,2/5,2/5　　　　　　　B. 1/3,1/3,1/3　　　　　　　C. 1/7,2/7,2/7,2/7

D. 3/10,3/10,4/10　　　　　E. 2/10,3/10,5/10

122. 消渴患者的健康指导有（　　　　）

A. 调养情志，避免精神创伤和思想压力过大。注意卫生，保持皮肤干燥清洁，衣服柔软宽松

B. 掌握饮食疗法，合理安排每日膳食

C. 掌握血糖和尿糖的自测方法，掌握低血糖的表现和自救方法

D. 选择合理的运动方式和方法，坚持锻炼

E. 定期复查，随身带保健卡，以便发生低血糖时给予及时抢救

123. 消渴患者的生活起居护理有（　　　　）

A. 保持室内清洁，空气流通，温湿度适宜。肺热伤津和胃热炽盛患者病室宜干燥、凉爽，避免对流风

B. 保持口腔清洁，选用软毛牙刷，刷牙动作轻柔。饭前饭后用生理盐水或金银花甘草液漱口

C. 注意皮肤和会阴部清洁，清洗时用温水，选用中性洗剂，避免用力擦搓，避免烫伤。皮肤瘙痒者，勿用指甲搔抓。皮肤干燥者，用润肤霜。及时治疗疖、疡、甲沟炎等，避免激发感染

D. 合并末梢神经病患者，注意四肢末梢保暖，每天热水泡脚，检查双脚有无破损、烫伤、水泡等

E. 根据患者情况选择合理的运动疗法，安排在饭后 1 小时左右，时间以半小时为宜，以运动后心率在 120 次 / 分左右，不感疲劳为宜

124. 消渴患者病室宜干燥、凉爽，避免对流风的证型有（　　　　）

A. 肺热津伤　B. 胃热炽盛　　C. 肾阴亏虚　　D. 湿毒浸淫　　E. 阴阳两虚

125. 消渴患者需注意休息，减少活动，禁房事的证型有（　　　　）

A. 肺热津伤　B. 胃热炽盛　　C. 肾阴亏虚　　D. 湿毒浸淫　　E. 阴阳两虚

126. 消渴患者的病情观察包括（　　　）

A. 观察患者口渴程度，饮水量、进食量和尿的颜色、气味，记录 24 小时出入量；观察体重变化，每周测量 2 次

B. 监测空腹、餐后血糖、糖化血红蛋白，观察有无低血糖表现，如出现及时报告医生

C. 注意观察患者足部皮肤温度、感觉和触觉等的变化

D. 观察患者生命体征变化，视力、皮肤和全身情况；如出现头痛头晕、恶心呕吐、烦躁不安，皮肤潮红、口渴、心慌甚或出现嗜睡、呼吸深快、呼气有烂苹果气味等为酮症酸中毒征兆，立即报告医生配合抢救

E. 注意观察使用胰岛素有无过敏反应，若出现及时报告医生

127. 消渴患者饮食护理下列正确的有（　　　）

A. 肺热伤津型可选用鲜芦根、天花粉、麦冬、沙参等泡水代茶饮

B. 肝郁气滞型宜清淡有节制。选用疏肝理气之品，如佛手汤或香橼浆

C. 胃热炽盛型多食清热养阴生津的蔬菜，如苦瓜、菠菜、白菜、萝卜、黄鳝等，饥饿时予生花生米嚼食或新鲜叶类蔬菜充饥

D. 肾阴亏虚型宜多食补肾之品，如芡实、核桃、黑豆等。可用生地黄、枸杞子各 15 克煎水代茶饮，可食枸杞肉丝或桑葚粥

E. 阴阳两虚可选用猪胰 1 具，黄芪 100 克，煎水服食，每日 1 剂，10 天 1 疗程。可食虫草炖老鸭或枸杞羊肾粥

128. 消渴患者的用药护理有（　　　）

A. 口服降糖药严格按医嘱执行

B. 正确使用胰岛素

C. 中药汤剂宜饭后半小时偏温或偏凉服

D. 注意部分中药的特殊作用，如鹿角胶、阿胶宜烊化

E. 如服药后出现头晕、心慌、汗出、甚至神昏等，立即报告医生并配合抢救

129. 头痛常用的针刺按摩的穴位是（　　　）

A. 太阳穴　　　B. 风池穴　　　C. 合谷穴　　　D. 大椎穴　　　E. 外关

130. 风湿头痛的特点（　　　）

A. 头痛如裹　B. 肢体困重　　C. 纳呆胸闷　　D. 头痛而胀　　E. 头痛如裂

131. 外感头痛主要分类为（　　　）

A. 风寒头痛　B. 风湿头痛　　C. 风热头痛　　D. 肝阳头痛　　E. 肾虚头痛

132. 内伤头痛主要分类为（　　　）

A. 肝阳头痛　B. 肾虚头痛　　C. 血虚头痛　　D. 痰浊头痛　　E. 瘀血头痛

133. 下列选项与内伤头痛有关的是（　　　）

A. 情志失调　　　　　　B. 久病体虚　　　　　　C. 饮食不节

D. 摄生不当　　　　　　E. 外伤跌仆或久病入络

134. 以下头痛的用药护理阐述正确的是（　　）

　　A. 风寒头痛型中药汤剂宜武火快煎，热服

　　B. 风湿头痛型中药汤剂宜武火快煎，温服

　　C. 肾虚头痛型中药汤剂宜文火久煎，温服

　　D. 血虚头痛型中药汤剂宜文火久煎，温服

　　E. 瘀血头痛型中药汤剂宜文火久煎，温服

135. 风热头痛的特点有（　　）

　　A. 头痛而胀如裂　　　　　　B. 发热恶风，面红目赤　　　　　C. 口渴欲饮

　　D. 便秘溲黄　　　　　　　　E. 舌红苔黄，脉浮数

136. 眩晕的病因主要是（　　）

　　A. 肝阳上亢　　　　　　　　B. 气血亏虚　　　　　　　　　　C. 肾精不足

　　D. 痰湿中阻　　　　　　　　E. 瘀血阻窍

137. 内伤头痛的病机多与哪些脏腑有关（　　）

　　A. 心　　　　B. 肝　　　　C. 脾　　　　D. 肾　　　　E. 肺

138. 头痛患者饮食护理主要是（　　）

　　A. 宜清淡　　　B. 宜易消化　　　C. 高脂肪　　　D. 牛肉、羊肉　　E. 春笋

139. 下列与痹症的关节疼痛主要有关的是（　　）

　　A. 风邪　　　B. 寒邪　　　C. 湿邪　　　D. 热邪　　　E. 气血运行不畅

140. 痹症中风寒湿痹主要包括（　　）

　　A. 热痹　　　B. 行痹　　　C. 着痹　　　D. 痛痹　　　E. 湿痹

141. 痹症患者生活自理能力下降与下列有关的是（　　）

　　A. 关节酸痛　　B. 肢体疼痛　　C. 关节畸形　　D. 活动困难　　E. 痹症久治不愈

142. 痹症的病因外因是（　　）

　　A. 热邪　　　B. 暑热　　　C. 风寒热邪　　　D. 风寒湿邪　　　E. 风湿热邪

143. 患者，男，53岁，关节紧痛不移，舌质淡红，苔白而薄腻，脉弦紧；诊断为痛痹，其主要症候表现有（　　）

　　A. 肢体遇寒则痛增　　　　　B. 肢体得热则痛减　　　　　　C. 关节屈伸不利

　　D. 关节活动自如　　　　　　E. 局部皮肤不红触之不热

144. 风湿性关节炎、类风湿性关节炎等主要症状是（　　）

　　A. 屈伸不利　　　　　　　　B. 头痛　　　　　　　　　　C. 半身不遂

　　D. 头昏、视物模糊　　　　　E. 肌肉、筋骨关节发生酸痛、麻木

145. 下列属于痹症的病因病机的是（　　）

　　A. 久居湿地、严寒冻伤　　　B. 久居炎热潮湿之地　　　C. 饮食不节，用药不当

　　D. 外伤跌仆　　　　　　　　E. 年老久病

146. 痹症风寒湿痹中的痛痹主要症状是（　　）

　　A. 肢体关节疼痛较剧　　　　B. 痛有定处，得热痛减，遇寒痛增

C. 关节不可屈伸   D. 局部皮色不红，触之不热

E. 舌苔薄白，脉弦紧

147. 以下关于行痹的护理正确的是（　　　）

A. 患者宜居住在温暖、向阳、通风的病室

B. 服中药时可用黄酒为引，以助药力

C. 寒冷季节和阴雨潮湿天气不宜户外活动

D. 急性期疼痛剧烈者需卧床休息；病情稳定后鼓励进行肢体活动锻炼

E. 常食用温中祛风食品，如豆豉、丝瓜

二、名词解释

1. 感冒

2. 喘证

3. 喘脱

4. 内伤咳嗽

5. 肺胀

6. 胸痹

7. 真心痛

8. 眩晕

9. 中风

10. 中经络

11. 中脏腑

12. 胃痛

13. 黄疸

14. 急黄

15. 胁痛

16. 积聚

17. 水肿

18. 癃闭

19. 消渴

20. 头痛

21. 风寒头痛

22. 瘀血头痛

23. 痹症

三、简答题

1. 感冒的病因病机是什么？

2. 简述感冒的健康指导。

3. 喘证的病因病机是什么？

4. 喘证用药护理的注意事项有哪些？

5. 简述肺胀形成的病因病机。

6. 简述肺胀的辨证要点。

7. 简述肺胀的健康指导。

8. 简述胸痹患者的健康指导。

9. 简述胸痹的病因病机。

10. 简述眩晕的病因病机。

11. 简述眩晕的健康指导。

12. 简述中风患者的主要护理措施。

13. 如何鉴别中风的中脏腑与中经络？

14. 简述中风的病因病机。

15. 胃痛发作时可采用哪些中医护理技术来减轻疼痛？

16. 简述胃痛的健康指导。

17. 简述黄疸的饮食护理。

18. 简述阳黄与阴黄的鉴别要点。

19. 简述胁痛的用药护理。

20. 简述中医护理技术在胁痛的运用。

21. 积聚的生活起居护理有哪些？

22. 试述积聚的病因和主要病机。

23. 简述水肿患者的生活起居护理。

24. 简述水肿患者的用药护理。

25. 简述癃闭患者的健康指导。

26. 简述癃闭患者的生活起居护理。

27. 简述消渴患者的生活起居护理。

28. 简述消渴患者的健康指导。

29. 如何辨证外感头痛和内伤头痛。

30. 简述头痛患者的护理措施。

31. 简述痹症患者的健康教育。

32. 简述痹症患者的护治原则。

选择题参考答案

A型题：

1.A   2.D   3.D   4.E   5.C   6.A   7.C   8.B   9.C   10.D   11.D

12.E   13.B   14.E   15.A   16.B   17.C   18.A   19.D   20.E   21.E   22.C

23.E   24.C   25.D   26.D   27.D   28.E   29.C   30.E   31.E   32.A   33.B

34.A   35.B   36.D   37.B   38.D   39.B   40.A   41.E   42.E   43.D   44.D

45.B   46.D   47.A   48.E   49.E   50.B   51.E   52.A   53.B   54.A   55.A

56.A   57.D   58.B   59.E   60.C   61.B   62.B   63.D   64.C   65.E   66.B

67.C   68.D   69.C   70.A   71.D   72.E   73.E   74.E   75.A   76.A   77.C

78.A   79.C   80.D   81.A   82.D   83.D   84.D   85.D   86.B   87.D   88.C

89.D   90.A   91.C   92.E   93.B   94.E   95.A   96.D   97.E   98.C   99.A

100.D   101.A   102.C   103.E   104.D   105.D   106.C   107.E   108.E   109.A   110.B

111.A   112.B   113.A   114.E   115.C   116.B   117.D   118.B   119.C   120.B   121.A

122.B   123.A   124.B   125.C   126.D   127.C   128.B   129.A   130.E   131.A   132.A

133.B   134.C   135.D   136.D   137.E   138.B   139.A   140.D   141.B   142.B   143.C

144.A   145.D   146.A   147.C   148.B   149.B

X型题：

1.CE   2.ABE   3.BCDE   4.ABCE   5.ABC   6.AC   7.AD

8.ACDE   9.ABCDE   10.ABCDE   11.ABCE   12.ABCD   13.ABCD   14.ACDE

15.BC   16.ABCE   17.ABCDE   18.ABCE   19.ABCE   20.ACDE   21.ABCDE

22.CDE   23.ACD   24.ABCDE   25.ABCE   26.ABCD   27.BC   28.DE

29.BCDE   30.ABCDE   31.ABCE   32.ABCDE   33.ACD   34.ABCDE   35.ABCDE

36.ABC   37.ABC   38.ABD   39.ABCDE   40.ABCDE   41.BCE   42.CD

43.ABCDE   44.BE   45.AD   46.ABCDE   47.ABCDE   48.ABCDE   49.ABCDE

50.AB   51.ABCD   52.ABCDE   53.ABCDE   54.ABE   55.BCDE   56.ABDE

57.ABCD   58.BCDE   59.ABCDE   60.ABE   61.BCDE   62.ABCDE   63.AB

64.ABCD   65.ACE   66.ABD   67.AB   68.ABCDE   69.ABCD   70.AB

71.DE   72.DE   73.ABCD   74.BC   75.ABCDE   76.ACD   77.DE

78.ABCDE   79.BD   80.ABCDE   81.ABC   82.AC   83.ACDE   84.ABDE

85.ABCD   86.ABDE   87.AE   88.ABCDE   89.AB   90.ABC   91.ABCDE

92.ABCE   93.ACD   94.ABDE   95.ABCD   96.ABCDE   97.ABCE   98.ABCD

99.ABCDE   100.ABCDE   101.ABCDE   102.ABCD   103.BCE   104.ABC   105.ABCDE

106.ABCDE   107.ABCD   108.ABCE   109.ABCDE   110.ABCDE   111.ABC   112.DE

113.DE   114.ABCDE   115.ABCE   116.ACDE   117.ABCDE   118.ABCDE   119.ABCE

120.CE   121.ABC   122.ABCDE   123.ABCDE   124.AB   125.CE   126.ABCDE

127.ACDE   128.ABCDE   129.ABCDE   130.ABC   131.ABC   132.ABCDE   133.ABCDE

134.ABCDE   135.ABCDE   136.ABCDE   137.BCD   138.AB   139.ABCDE   140.BCD

141.BCDE   142.DE   143.ABCE   144.AE   145.ABCDE   146.ABCDE   147.ABCDE

第十四章　外科疾病护理

第一节　丹毒

丹毒是皮肤突然片状发红，色如涂丹的急性感染疾病。根据发病部位的不同而有不同名称，发于头面者称为"抱头火丹""大头瘟"，发于胸腹者称之为"内发火丹"，发于下肢者称之为"流火"，发于小儿者称之为"赤游风"。全年均可发病，但常见于春秋两季。

一、病因病机

血热内蕴，外受火毒，热毒搏结，郁于肌肤；皮肤黏膜破损毒邪乘隙侵入；湿邪郁蒸血分而反复发作，缠绵难愈。发于头面者挟有风热，发于胸腹者挟有肝脾郁火，发于下肢者挟有湿热，发于新生儿则多由胎热火毒所致。

二、辨证论治

丹毒主要分风热毒蕴、湿热毒蕴、毒邪内攻3型：风热毒蕴型治法宜散风清热解毒，代表方普济消毒饮加减；湿热毒蕴型治法宜清热利湿解毒，代表方草薢渗湿汤合五神汤加减；毒邪内攻型治法宜凉血解毒，清营开窍，代表方清瘟败毒饮。

三、辨证施护

丹毒的辨证施护见表14-1。

表14-1　丹毒的辨证施护

项目	风热毒蕴	湿热毒蕴	毒邪内攻
病情观察	多发于头面部,皮肤焮红灼热,肿胀疼痛	多发于下肢,局部红赤肿胀、灼热疼痛，甚至结毒化脓或皮肤坏死	红斑迅速发展蔓延,如燎原之势扩散
	伴恶寒发热，眼胞肿胀难睁	伴发热	伴壮热神昏,烦躁谵语,头痛剧烈
	舌淡红，苔薄黄，脉浮数	舌红、苔黄腻，脉滑数	舌红绛，苔黄，脉洪数
起居护理	室内宜稍偏凉爽，定时开窗通风，但避免直接吹风；每日空气消毒，可用食醋熏蒸或紫外线灯照射。对感受疫疠时邪者，做好消毒隔离工作		
饮食护理	宜食凉润之品，多饮水，多食蔬菜、水果	宜食清热祛湿食品，如山药粥、黄芪粥等	宜食清热解毒食品，如西瓜、绿豆汤等
	宜食清淡、含丰富维生素、易消化的食物，忌烟酒、辛辣、油煎肥厚之品		

项目	风热毒蕴	湿热毒蕴	毒邪内攻
用药护理	汤剂宜温凉服		汤剂宜凉服
情志护理	多安慰患者，解释疾病的发生、转归，使其能树立治疗的信心，积极配合治疗		
护理技术	1. 按摩：取印堂、百会、太阳等穴，适用于头痛者 2. 艾灸：取合谷、曲池、大椎穴，适用于无汗或汗出不畅者 3. 刮痧：颈部、两侧夹脊、背部胸肋处、上肢肘窝、下肢腘窝等处，适用于湿热头身困重者 4. 中药外敷：消炎散、如意金黄散 5. 其他：温水擦浴、醇浴、冰敷等，适用于高热者		

四、健康指导

1. 多食蔬菜、水果，忌食助热生火食品，如辛辣、油腻之发物。

2. 积极预防和治疗足癣，预防小腿丹毒；避免和纠正挖鼻的习惯，以预防面部丹毒。流火患者应抬高患肢 30° ~ 40°。若有皮肤黏膜破损应及时治疗，以免感染。

3. 卧床休息，多饮开水，床边隔离。

4. 在全身和局部症状消失后，尚须继续用药数日，不宜过早停药，以防复发。丹毒痊愈后，应保护原发部位，防止意外撞伤、虫叮、蚊咬或用力搔抓。

第二节　蛇串疮

蛇串疮是一种皮肤上出现成簇水疱，沿身体一侧呈带状分布的急性疱疹性皮肤病。因皮损分布状如蛇行，故名蛇串疮；由于大多数患者皮损缠腰而发，故又名缠腰火丹。

一、病因病机

情志内伤，肝气郁结，久而化火生毒，肝经火毒循经外发而成；或饮食不洁，脾失健运，湿热内生，外溢肌肤，感受外邪，搏结化毒而发；或年老体弱者，湿热蕴蒸，壅阻肌肤，经络失疏，致使湿热毒蕴，气滞血瘀。

二、辨证论治

蛇串疮主要分肝胆湿热、脾虚湿蕴、气滞血瘀 3 型：肝胆湿热型治法宜清利湿热、解毒止痛，代表方龙胆泻肝汤加减；脾虚湿蕴型治法宜健脾化湿、解毒止痛，代表方除湿胃苓汤加减；气滞血瘀型治法宜行气化瘀止痛、佐以解毒，代表方活血散瘀汤加减。

三、辨证施护

蛇串疮辨证施护见表 14-2。

表14-2 蛇串疮的辨证施护

项目	肝胆湿热	脾虚湿蕴	气滞血瘀
病情观察	皮肤鲜红,疱壁紧张,灼热刺痛	皮损颜色较淡,疱壁松弛,疼痛轻	皮损大部分消退,疼痛不止或隐痛绵绵
	口苦咽干，急躁易怒	口不渴，纳差或食后腹胀	心烦，夜寐不宁
	舌红，苔黄或黄腻，脉弦滑数	舌淡，苔白或白腻，脉沉缓或滑	舌紫暗，苔白，脉细涩
起居护理	室内温度宜偏凉爽	避免潮湿	室内温度宜偏温暖
	室内定时开窗通风,但避免直接吹风		
饮食护理	多食西瓜、冬瓜、菠萝等清肝胆之火食品	宜健脾、祛湿食品，如山药粥、黄芪粥、红枣、牛奶等	宜清热解毒，行气通络之品，如丝瓜汤、陈皮等
	宜食清淡、含丰富维生素、易消化的食物，忌烟酒		
用药护理	汤剂宜温凉服	汤剂宜温服	
情志护理	多安慰患者，解释疾病的发生、转归，使其能树立治疗的信心，积极配合治疗		
护理技术	1. 中药外敷：雄黄解毒散水调外敷，适用于水疱者用；新鲜马齿苋捣烂外用；轻度糜烂者用祛湿散，植物油调用 2. 其他：艾灸阿是穴，红肿处及簇集水疱群的周围皮肤刺络拔罐等		

四、健康指导

1. 保持皮肤清洁干燥，治疗期间尽量避免淋浴。衣着宜宽松、柔软，使用纯棉用品，避免对局部摩擦，气温高时可暴露患处。

2. 保持良好的情绪，疼痛时可听音乐，做深呼吸，协助患者采用保护性体位以减轻疼痛。

3. 调节饮食，禁食肥甘厚味及鱼腥海味之物，禁烟酒，保持大便通畅。

第三节 白疕

白疕是一种皮损状如松皮，形如疹疕，搔起白皮的慢性炎症性皮肤病，亦称"疕风"。以浸润性红斑，上覆以多层银白色糠秕状鳞屑，刮去鳞屑有薄膜现象和点状出血为临床特征。

一、病因病机

初起多由风、湿、热、火毒之邪侵袭肌肤，导致营卫不和、气血不调郁于肌肤而发，或因湿热蕴结、内不得利导、外不得宣泄阻于肌表而发，或因久病、气血耗伤、肌肤失养而成；或情志郁结、气机壅滞、郁久化火、火毒蕴伏于营血，窜流肌表而成或气滞血瘀、肌肤失养所致；或饮食不节、过食辛辣动风之物，使脾胃不和、气机不畅、湿热内蕴、外透皮肤而发。

二、辨证论治

白疕主要分血热内蕴、气滞血瘀、湿热蕴阻、火毒炽盛、血虚风燥 5 型。血热内蕴型治法宜疏风清热、凉血止痒，代表方消风散合犀角地黄汤加减；气滞血瘀型治法宜活血化瘀、养血润燥，代表方桃红四物汤加减；湿热蕴阻型治法宜清热利湿，代表方萆薢渗湿汤加减；火毒炽盛型治法宜清热解毒凉血，代表方黄连解毒汤合五味消毒饮加减；血虚风燥型治法宜滋阴润燥、养血祛风，代表方养血润肤汤加减。

三、辨证施护

白疕的辨证施护见表 14-3。

表14-3　白疕的辨证施护

项目	血热内蕴	气滞血瘀	湿热蕴阻	火毒炽盛	血虚风燥
病情观察	皮损逐渐增多,色鲜红,鳞屑增多,局部瘙痒	皮疹暗红,或有色素沉着,鳞屑较多,或呈蛎壳状	皮疹瘙痒,搔抓后有渗水,皮损糜烂、浸渍	全身皮肤红斑满布或呈紫暗红色,大量脱皮,皮肤灼热,或密布散在小脓疱	皮损颜色淡红,无皮疹扩大,又无新疹发生,皮肤干燥,鳞屑多,开裂、疼痛、瘙痒
	伴怕热,大便干结,小便黄赤	或伴关节屈伸不利	伴胸闷纳呆,神疲乏力	伴壮热口渴,大便秘结,小便黄赤	或伴头晕眼花
	舌质红,苔薄白或黄,脉数	舌质紫暗,脉沉涩	舌红,苔黄腻,脉濡滑	舌质红绛,舌苔少或微黄,脉弦滑数或洪大	舌质淡,舌苔薄白,脉细
起居护理	室内宜偏凉爽	室内宜偏温暖	室内宜通风凉爽,避免潮湿	室内宜通风、凉爽	室内宜稍偏温暖,湿润
饮食护理	宜食凉润之品,多饮水,多食蔬菜、水果	宜食行气通络之品,如丝瓜汤、陈皮等	宜食祛湿食品,如山药粥、黄芪粥、红枣等	宜食西瓜、薏苡粥、绿豆汤等清热解暑之品	宜食滋阴清补之品,忌温补之品
	宜食清淡、含丰富维生素、易消化的食物,忌烟酒、辛辣、海腥发物、油煎肥厚食品				
用药护理	汤剂宜凉服	汤剂宜温服	汤剂宜温凉服		汤剂宜温服
情志护理	安慰患者,解释疾病的发生、转归,使其能树立治疗的信心,积极配合治疗				
护理技术	1. 耳穴贴压：取神门、脾、肺、皮质下、内分泌、交感，每日 1 次，两耳交替，10 次为 1 疗程 2. 药浴：不适用于脓疱型银屑病				

四、健康指导

1. 饮食宜清淡，不宜食鱼类、牛羊肉及辣椒等食物，不宜饮酒。
2. 保持充足睡眠，解除思想顾虑，避免精神创伤。
3. 避免上呼吸道感染，治疗感染病灶。避免理化和药物刺激，禁用热水烫洗皮肤，防外伤和滥用药物。

第四节　胰瘅

胰瘅是因酗酒或暴食，或情志刺激，或继发于胆石、蛔厥等病之后，湿热邪毒壅积于胰所致，以急起上腹剧痛，伴恶心呕吐，发热，尿、血淀粉酶增高为主要表现的疾病。

一、病因病机

胰属于脾，与胃相表里，有津管与胆、肠连通。在饮食不节、情志不畅、蛔虫内扰、外感风寒等因素的作用下，以致肝脾不和，温热蕴结，气机升降失司，肝郁气滞，中焦宣泄不和，腑气升降失常而出现腹痛、呕吐、身目悉黄。肝胆脾胃功能紊乱，气机升降失调为本病病机特点。如病情发展，热毒内陷，伤阴损阳，正虚邪陷，还可发生虚脱。

二、辨证论治

胰瘅主要分肝郁气滞、脾胃实热、肝脾湿热、正虚邪陷四型：肝郁气滞型治法宜疏肝理气、和胃通里，代表方清胰汤加减；脾胃实热型治法宜通里攻下、泄热导滞，代表方复方大柴胡汤合清胰汤加减；肝脾湿热型治法宜清热利湿、通腑泄热，代表方枳实导滞丸合茵陈蒿汤加减；正虚邪陷型治法宜回阳救逆化瘀止痛，代表方附子理中汤合膈下逐瘀汤加减。

三、辨证施护

胰瘅的辨证施护见表14-4。

表14-4　胰瘅的辨证施护

项目	肝郁气滞	脾胃实热	肝脾湿热	正虚邪陷
病情观察	上腹或近两胁处胀痛、窜痛，持续不断、阵发性加剧、按之痛甚	上腹或全腹疼痛剧烈，拒按，稍按即痛如刀割，腹胀难忍、可见腹大硬满	上腹或左右上腹疼痛，绞痛、窜痛或牵引肩背,脘腹胀满拒按	上腹剧痛、拒按，压痛、反跳痛、肌紧张
	恶心呕吐或轻度发热	恶心、呕吐、发热口渴	恶心呕吐、口苦口干	发热不退,汗多肢凉,面色苍白,唇爪青紫
	大便不畅	大便秘结、小便短黄	身目发黄、尿色黄、大便秘结或不畅	大便干结、小便短少
	舌质淡红、苔薄白，脉弦紧	舌质红、苔黄厚或燥、脉弦数或洪数	舌红、苔黄、脉弦滑数	舌红、苔黄、脉沉细数或微细欲绝

项目	肝郁气滞	脾胃实热	肝脾湿热	正虚邪陷
起居护理	室内温湿度适宜		室内偏凉爽、干燥	室内宜偏暖
	病室内安静，定时开窗通风，保持空气新鲜，卧床休息，取舒适体位			
饮食护理	恢复期宜食芹菜、西红柿、萝卜、柚子等疏肝理气之品	恢复期宜食冬瓜、薏米、麦冬等清热化湿之品,忌海鲜	恢复期宜食山药粥、黄芪粥、红枣等健脾除湿食品	恢复期宜食补益气血之品如红枣桂圆粥等
	一般需禁食，恢复期饮食清淡、规律、忌暴饮暴食，忌高脂肪、忌烟酒			
用药护理	汤剂宜温服	汤剂宜温凉服	汤剂宜凉服	汤剂宜温服
情志护理	耐心解答患者问题，讲解有关疾病的治疗和康复的健康知识，消除紧张、恐惧情绪，保持心情舒畅，以免情志内伤影响脾胃功能			
护理技术	1. 中药外敷：对腹痛、大便干结者，可用中药外敷腹部 2. 保留灌肠：适用于禁食或呕吐剧烈难以进药或服药后大便仍不解、顽固腹痛者。可用大柴胡汤加味、大承气汤加味，水煎去渣，高位保留灌肠 3. 推拿：腹部推拿本病之轻症，有一定疗效。具体手法:医者左手放于患者右胁下(肝区),右手放于左胁下（胰腺部位)，拇指朝胆管方向，同时按压腹壁。每次 5 分钟，每日 1 ~ 2 次 4. 其他：胃肠减压。起病 6 小时内，有恶心、欲吐而不吐者可涌吐			

四、健康指导

1. 饮食有节，避免暴饮暴食和油腻肥厚之物，戒烟酒。腹痛腹胀、呕吐严重者禁食。

2. 积极预防和治疗胆道疾病，如胆囊炎、胆结石、胆道蛔虫病等。尽量不用诱发本病的药物，如磺胺类、利尿剂及雌激素等药物。

3. 自我观察体温、腹痛、腹胀、呕吐等情况，出现异常及时就医。

第五节 痔

痔是直肠末端黏膜下和肛管皮下的静脉丛发生扩大、曲张所形成的柔软的静脉团，或肛管下端皮下血栓形成或增生的结缔组织，俗称痔疮。根据发病部位的不同，又分为内痔、外痔和混合痔，发生在肛门齿状线以上的为内痔;发生在齿状线以下的为外痔;两者同时发生的为混合痔。

一、病因病机

外受风、湿、燥、热之邪，均伤津液，津乏便秘，瘀血浊气阻于魄门；劳累过度、久坐久立、负重远行、气血暗耗、血行不畅或房劳过度、损伤阴精、筋脉交错、经络瘀阻不散；饮食过多、过饱或食用肥腻、炙煿、辛辣之品，容易生湿积热，湿热下注肛门，使肛门充血灼痛，引发痔疮;郁怒、忧伤，久郁化火，脏腑气机失调，生湿生热，湿热下注肛门;妇女孕育胎产,产时用力过度,魄门阴络纵横,血脉瘀滞或产后血虚津亏,肠燥便结,肛门努责;体内素有湿热,日久化燥,肠胃燥结,久则腑气不通,便秘难下,或日久泄泻,气机逆乱,气血不畅,阻于肛门脉络。

二、辨证论治

痔主要分风伤肠络、湿热下注、气滞血瘀、脾虚气陷4型。风伤肠络型治法宜清热凉血、祛风润燥,代表方凉血地黄汤加减;湿热下注型治法宜清热、利湿、止血,代表方脏连丸加减;气滞血瘀型治法宜行气活血、逐瘀通络,代表方止痛如神汤加减;脾虚气陷型治法宜补中益气、升阳举陷,代表方补中益气汤加减。

三、辨证施护

痔的辨证施护见表14-5。

表14-5 痔的辨证施护

项目	风伤肠络	湿热下注	气滞血瘀	脾虚气陷
病情观察	大便带血,滴血或喷射状出血,血色鲜红,伴口干、大便秘结或有瘙痒感	便血色鲜红,量较多,肛内肿物外脱,可自行回纳,肛门灼热,重坠不适,便干或溏,小便短赤	肛内肿物呈灰暗色,有血栓形成,肛内肿物脱出甚或嵌顿,肛管紧缩,坠胀疼痛,肛缘水肿,触痛明显	便血色鲜或淡,肛门松弛,内痔脱出不能自行回纳,需用手还纳,伴头晕、气短、面色少华,神疲自汗,纳少便溏
	舌红,苔薄黄,脉浮数	舌质红,苔黄腻,脉滑或弦数	舌暗红,苔白或黄,脉弦细涩	舌淡,边有齿痕,苔薄白,脉细弱
起居护理	室内宜凉爽	室内宜凉爽,避湿热环境	室内宜偏温	室温宜偏高,避劳累,多休息
	保持室内空气新鲜流通,环境安静整洁,湿温度适宜,注意休息;保持肛门清洁卫生,宜穿干净、柔软、宽松、透气性好的纯棉内裤,不宜穿化纤内裤,使用柔软手纸,以免局部摩擦引起疼痛不适;养成定时排便的习惯,保持大便通畅,不宜用力大便,便后中药坐浴;忌久坐、久站或久蹲			
饮食护理	多食雪梨、莲藕、甘蔗、百合、银耳、生花生、蜂蜜等清热化火之品	宜食清热、收敛、止血之品,可鲜菊花、蒲公英、金银花等煎汤代茶饮或食绿豆粥,忌助热生痰之品	饮食以活血祛瘀、润肠通便为主,可用桃仁粥、木耳粥等,少食生冷、寒凉的食物	饮食宜补中益气、健脾易消化和富含营养的食物如鱼肉、蛋类、山药、豆制品,多食黄芪鳝鱼粥、大枣乌鱼汤。忌生冷之品
	饮食规律,定时定量,宜食清淡易消化、荤素搭配合理、富含高纤维素食品,多吃蔬菜、水果,多饮开水,少食辛辣、香燥、海腥发物、刺激性食物及肥腻之品,如肥肉、公鸡、竹笋、鱼虾、辣椒、烟酒等			
用药护理		汤剂偏凉服		汤剂温热服

项目	风伤肠络	湿热下注	气滞血瘀	脾虚气陷
情志护理	保持情志舒畅、乐观开朗、多关心、安慰患者,消除因肛门坠胀疼痛而致的紧张、恐惧心理,解释疾病的发生、转归,使其树立治疗的信心,积极配合治疗			
护理技术	1. 耳穴贴压:可选取耳穴直肠、上屏尖、脑、肾、神门、膀胱等穴 2. 穴位按摩:可选取合谷、内关、关元、中极、气海、三阴交等穴 3. 中药坐浴:清热利湿的中药坐浴或熏洗 7 ~ 10 分钟 4. 清洁灌肠或中药保留灌肠:用于大便干结难解者 5. 艾灸:气滞血瘀可用艾条灸肛周止痛,脾虚气陷者可取百会等穴艾灸			

四、健康指导

1. 避风、防潮、防热,劳逸适度,常锻炼身体,避免久坐、久立或久蹲。常做提肛运动,早晚各一遍,每遍做 30 次。

2. 保持心情舒畅,解除顾虑,避免忧郁。饮食宜清淡,少食辛辣刺激食物。

3. 选择正确治疗便秘的方法,不可长期服泻药或长期灌肠,养成定时排便的习惯。保持肛门周围清洁,每日温水清洗,勤换内裤。

第六节　肛瘘

肛瘘是指直肠、肛管与周围皮肤相通所形成的瘘管。其特点是以局部反复流脓、疼痛、瘙痒为主要症状,并可触及或探及瘘管通向直肠。肛瘘多是肛周脓肿的后遗症,发病年龄不限,但以青壮年居多。肛瘘一般由原发性内口、瘘管和继发性外口3部分组成,也有仅具内口或外口者。内口为原发性,绝大多数在肛管齿线处的肛窦内;外口是继发的,在肛门周围皮肤上,常不止一个。临床上分为化脓性和结核性两类。

一、病因病机

肛周脓肿溃后,余毒未尽,蕴结不散,血行不畅,疮口不合,日久成漏;或虚劳久嗽,肺脾肾亏损,邪乘下位,郁久肉腐成脓,溃后成漏。

二、辨证论治

肛瘘主要分湿热下注、正虚邪恋、阴津亏损 3 型:湿热下注型治法宜清热利湿,代表方二妙丸合萆薢渗湿汤加减;正虚邪恋型治法宜托里透毒,代表方托里消毒散加减;阴津亏损型治法宜养阴清热,代表方青蒿鳖甲汤加减。

三、辨证施护

肛瘘的辨证施护见表 14-6。

表14-6 肛瘘的辨证施护

项目	湿热下注	正虚邪恋	阴液亏虚
病情观察	肛周流脓液,质稠厚,肛门胀痛,局部灼热,肛周有溃口,按之有索状物通向肛内	肛周流稀薄脓液、隐隐作痛并有溃口,外口时溃时愈,质较硬,外口皮色暗淡且多有索状物通向肛内,伴神疲乏力	脓水清稀,肛门外口凹陷,漏道潜行,肛周溃口,局部常无硬索状物扪及,伴潮热盗汗,心烦口干
	舌红,苔黄腻,脉弦数或滑数	舌淡,苔薄,脉濡	舌红,少苔,脉细数
起居护理	室内宜凉爽	室内宜温暖向阳	室温宜低,光线稍暗,盗汗及时擦干
	保持室内整洁、安静、空气新鲜、光线充足、通风良好。保持床单位清洁干燥。指导和帮助患者养成良好的生活习惯,定时排便,勿久蹲久坐,保持肛门清洁、干燥,便后坐浴。		
饮食护理	宜食清热利湿之品,如西瓜、黄瓜、绿豆、赤小豆等	宜进补益扶正之品,如山药、红枣、桂圆肉等	宜进滋阴生津清热食物,如甲鱼、百合、蚌肉等,多食新鲜蔬菜水果,如芹菜、白菜、梨、猕猴桃等
	饮食规律,定时定量,荤素搭配合理,宜进食清淡、易消化、含纤维素较多的食物,忌辛辣刺激、肥甘油腻、醇酒厚味及海腥发物,忌烟酒		
用药护理	汤剂宜凉服	汤剂宜温服	汤剂宜凉服
情志护理	嘱患者保持心情舒畅、乐观,疼痛时鼓励多看书、听音乐来分散注意力,解释疾病的发生、转归,使其能树立治疗的信心,积极配合治疗		
护理技术	1. 耳穴贴压:可取直肠、上屏尖、脑、肾、神门、膀胱等穴 2. 穴位按摩:可取合谷、内关、关元、中极、气海、三阴交等穴 3. 艾灸:选取合谷、气海等穴 4. 中药坐浴:可用清热利湿中药液坐浴,每日一次 5. 中药熏洗:可用野菊花、蒲公英、苦参、黄柏等用沸水冲泡,先熏后洗 6. 中药外敷:可用拔毒膏、金黄膏外敷		

四、健康指导

1. 起居有常,按时作息,避免劳累;养成定时排便习惯,保持大便通畅,每晚及便后用温开水坐浴,经常做提肛运动。

2. 饮食宜清淡,富含营养,忌辛辣、发物,戒烟酒。

3. 预防并及时治疗腹泻与便秘。保持肛门清洁干燥,平时要穿干净、柔软、透气性好的纯棉内裤。如肛门部出现疼痛、流脓水现象,及时就医。

4. 积极治疗肛周疾病,发现肛门周围肿胀,宜早期切开排脓,一次性手术治疗可以防止后遗肛瘘。

第七节　锁肛痔

锁肛痔指因忧思郁结,饮食不洁,久痢久泻,息肉虫积,邪毒痰湿瘀血积聚肛肠所致,起初为便血流水,渐现大便变形,排便困难,次数增多,里急后重,肛门内肿物坚硬,流脓血臭水为主要表现。发病年龄多在40岁以上。

一、病因病机

本病多因饮食不节、嗜酒和过食辛辣,内蕴湿热,或忧思抑郁,七情所伤,气血瘀滞;或久泻久痢,脾虚失运,湿毒内生,脏腑浊气下降;或寒热痰湿、气滞、血运等邪毒郁积,久聚成块,积聚于直肠,致使脏腑经络损伤,阴阳失调,气血亏虚,正气亏损而发病。

二、辨证论治

锁肛痔主要分湿热蕴结、气滞血瘀、气阴两虚3型:湿热蕴结型治法宜清热利湿,代表方槐角地榆丸加减;气滞血瘀型治法宜逐瘀攻积、清热解毒,代表方桃红四物汤合失笑散加减;气阴两虚型治法宜益气养阴、清热解毒,代表方四君子汤合增液汤加减。

三、辨证施护

锁肛痔的辨证施护见表14-7。

表14-7　锁肛痔的辨证施护

项目	湿热蕴结	气滞血瘀	气阴两虚
病情观察	肛门坠胀,大便次数多,大便带血,色泽暗红,或下痢赤白,里急后重	肛周肿物隆起,触之坚硬疼痛,排便困难,大便带血,色紫暗,里急后重	肛门坠胀,便溏或大便困难,便中带血,色泽紫暗
	舌红,苔黄腻,脉滑数	舌紫暗,脉涩	舌红或绛,苔少,脉细弱或数
起居护理	病室宜偏凉、干燥	病室宜温暖	偏气虚者,病室宜偏暖;偏阴虚者,病室宜偏凉
	保持室内空气新鲜、环境安静整洁,注意休息;有造瘘者保持造瘘口清洁干燥,及时更换造口袋,更换时动作要轻柔以免造瘘口皮肤摩擦破损;保持大便通畅,养成定时排便习惯,不宜用力大便,勿久蹲		
饮食护理	多食高蛋白、高维生素、低脂肪食物,如蛋类、鱼类、大豆制品、杂粮、新鲜蔬菜水果	多食富含纤维素的食物、绿色蔬菜、新鲜水果等,不宜吃辛辣刺激、肥甘油腻、腥发等食物	饮食富含营养,如山药、芡实、薏苡仁、萝卜等,忌食羊肉、狗肉等热性食物
	饮食宜清淡、易消化		
用药护理	汤剂宜凉服		汤剂宜温服

项目	湿热蕴结	气滞血瘀	气阴两虚
情志护理	做好心理疏导工作，使患者树立战胜疾病的信心，积极主动配合治疗		
并发症的护理	1. 肠梗阻：暂禁食，进行胃肠减压和肛门排气；保证输液通畅，准确记录24小时出入水量，保持水、电解质平衡；必要时行姑息手术 2. 造瘘口感染或坏死：密切观察造瘘口周围皮肤的血运情况，保持造瘘口清洁干燥，必要时涂氧化锌软膏；及时更换造口袋 3. 伤口出血：严密监测生命体征及出血的次数和量，遵医嘱使用止血剂		
护理技术	1. 中药熏洗坐浴：给予清热利湿或行气活血的中药先熏洗后坐浴 2. 中药保留灌肠：用于排便困难者 3. 中药外敷：外敷九华膏用于肛管癌溃烂者 4. 穴位按摩：选用合谷穴和内关穴		

四、健康指导

1. 注意休息，生活有规律，保持心情舒畅。

2. 根据情况调节饮食。保肛手术者应多吃新鲜蔬菜、水果、多饮水，避免高脂肪及辛辣刺激性食物；行人工造口者应控制过多粗纤维食物及过稀、胀气的食物；行永久性造口者，出院后2～3个月内应每1～2周扩张造口一次，若发现腹痛腹胀、排便困难等造口狭窄征象应及时就医。

3. 出院后，每3～6个月定期复查，行化疗、放疗者，要定期检查血常规，当出现白细胞和血小板计数减少时，应暂停化疗、放疗。

4. 保持大便通畅，养成定时大便的习惯，排便时间最好选择早晨起床或早饭后，排便时不要看书报，避免蹲厕所过久。

5. 适当参加体育锻炼，如散步、打太极拳。

第八节　压疮

压疮是指长期卧床不起患者，由于躯体的重压与摩擦而引起的皮肤溃烂，亦称褥疮、席疮。

一、病因病机

本病因久卧伤气，气虚不能帅血运行，血行不畅，出现气血两虚而瘀滞；身体着褥处摩擦挤压，气血失于流畅，导致局部皮肤失养，日久缺血坏死腐肉成疮。

二、辨证论治

压疮主要分气滞血瘀、蕴毒腐溃、气血两虚3型：气滞血瘀型治法宜理气活血，代表方血府逐瘀汤加减；蕴毒腐溃型治法宜益气养阴、理湿托毒，代表方生脉散合透脓散；气血两虚型治法宜气血双补、托毒生肌，代表方托里消毒散加减。

三、辨证施护

压疮的辨证施护见表 14-8。

表14-8 压疮的辨证施护

项目	气滞血瘀	蕴毒腐溃	气血两虚
病情观察	局部皮肤出现褐色红斑，继而紫暗红肿，或有破损	压疮溃烂,腐肉及脓水较多,或有恶臭,重者溃烂可深及筋骨,四周漫脓,伴发热或低热,口苦且干,精神萎靡,不思饮食	疮面腐肉难脱,或腐肉虽脱,新肌色淡,愈合缓慢,伴面色无华,神疲乏力,纳差食少
	苔薄，舌边有瘀紫，脉弦	舌红，苔黄，脉细数	舌红，苔少，脉细数
起居护理	室温宜偏高	病室宜偏凉	室温宜偏高
	保持床单位整洁、干燥，室内空气新鲜，定时翻身拍背		
饮食护理	宜多食理气活血类食物如桃仁、山楂、萝卜、黑大豆等	多食益气养阴类食物如山药、黑鱼、荔枝、桂圆、家禽类	多食补血益气类食物如桂圆、红枣、花生、葡萄、乌骨鸡汤等
	饮食宜高热量、高蛋白、高维生素、易消化		
用药护理	汤剂宜温服	汤剂宜温凉服	汤剂宜温热服
情志护理	积极引导患者，保持心情舒畅，帮助其树立战胜疾病的信心		
护理技术	1. 按摩：对受压部位用红花油等进行局部按摩 2. 中药外敷：可用九一丹等进行外敷 3. 中药涂擦：用生肌散、生肌玉红膏等涂擦疮面		

四、健康指导

1. 对长期受压患者应加强受压部位的皮肤护理，保持床单位整洁干燥、定时翻身拍背等，发现受压部位皮肤颜色变暗，及早处理。

2. 积极治疗全身疾病，给予必要的支持疗法。

3. 加强营养，根据患者情况给予高热量、高蛋白、营养丰富，易于消化饮食。

第九节　破伤风

破伤风是指皮肉破伤，风毒之邪乘虚而入而引起发痉的一种疾病。外伤所致者，又称金创痉；产后发病者，称产后痉；新生儿断脐所致者，称小儿脐风或脐风撮口。临床上以外伤所致者最常见。

一、病因病机

本病因创伤后皮破血损，卫外失固，在机体抵抗力下降的情况下，风毒之邪从伤口侵袭人体，从外达里而发病。风为阳邪，善行数变，通过经络、血脉入里传肝，外风引动内风，筋脉失养而出现牙关紧闭，角弓反张，四肢抽搐。如不及时控制，导致脏腑功能失和，筋脉拘急不止，甚至造成呼吸、循环衰竭和全身衰竭而危及生命。

二、辨证论治

破伤风主要分风毒在表、风毒入里、阴虚邪留 3 型：风毒在表型治法宜祛风镇痉，代表方玉真散合五虎追风散加减；风毒入里型治法宜祛风止痛、清热解毒，代表方木萸散加减；阴虚邪留型治法宜益胃养津、疏通经络，代表方沙参麦冬汤加减。

三、辨证施护

破伤风的辨证施护见表 14-9。

表14-9　破伤风辨证施护

项目	风毒在表	风毒入里	阴虚邪留
病情观察	轻度吞咽困难和牙关紧闭,全身肌肉痉挛,或只限于破伤部位局部肌肉痉挛,抽搐较轻,间歇时间长	牙关紧闭,角弓反张,发作频繁而间歇期短,全身肌肉痉挛,抽搐,高热,大汗,面色青紫,呼吸急促,大便秘结、小便短赤或尿闭	牙关不适,偶有痉挛或屈伸不利,或有肌肤蚁行,抽搐不止,倦怠乏力,头晕,心悸,口渴,面色苍白或萎黄,时而汗出
	舌苔薄白,脉弦数	舌红或绛红,苔黄或黄糙,脉弦数	舌淡红,脉细弱无力
起居护理	安排单人病室,病房外设隔离标识；室内安静,避免声、风、光等外界刺激,温度 15～20℃,湿度 60%；注意口腔和皮肤护理；防止摔伤；患者用物需进行消毒灭菌处理；所有使用过用物及排泄物需进行终末消毒处理		
饮食护理	宜食祛风镇痉类流质饮食如丝瓜汤等	宜食祛风止痉清热解毒类流质饮食,如丝瓜、冬瓜煮汤等	宜食益胃养津疏经通络食物,如葛根、木瓜、丝瓜络等煎煮,服汤汁
	饮食宜清淡、高热量、高蛋白食物；避免生冷、油腻、辛辣刺激性食物,必要时鼻饲维持营养		
用药护理	汤剂宜温服	汤剂宜凉服	汤剂宜温服
情志护理	耐心解答患者问题,讲解有关疾病的预防和治疗知识,消除紧张、恐惧情绪,保持心情舒畅		
护理技术	1. 吸痰：破伤风患者吞咽困难,一般痰液不易咳出,吸痰为保持呼吸道通畅的重要护理措施 2. 中药外敷或涂擦：可用玉真散外敷；创面干净,脓尽新生时,可用生肌散或生肌白玉膏涂擦		

四、健康指导

1. 正确处理伤口　特别是污染的或较深的创口早期彻底清创，去除坏死组织和异物，对可疑感染的伤口，用3%过氧化氢溶液或高锰酸钾溶液冲洗伤口。创口有污染时，尤其小而深的伤口，24小时内常规注射破伤风抗毒素1500IU；污染严重时，1周后再注射1次。或注射破伤风类毒素可获得自动免疫。

2. 加强劳动保护，避免创伤。

3. 普及科学接生，避免不洁接生。

第十节　骨折

骨折是指骨的完整性和连续性遭到破坏。

一、病因病机

暴力作用于骨骼或老幼体质特异或骨骼病变，导致局部筋骨离断而产生骨折。

二、辨证论治

骨折主要分早期（血肿机化期）、中期（原始骨痂期）、晚期（骨痂改造期）3期：早期治法宜活血化瘀、消肿止痛，代表方桃红四物汤；中期治法宜和营生新、续筋接骨，代表方新伤续断汤；晚期治法宜补益肝肾、强筋壮骨，代表方壮筋养骨汤合六味地黄汤。

三、辨证施护

骨折的辨证施护见表14-10。

表14-10　骨折的辨证施护

项目	早期（血肿机化期）	中期（原始骨痂期）	晚期（骨痂改造期）
病情观察	观察外固定和骨折远端血液循环情况,肢端皮肤颜色、温度及有无疼痛及水疱等	观察骨折处有无成角畸形等骨折移位	观察关节活动情况
起居护理	局部制动，可适当局部冰敷	逐步功能锻炼，局部防寒保暖	功能锻炼
饮食护理	宜食活血祛瘀、清淡易消化食物，如山斑鱼粥、胡萝卜、苡仁粥、青菜、西洋菜生鱼汤等，多饮水、果汁、茅根竹蔗水,忌食油腻、生冷、酸辣及发物等	宜食清补食物,如银耳肉汤、田鸡田七汤、白鸽汤等,注意补充钙、磷、铁、维生素等	宜食补肝肾、壮筋骨、大补元气食物,如动物肝肾脏煲汤,枸杞子、大枣、鹿脚根汤,花旗参煲去皮老鸡汤等
用药护理	汤剂宜在午后温服或顿服	汤剂宜在中午前后温服、顿服	汤剂宜文火煎煮,入夜热服,可顿服或分两次服

项目	早期（血肿机化期）	中期（原始骨痂期）	晚期（骨痂改造期）
情志护理	鼓励患者情志舒畅、乐观开朗；进行各种治疗和护理时动作要轻柔、减少患者的恐惧心理及疼痛		
护理技术	1.穴位按摩：选神阙、气海、关元、天枢、大横、腹结穴，适应于卧床大便不畅患者 2.穴位敷贴：将消炎散或消炎贴敷贴于阿是穴4～6小时，每日1次		

四、健康指导

1. 向患者及家属介绍骨折发生的相关知识，使患者及家属主动配合各项治疗护理。

2. 告知患者功能锻炼的注意事项

（1）要在医护人员的指导下确定锻炼项目、内容和运动强度，制订锻炼计划，计划要因人而异、因病而异。合适而有足够强度的运动量才能取得满意的效果，既要不失时机，又要循序渐进、量力而行，次数由少到多，动作幅度由小到大，锻炼时间由短到长。并根据个人情况随时调整内容和运动量，修订运动方式和锻炼计划。

（2）功能锻炼要全神贯注，思想集中。做较强运动前，一定要做好热身准备活动，并要适应当时气候变化，注意防寒保暖，避免外邪侵袭。

（3）定期门诊随访。

第十一节　筋伤

筋伤是指各种外来暴力或慢性劳损等原因造成筋的损伤，统称为筋伤。

一、病因病机

人体是由脏腑、经络、皮肉、筋骨、气血、津液等共同组成的一个整体。筋伤可导致脏腑、经络、气血的功能紊乱，除出现局部的症状之外，常可引起一系列的全身反应。因外力伤害、感受外邪、体质较弱、慢性劳损，导致局部气血运行紊乱，瘀滞不通，不通则痛；脏腑气血津液亏虚、伤后经络不畅，筋脉失于濡养，不荣则痛。

二、辨证论治

筋伤主要分寒湿阻络、气滞血瘀、肝肾亏虚3型：寒湿阻络型治法宜散寒化湿、温经通络，代表方独活寄生汤；气滞血瘀型治法宜舒筋活血、理气止痛，代表方桃红四物汤；肝肾亏虚型治法宜养血和络、补益肝肾，代表方六味地黄汤。

三、辨证施护

筋伤的辨证施护见表14-11。

表14-11 筋伤的辨证施护

项目	寒湿阻络	气滞血瘀	肝肾亏虚
病情观察	疼痛重着,痛处拒按	疼痛如刺,痛处拒按	疼痛酸软,痛处喜按
	局部红肿,紫暗	局部皮肤鲜红、肿胀瘀滞	局部肌力下降,无明显红肿热痛
	伴功能障碍	伴功能障碍	伴功能障碍,肌肉可出现废用性萎缩
	观察患肢末端血运如颜色是否发紫、发青,肿胀,活动度,感觉是否麻木、疼痛等		
起居护理	局部制动,可适当局部冰敷	逐步功能锻炼,局部防寒保暖	功能锻炼
饮食护理	宜进健脾除湿之品,如山药、薏苡仁、赤小豆等。食疗方:冬瓜排骨汤等,忌食辛辣、燥热、肥腻等生痰助湿之品	宜用活血祛瘀、清淡薄素、易消化食物,忌食油腻、生冷、酸辣及发物	宜补肝肾、壮筋骨、大补元气的滋补食物,如动物的肝肾脏煲汤,枸杞子、大枣、鹿脚根汤,花旗参煲去皮老鸡汤等
用药护理	汤剂宜温热服	汤剂宜在早晚饭后温服	汤剂宜用文火煎煮,入夜热服,可顿服或分两次服
情志护理	安慰患者,解释疾病的发生、转归,使其树立信心,积极配合治疗		
护理技术	1. 推拿按摩:一般以按、摩、推、拿四法为主,并辅以揉、捏、擦、滚等手法,同时根据不同的情况还可选用拔伸牵引、屈曲按压、颤抖摇晃、旋转斜搬等手法 2. 中药外敷:将消炎散或消炎贴敷于疼痛部位4~6小时,每日一次 3. 拔火罐:选阿是穴,每日一次,留罐10~15分钟		

四、健康指导

1. 尽量避免外来伤害,如跌倒、扭挫伤、牵拉伤,跌落伤等。

2. 避免长时间保持某一固定姿势和体位,及长期重复某一单调的动作,以免引起慢性劳损。

3. 注意防寒保暖,避免风寒湿邪侵袭。

4. 积极功能锻炼,出现病痛及时就医诊治。

第十二节 项痹

项痹是由于人体正气不足,卫外不固,感受风、寒、湿、热等外邪,致使经络闭阻,气血运行不畅,引起的以颈部疼痛、活动受限、四肢麻木、眩晕、头痛为主要临床表现的病症。

一、病因病机

居处潮湿、涉水冒雨、气候剧变、冷热交替等原因，风寒湿邪乘虚侵袭人体，流注经络，滞留关节，使气血闭阻而成痹症；痹症治疗不当，久服祛风燥湿，或清热燥湿等药物，耗气伤血，损阴劫津，致使气滞血瘀，痰浊阻络，痰瘀交结，经络闭阻。

二、辨证论治

项痹主要分风寒痹阻、血瘀气滞、痰湿阻络、肝肾不足、气血亏虚5型：风寒痹阻型治法宜祛风散寒、除湿通络，代表方益气逐瘀汤；血瘀气滞型治法宜活血化瘀、行气止痛，代表方化瘀除痹汤；痰湿阻络型治法宜祛湿化痰、散瘀通络，代表方导痰汤；肝肾不足型治法宜补益肝肾，代表方左归丸合右归丸；气血亏虚型治法宜补益气血，代表方八珍汤。

三、辨证施护

项痹的辨证施护见表14-12。

表14-12　项痹的辨证施护

项目	风寒痹阻	血瘀气滞	痰湿阻络	肝肾不足	气血亏虚
病情观察	颈、肩、上肢窜痛麻木以痛为主，头有沉重感，颈部僵硬	颈肩部、上肢刺痛，痛处固定	头晕目眩，头重如裹	眩晕头痛，耳鸣耳聋	头晕目眩，面色苍白
	舌淡红，苔薄白，脉弦紧	舌质暗，脉弦	舌暗红，苔厚腻，脉弦滑	舌红少苔，脉弦	舌淡苔少脉细弱
	密切观察颈肩部疼痛、头晕、肢体麻木程度				
起居护理	室内宜温暖		室内防过冷过热	室内宜温暖，避风	
	加强肩颈部保暖，必要时带颈托				
饮食护理	宜祛风散寒温性食物，如羊肉、狗肉、花椒等,食疗方:鳝鱼汤、当归红枣煲羊肉等,忌凉性及生冷之品,多饮温热茶	宜食行气、活血化瘀食品,如山楂、白萝卜、木耳等,食疗方:醋泡花生等,避煎炸、肥腻、厚味	宜进健脾除湿之品,如山药、薏苡仁、赤小豆等,食疗方:冬瓜排骨汤等,忌辛辣、燥热、肥腻等生痰助湿之品	宜食滋补肝肾之品如黑豆、核桃、枸杞等,忌辛辣香燥、生冷瓜果及寒凉食物	宜食益气养阴食品,如莲子、红枣、桂圆等,食疗方:桂圆莲子汤,大枣桂圆煲鸡汤等
	宜食清淡、含丰富维生素、易消化的食物，忌烟酒				
用药护理	汤剂宜热服	汤剂宜温服		汤剂宜文火煎热服	汤剂宜温热服
情志护理	安慰患者，解释疾病的发生、转归，使其能树立治疗的信心，积极配合治疗				
护理技术	1. 定向透药：将煎制好的中药敷于患处30分钟，通过红外线治疗仪的作用促进其吸收，每日1~2次 2. 中药封包：置于项部，每日1~2次，每次30分钟 3. 拔火罐：选取大椎、肺俞、肝俞、肩髃等穴，每日1次，留罐10~15分钟 4. 穴位贴敷：将消炎散或消炎贴敷贴于阿是穴4~6小时，每日1次				

四、健康指导

（一）体位

1.急性期卧床制动，头部前屈，枕头后部垫高，保持上肢上举或抱头等体位，必要时在肩背部垫软垫，进行治疗或移动体位时动作要轻柔。

2.缓解期可适当下床活动，避免快速转头、摇头等动作；卧位时保持头部中立位，枕头水平。

3.康复期可下床进行肩部、上肢活动，在不加重症状的情况下逐渐增大活动范围。

（二）起居

1.避免长时间低头劳作，伏案工作时，每隔1～2小时活动颈部，如仰头或将头枕靠在椅背上或转动头部。

2.座椅高度要适中，以端坐时双脚刚能触及地面为宜。

3.睡眠时应保持头颈部在一条直线上，避免扭曲，枕头长要超过肩，不宜过高，为握拳高度（平卧后），枕头的颈部稍高于头部，可以起到良好放松作用。避免颈部悬空。

4.注意颈部保暖，防风寒湿邪侵袭。

5.乘车、体育锻炼时做好自我保护，避免头颈部受伤。开车、乘车注意系好安全带或扶好扶手，防止急刹车颈部受伤等，避免头部猛烈扭转。

附几种功能锻炼方法：

1.拔项法　吸气时头顶向上伸展，下颌微收，双肩下沉，使颈部后方肌肉紧张用力，坚持3秒钟，然后呼气放松。

2.项臂争力　两手交叉，屈肘上举，用手掌抱颈项部，用力向前，同时头颈尽量用力向后伸，使两力相对抗，随着一呼一吸有节奏地进行锻炼。

3.仰首观天　双手叉腰，先低头看地，闭口使下颌尽量紧贴前胸，停留片刻，然后头颈仰起，两眼看天，仍停留片刻，反复进行。

4.回头望月　头部转向一侧，头顶偏向另外一侧，双眼极力向后上方观望，如回头望月状，坚持片刻，进行对侧锻炼。

5.保健"米字操"　身体直立，双手自然下垂，挺胸、抬头，目视前方，颈部向左侧屈，吸气，复原时呼气，再向右侧屈。颈前屈，下颌贴胸。颈后伸到最大限度。头向左斜上方摆动至最大限度，再向右斜上方摆动至最大限度，配合呼吸。向左斜下方摆头至最大范围，再向右斜下方摆动至最大范围。整个过程就像头部在写出一个"米"字的感觉。

第十三节　腰痹

腰痹是由于人体正气不足，卫外不固，感受风、寒、湿、热等外邪，致使经络闭阻，气血运行不畅，引起的以腰腿痛、肢体麻木、下肢活动受限为主要临床表现的病症。

一、病因病机

本病由于居处潮湿、涉水冒雨、气候剧变、冷热交替等原因,风寒湿邪乘虚侵袭人体,流注经络,滞留关节,使气血闭阻而成痹症;或痹症治疗不当,久服祛风燥湿或清热燥湿等药物,耗气伤血,损阴劫津,致使气滞血瘀,痰浊阻络,痰瘀交结,经络闭阻。

二、辨证论治

腰痹主要分血瘀气滞、寒湿痹阻、湿热痹阻、肝肾亏虚4型。血瘀气滞型治法宜活血化瘀、舒筋理气,代表方身痛逐瘀汤;寒湿痹阻型治法宜祛风散寒、利湿通络,代表方独活寄生汤;湿热痹阻型治法宜清热化湿、宣通经络,代表方宣痹汤;肝肾亏虚型治法宜补益肝肾、通利经脉,代表方海马全蝎汤。

三、辨证施护

腰痹的辨证施护见表14–13。

表14–13　腰痹辨证施护

项目	血瘀气滞	寒湿痹阻	湿热痹阻	肝肾亏虚
病情观察	腰腿痛剧烈,痛有定处,痛处拒按 舌苔薄白或薄黄,脉弦紧或涩	腰腿部冷痛重着,遇寒痛增,得热则减 舌苔白腻,脉沉紧或濡缓	腰腿痛,痛处伴热感 苔黄腻,脉弦滑	腰腿痛反复发作,劳则加重,卧则减轻 舌苔淡胖,脉沉
	密切观察患者腰背肌疼痛的程度			
起居护理	室温宜暖,避风	室温宜暖、干燥、避风	宜开窗通风,防过热	室温宜暖,避风
	卧硬板床休息,避免过劳,适当佩戴腰围			
饮食护理	宜食行气活血化瘀之品,如黑木耳、金针菇、桃仁等	宜食温经散寒、祛湿通络之品,如砂仁、羊肉、蛇酒等,忌凉性食物及生冷瓜果、冷饮	宜食清热利湿通络之品如丝瓜、冬瓜,忌辛辣燥热之品,如葱、蒜、胡椒等	宜食滋补肝肾之品,如黑豆、核桃、枸杞等,忌辛辣香燥生冷瓜果及寒凉食物
	宜食清淡、含丰富维生素、易消化的食物,忌烟酒			
用药护理	汤剂宜温服或凉服	汤剂宜温服	汤剂宜凉服	汤剂宜文火煎煮,热服
情志护理	安慰患者,解释疾病的发生、转归,使其能树立治疗的信心,积极配合治疗			
护理技术	1.定向透药:将煎好的中药敷于患处30分钟,通过红外线治疗仪的作用促进其吸收,每日1~2次 2.中药封包:置于腰部,治疗30分钟,每日1~2次 3.拔火罐:选大椎、腰俞、肾俞、命门等穴,每日1次,留罐10~15分钟 4.穴位贴敷:将消炎散或消炎贴敷贴于疼痛部位4~6小时,每日1次			

四、健康指导

1. 急性期患者宜卧硬板床休息。下床活动时戴腰托加以保护和支撑，不宜久坐。

2. 保护好腰部，防止腰部受到外伤，尽量不弯腰提重物，减轻腰部负荷。捡拾地上的物品时宜双腿下蹲腰部挺直，动作要缓。工作时要做到腰部姿势正确，劳逸结合，防止过度疲劳，同时还要防止寒冷等不良因素的刺激。

3. 加强腰背肌功能锻炼，做到持之以恒。主要锻炼方法有：五点支撑、飞燕式的腰背肌功能锻炼。

（1）飞燕式锻炼：患者俯卧位，双下肢伸直，两手贴在身体两旁，下半身不动，抬头时上半身向后背伸，每日3组，每组做10次。逐渐增加为抬头上半身后伸与双下肢直腿后伸同时进行。腰部尽量背伸形似飞燕，每日5～10组，每组20次。

（2）五点支撑锻炼：患者取卧位，以双手叉腰作支撑点，两腿半屈膝90°，脚掌置于床上，以头后部及双肘支撑上半身，双脚支撑下半身，成半拱桥形，当挺起躯干架桥时，膝部稍向两旁分开，速度由慢而快，每日3～5组，每组10～20次。适应后增加至每日10～20组，每组30～50次。以锻炼腰、背、腹部肌肉力量。

4. 腰托使用健康指导

（1）腰托的选用及佩戴：腰托规格要与自身腰的长度、周径相适应，其上缘须达肋下缘，下缘至臀裂，松紧以不产生不适感为宜。

（2）佩戴时间：可根据病情掌握佩戴时间，腰部症状较重时应随时佩戴，轻症患者可在外出或较长时间站立及固定姿势坐位时使用，睡眠及休息时取下。

（3）使用腰托期间应逐渐增加腰背肌锻炼，防止和减轻腰部肌肉萎缩。

练习题

一、选择题

A 型题

1. 下列哪项不属于丹毒的描述（　　）
   A. 常见于春秋两季　　　　B. 伴发热畏寒　　　　C. 水肿性红斑，灼热疼痛
   D. 突然片状发红，色如涂丹　　　E. 青壮年为多，男性略少于女性

2. 下列哪项不属于丹毒病因（　　）
   A. 血分有热　　　　　　B. 血虚风燥　　　　　C. 热毒搏结
   D. 皮肤黏膜破损　　　　E. 湿邪郁蒸血分

3. 毒邪内攻型丹毒患者以下哪项护理错误（　　）
   A. 室内宜避风、稍偏凉爽　　　B. 汤剂宜凉服　　　　C. 饮食宜清热解毒之品
   D. 每日空气消毒，可用食醋熏蒸或紫外线灯照射
   E. 多安慰患者，解释疾病的发生、转归，使其能树立治疗的信心，积极配合治疗

4. 下列哪项不属于风热毒蕴型丹毒患者的证候表现（　　）
   A. 发于头面部　　　　　B. 眼胞肿胀难睁　　　　C. 肿胀疼痛
   D. 舌淡红，苔薄白，脉浮数　　E. 恶寒发热，皮肤掀红灼热

5. 蛇串疮不属于下列哪项中医学范畴（　　）
   A. 缠腰火丹　　B. 蛇串疮　　C. 蜘蛛疮　　D. 痔疮　　E. 火带疮

6. 下列哪项不属于蛇串疮的病因（　　）
   A. 情志内伤　　B. 饮食不洁　　C. 正气虚弱　　D. 年老体弱　　E. 血虚肝旺

7. 对气滞血瘀型蛇串疮患者以下哪项护理不正确（　　）
   A. 室内温度宜偏温暖　　　　　　　B. 汤剂宜温凉服
   C. 多安慰患者，解释疾病的发生、转归，使其能树立治疗的信心，积极配合治疗
   D. 饮食宜清热解毒，行气通络之品　　E. 保持皮肤清洁干燥，以抹浴为宜

8. 下列哪项不属于脾虚湿蕴型蛇串疮患者的证候表现（　　）
   A. 大便时溏　　　　　　　　　　B. 脉沉缓或滑
   C. 纳差或食后腹胀　　　　　　　D. 舌淡，苔黄或黄腻
   E. 皮损颜色较淡，疱壁松弛，破后糜烂、渗出，疼痛轻

9. 以下哪项不属于对白疕的描述（　　）
   A. 浸润性红斑，上覆以多层银白色糠秕状鳞屑
   B. 刮去鳞屑有薄膜现象和点状出血　　C. 青壮年为多，男性略少于女性
   D. 冬重夏轻　　　　　　　　　　E. 精神紧张可加重病情

10. 下列哪项不属于白疕分型（　　）
    A. 脾虚湿蕴　　B. 血热内蕴　　C. 火毒炽盛　　D. 血虚风燥　　E. 气滞血瘀

11. 火毒炽盛型白疕患者以下哪项护理措施不正确（　　）

　　A. 室内温度宜偏温暖　　　　　　　　　　B. 汤剂宜温凉服

　　C. 多安慰患者，解释疾病的发生、转归，使其能树立治疗的信心，积极配合治疗

　　D. 饮食宜清热解暑之品

　　E. 避免物理性、化学性物质和药物刺激，防止外伤和滥用药物

12. 白疕的用药护理下列哪项是错误的（　　）

　　A. 血热内蕴型汤剂宜凉服　　　　　　　　B. 气滞血瘀型汤剂宜凉服

　　C. 湿热蕴阻型汤剂宜凉服　　　　　　　　D. 火毒炽盛型汤剂宜凉服

　　E. 血虚风燥型汤剂宜温服

13. 胰瘅多发于（　　）

　　A. 青少年　　　B. 青壮年　　　C. 中年　　　D. 女性　　　E. 老年人

14. 胰属脾，与哪个脏腑相表里（　　）

　　A. 胆　　　　B. 胆　　　　C. 小肠　　　D. 大肠　　　E. 胃

15. 胰瘅病机特点是（　　）

　　A. 肝胆脾胃功能紊乱，气机升降失调　　　B. 饮食不节

　　C. 蛔虫内扰　　　　D. 外感风寒　　　E. 情志不畅

16. 肝郁气滞胰瘅的护治原则正确的是（　　）

　　A. 疏肝理气，和胃通里　　　　　　　　　B. 通里攻下，泄热导滞

　　C. 清热利湿，通腑泄热　　　　　　　　　D. 回阳救逆，化瘀止痛

　　E. 行气活血，通腑攻下

17. 脾胃实热胰瘅的代表方是（　　）

　　A. 清胰汤加减　　　　　　　　B. 复方大柴胡汤合清胰汤加减

　　C. 茵陈蒿汤　　　　　　　　　D. 附子理中汤合膈下逐瘀汤加减

　　E. 大承气汤

18. 正虚邪陷胰瘅的疼痛描述正确的是（　　）

　　A. 上腹剧痛，压痛，反跳痛，肌紧张

　　B. 持续性钝痛，阵发性加剧或绞痛

　　C. 腹或近两胁处阵痛或窜痛，按之痛重

　　D. 上腹部剧烈胀满疼痛，拒按，持续性或阵发性加剧，痛如刀割

　　E. 上腹胀痛

19. 正虚邪陷胰瘅一般饮食护理正确的是（　　）

　　A. 宜食疏肝理气之品　　　B. 宜食清热化湿之品

　　C. 宜食健脾除湿之品　　　D. 宜食滋补之品　　　　E. 禁食

20. 肝郁气滞胰瘅的舌象正确的是（　　）

　　A. 舌质红润，苔黄腻　　　B. 舌红苔黄少津　　　　C. 舌红苔黄

　　D. 舌质红或红暗，苔黄厚腻　　E. 舌质淡红，苔薄白

21. 胰瘅患者腹痛、腹胀、呕吐严重者应（　　）

    A. 禁食　　　　B. 涌吐　　　　C. 中药外敷　　　D. 针刺　　　　E. 灌肠

22. 脾胃实热胰瘅患者恢复期饮食正确的是（　　）

    A. 西红柿　　　B. 薏米　　　　C. 山药　　　　D. 红枣　　　　E. 海鲜

23. 一般患者短时间肛门直肠检查最常见的体位是（　　）

    A. 左侧卧位　　B. 膝胸卧位　　C. 蹲位　　　　D. 截石位　　　E. 俯卧位

24. 内痔最主要的特点是（　　）

    A. 肛门部有异物感　　　　　　B. 易形成血栓　　　　　　　C. 便血

    D. 无明显自觉症状　　　　　　E. 易引起便秘

25. 患者，女，34 岁，便后出血，伴便后有软块脱出，不能自行回纳，用手按摩后可回纳，
    应考虑（　　）

    A. Ⅰ期内痔　　B. Ⅱ期内痔　　C. Ⅲ期内痔　　D. 外痔　　　　E. 直肠息肉

26. 二期内痔的特点是（　　）

    A. 无明显症状

    B. 痔核嵌顿，伴剧痛

    C. 痔核不脱出，但常见便后滴血

    D. 痔核于排便时脱出，便后自行还纳

    E. 排便或腹压增加时，痔核即脱出且不能自行回纳

27. 肛管直肠疾病的常见诱因和症状是（　　）

    A. 便血　　　　B. 便秘　　　　C. 肿块　　　　D. 疼痛　　　　E. 瘙痒

28. 内痔发病的主要因素是（　　）

    A. 直肠上静脉丛的解剖特点　　　　　　B. 肛管慢性炎症

    C. 长期饮酒　　　　D. 排尿困难　　　　　　　　　　　E. 辛辣食物

29. 痔疮患者中药坐浴的时间是（　　）

    A.5 分钟　　　　　　　B.5 ～ 7 分钟　　　　　　　C.7 ～ 10 分钟

    D.10 ～ 15 分钟　　　　E.15 ～ 30 分钟

30. 肛管手术后，能促进炎症吸收，缓解肛门括约肌痉挛的护理措施是（　　）

    A. 保持大便通畅　　　　B. 早期适当活动　　　　　C. 温水肛门坐浴

    D. 保持局部清洁　　　　E. 避免仰卧位

31. 肛管直肠疾病错误的护理是（　　）

    A. 热水坐浴时水温以 37℃为宜　　　　B. 直肠镜检前应先排便或灌肠

    C. 肛瘘术后，应保持引流通畅　　　　D. 直肠指检时，对体弱者以左侧卧位为妥

    E. 术后应注意伤口出血情况

32. 血栓外痔的主要临床表现为（　　）

    A. 脓血便　　　B. 柏油样便　　C. 黏液便　　　D. 剧烈疼痛　　E. 果酱样便

33. 患者，男，36 岁，肛门周围脓肿手术切除引流术后，手术当日伤口疼痛，夜间不

能入睡，应采取的护理措施中不包括（　　　）

 A. 观察引流量的颜色、量   B. 保持引流管通畅

 C. 涂敷消炎止痛软膏   D. 伤口内填塞敷料

 E. 敷料渗透后，及时更换

34. 患者，男，45岁，肛瘘切除术后，患者行温水坐浴和换药，正确的步骤是（　　　）

 A. 先换药，再大便，后坐浴   B. 先坐浴，再大便，后换药

 C. 先大便，再换药，后坐浴   D. 先坐浴，再换药，后大便

 E. 先大便，再坐浴，后换药

35. 患者，女，37岁，肛门周围瘙痒，肛周皮肤外口反复红肿，流脓，诊断为肛瘘。治疗的最佳方法是（　　　）

 A.1∶5000 高锰酸钾温水坐浴 B. 挂线疗法   C. 瘘道搔刮

 D. 局部换药治疗   E. 使用抗菌药物

36. 肛瘘疾病手术后出现尿潴留的直接原因是（　　　）

 A. 精神紧张   B. 肛门疼痛   C. 尿道括约肌痉挛

 D. 肛门括约肌痉挛   E. 心理因素

37. 肛瘘形成的主要原因是（　　　）

 A. 肛裂 B. 内痔 C. 外痔 D. 直肠脱垂 E. 直肠肛管周围脓肿

38. 肛瘘患者负压引流时的冲洗液应选（　　　）

 A. 等渗盐水 B. 温开水 C. 蒸馏水 D. 林格液 E. 无菌注射用水

39. 患者，男，30岁，经肛门检查：肛门周围皮肤有一乳头状隆起的开口，挤压可见少量脓性分泌物溢出，并伴肛周皮肤瘙痒，该患者的疾病诊断可能为（　　　）

 A. 肛瘘 B. 肛裂 C. 肛乳头肥大 D. 内痔 E. 外痔

40. 急性尿潴留的判断方法是（　　　）

 A. 直肠指检   B. 静脉肾盂造影   C.X 线

 D.B 超   E. 下腹部有无膀胱膨隆，即是否浊音

41. 肛门坐浴的作用，错误的是（　　　）

 A. 缓解肛门括约肌痉挛 B. 减轻伤口的疼痛 C. 保持肛门清洁

 D. 有利于伤口引流   E. 防止伤口出血

42. 高位肛瘘的治疗方法可采用（　　　）

 A. 肛瘘切除术   B. 肛瘘挂线疗法   C. 肛瘘外口扩大术

 D. 内服药物治疗   E. 外敷药物治疗

43. 锁肛痔最早出现的症状是（　　　）

 A. 腹痛   B. 腹部包块   C. 肠梗阻

 D. 排便习惯及粪便性状改变 E. 便血

44. 诊断锁肛痔的最直接最主要的方法是（　　　）

 A. 直肠指检   B. 纤维结肠镜   C. 钡灌肠 X 线造影

 D. 大便隐血试验   E. 癌胚抗原检查

45. 锁肛痔切除术能否保留肛门，主要取决于（　　）

    A. 肿瘤距肛门的距离　　　　B. 肿瘤的病理类型　　　　C. 肿瘤有无远处转移

    D. 乙状结肠的长度　　　　E. 肿瘤的大小

46. 结肠造瘘的患者造瘘口开放后为减少不良气味，饮食要特别注意（　　）

    A. 多吃水果　　　　　　　B. 补充蛋白质　　　　　　C. 普食

    D. 勿食葱，蒜等刺激性食物　E. 选用易消化的半流质

47. 锁肛痔术后的患者，用胃肠减压管时若胃管堵塞应（　　）

    A. 重新置管　　　　　　　B. 加压吸引　　　　　　　D. 停止加压吸引

    D. 可用生理盐水 10 ~ 20ml 冲洗胃管　　　E. 夹住胃管暂停减压

48. 锁肛痔患者粪便呈（　　）

    A. 脓血便　　　B. 鲜血便　　　C. 果酱样便　　　D. 柏油便　　　E. 无血便

49. 湿热蕴结型锁肛痔的护治法则是（　　）

    A. 清热利湿　　　　B. 逐瘀攻积、清热解毒　　　　C. 益气养阴、清热解毒

    D. 通里攻下　　　　E. 养阴清热

50. 正虚邪恋型肛瘘的临床表现不正确的是（　　）

    A. 肛周流脓液，质地稀薄　　　　B. 肛门隐隐作痛，外口皮色暗淡

    C. 肛周流脓液，脓质稠厚　　　　D. 肛周有溃口，外口时溃时愈

    E. 舌淡，苔黄，脉濡

51. 锁肛痔手术前最重要的护理是（　　）

    A. 高蛋白、高热量饮食　　　B. 充分的肠道准备　　　　C. 术日晨插胃管

    D. 输血纠正贫血　　　　　　E. 备皮、术前用药

52. 锁肛痔采用结肠造瘘的手术方法，术后 3 天应特别注意（　　）

    A. 维护造瘘口皮肤清洁　　B. 生命体征　　　　　　　C. 造瘘口有无出血

    D. 观察引流物的颜色、量、性质　　　　E. 观察造瘘口处血运情况

53. 压疮好发部位错误的是（　　）

    A. 骶尾部　　　B. 腘窝　　　C. 足跟　　　D. 踝关节　　　E. 背脊部

54. 气滞血瘀型压疮的证候错误的是（　　）

    A. 局部皮肤出现褐色红　　　B. 继而紫暗红肿　　　　　C. 或有破损

    D. 褥疮溃烂　　　　　　　　E. 苔薄，脉弦

55. 气滞血瘀型压疮的护治原则是（　　）

    A. 益气养阴　　　B. 理气活血　　　C. 理湿托毒　　　D. 气血双补　　　E. 活血化瘀

56. 气血两虚型压疮的舌象正确的是（　　）

    A. 舌边有瘀紫　　　　　　B. 舌红，苔少　　　　　　C. 舌质红润，苔黄腻

    D. 舌质淡红，苔薄白　　　E. 舌绛红，苔黄腻

57. 蕴毒腐溃型压疮的创面描述错误的是（　　）

    A. 腐肉及脓水较多　　　B. 重者溃烂可深及筋骨　　　　C. 疮面腐肉难脱

    D. 四周漫肿　　　　　　E. 愈合缓慢

58.气血两虚型压疮的代表方正确的是（　　）

A.血府逐瘀汤　　　　B.生脉散　　　　　　　　C.透脓散

D.萆薢渗湿汤　　　　E.托里消毒散加减

59.压疮饮食护理错误的是（　　）

A.高热量　　B.高蛋白　　　C.高脂肪　　　D.高维生素　　　E.易消化

60.属于理气活血的食物是（　　）

A.桂圆　　　B.桃仁　　　C.红枣　　　D.荔枝　　　E.山药

61.蕴毒腐溃型压疮患者宜食用哪类食物（　　）

A.宜多食理气活血类食物　　B.多食益气养阴类食物　　C.多食补血益气类食物

D.宜食清热化湿之品　　　　E.多食滋阴生津之品

62.压疮的常见病因不包括（　　）

A.久卧伤气　　　　　　B.气血亏虚　　　　　　C.揉擦摩破染毒

D.局部长期受压　　　　E.饮食劳倦

63.破伤风是因何邪乘虚而入而引起发痉的一种疾病（　　）

A.风邪　　　B.风毒之邪　　C.湿毒之邪　　D.燥邪　　　E.湿邪

64.临床上破伤风最常见的原因是（　　）

A.外伤所致者　　　　　B.产后发送者　　　　　C.新生儿断脐所致者

D.动物咬伤　　　　　　E.针刺伤

65.创伤后皮破血损，卫外失固，在机体抵抗力下降的情况下，风毒之邪从伤口侵袭人体，从外达里而发病。通过经络、血脉入里传入哪个脏器（　　）

A.肺　　　B.脾　　　C.肾　　　D.肝　　　E.心

66.破伤风风毒在表的护治原则正确的是（　　）

A.祛风止痛　　B.益胃养津　　C.祛风镇痉　　D.清热解表　　E.疏通经络

67.破伤风阴虚邪留的护治原则正确的是（　　）

A.祛风止痛　　B.益胃养津　　C.祛风镇痉　　D.清热解表　　E.清热解毒

68.破伤风风毒入里的代表方是（　　）

A.玉真散　　　　　　　B.木萸散加减　　　　　C.沙参麦冬汤加减

D.玉真散合五虎追风散加减　　E.五味消毒饮

69.破伤风风毒在表的舌象正确的是（　　）

A.舌苔薄白　　　　　　B.舌质红或绛红　　　　C.舌淡红

D.苔黄或黄糙　　　　　E.舌边有瘀紫

70.破伤风风毒在表的饮食护理错误的是（　　）

A.饮食宜清淡　　　　　B.高热量食物　　　　　C.优质低蛋白饮食

D.宜食祛风镇痉类食物　　E.避免生冷、油腻、辛辣刺激性食物

71.破伤风中药外敷（　　）

A.玉真散　　　　　　　B.生肌散　　　　　　　C.木萸散

D.银灰膏　　　　　　　E.生肌白玉膏涂擦

72. 破伤风针刺时选用的穴位错误的是（　　）

    A. 足三里　　　　　　　　B. 风池　　　　　　　　C. 下关

    D. 合谷、曲池、外关　　　E. 大椎、风府、后溪

73. 骨的生长、发育、修复，主要依靠下列哪个脏器（　　）

    A. 肾　　　　B. 心　　　　C. 肝　　　　D. 脾　　　　E. 肺

74. 骨折复位后夹板固定的优点不包括下列哪项（　　）

    A. 固定确实可靠　　　　　B. 骨折愈合快　　　　　C. 功能复位好

    D. 减少或防止关节畸形　　E. 治疗费用低

75. 骨折初期的治疗原则是（　　）

    A. 活血和营，舒筋活络　　　B. 活血祛瘀，消肿止痛

    C. 和营生新，续筋接骨　　　D. 补益肝肾，强筋壮骨

    E. 补益肝肾，宣痹通络

76. 骨折初期又称（　　）

    A. 血肿机化期　　　B. 原始骨痂期　　　　C. 骨痂塑形期

    D. 骨痂改造期　　　E. 血肿期

77. 骨折血肿机化期的代表方是（　　）

    A. 桃红四物汤　　　　　B. 定痛活血汤　　　　C. 膈下逐瘀汤

    D. 新伤续断汤　　　　　E. 定痛活血汤

78. 骨折早期的护理不正确的是（　　）

    A. 局部制动，可适当局部冰敷

    B. 中药汤剂宜在午后温服或顿服

    C. 饮食宜用活血祛瘀、清淡易消化食物

    D. 加强功能锻炼，注意局部防寒保暖

    E. 鼓励患者情志舒畅、乐观开朗，有利于增强正气

79. 骨折晚期宜多食用（　　）

    A. 胡萝卜　　　　　　　B. 青菜

    C. 动物的肝肾脏煲汤　　D. 雪耳肉汤　　　　　　E. 白鸽汤

80. 骨折的病情观察阐述正确的是（　　）

    A. 中期观察关节活动情况

    B. 早期观察关节活动情况

    C. 晚期观察骨折处有无成角畸形等骨折移位

    D. 早期观察骨折处有无成角畸形等骨折移位

    E. 早期观察骨折远端血液循环情况，肢端皮肤颜色，是否疼痛，皮温高低，有无
       水疱

81. 骨折中期的治疗原则是（　　）

    A. 活血和营，舒筋活络　　　　B. 活血祛瘀，消肿止痛

C. 和营生新，续筋接骨　　　　　　　D. 补益肝肾，强筋壮骨

E. 补益肝肾，宣痹通络

82. 骨折晚期的治疗原则是（　　　）

A. 活血和营，舒筋活络　　　　　　　B. 活血祛瘀，消肿止痛

C. 和营生新，续筋接骨　　　　　　　D. 补益肝肾，强筋壮骨

E. 补益肝肾，宣痹通络

83. 造成慢性伤筋最常见的原因是（　　　）

A. 直接暴力　　B. 间接暴力　　C. 持续劳损　　D. 挫压　　E. 肌肉强烈收缩

84. 下列不属于筋伤病因的是（　　　）

A. 外力伤害　　B. 感受外邪　　C. 体质虚弱　　D. 慢性劳损　　E. 气滞血瘀

85. 寒湿阻络型筋伤的临床表现错误的是（　　　）

A. 疼痛重着　　　　　　　B. 痛如针刺　　　　　　　C. 伴有功能障碍

D. 痛处拒按，游走性疼痛　　E. 局部红肿，紫暗

86. 寒湿阻络型筋伤的护治法则正确的是（　　　）

A. 散寒化湿，温经通络　　　　　　　B. 舒筋活血，理气止痛

C. 养血和络，补益肝肾　　　　　　　D. 祛湿化痰，散瘀通络

E. 祛风散寒，除湿通络

87. 寒湿阻络型筋伤的代表方是（　　　）

A. 桃红四物汤　　B. 独活寄生汤　　　　　C. 六味地黄汤

D. 羌活胜湿汤　　E. 导痰汤

88. 肝肾亏虚型筋伤的代表方是（　　　）

A. 右归丸　　　　　　　B. 左归丸　　　　　　　C. 六味地黄丸

D. 杞菊地黄丸　　　　　E. 左归丸合右归丸

89. 寒湿阻络型筋伤患者的饮食不包括（　　　）

A. 山药　　B. 薏苡仁　　C. 赤小豆　　D. 羊肉　　E. 冬瓜排骨汤

90. 筋伤各证型疼痛的特点正确的是（　　　）

A. 气滞血瘀型疼痛酸软　　　　　　　B. 寒湿阻络型疼痛重着

C. 肝肾亏虚型疼痛如刺　　　　　　　D. 寒湿阻络型痛处喜按

E. 肝肾亏虚型痛处拒按

91. 风寒痹阻所致的项痹的中药代表方剂是（　　　）

A. 八珍汤　　　　　　　B. 左归丸　　　　　　　C. 导痰汤

D. 化瘀除痹汤　　　　　E. 益气逐瘀汤

92. 血瘀气滞所致的项痹脉象（　　　）

A. 弦脉　　B. 浮脉　　C. 结脉　　D. 代脉　　E. 紧脉

93. 项痹的功能锻炼方法包括（　　　）

A. 回头望月　　B. 飞燕式　　C. 五点支撑　　D. 交叉蹬腿　　E. 直腿抬高

94. 痰湿阻络所致的项痹舌质（　　　）
    A. 薄白　　　　B. 淡红　　　　C. 暗红　　　　D. 黄腻　　　　E. 青紫

95. 气血亏虚所致的项痹宜选择下列哪种食物进补（　　　）
    A. 山药　　　　B. 薏苡仁　　　C. 冬瓜排骨汤　　D. 白萝卜汤　　E. 桂圆莲子汤

96. 项痹的用药护理不正确的是（　　　）
    A. 风寒痹阻型中药汤剂宜热服
    B. 血瘀气滞型中药汤剂宜温服
    C. 痰湿阻络型中药汤剂宜温服
    D. 肝肾不足型中药汤剂宜武火煎煮，凉服
    E. 气血亏虚型中药汤剂宜温热服

97. 肝肾不足型项痹的护治原则包括（　　　）
    A. 补益肝肾　　B. 祛湿化痰　　C. 祛风散寒　　D. 活血化瘀　　E. 行气止痛

98. 下列哪项不是风寒痹阻型项痹的临床表现（　　　）
    A. 颈肩上肢窜痛麻木　　　　B. 头有沉重感　　　　　　　　C. 舌淡红，苔薄白
    D. 头晕目眩，头重如裹　　　E. 以疼痛为主

99. 寒湿阻痹型腰痹的护治原则包括（　　　）
    A. 祛风散寒　　B. 清热化湿　　C. 舒筋理气　　D. 活血化瘀　　E. 补益肝肾

100. 肝肾亏虚型腰痹的方剂代表方是（　　　）
    A. 宣痹汤　　　　　　　　B. 独活寄生汤　　　　　　　　C. 海马全蝎汤
    D. 身痛逐瘀汤　　　　　　E. 八珍汤

101. 寒湿痹阻型腰痹的方剂代表方是（　　　）
    A. 左归丸　　　B. 独活寄生汤　　C. 宣痹汤　　　D. 八珍汤　　E. 海马全蝎汤

102. 血瘀气滞型腰痹的疼痛特点包括（　　　）
    A. 遇寒痛增，得热则减　　　　　　B. 痛有定处，痛处拒按
    C. 筋腿痛，痛处伴有热感　　　　　D. 卧则腰腿痛减轻
    E. 疼痛无特点

103. 湿热痹阻型腰痹适合的饮食是（　　　）
    A. 冬瓜　　　　B. 羊肉　　　　C. 蛇酒　　　　D. 胡椒　　　　E. 砂仁

104. 腰痹发病在腰、腿部，与下列哪两个脏器密切相关（　　　）
    A. 脾胃　　　　B. 肝肾　　　　C. 心肺　　　　D. 心肾　　　　E. 脾肾

105. 下列哪项不是腰痹的致病因素（　　　）
    A. 跌仆闪挫　　B. 冷热交替　　C. 涉水冒雨　　D. 居处潮湿　　E. 情志过极

106. 腰背肌功能锻炼的方法有（　　　）
    A. 飞燕式　　　B. 项臂争力　　C. 回头望月　　D. 米字操　　　E. 仰首观天

107. 肾虚腰痛的特点包括（　　　）
    A. 热痛　　　　B. 冷痛　　　　C. 刺痛　　　　D. 重痛　　　　E. 隐痛

108. 寒湿痹阻型腰痹的致病因素不包括（　　　）

  A. 坐卧冷湿地　　　　　　B. 涉水冒雨　　　　　　　C. 喜吃生冷瓜果

  D. 长期水中作业　　　　　E. 身劳汗出，衣着湿冷

X 型题

1. 下列哪些属于湿热毒蕴型丹毒患者的证候表现（　　　）

  A. 发于下肢　　　　　　　B. 苔黄腻，脉洪数　　　　C. 多见于头面部

  D. 水疱、紫斑，甚至结毒化脓或皮肤坏死　　E. 反复发作，可形成大脚疯

2. 丹毒患者应多吃以下哪些食物（　　　）

  A. 西瓜　　　　B. 绿豆　　　　C. 苦瓜　　　　D. 冬瓜　　　　E. 羊肉

3. 下列丹毒的护理措施正确的是（　　　）

  A. 不宜饮酒及食用牛羊肉

  B. 避免蚊虫叮咬

  C. 宜食清淡、含丰富维生素、易消化的食物，忌烟酒

  D. 避免物理性、化学性物质和药物刺激，防止外伤和滥用药物

  E. 多饮开水，床旁隔离

4. 下列哪些属于肝胆湿热型蛇串疮患者的证候表现（　　　）

  A. 夜寐不安　　　　　　　　　　　　B. 大便干，小便黄

  C. 舌红，苔薄黄或黄腻　　　　　　　D. 伴口苦咽干，急躁易怒

  E. 皮肤潮红，疱壁紧张，灼热刺痛

5. 下列哪些属于清泄肝胆之火的食品（　　　）

  A. 西瓜　　　　B. 荔枝　　　　C. 冬瓜　　　　D. 苦瓜　　　　E. 龙眼

6. 下列蛇串疮的护理措施正确的是（　　　）

  A. 保持皮肤清洁干燥，以抹浴为宜，治疗期间尽量避免淋浴

  B. 气温高时可暴露患处，免去衣服摩擦

  C. 宜食清淡、含丰富维生素、易消化的食物，忌烟酒

  D. 室内定时开窗通风，将患处直接对着风吹

  E. 每日空气消毒，可用食醋熏蒸或紫外线灯照射

7. 下列哪些属于血虚风燥型白疕患者的证候表现（　　　）

  A. 皮肤干燥，鳞屑较多　　　B. 有皲裂、疼痛、瘙痒　　　C. 伴有头晕眼花

  D. 舌质淡，舌苔薄白，脉洪大　　E. 皮损糜烂、浸渍

8. 白疕的下列哪些分型可以药浴（　　　）

  A. 血热内蕴　　B. 气滞血瘀　　C. 湿热蕴阻　　D. 火毒炽盛　　E. 血虚风燥

9. 下列白疕的护理措施正确的是（　　　）

  A. 可食用鱼类及辣椒食物，不宜饮酒及食用牛羊肉

  B. 避免上呼吸道感染及消除感染性病灶

  C. 宜食清淡、含丰富维生素、易消化的食物，忌烟酒

D. 避免物理性、化学性物质和药物刺激，防止外伤和滥用药物

E. 保持充足的睡眠，避免精神创伤，解除思想顾虑

10. 胰瘅的常见病因正确的有（　　　）

　　A. 饮食不节　　　B. 蛔虫内扰　　　C. 外感风寒　　　D. 情志不畅　　　E. 胆囊结石

11. 胰瘅常见的临床症状有（　　　）

　　A. 急起上腹剧痛　　　　　　B. 恶心、呕吐　　　　　　C. 发热

　　D. 尿、血淀粉酶增高　　　　E. 身目泛黄

12. 胰瘅的针刺常用穴位正确的有（　　　）

　　A. 足三里　　　B. 阳陵泉　　　C. 曲池　　　D. 合谷　　　E. 内关

13. 胰瘅饮食护理正确的是（　　　）

　　A. 宜饮食清淡、规律　　　　B. 忌暴饮暴食　　　　　　C. 忌高脂肪

　　D. 忌高蛋白　　　　　　　　E. 忌烟酒

14. 肝郁气滞胰瘅宜食用哪些食物（　　　）

　　A. 冬瓜　　　B. 西红柿　　　C. 芹菜　　　D. 萝卜　　　E. 麦冬

15. 胰瘅灌肠适用于哪些患者（　　　）

　　A. 禁食　　　　　　　　　　B. 呕吐剧烈难以进药　　　C. 服药后大便仍不解

　　D. 顽固腹痛者　　　　　　　E. 肠蠕动慢

16. 胰瘅推拿手法正确的是（　　　）

　　A. 医者左手放于患者右胁下（肝区）　　　B. 医者右手放于患者左胁下（胰腺部位）

　　C. 医者右手放于患者右胁下（肝区）　　　D. 医者左手放于患者左胁下（胰腺部位）

　　E. 拇指朝胆管方向，同时按压腹壁

17. 胰瘅患者灌肠使用汤剂有（　　　）

　　A. 清胰汤　　　B. 附子理中汤　　　C. 大承气汤　　　D. 大柴胡汤　　　E. 逐瘀汤

18. 胰瘅患者自我观察的项目是（　　　）

　　A. 体温　　　B. 血糖　　　C. 腹痛　　　D. 腹胀　　　E. 呕吐

19. 胰瘅常用中医护理技术错误的是（　　　）

　　A. 推拿　　　B. 中药外敷　　　C. 刮痧　　　D. 针刺　　　E. 胃肠减压

20. 痔术后常见的不良反应有（　　　）

　　A. 疼痛　　　B. 尿潴留　　　C. 便秘　　　D. 发热　　　E. 便溏

21. Ⅱ期内痔应与哪些疾病相鉴别（　　　）

　　A. 直肠息肉　　　　　　　　B. 过度肥大肛乳头　　　　C. 直肠癌

　　D. 直肠脱垂　　　　　　　　E. 脱肛

22. 根据痔所在部位不同可分为（　　　）

　　A. 内痔　　　B. 外痔　　　C. 混合痔　　　D. 前哨痔　　　E. 锁肛痔

23. 中药保留灌肠的目的有（　　　）

　　A. 镇静　　　　　　　　　　B. 催眠　　　　　　　　　C. 治疗肠道疾病

　　D. 降温　　　　　　　　　　E. 润肠通便

24. 外痔的病理特点是（　　）

　　A. 位于齿状线以下　　　　　　　B. 由直肠下静脉丛形成　　　　　C. 血栓性外痔最常见

　　D. 表现为暗紫色、半球形的血凝块　　　E. 肛门疼痛

25. 内痔的特点有（　　）

　　A. 便血　　　　B. 痔核脱出　　　C. 疼痛　　　D. 便秘　　　E. 肛门异物感

26. 便后肛门疼痛的可能原因是（　　）

　　A. 肛瘘　　　　　　　　　　　B. 外痔血栓形成　　　　　　　　C. 内痔嵌顿

　　D. 肛裂　　　　　　　　　　　E. 肛周脓肿

27. 以下关于痔疮的饮食护理正确的是（　　）

　　A. 风伤肠络型饮食宜清淡易消化、富含高纤维素、清热化火之品

　　B. 湿热下注型宜食用清热、收敛、止血功效之食物

　　C. 气滞血瘀型饮食以活血祛瘀、润肠通便的清淡饮食为主

　　D. 脾虚气陷型饮食宜以补中益气、健脾易消化和富含营养的食物

　　E. 宜少食辛辣、香燥、海腥发物、刺激性食物及肥腻之品

28. 在痔的辨证论治中，其分型有（　　）

　　A. 风伤肠络　　B. 脾虚气陷　　C. 阴液亏虚　　D. 湿热下注　　E. 气滞血瘀

29. 痔的常见病因主要有（　　）

　　A. 外感时邪　　B. 劳累过度　　C. 饮食不节　　D. 情志内伤　　E. 大便失调

30. 肛瘘术后伤面久不愈合，其原因有（　　）

　　A. 内口无处理　　　　　　　　B. 糖尿病患者　　　　　　　　C. 原有肺结核

　　D. 伤面继发感染　　　　　　　E. 复感外邪

31. 肛瘘根据瘘管所在位置分为（　　）

　　A. 单纯性肛瘘　　　　　　　　B. 复杂性肛瘘　　　　　　　　C. 高位肛瘘

　　D. 低位肛瘘　　　　　　　　　E. 内瘘

32. 肛瘘患者的护理问题包括（　　）

　　A. 便秘　　　　　　　　　　　B. 体液不足　　　　　　　　　C. 皮肤完整性受损

　　D. 潜在并发症　　　　　　　　E. 疼痛

33. 患者，男，27岁，半年前因肛周皮下脓肿切开引流，之后局部皮肤反复红肿，破溃局部有瘙痒，关于其处理正确的是（　　）

　　A. 行手术治疗　　　　　　　　B. 饮食宜清淡　　　　　　　　C. 每天便后中药坐浴

　　D. 保持肛门的清洁、干燥　　　E. 保持心情舒畅

34. 肛瘘患者的护理正确的是（　　）

　　A. 湿热下注型室内环境宜凉爽通风

　　B. 正虚邪恋型室内宜温暖向阳，避风防寒，保暖

　　C. 阴液亏虚型室内温度宜低，勿燥热，光线稍暗

D. 湿热下注型室内宜温暖向阳，避风防寒，保暖

E. 正虚邪恋型室内环境宜凉爽通风

35. 肛瘘患者术后可能会出现哪些并发症（　　　）

A. 疼痛　　　　B. 尿潴留　　　　C. 便秘　　　　D. 出血　　　　E. 贫血

36. 肛瘘治疗的原则有哪些（　　　）

A. 控制感染　　　　　　　　B. 加强瘘口护理　　　　　　　C. 加强营养

D. 预防并发症　　　　　　　E. 服用止痛药

37. 肛瘘患者瘘口周围皮肤的护理包括（　　　）

A. 大便后行坐浴　　　　　　　　　　B. 可用红外线灯照射局部

C. 敞露瘘口周围的皮肤　　　　　　　D. 及时清除溢出的肠液、分泌物

E. 复方氧化锌油膏涂抹局部皮肤

38. 肛瘘的临床表现有（　　　）

A. 直肠指诊可扪及条索状物　　　B. 外口呈红色乳头状突起　　　C. 反复形成脓肿

D. 有脓性分泌物排出　　　　　E. 肛周疼痛

39. 肛瘘患者有哪些临床症状表现（　　　）

A. 瘙痒　　　　B. 出血　　　　C. 疼痛　　　　D. 便秘　　　　E. 肛门部反复流脓

40. 肛诊触到肿块，应考虑的疾病有（　　　）

A. 锁肛痔　　　B. 痔疮　　　C. 直肠息肉　　　D. 肛乳头肥大　　E. 肛瘘

41. 锁肛痔的常见病因是（　　　）

A. 饮食不节　　　B. 七情所伤　　　C. 久泻久痢　　　D. 邪毒郁积　　　E. 病后体虚

42. 锁肛痔的辨证论治以下叙述正确的是（　　　）

A. 湿热蕴结型锁肛痔的代表方是槐角地榆丸

B. 气滞血瘀型锁肛痔的代表方是桃红四物汤合失笑散

C. 气阴两虚型锁肛痔的代表方是四君子汤合增液汤

D. 气滞血瘀型锁肛痔的护治原则是逐瘀攻积，清热解毒

E. 气阴两虚型锁肛痔的护治原则是益气养阴，清热解毒

43. 锁肛痔患者经全麻术后的护理措施包括（　　　）

A. 定时测量生命体征　　　　　　　　B. 记 24 小时出入水量

C. 清醒之前只能饮少量水　　　　　　D. 肛门排气后方可进食

E. 密切观察伤口引流液的质、量、颜色

44. 锁肛痔的并发症护理正确的是（　　　）

A. 伤口出血者行压迫止血

B. 肠梗阻者宜少量多餐，进食清淡易消化的食物

C 造瘘口坏死者及时清除坏死组织，保持造瘘口清洁干燥，必要时涂氧化锌软膏

D. 肠梗阻者暂禁食，进行胃肠减压和肛门排气；保证输液通畅，准确记录 24 小时出入水量，保持水、电解质平衡

E. 造瘘口感染者密切观察造瘘口周围皮肤的血运情况，保持造瘘口清洁干燥，必要时涂氧化锌软膏

45. 锁肛痔有哪些临床表现（　　　）

　　A. 排便习惯改变　　　　　　B. 肛周疼痛　　　　　　C. 脓血便

　　D. 不完全性肠梗阻　　　　　E. 肛门坠胀，大便次数多

46. 锁肛痔的用药护理错误的是（　　　）

　　A. 湿热蕴结型中药汤剂宜凉服　　　　B. 气滞血瘀型中药汤剂宜温服

　　C. 气阴两虚型中药汤剂宜凉服　　　　D. 气滞血瘀型中药汤剂宜凉服

　　E. 气阴两虚型中药汤剂宜温服

47. 锁肛痔气阴两虚型患者宜食用（　　　）

　　A. 山药　　　B. 薏苡仁　　　C. 羊肉　　　D. 萝卜　　　E. 芡实

48. 锁肛痔的生活起居护理正确的是（　　　）

　　A. 湿热蕴结型病室宜偏凉、干燥

　　B. 气滞血瘀型病室宜温暖

　　C. 偏气虚者，病室宜偏暖；偏阴虚者，病室宜偏凉

　　D. 保持室内的空气新鲜，环境安静整洁，注意休息

　　E. 有造瘘者，保持造瘘口清洁干燥，及时更换造袋口

49. 结肠造瘘口的护理包括（　　　）

　　A. 取右侧卧位

　　B. 造口开放前注意肠段有无回缩、出血和坏死

　　C. 观察有无并发症发生

　　D. 教会患者自我护理结肠造口的知识

　　E. 更换造口袋时动作要轻柔，以免造瘘口皮肤摩擦破损

50. 压疮多见于哪些患者（　　　）

　　A. 多见于半身不遂　　　　　B. 下肢瘫痪　　　　　C. 久病重病卧床不起

　　D. 长时间昏迷患者　　　　　E. 言语不利

51. 气血两虚型压疮的护治原则包括（　　　）

　　A. 气血双补　　　B. 理湿托毒　　　C. 托毒生肌　　　D. 理气活血　　　E. 益气养阴

52. 气血两虚型压疮证候正确的是（　　　）

　　A. 疮面腐肉难脱　　　　　　　　　B. 舌红，苔少，脉细数

　　C. 重者溃烂可深及筋骨　　　　　　D. 腐肉虽脱，新肌色淡，愈合缓慢

　　E. 面色无华，神疲乏力，纳差食少

53. 属于益气养阴类食物的是（　　　）

　　A. 红枣　　　B. 荔枝　　　C. 桂圆　　　D. 山药　　　E. 豆制品

54. 压疮患者饮食护理正确的有（　　　）

　　A. 低优质蛋白　B. 高蛋白　　　C. 高脂肪　　　D. 高维生素　　　E. 易消化

55. 压疮患者常用的护理技术有（　　　）

    A. 中药外敷　　　B. 中药涂擦　　　C. 翻身拍背　　　D. 按摩　　　E. 中药熏洗

56. 压疮常用中药涂擦的药物有（　　　）

    A. 九一丹　　　B. 生肌散　　　C. 生肌玉红膏　　D. 透脓散　　　E. 托里消毒散

57. 破伤风根据感染方式不同分为（　　　）

    A. 金创痉　　　　　　　　B. 产后痉　　　　　　　　C. 中型破伤风

    D. 小儿脐风或脐风撮口　　E. 重型破伤风

58. 破伤风风毒在表的证候正确的有（　　　）

    A. 轻度吞咽困难和牙关紧闭　　B. 全身肌肉痉挛　　　C. 舌苔薄白，脉弦数

    D. 或只限于破伤部位局部肌肉痉挛，抽搐较轻，间歇时间长

    E. 牙关紧闭

59. 破伤风风毒入里型的护治原则正确的有（　　　）

    A. 祛风止痛　　B. 益胃养津　　C. 祛风镇痉　　D. 清热解表　　E. 疏通经络

60. 破伤风阴虚邪留的证候正确的有（　　　）

    A. 全身肌肉痉挛　　　　　　　　B. 抽搐不止，倦怠乏力

    C. 面色苍白或萎黄，时而汗出　　D. 牙关不适，偶有痉挛或屈伸不利

    E. 舌淡红，脉细弱无力

61. 破伤风风毒入里患者的病情观察正确的有（　　　）

    A. 牙关紧闭，角弓反张　　　　　B. 发作频繁而间歇期短

    C. 高热，大汗，面色青紫　　　　D. 大便秘结、小便短赤或尿闭

    E. 舌质红或绛红、苔黄或黄糙

62. 破伤风的病室要求正确的是（　　　）

    A. 室内定时开窗通风　　　B. 病房外设隔离标识　　　C. 温湿度适宜

    D. 单人隔离病室，室内安静　　E. 无须避光

63. 破伤风阴虚邪留型患者饮食错误的有（　　　）

    A. 宜用益胃养津疏经通络食物　　　B. 木瓜　　　　　C. 丝瓜

    D. 薏苡仁　　　　　　　　　　　E. 番茄

64. 破伤风患者饮食护理错误的是（　　　）

    A. 饮食宜清淡　　　　　　B. 高脂肪　　　　　　　C. 低盐饮食

    D. 高热量、高蛋白食物　　E. 避免生冷、油腻、辛辣刺激性食物

65. 破伤风患者生活起居护理正确的有（　　　）

    A. 防止摔伤和骨折　　　B. 注意口腔和皮肤护理

    C. 所有用物无须特殊处理　　　　D. 患者用物需进行消毒灭菌处理

    E. 所有使用过用物及排泄物需进行终末消毒处理

66. 破伤风患者常用护理技术正确的有（　　　）

    A. 针刺　　　B. 吸痰　　　C. 鼻饲　　　D. 推拿　　　E. 中药外敷

67. 骨折的内因有（　　　）

　　A. 年龄　　　　B. 体质　　　　C. 性别　　　　D. 解剖结构　　　E. 损伤部位

68. 骨折后因长期卧床所引起的全身或局部并发症有（　　　）

　　A. 休克　　　　B. 感染　　　　C. 褥疮　　　　D. 尿路感染　　　E. 坠积性肺炎

69. 胫腓骨骨折后，若肿胀甚或出现张力性水疱时，则不宜采用夹板固定，以免造成（　　　）

　　A. 坏死　　　　B. 感染　　　　C. 压疮　　　　D. 加重移位　　　E. 延缓骨折愈合

70. 骨折患者常用的护理技术包括（　　　）

　　A. 穴位按摩　　B. 穴位贴敷　　C. 中药熏洗　　D. 刺络拔罐　　E. 刮痧

71. 骨折的用药护理正确的是（　　　）

　　A. 血肿机化期中药汤剂宜在睡前温服或顿服

　　B. 原始骨痂期中药汤剂宜在中午前后温服、顿服

　　C. 骨痂改造期中药汤剂宜用文火煎煮，入夜热服，可顿服或分两次服

　　D. 血肿机化期中药汤剂宜在午后温服或顿服

　　E. 骨痂改造期中药汤剂宜用武火煎煮，入夜热服，可顿服或分两次服

72. 筋的范围包括（　　　）

　　A. 关节囊　　　B. 关节　　　　C. 筋膜　　　　D. 肌腱　　　　E. 关节软骨盘

73. 筋伤的分型正确的是（　　　）

　　A. 寒湿阻络　　B. 气滞血瘀　　C. 肝肾亏虚　　D. 气血亏虚　　E. 痰湿阻络

74. 下列关于筋伤的代表方剂正确的是（　　　）

　　A. 寒湿阻络型代表方为独活寄生汤　　　　　B. 气滞血瘀型代表方为化瘀除痹汤

　　C. 肝肾亏虚型代表方为六味地黄汤　　　　　D. 寒湿阻络型代表方为羌活胜湿汤

　　E. 气滞血瘀型代表方为桃红四物汤

75. 筋伤常用到的护理技术包括（　　　）

　　A. 艾灸　　　　B. 中药外敷　　C. 拔火罐　　　D. 小针刀　　　E. 刮痧

76. 气滞血瘀型筋伤的护理正确的是（　　　）

　　A. 逐步功能锻炼，注意局部防寒保暖

　　B. 饮食宜用活血祛瘀、清淡易消化食物，忌食油腻、生冷、酸辣及发物

　　C. 中药汤剂宜用文火煎煮，入夜热服

　　D. 中药汤剂宜在早晚饭后温服

　　E. 保持情志舒畅，乐观开朗

77. 项痹的病因是（　　　）

　　A. 风寒湿热　　B. 痰瘀交结　　C. 闭阻经络　　D. 冷热交替　　E. 居处潮湿

78. 项痹的证型包括（　　　）

　　A. 风寒痹阻　　B. 肝肾不足　　C. 气血亏虚　　D. 血瘀气滞　　E. 经络闭阻

79. 项痹的功能锻炼方法有（　　　）

　　A. 回头望月　　B. 飞燕式锻炼　　C. 米字操　　　　D. 项臂争力　　E. 拔项法

80. 项痹的主要临床表现主要是（　　　）

　　A. 头痛　　　　B. 眩晕　　　　　C. 上肢麻木　　D. 下肢麻木　　E. 颈部疼痛

81. 项痹的护治法则正确的是（　　　）

　　A. 风寒痹阻型宜祛风散寒，除湿通络　　　　　　B. 肝肾不足型宜补益肝肾

　　C. 气血亏虚型宜补益气血　　　　　　　　　　　D. 血瘀气滞型宜活血化瘀、行气止痛

　　E. 痰湿阻络型宜祛湿化痰，散瘀通络

82. 血瘀气滞型腰痹可以选择下列哪些食物（　　　）

　　A. 黑木耳　　　B. 金针菇　　　　C. 桃仁　　　　D. 黑豆　　　　E. 枸杞

83. 下列属于腰痹的证型的是（　　　）

　　A. 血瘀气滞　　B. 寒湿痹阻　　　C. 湿热痹阻　　D. 肝肾亏虚　　E. 气血亏虚

84. 腰背肌功能锻炼的方法有哪些（　　　）

　　A. 飞燕式　　　B. 米字操　　　　C. 交叉蹬腿　　D. 五点支撑　　E. 卧位直腿抬高

85. 湿热痹阻型腰痹的证候特点是（　　　）

　　A. 苔黄腻　　　B. 脉弦滑　　　　C. 口渴不欲饮　D. 伴有热感　　E. 腰腿痛

86. 血瘀气滞型腰痹的证候特点是（　　　）

　　A. 痛有定处　　B. 痛处拒按　　　C. 舌质暗紫　　D. 舌苔薄白　　E. 脉弦紧或涩

二、名词解释

1. 丹毒

2. 蛇串疮

3. 白疕

4. 胰瘅

5. 便血

6. 内痔

7. 外痔

8. 混合痔

9. 肛瘘

10. 肛周脓肿

11. 锁肛痔

12. 肠梗阻

13. 结肠造口

14. 压疮

15. 破伤风

16. 脐风撮口

17. 骨折

18. 筋伤

19. 项痹

20. 腰痹

三、简答题

1. 简述丹毒患者可行的护理技术。

2. 简述对丹毒患者的健康指导。

3. 简述蛇串疮患者的健康教育。

4. 简述白疕患者可行的护理技术。

5. 简述蛇串疮的辨证分型。

6. 阐述胰瘅的病因病机。

7. 怎样为胰瘅患者进行健康指导？

8. 简述痔疮患者的健康指导。

9. 肛瘘的分类包括哪些？

10. 简述肛瘘患者的健康指导。

11. 简述锁肛痔的健康指导。

12. 简述锁肛痔患者术后造瘘口的护理措施。

13. 简述压疮的分型及相应证候。

14. 简述压疮患者的健康指导。

15. 阐述破伤风风毒入里型的证候、护治原则及代表方。

16. 破伤风患者的生活起居护理措施有哪些？

17. 简述骨折患者的健康指导。

18. 简述骨折各期的证侯特点。

19. 筋伤常用的中医技术有哪些？

20. 简述筋伤各证候患者的病情观察。

21. 简述肝肾不足型项痹的证候表现、护治法则和代表方剂。

22. 项痹的功能锻炼方法有哪些？

23. 腰背肌功能锻炼的方法有哪些？

24. 简述腰痹的证候类型及相关护治原则及代表方剂。

选择题参考答案

A型题：

1.E	2.B	3.A	4.D	5.D	6.C	7.B	8.D	9.C	10.A	11.A
12.B	13.B	14.E	15.A	16.A	17.B	18.A	19.E	20.E	21.A	22.B
23.B	24.C	25.C	26.D	27.B	28.A	29.C	30.C	31.A	32.D	33.D
34.E	35.B	36.C	37.E	38.A	39.A	40.E	41.D	42.B	43.D	44.A
45.A	46.D	47.D	48.A	49.A	50.C	51.B	52.E	53.B	54.D	55.B
56.B	57.C	58.E	59.C	60.B	61.B	62.E	63.B	64.A	65.D	66.C
67.B	68.B	69.A	70.C	71.A	72.A	73.A	74.D	75.B	76.A	77.A
78.D	79.C	80.E	81.C	82.D	83.C	84.E	85.B	86.A	87.B	88.C
89.D	90.B	91.E	92.A	93.A	94.C	95.E	96.D	97.A	98.D	99.A
100.C	101.B	102.B	103.A	104.B	105.E	106.A	107.B	108.C		

X型题：

1.ABDE	2.ABCD	3.ABCDE	4.BCDE	5.ACD	6.ABC	7.ABC
8.ABE	9.BCDE	10.ABCDE	11.ABCD	12.ABCE	13.ABCE	14.BCD
15.ABCD	16.ABE	17.CD	18.ACDE	19.CE	20.ABC	21.ABCD
22.ABC	23.ABCDE	24.ABCDE	25.ABD	26.BCD	27.ABCDE	28.ABDE
29.ABCDE	30.ABCD	31.CD	32.ACDE	33.ABCDE	34.ABC	35.ABCD
36.ABCD	37.ABCDE	38.ABCDE	39.ACE	40.ABCD	41.ABCD	42.ABCDE
43.ABDE	44.CDE	45.ACDE	46.BC	47.ABDE	48.ABCDE	49.BCDE
50.ABCD	51.AC	52.ABDE	53.BCD	54.BDE	55.ABCD	56.BC
57.ABD	58.ABCD	59.AD	60.BCDE	61.ABCDE	62.BCD	63.DE
64.BC	65.ABDE	66.BCE	67.ABD	68.CDE	69.BC	70.ABC
71.BCD	72.ACDE	73.ABC	74.ACE	75.ABC	76.ABDE	77.ABCDE
78.ABCD	79.ACDE	80.ABCDE	81.ABCDE	82.ABC	83.ABCD	84.ACDE
85.ABCDE	86.ABCDE					

第十五章　妇产科疾病护理

第一节　崩漏

崩漏是指经血非时暴下不止或淋漓不尽，前者谓之崩中，后者谓之漏下。崩与漏出血情况虽不同，然二者常交替出现，且其病因病机基本一致，故概称崩漏。本病属妇科常见病，也是疑难急重病证。可发生于从月经初潮后至绝经的任何年龄，影响生育，危害健康。

一、病因病机

崩漏的发病是肾 – 天癸 – 冲任 – 胞宫生殖轴的严重失调。由于冲任损伤，不能制约经血，使子宫藏泻失常，经血非时妄行。病理性质有虚实之异，在临床病理表现有脾虚、肾虚、血热、血瘀之证。素体脾虚，或劳倦思虑、饮食不节损伤脾气。脾虚血失统摄，甚则虚而下陷，冲任不固，不能制约经血，发为崩漏，先天肾气不足，或少女肾气未盛，或房劳多产损伤肾气，肾气虚则封藏失司，亦有肾阳亏损，失于封藏，使冲任不固，或肾阴不足致虚火动血而成崩漏。素体阳盛或阴虚内热，外感热邪，过食辛辣，致热伤冲任，迫血妄行，发为崩漏。七情内伤，气机不畅，或产后余血未净，瘀血阻滞冲任，血不归经发为崩漏。

二、辨证论治

崩漏主要分脾虚、肾虚、血热、血瘀 4 型。脾虚型治法宜补气摄血、固冲止崩，代表方固本止崩汤。肾虚型又分肾气虚、肾阳虚、肾阴虚三型：肾气虚型治法宜补肾益气固冲止血，代表方苁蓉菟丝子丸加减；肾阳虚型治法宜温肾固阳、固冲止血，代表方右归丸加减；肾阴虚型治法宜温肾益阴、固冲止血，代表方左归丸加减。血热型又分虚热、实热二型：虚热型治法宜养阴清热、固冲止血，代表方上下相资汤；实热型治法宜清热凉血、固充止血，代表方清热固经汤。血瘀型治法宜活血止瘀、固冲止血，代表方逐瘀止血汤。

三、辨证施护

崩漏的辨证施护见表 15-1。

表15-1 崩漏的辨证施护

项目	脾虚型	肾虚型			血热型		血瘀型
		肾气虚证	肾阳虚证	肾阴虚证	虚热证	实热证	
病情观察	经血非时暴下不止，或淋漓日久不尽	经乱无期，量多，势急如崩，或淋漓日久不净，或由崩而淋，由淋而崩，反复发作	经乱无期，量多或淋漓不尽，或停经数月后又暴下不止	经乱无期，量少淋漓累月不止，或停闭数月又突然暴崩下血	经来无期，量少，淋漓不尽或量多势急	经来无期，经血突然暴崩如注，或淋漓日久难止	经血非时而下，量时多时少，时出时止或淋漓不止，或停闭数月又突然崩中，继之漏下
	血色淡、质清稀	色淡红或淡暗，质清稀	血色淡红或淡暗，质稀	经色鲜红，质稍稠	血色鲜红	血色深红，质稠	血色暗，有血块
	面色㿠白，神疲气短或面浮肢肿，小腹空坠，四肢不温，纳呆便溏	面色晦暗，眼眶暗，小腹空坠，腰膝酸软	面色晦暗，眼眶暗，肢冷畏寒，腰膝酸软，小便清长，夜尿多	头晕耳鸣，腰膝酸软，五心烦热，夜寐不宁	面颊潮红，烦热少寐，咽干口燥，便结	口渴烦热，便秘溺黄	下腹疼痛或胀痛
	舌质淡胖、边有齿印，苔白，脉沉弱	舌淡暗苔白润，脉沉弱	舌淡暗，苔白润，脉沉细无力	舌红少苔或有裂纹，脉细数	舌红少苔，脉细数	舌红苔黄，脉滑数	舌质紫暗或尖边有瘀点，脉弦细或涩
	严密观察患者面色、汗出、二便、舌苔、脉象；月经期量、色、质及伴随症状；有无腹痛、发热及阴道分泌物的情况；神情改变情况，若出现烦躁或淡漠等表现应及时报告医生处理						
起居护理	病室宜温暖，忌对流风，体虚怕冷者要注意保暖	病室宜温暖向阳，注意腹部保暖	病室宜温暖向阳，卧床休息，保证充足睡眠	病室光线稍暗，衣被不宜过暖，盗汗者应勤换内衣	病室宜温暖，湿度适宜，避免劳累，节房事	病室宜通风凉爽，衣被适中，不宜过暖	病室宜温暖、向阳，避免寒邪侵袭，加重血瘀之证
	保持病室整洁、舒适、安静、空气新鲜，根据病证性质调节病室温湿度，注意休息，忌过度劳累；出血期避免涉水、淋雨；指导患者注意保持外阴清洁						
饮食护理	冬日可食生姜羊肉汤以温运脾胃，忌寒凉生冷之品，若脾胃功能欠佳不宜过于滋补	多食含钙、铁、锌丰富之品，如、肉、蛋、乳制品、薏苡仁等，可用人参桂圆煎汤	宜食温补之品如核桃、韭菜、刀豆、羊肉、鹿肉，忌甜、黏、油炸之品	可食滋阴之品，可用藕汁、梨汁代茶饮，忌生冷寒凉食物及辛辣助火之品	宜食清淡之品，可辅以药膳，如荷叶饮，忌油腻煎炸之品	宜清热解毒凉血品如绿豆粥、甘蔗和藕汁、忌油腻、燥热等助阳动火之品	多食疏肝舒郁理气之品，如橘子、丝瓜、鲜藕、蜂蜜、荸荠等，忌酸涩、生冷之品
	宜食清淡、富含营养、易消化、补血食物，鼓励多食鱼、瘦肉、鸡、蛋类等和新鲜蔬菜、水果。经期禁食生冷、活血、香燥、辛辣助阳之品						
情志护理	关心体贴患者，及时与患者及家属沟通，使其密切配合治疗。宣传本病的有关知识，分析本病发生的可能原因，介绍本病的主要治疗措施及预后，从而减轻患者思想顾虑，消除忧虑、恐惧情绪						

项目	脾虚型	肾虚型			血热型		血瘀型
		肾气虚证	肾阳虚证	肾阴虚证	虚热证	实热证	
用药护理	虚证方药宜饭前空腹温服，实证方药宜饭后温服。服药期间如出现其他不适应及时就诊，调整治疗方案						
护理技术	1. 艾灸：脾虚型取关元、中极、子宫、三阴交等穴；肾气虚证取百会、神阙、气海等穴；肾阳虚证每日灸足三里、肾俞、三阴交，小腹冷痛时可加灸关元、血海、归来等穴；肾阴虚证取关元、中极、肾俞、子宫、太冲、三阴交等穴；实热证取神阙、隐白穴，血瘀型腹痛伴呕吐者可取内关、合谷穴，一日一次 2. 耳穴贴压：实热证取子宫、内分泌、皮质下等穴 3. 按摩穴位：虚热证取合谷、曲池、外关等穴；血瘀型取血海、三阴交、中极、太冲等穴，一日二次 5. 梅花针：血瘀型取血海、三阴交、中极、太冲等穴，一日一次 4. 热敷：适用于脾虚型体虚怕冷者，肾阳虚证小腹冷痛时可热敷腹部						

四、健康指导

1. 起居有规律，劳逸结合，培养个人爱好，以怡情悦志，勿过度劳累，勿忧愁郁怒，以免损伤心脾而加重病情。

2. 加强饮食调养，多食血肉有情之品，少食辛辣助火之品。

3. 经期内注意休息，严禁房事、坐浴，避免一般妇科阴道检查，并注意外阴清洁卫生。对先天不足的少女，应及早治疗月经不调。

4. 防寒保暖，勿冒雨涉水，衣裤淋湿要及时更换，以免寒邪乘虚而入。

5. 做好计划生育，避免房劳多产。

6. 可常灸足三里、肾俞穴，能健脾益肾、固摄冲任、生化气血、预防崩漏复发。

第二节　胎漏、胎动不安

妊娠期间出现的阴道少量出血，时出时止，或淋漓不断，而无腰酸、腹痛、小腹下坠者，称为"胎漏"，亦称"胞漏"或"漏胎"。　妊娠期间出现腰酸、腹痛、小腹下坠或伴有少量阴道出血者，称为"胎动不安"。

胎漏、胎动不安病名虽不同，但临床表现难以截然分开。更因两者的病因病机、辨证论治、转归预后等基本相同，故一并讨论。相当于现在医学的"先兆流产"。

一、病因病机

本病因母体和胎元两方面的原因导致冲任气血不调，胎元不固而发病。常见的病因有肾虚、血热、气血虚弱和血瘀。父母先天禀赋不足，或房劳多产，大病久病穷必及肾；或孕后房事不节伤肾耗精，肾虚冲任损伤，胎元不固发为胎漏、胎动不安；素体阳盛血热或阴虚内热；或孕后过食辛热；或感受热邪，热伤冲任，扰动胎元，致胎元不固；母体气血素虚，或久病大病耗伤气血，或孕后思虑过度，劳倦伤脾，气血生化不足，气血虚弱，冲任匮乏，不能固摄滋养胎元，致胎元不固；宿有癥瘕瘀血占据子宫，或孕后不慎跌扑闪挫，或登高持重，或孕期手术创伤，均可致气血不和，瘀阻子宫、冲任，使胎元失养而不固，发为胎漏、胎动不安。

二、辨证论治

本病主要分肾虚、血热、气血虚弱、血瘀4型。肾虚型治法宜补肾固冲、益气安胎，代表方寿胎丸加党参、白术；血热型治法宜清热凉血、养血安胎，代表方保阴煎或清热安胎饮或当归散；气血虚弱型治法宜补气养血、固冲安胎，代表方胎元饮；血瘀型治法宜活血化瘀、补肾安胎，代表方桂枝茯苓丸合寿胎丸加减。

三、辨证施护

胎漏、胎动不安的辨证施护见表15-2。

表15-2　胎动不安辨证施护

项目	肾虚	血热	气血虚弱	血瘀
病情观察	阴道少量出血,色暗淡,腰酸、腹痛、下坠	阴道少量下血,色鲜红或深红,质稠,或有腰酸	少量阴道出血,色淡红,质清稀,或小腹空坠而痛,腰酸	阴道不时下血,色暗红,常有腰酸腹痛下坠
	头晕耳鸣,夜尿多,眼眶暗黑或有面部暗斑	口苦咽干，心烦不安,便结溺黄	面色㿠白，心悸气短，神疲肢倦	精神倦怠
	舌暗淡,苔白,脉沉细滑尺脉弱	舌质红,苔黄,脉滑数	舌质淡,苔薄白,脉细弱略滑	舌暗红或有瘀斑,脉弦滑或沉弦
	观察妊娠情况确定安胎或去胎。腹痛下坠轻微，脉滑者，则胎元未损，宜安胎。若阴道流血增多，腹痛加重，阵阵下坠，或无胎心胎动，并结合妇科检查和B超表现，如果确定胎陨难留，应当去胎以益母。若腹痛阵发性加剧，阴道流血增多，或见有胎块排出，应立即报告医生，及时处理。若阴道大出血，患者面色苍白、冷汗淋漓、神情淡漠或昏聩、脉微欲绝等，为气随血脱，生命垂危，应立即采取抢救措施			
起居护理	注意保暖,防外邪侵袭	病室宜偏凉,保持一定的湿度,衣被不宜过暖	病室宜温暖,避冷风直吹,少说话少会客,防疲劳	室温适宜
	卧床休息，出血停止3～5天后方可下床适当活动，避免下蹲、弯腰、用力咳嗽、负重及过度劳累，不看刺激、惊险小说和电影；病室宜安静，清洁整齐，避跌仆外伤，有阴道流血者禁盆浴，严禁房事，禁肥皂水灌肠以减少各种刺激			
饮食护理	宜食固肾安胎,补肾益气之品,如核桃肉、炖服阿胶等。食疗方：艾叶鸡蛋汤	宜食滋阴清热,养血安胎之品,如藕汁、甘蔗汁等。食疗方:安胎鲤鱼汤	宜食补气养血,固冲安胎之品,如桂圆肉、阿胶、牛奶、猪瘦肉、乌鸡等。食疗方:糯米红枣粥	宜食活血消癥、补肾安胎之品,遵医嘱选用食疗方,如莲子葡萄干粥、泽兰粥
	以清淡、富营养、易消化为原则。注意饮食均衡、营养充足，多补充牛奶、蛋类、瘦肉、鱼类、肝类、新鲜蔬菜水果等，以供胎儿生长发育及母体健康需要。忌食辛辣、油炸、滑利、肥甘厚味及生冷之品。注意饮食卫生，避免发生腹泻而诱发胎漏、胎动不安。			

项目	肾虚	血热	气血虚弱	血瘀
用药护理	安胎药多为补益剂，滋补药宜用文火久煎。汤剂宜温服，观察用药后疗效。治疗妊娠期间用药要审慎，凡峻下、滑利、破气、有毒、苦寒之品均应慎用或禁用。跌打损伤的药物多具有活血通络、舒筋行气的功效，因此孕妇外伤后需遵医嘱用药，不可擅自服用。腰腹以下受伤者，严禁局部外贴活血化瘀的膏药。便秘者忌用泻药。			
情志护理	患者宜心神安定，清心静养，避免一切不良刺激。告知患者惊恐伤肾、忧思伤脾、肝郁化火，也可导致胎漏、胎动不安。嘱其采用听音乐、读书等方式分散注意力、平和心态、安心静养			
护理技术	1. 贴敷疗法：选择补肾安胎中药贴敷神阙穴、关元穴等 2. 其他：腰腹坠痛者可用菟丝子、桑寄生、杜仲、黄芪、青盐煎水沐足			

四、健康指导

1. 慎起居，生活规律，保证睡眠充足。防感冒，避免负重攀高，防止跌仆。

2. 饮食宜富营养、易消化，忌辛辣、油炸、滑利、肥甘厚味及生冷之品。

3. 提倡婚前、孕前检查，在夫妇双方身体处于最佳状态下妊娠，定期作孕期保健，及早安胎，调畅情志。

4. 孕服宜宽松、柔软、勿紧身束腰，以免影响胎儿生长。安胎失败者，或有堕胎、小产史者，两次受孕时间不宜太近，应避免半年内再孕。

第三节　妊娠恶阻

妊娠后出现恶心呕吐，厌食，或食入即吐者，称为"恶阻"。本病多发生于妊娠早期，一般妊娠3个月后逐渐消失。本病属妊娠病范畴，相当于西医的妊娠剧吐。

一、病因病机

本病因妊娠后，经血不下，冲任较盛，冲脉属阳明经，若脾胃素体虚弱，冲气上逆则可犯胃，胃气虚则失于和降，反随冲气上逆而作呕吐，或因脾虚失运，痰湿内生，冲气挟痰湿上逆而出现恶心呕吐；孕后阴血聚于胞宫养胎，阴血不足，则肝气偏盛。若素体肝旺，肝气愈旺，肝之经脉挟胃，肝旺侮胃，胃失和降而出现恶心呕吐；呕则伤气，吐则伤阴，呕吐日久，浆水不入，气阴两虚。胃伤阴不能下润大肠，便秘益甚，腑气不通，加重呕吐；肾阴伤则肝气急，则呕吐愈剧。

二、辨证论治

本病主要分脾胃虚弱、肝胃不和、气阴两虚3型。脾胃虚弱型治法宜健脾和胃、顺气降逆，代表方香砂六君子汤加减；肝胃不和型治法宜平肝和胃、顺气降逆，代表方橘皮竹茹汤；气血两虚型治法宜益气养阴、和胃止呕，代表方生脉散合增液汤。

三、辨证施护

妊娠恶阻的辨证施护见表15-3。

表15-3　妊娠恶阻辨证施护

项目	脾胃虚弱	肝胃不和	气阴两虚
病情观察	呕吐清涎,口淡乏味	口干口苦,呕吐酸水或苦水,恶闻油腻,烦渴	发热口渴,呕吐日久,变为干呕或呕吐苦黄水,甚则血水
	头晕体倦,脘痞腹胀	心烦头胀,胸满胁胀,溲赤便秘	心烦胃嘈,双目无神,四肢乏力,尿少便秘
	舌淡,苔白,脉缓滑无力	舌淡红,苔微黄,脉弦滑	舌质红,苔薄黄而干或光剥,脉细滑数无力
	观察呕吐物的内容、颜色、气味、数量及妊娠情况,如因剧烈呕吐引起腰腹疼痛或阴道少量流血说明有胎动不安;如出现精神异常、呼吸急促或发热、口渴、尿少、便秘、呕吐物混有血液或皮肤黄染、舌红、脉滑数无力,说明出现气阴两亏、肝脏受损、酸中毒,应立即报告医生,紧急处理		
起居护理	病室宜温暖,腹部保暖,适当户外活动,以利脾胃气机通畅	室内温暖、慎避风寒,空气新鲜,避免异味刺激	绝对卧床休息,环境宜安静、温湿度适宜
	妊娠恶阻轻者可参加日常活动,但避免过度疲劳及重体力劳动,并保证充分的休息和睡眠。保持室内通风良好,空气清新,注意口腔护理,可用淡盐水或金银花煎水漱口。		
饮食护理	宜食健脾和胃之品如山药、薏苡仁、莲子、南瓜、大枣等,忌生冷瓜果及寒性物	宜食酸味食物以抑肝止呕,如柑橘、乌梅等,忌油腻、生冷、甜黏、辛辣、厚味	宜食补气养阴之品及新鲜水果,如蜂蜜、乳品、鱼类、银耳等,呕吐剧烈者可暂禁食,予静脉补充营养
	饮食宜清淡,易于消化,营养丰富。忌食辛辣、油炸、肥甘厚味及生冷之品。应少量多餐,注意色香味的搭配,必要时随孕妇喜好选择食品		
用药护理	汤剂宜偏热服,药前用鲜生姜片擦舌或姜汁滴舌或滴入汤药中服用,以温中降逆止呕	汤剂宜偏凉服,肝胃有热者可加竹沥数滴,药后宜静卧,观察用药反应	汤剂宜浓煎,少量多次温热服,药后静卧少动
	汤剂宜浓煎、少量多次服用,切忌一次服大量药液导致药后呕吐,药前可饮少许鲜姜汁或指压内关		
情志护理	做好解释工作,消除其思想顾虑,使情绪安定,减轻妊娠呕吐的程度。戒抑郁、恼怒,关心、理解患者,了解其思想状况,使其积极配合治疗和护理		
护理技术	1. 推拿:指压双侧内关穴,轻揉足三里,或按摩脾俞胃俞穴,健脾止呕 2. 耳穴贴压:以皮质下、贲门、内分泌、神门、交感为主穴,呕吐食物者加胃区,呕吐酸水或苦水者加肝区,呕吐痰涎者加脾区		

四、健康指导

1.向患者介绍用药对孕妇及胎儿的作用,消除顾虑,积极配合治疗。

2.注意饮食调理,不宜过饱,以防损伤脾胃,勿食生冷及辛辣刺激之品。

3. 适当活动，如散步、做保健操等，有助于增强体质、调和气血、增进食欲，也有利于胎儿发育。

4. 保持心情舒畅，消除紧张、恐惧、忧思、郁怒等不良情绪刺激。指导孕妇阅读有关妊娠的书籍。

5. 除遵医嘱服用安胎药物外，一般以调护为主，不宜乱服药。

6. 重视孕期保健，定期产前检查。

第四节　异位妊娠

异位妊娠是指受精卵于子宫体腔以外的部位着床发育，而导致一系列病变的妊娠疾病。由于受精卵着床部位的不同，分为输卵管妊娠、卵巢妊娠、腹腔妊娠、子宫间质部妊娠等，其中以输卵管妊娠占绝大多数（95% 以上）。

一、病因病机

素禀肾气不足，或房事不节，人流堕胎，损伤肾气；或素体虚弱，饮食劳倦伤脾，中气不足。气虚运血无力，血行瘀滞，以致孕卵不能及时运达子宫，而成异位妊娠；素性抑郁，或忿怒过度，气滞而致血瘀；或经期产后，余血未尽，不禁房事，或感染邪毒，以致气滞血瘀。气滞血瘀，胞脉不畅，孕卵阻滞而不能运达子宫，而成异位妊娠。

二、辨证论治

本病因主要分未破损、已破损 2 期。未破损期治法宜活血化瘀、消癥杀胚，代表方宫外孕Ⅱ号方（山西中医学院第一附属医院经验方，方药:丹参、赤芍、桃仁、三棱、莪术）加蜈蚣、全蝎、紫草。已破损期又分气血亏脱、正虚血瘀、瘀结成癥 3 型：气血亏脱证治法宜益气止固脱、活血祛瘀，代表方生脉散合宫外孕Ⅰ号方（山西中医学院第一附属医院经验方，方药：丹参、赤芍、桃仁）；正虚血瘀证治法宜活血化瘀、佐以益气，代表方宫外孕Ⅰ号方加党参、黄芪；瘀结成癥证治法宜活血祛瘀消癥，代表方宫外孕Ⅱ号方。

三、辨证施护

异位妊娠辨证施护见表 15-4。

表 15-4　异位妊娠的辨证施护

项目	未破损期	已破损期		
		气血亏脱	正虚血瘀	瘀结成癥
病情观察	可有停经史及早孕反应	面色苍白,四肢厥冷或冷汗淋漓,恶心呕吐,血压下降或不稳定,有时烦躁不安	头晕神疲	腹腔血肿包块形成

项目	未破损期	已破损期		
		气血亏脱	正虚血瘀	瘀结成癥
	或有一侧下腹隐痛	突发性下腹剧痛,肛门下坠感	腹痛按拒,腹部有压痛及反跳痛	腹痛逐步减轻,可有下腹坠胀或便意感
	阴道出血淋沥	阴道出血可多可少,与内出血不成正比	时有少量阴道出血	阴道出血逐渐停止
	舌质暗,苔薄白,脉弦滑	舌淡,苔白,脉微欲绝或细数无力	舌质暗,苔薄白,脉细弦	舌质暗或正常,苔薄白,脉细涩
起居护理	密切观察腹痛、腹胀、阴道出血、阴道排出物、肛门坠胀感以及面色、血压、汗出、脉象的情况,并予记录。做好后穹窿穿刺的准备。若腹痛剧烈、面色苍白、汗出肢冷、脉微欲绝、血压下降等,多为急性大量内出血所致。应立即报告医生,做好手术及抢救准备			
	嘱患者少动,卧床休息,保持大便通畅以免增加腹压,促使包块破损	绝对卧床休息,输氧,注意保暖,勿搬动和按压腹部	早期绝对卧床休息,待病情稳定可适当下床活动,并逐渐增加活动量	嘱患者少动,卧床休息,病情已稳定而不易再破时,可适当下床活动
	慎起居,适寒温,防外感,室内安静舒适,温湿度适宜;保持外阴清洁,每天温开水清洗外阴,勤换内裤			
饮食护理	饮食营养丰富易消化,多食新鲜蔬菜及水果	禁食	宜食营养丰富易消化流质、半流质	宜食营养丰富易消化食物,忌生冷刺激性食物
用药护理	中药汤剂宜饭前温服,如有恶心呕吐者,中药宜浓煎,少量多次频服。服用活血化瘀剂,应注意观察腹痛、阴道出血及有无胚胎组织排出。使用药物杀伤胚胎时,应观察有无不良反应			
情志护理	安慰患者,解释病情,消除不良精神刺激,调节情绪。需急诊手术患者,安定患者情绪,消除紧张、恐惧心理。向有生育要求患者介绍应用中西医结合的办法治疗本病,使患者安心养病			
护理技术	1. 中药保留灌肠:以毛冬青、败酱草、忍冬藤、大黄等煎液保留灌肠,药温30 ~ 40℃,每次100 ~ 150ml,每日1次。有活血化瘀、消癥的作用 2. 中药敷贴:以侧柏叶、大黄、黄柏、薄荷、泽兰等研末,加适量蜂蜜调成糊状,贴于腹部癥结处,每天1次,可活血化瘀消癥,促进包块吸收 3. 其他:虎杖、熟石膏、冰片,研末做成药饼,外敷患侧下腹部;同时电针足三里、三阴交（双侧）,留针20分钟,1日2次			

四、健康指导

1. 注意经期和性生活卫生，减少炎症发生。治疗盆腔炎、子宫内膜异位症等，预防异位妊娠。

2. 指导患者选择避孕方法，做好避孕工作，减少人工流产及引产次数。妊娠失败者，嘱与下次受孕时间不得太近。再次妊娠后，注意是否宫外孕，如出现腹痛、阴道出血时及时就诊。

3. 定期门诊复查，特别是术后和包块型患者。

第五节　癥瘕

妇人下腹结块，伴有或胀、或痛、或满、或异常出血者，称癥瘕。癥者，有形可征，坚硬不移，痛有定处；瘕者，假聚成形，聚散无常，推之可移，痛无定处，统称为癥瘕。

一、病因病机

癥瘕的形成多与正气虚弱、脏腑不和、气机阻滞，瘀血内停，气聚为瘕，血结为癥，以气滞血瘀、痰湿淤结、湿热淤阻、肾虚血瘀为多见。七情所伤，肝气郁结，冲任阻滞，气血运行受阻，气聚血凝，结块积于小腹；或经行产后，风寒侵袭，血脉凝涩不行，邪气与余血相搏结，积聚成块，逐日增大而成为癥瘕；素体脾虚，或饮食不节，损伤脾胃，健运失职，湿浊内停，聚而为痰，痰湿下注冲任，阻滞胞络，痰血搏结，渐积成癥瘕；经期产后，血室正开，胞脉空虚，余血未尽之际，外阴不洁，或房事不禁，感染湿热邪毒，入里化热，与血搏结，瘀阻冲任，结于胞脉，而成癥瘕；先天肾气不足或后天因为经期产后不洁卫生、房事不节或外邪侵袭而伤肾，肾虚则气血瘀滞而为肾虚血瘀；或瘀血久积，化精乏源，亦可成肾虚血瘀，使瘀血留滞，瘀血内停，渐积成癥瘕。

二、辨证论治

癥瘕主要分气滞血瘀、痰湿瘀结、湿热瘀阻、肾虚血瘀4型。气滞血瘀型治法宜行气活血、化瘀消癥，代表方香棱丸加减；痰湿瘀结型治法宜理气化痰、散结消癥，代表方苍附导痰丸合桂枝茯苓丸；湿热瘀阻型治法宜清热利湿、破瘀消癥，代表方大黄牡丹汤加木通、茯苓；肾虚血瘀型治法宜补肾活血、消癥散结，代表方补肾祛瘀方或益肾调经汤加减。

三、辨证施护

癥瘕辨证施护见表15-5。

表15-5　癥瘕辨证施护

项目	气滞血瘀	痰湿瘀结	湿热瘀阻	肾虚血瘀
病情观察	积块不坚、推之可移	积块不坚、固定难移	肿块热痛起伏	积块坚硬、固定不移
	痛无定处	时或作痛	触之剧痛	疼痛拒按
	月经先后不定,血量多有血块,行经难尽,经色暗	月经愆期,带下量多,色白而腻或闭经不行	经行量多,经期延长,带下量多,色黄如脓	月经量多或少,经行腹痛较剧,经色紫暗有块
	胸闷不舒，精神抑郁	胸脘痞闷，腰腹坠痛	身热口渴,心烦不宁,便秘溲黄	头昏耳鸣，腰酸膝软
	舌红苔薄，脉沉弦涩	舌淡胖苔白腻,脉弦滑	舌暗红苔黄，脉弦滑数	舌质暗，脉弦细
	出现腹痛较剧、恶心呕吐、阴道大量出血、面色苍白、肢冷出汗、血压下降、脉微细欲绝时，应立即报告医生，积极做好配合抢救的准备			
起居护理	室内宜偏暖,多加衣被	室内宜偏凉爽,避潮湿	室内宜凉爽、通风,避免潮湿	室内寒温适宜,不宜过暖
	注意休息，避免劳累。平时生活起居有规律，适当进行体育锻炼，增强体质，如：慢跑、打太极拳等。注意会阴清洁卫生，勤换卫生垫或内裤			

项目	气滞血瘀	痰湿瘀结	湿热瘀阻	肾虚血瘀
饮食护理	宜食瘦肉、禽、蛋类等高蛋白食物及柑橘、佛手等行气之品，忌酸涩食物等	宜食健脾祛湿食物如山药鲫鱼汤、芡实薏苡仁等	宜食爽口食物，多吃蔬菜水果，忌滋生湿热之品	宜多食山楂、洋葱、木耳、海带、葡萄酒等活血之品，忌酸涩食物
	宜食清淡易消化、高蛋白、营养丰富及适量水果,忌食辛辣、油炸、肥甘厚味及生冷之品			
用药护理	汤剂宜温服	汤剂宜温凉服	汤剂宜温凉服	汤剂宜温热服
	服药时间以饭前为佳，但胃弱者不必拘泥，可饭后半小时服用。注意观察患者服药后反应，若出现腹泻、胃部不适等，应及时报告医生，调整药物			
情志护理	情志舒畅、乐观开朗有利于增强正气，调畅气机。指导患者及时调整不良情绪，保持心态平和乐观，使其能树立治疗的信心，积极配合治疗。			
护理技术	1. 中药保留灌肠：适用于由慢性盆腔炎导致盆腔肿块者 2. 艾灸：取穴关元、子宫、三阴交、足三里，适用于盆腔炎所致炎性包块者 3. 穴位按摩：可选用膻中、心腧、内关等穴位 4. 其他：足浴			

四、健康指导

1. 注意防寒保暖，平素加强体育锻炼，增强机体抗病能力。

2. 保持外阴清洁，勤换内裤，经期禁盆浴及性生活。

3. 调节情志，避免劳累和七情刺激。提高自我保护意识,定期妇科检查,做到早发现、早诊断、早治疗。若腹部有包块应定期复诊，并观察肿块的生长速度及性质变化。

第六节 盆腔炎

盆腔炎是盆腔内生殖器官、盆腔周围结缔组织及盆腔腹膜等发生炎性病变。临床根据发病的过程分为急性盆腔炎和慢性盆腔炎。女性盆腔生殖器官及周围结缔组织的急性炎症称之为"急性盆腔炎"；若治疗不彻底,病情迁延日久,导致气滞血瘀则形成"慢性盆腔炎"。盆腔炎是生育期妇女的常见病，近年来，国内发病率有上升趋势。

一、病因病机

急性盆腔炎多在产后、流产后、宫腔内手术处置后，或经期卫生保健不当之际，邪毒乘虚侵袭，稽留于冲任及胞宫脉络，邪正交争，而发热、疼痛、邪毒则腐肉酿脓，甚至泛发为急性腹膜炎、感染性休克;慢性盆腔炎多为经行产后，胞门未闭，风寒湿热，或虫毒之邪乘虚内侵，与冲任气血相搏结，蕴积于胞宫，反复进退，耗伤气血，虚实错杂，缠绵难愈。

二、辨证论治

本病分为急性盆腔炎、慢性盆腔炎两类。急性盆腔炎主要分热毒炽盛、湿热瘀结2型。热毒炽盛型治法宜清热解毒、利湿排脓，代表方五味消毒饮合大黄牡丹汤；湿热瘀结型治法宜清热利湿、化瘀止痛，代表方仙方活命饮加薏苡仁、冬瓜仁。慢性盆腔炎主要分湿热瘀结、气滞血瘀、寒湿凝滞、气虚血瘀4型：湿热瘀结治法宜清热利湿、化瘀止痛，代表方银甲丸或当归芍药散；气滞血瘀治法宜活血化瘀、理气止痛，代表方膈下逐瘀汤；寒湿凝滞治法宜祛寒除湿、活血化瘀，代表方慢盆汤；气虚血瘀治法宜益气健脾化瘀散结，代表方理冲汤。

三、辨证施护

盆腔炎辨证施护见表15-6。

表15-6 盆腔炎辨证施护

项目	急性盆腔炎		慢性盆腔炎			
	热毒炽盛	湿热瘀结	湿热瘀结	气滞血瘀	寒湿凝滞	气虚血瘀
病情观察	下腹痛拒按	下腹痛、胀满	少腹隐痛或拒按	少腹胀或刺痛	小腹冷痛,坠胀痛	下腹痛有结块
	高热恶寒或寒战	寒热往来	低热起伏	无发热	无发热	无发热
	经量多,淋漓不尽	经量多,经期长,淋漓不止	经量多,期长或有块	经量多有块	经期延后,量少色暗	经量多有块
	带量多,黄或赤白,质稠而臭	带量多、色黄、质稠、臭	带量多、质稠	带下量多	带下淋漓	带下量多
	舌红苔黄厚,脉滑数	舌红有瘀点苔黄厚,脉弦滑	舌红苔黄腻,脉弦数或滑数	舌紫暗有瘀斑瘀点苔薄,脉弦涩	舌暗红苔白腻,脉沉迟	舌暗红有瘀点,苔白,脉弦涩无力
	注意观察腹痛及体温、脉搏、呼吸等病情变化,若高热持续不退,腹痛,腹部可扪及包块,系形成腹部脓肿,应立即报告医生,采取手术治疗					
起居护理	室温偏低	室温偏低	室温偏低	温湿适宜	温度适宜,避潮湿、寒凉	室温偏暖,避剧烈活动
	注意休息,避免劳累,注意卫生保健,保持会阴部清洁。急性期卧床休息,病情好转适当下床活动,以不疲劳为度。一般取半坐卧位,以利于炎症局限和分泌物的排出					
饮食护理	宜食清热解毒之品：蒲公英、土茯苓煎水喝,忌辛辣、煎炸、刺激之品	宜食清淡利湿之品：扁豆、冬瓜葫芦汤。忌食甜黏油腻助湿之品	宜食清淡利湿之品：冬瓜薏苡仁猪骨汤、荷叶茶。忌甜黏油腻助湿之品	宜食疏肝理气、活血祛瘀之品：萝卜、益母草煎水等。忌煎、炸、油腻之物	宜食温中祛湿之品,如胡椒猪肚汤、陈皮扁豆汤,忌生冷、寒凉之物	宜食益气活血之品：炖服山药、当归、黄芪
	饮食宜清淡、营养丰富、易消化,发热期间宜多饮水。忌酸辣刺激性食物					

项目	急性盆腔炎	慢性盆腔炎			
用药护理	宜饭后偏凉服	宜两餐间温服	宜饭后温服	宜饭后温服	宜温热服
	中药汤剂应遵医嘱按时服用，并观察、记录用药后的后果。高热者服药后如有汗出，及时擦干更换衣服，避免受凉，慎防复感				
情志护理	嘱患者保持精神舒畅，向患者讲解疾病相关知识，急性盆腔炎应积极彻底治疗，否则转变为慢性盆腔炎病程较长。对精神抑郁者，应加强与患者的沟通，多开导，鼓励其树立战胜疾病的信心				
护理技术	1. 中药贴敷：用双柏散或四黄散温水或蜂蜜调糊状后，敷贴于下腹部 2. 中药保留灌肠：根据证型选用中药汤剂保留灌肠，急性盆腔炎可用复方毛冬青灌肠，药液宜偏凉，保留药液 1 小时以上 3. 艾灸：可灸足三里、关元、脾俞等穴。适用于寒湿凝滞者 4. 刮痧：取血海、阴陵泉、丰隆等穴，适用于湿热瘀阻者 5. 耳穴贴压：取盆腔、腹、交感、肝等穴，适用于气滞血瘀 6. 其他：用花椒、艾叶、当归、杜仲、川芎、干姜煎水沐足；配合理疗等减轻症状，促进康复				

四、健康指导

1. 慎起居，避寒湿，防劳累，节房事。注意经期、孕期、产褥期卫生；避免不洁性交及滥交，如丈夫有性病夫妻同治。

2. 保持心情舒畅，选择合适的锻炼方式，增强体质，提高抗病能力。

3. 积极治疗内生殖器临近器官疾病，如阑尾炎、结肠炎等，防止炎症蔓延形成盆腔炎。引导患者积极对待病情，急性期要彻底治愈，防止转为慢性而致缠绵难愈。

练习题

一、选择题

A 型题

1. 崩漏的主要病机是（　　）

    A. 冲任损伤，不能制约经血　　B. 肾虚封藏失职　　　　　C. 脾虚气不统血

    D. 血热迫血妄行　　　　　　　E. 血瘀瘀阻冲任

2. 崩漏脾虚证的首选方是（　　）

    A. 清热固经汤　　　　　　　　B. 逐淤止血汤　　　　　　C. 上下相资汤

    D. 固本止崩汤　　　　　　　　E. 安冲汤

3. 无排卵型功血最常见的症状是（　　）

    A. 子宫不规则出血　　　　　　B. 月经周期紊乱　　　　　C. 经期长短不一

    D. 贫血　　　　　　　　　　　E. 阴道大量出血

4. 治疗血瘀型崩漏的首选方是（　　）

    A. 逐瘀止血汤　　　　　　　　B. 桃红四物汤　　　　　　C. 失笑散

    D. 血府逐瘀汤　　　　　　　　E. 少腹逐瘀汤

5. 崩漏的诊断依据是（　　）

    A. 经血非时暴下不止　　　　　　　　　B. 经血淋漓不断

    C. 月经周期、经期、经量的严重紊乱　　D. 崩与漏交替出现

    E. 伴有不同程度的贫血

6. 肾阴虚崩漏的首选方是（　　）

    A. 左归丸　　　　　　　　　　B. 左归丸合二至丸　　　　C. 左归饮

    D. 滋阴固气汤　　　　　　　　E. 六味地黄丸

7. 导致崩漏的常见病因病机是（　　）

    A. 肾虚、脾虚、血热、血瘀　　　　　　B. 肾虚、脾虚、血热、血寒

    C. 肾虚、脾虚、肝郁、血瘀　　　　　　D. 肾虚、脾虚、肝郁、血热

    E. 肾虚、脾虚、湿热、血瘀

8. 崩漏的临床特点是（　　）

    A. 行经期延长，甚或淋沥半月方净

    B. 月经周期基本正常，经量较正常明显增多

    C. 月经周期时或提前时或延长 7 天以上

    D. 月经的周期、经期、经量的严重失调

    E. 带下有血丝淋漓不止

9. 某患者经血非时而下，量时多时少，时出时止，或淋沥不止，或停闭数月又突然崩中，继之漏下，经色暗有血块；下腹疼痛或胀痛；舌质紫暗或尖边有瘀点，脉弦细或涩。

    最佳治法是（　　）

A. 活血化瘀固冲止血 　　　　　　B. 补气摄血固冲止崩 　　　　　C. 补肾益气固冲止血

D. 温肾益阴固冲止血 　　　　　　E. 养阴清热固冲止血

10. 对青春期、生育期崩漏患者的复旧目标，主要是（　　　）

A. 调整肾 – 天癸 – 冲任 – 胞宫生殖轴功能 　　　　　　　　B. 调整月经周期

C. 止血调经 　　　　　　D. 养血调经 　　　　　　E. 补肾调经

11. 胎漏、胎动不安的主要机制是（　　　）

A. 带脉亏盈，不能系胎 　　　　　　B. 脾虚化源不足，胎元不固

C. 冲任气血失调，胎元不固 　　　　　　D. 肝郁气滞，胎元不固

E. 肾气亏虚，胎元不固

12. 肾虚胎漏、胎动不安的最佳治法是（　　　）

A. 清热凉血养血安胎 　　　　　　B. 补气健脾益气安胎

C. 补气养血固肾安胎 　　　　　　D. 活血化瘀补肾安胎

E. 滋肾补肾固冲安胎

13. 在妊娠 28 周内，胎漏、胎动不安相当于西医的（　　　）

A. 过期流产 　　B. 难免流产 　　C. 先兆流产 　　D. 不全流产 　　E. 完全流产

14. 血瘀胎漏、胎动不安的首选方是（　　　）

A. 桂枝茯苓丸合寿胎丸 　　　　　　B. 桃红四物汤 　　　　　C. 胎元饮

D. 保阴煎 　　　　　　E. 少腹逐瘀汤

15. 滋肾育胎丸适用于胎漏、胎动不安哪种证候（　　　）

A. 肾虚 　　B. 血热 　　C. 血瘀 　　D. 血虚 　　E. 气虚

16. 妊娠期，阴道少量出血，时下时止而无腰酸腹痛者，应诊断为（　　　）

A. 胎动不安 　　B. 胎漏 　　C. 滑胎 　　D. 堕胎 　　E. 小产

17. 气血虚弱胎漏、胎动不安的最佳治法是（　　　）

A. 补气摄血，养血安胎 　　　　　　B. 补气摄血，固冲安胎

C. 补气养血，固肾安胎 　　　　　　D. 补气养血，健脾安胎

E. 补气健脾，固肾安胎

18. 某患者，停经 42 天，阴道出血 2 天，色深红，质稠，口苦，烦渴，失眠，尿黄便秘，舌红，苔薄黄，脉滑数。妊娠试验阳性。最佳治法是（　　　）

A. 滋阴清热，养血安胎 　　　　　　B. 清热柔肝，养血安胎

C. 清热凉血，养血安胎 　　　　　　D. 清热凉血，益气安胎

E. 清热养血，固冲安胎

19. 妊娠胎漏下血，色鲜红，或胎动下坠，心烦不安，手心烦热，口干咽燥，尿黄便秘，舌红苔黄干，脉滑数者。方用（　　　）

A. 胎元饮 　　　　　　B. 两地汤 　　　　　C. 清热固经汤

D. 寿胎丸 　　　　　　E. 保阴煎或清热安胎饮或当归散

20. 妊娠期，出现腰酸腹痛，胎动下坠，或阴道少量流血者，应诊断为（　　　）

A. 妊娠腹痛 　　B. 异位妊娠 　　C. 胎漏 　　D. 堕胎 　　E. 胎动不安

21. 脾胃虚弱恶阻的特征是（　　　）

    A. 呕吐清涎或痰涎　　　　　　B. 呕吐酸腐　　　　　　　　　　C. 呕吐酸水或苦水

    D. 干呕或呕吐血性物　　　　　E. 呕吐黄水

22. 下列哪项是恶阻发病的主要机制（　　　）

    A. 脾胃素虚，肝气偏旺　　　　　　　B. 胃失和降，冲气上逆

    C. 肝失条达，气机郁滞　　　　　　　D. 痰湿内停，阻滞胃脘

    E. 重伤津液，胃阴不足

23. 恶阻的治疗原则是（　　　）

    A. 化痰行滞，降逆和中　　　　　　　B. 健脾和胃，降逆止呕

    C. 平抑冲气，和胃止呕　　　　　　　D. 疏肝行气，和胃降逆

    E. 调气和中，降逆止呕

24. 妊娠早期，呕恶不食，食入即吐，或呕吐清涎，神疲思睡，舌淡苔白，脉缓滑无力。

    应诊断为（　　　）

    A. 脾胃虚弱恶阻　　　　　　B. 痰滞恶阻　　　　　　　C. 肝胃不和恶阻

    D. 气阴两亏恶阻　　　　　　E. 以上都不是

25. 以下哪一项属于肝胃不和恶阻（　　　）

    A. 妊娠早期，喜食酸味，择食厌食，恶心欲吐

    B. 妊娠早期，饮食不进，呕吐痰涎

    C. 妊娠早期，呕吐酸水或苦水，烦渴口苦

    D. 妊娠早期，恶心呕吐，不能进食，食入即吐，或呕吐清涎

    E. 妊娠早期，呕吐剧烈；反复发作，呕出胆汁，或夹有血液

26. 妊娠呕吐呈现气阴两亏的严重证候时，当首选下列何方作为基础方剂（　　　）

    A. 独参汤　　　　　　　　　B. 生脉散合增液汤　　　　C. 增液汤

    D. 人参滋血汤　　　　　　　E. 当归补血汤

27. 妊娠病的治疗原则大多是（　　　）

    A. 以治病为主　　　　　　　B. 以安胎为主　　　　　　C. 先治病后安胎

    D. 下胎以益母　　　　　　　E. 治病与安胎并举

28. 肝胃不和恶阻的主要特征是（　　　）

    A. 呕吐食物　　B. 呕吐痰涎　　C. 呕吐清涎　　D. 呕吐酸腐　　E. 呕吐酸水苦水

29. 脾胃虚弱恶阻的首选方是（　　　）

    A. 橘皮竹茹汤　　　　　　　B. 香砂六君子汤　　　　　C. 生脉散合增液汤

    D. 加味温胆汤　　　　　　　E. 左金丸

30. 患者妊娠呕吐剧烈，甚则呕吐带血样物，发热口渴，大便秘结，小便热赤，心烦胃嘈，

    双目无神，四肢乏力。舌质红，苔薄黄而干或光剥，脉细滑数无力。为（　　　）

    A. 胃阴大伤之候　　　　　　B. 脾气欲绝之证　　　　　　C. 津液枯竭之象

    D. 气阴两虚　　　　　　　　E. 穷必及肾

31. 宫外孕不包括哪种情况（　　　）

    A. 输卵管妊娠　　　　　　　　B. 卵巢妊娠　　　　　　　　C. 腹腔妊娠

    D. 阔韧带妊娠　　　　　　　　E. 宫颈妊娠

32. 哪一项是异位妊娠破裂时最主要的症状（　　　）

    A. 停经史和早孕反应　　　　　B. 不规则阴道流血

    C. 突发下腹部剧烈疼痛　　　　D. 休克　　　　　　　　　　E. 急性贫血

33. 异位妊娠的病机本质是（　　　）

    A. 气虚血瘀　　B. 血亡阳脱　　C. 气滞血瘀　　D. 阴血暴亡　　E. 少腹血瘀

34. 异位妊娠未破损期的治法是（　　　）

    A. 活血祛瘀消癥　　　　　　　B. 益气固脱活血祛瘀　　　　C. 活血化瘀佐以益气

    D. 活血化瘀消癥杀胚　　　　　E. 活血化瘀清热泻下

35. 输卵管妊娠发生的原因与哪一项关系最大（　　　）

    A. 慢性输卵管炎　　　　　　　B. 输卵管术后疤痕形成　　　C. 输卵管发育不良

    D. 盆腔内肿瘤牵引　　　　　　E. 孕卵外游

36. 异位妊娠可存在的变化是（　　　）

    A. 子宫大小与停经月数相符　　　　　　　B. 子宫增大大于停经月数

    C. 子宫内膜呈分泌期改变　　　　　　　　D. 子宫内膜呈增殖期改变

    E. 子宫内膜呈蜕膜样改变

37. 滑胎的病因不包括（　　　）

    A. 肾虚　　　　B. 血热　　　　C. 血瘀　　　　D. 气滞　　　　E. 气血虚弱

38. 患者，女，34岁，已婚，确诊异位妊娠入院治疗，入院时患者有早孕反应，尿妊娠试验（+），右下腹部隐痛，双合诊触及右侧附件有软性包块，压痛（+），舌淡苔薄白，脉弦滑。中医证型是（　　　）

    A. 未破损型　　　　　　　　　B. 已破损型　　　　　　　　C. 已破损气血亏脱型

    D. 已破损正虚血瘀型　　　　　E. 瘀结成癥型

39. 盆腔炎性疾病的高危因素不包括（　　　）

    A. 分段诊刮术　　　　　　　　B. 阑尾炎　　　　　　　　　C. 细菌性阴道炎

    D. 性伴侣使用避孕套　　　　　E. 性伴侣患有传播性疾病

40. 哪种类型首选宫外孕Ⅰ号方（　　　）

    A. 宫外孕未破损型　　　　　　　　　　　B. 宫外孕已破损气血亏脱型

    C. 宫外孕已破损正虚血瘀型　　　　　　　D. 宫外孕已破损瘀结成癥型

    E. 宫外孕已破损正虚血瘀型伴腑实证

41. 癥瘕病出自（　　　）

    A.《内经》　　　　　　　B.《神农本草经》　　　　　C.《诸病源候论》

    D.《备急千金要方》　　　E.《外台秘要》

42. 关于癥瘕的病因病机，一般少见于（　　　）

    A. 气滞血瘀　　B. 痰湿瘀结　　C. 寒湿凝结　　D. 湿热瘀阻　　E. 肾虚血瘀

43. 湿热瘀阻癥瘕的首选方是（　　　）

    A. 大黄牡丹汤　　　　　　　　B. 香棱丸　　　　　　　　　　C. 苍附导痰丸

    D. 清热调血汤　　　　　　　　E. 龙胆泻肝汤

44. 妇人癥瘕的主症是（　　　）

    A. 下腹部胀满　　　　　　　　B. 下腹部疼痛　　　　　　　　C. 腰腹部疼痛

    D. 下腹部结块　　　　　　　　E. 月经过多

45. 香棱丸治疗癥瘕，适用于（　　　）

    A. 气滞血瘀证　　　　　　　　B. 痰湿瘀结证　　　　　　　　C. 湿热瘀阻证

    D. 肝气郁结证　　　　　　　　E. 肾虚血瘀证

46. 肾虚血瘀型癥瘕临床表现下列哪项是错误的（　　　）

    A. 下腹部结块，触痛　　　　　B. 月经量多或少，经行腹痛较剧，经色紫暗有块

    C. 婚久不孕或曾反复流产　　　D. 经行乳房胀痛，经色暗，胸闷不舒

    E. 舌质暗，脉弦细

47. 气滞血瘀癥瘕的临床表现描述有误的是（　　　）

    A. 月经先后不定，血量多有血块，经色黯　　　　B. 胸闷不适，精神郁闷

    C. 舌红苔薄，脉滑数　　　　　　　　　　　　　D. 疼痛无定处，推之可移

    E. 小腹胀痛，与气机阻滞，淤血内停有关

48. 肾虚血型瘀癥瘕的首选方是（　　　）

    A. 香棱丸　　　　　　　　　　B. 苍附导痰丸　　　　　　　　C. 清热调血汤

    D. 补肾祛瘀方或益肾调经汤　　E. 大黄牡丹汤

49. 某女，下腹部触及拳大肿块，小腹胀满不适，经血量多，有块，紫暗，胸闷不适，脉沉涩，证属（　　　）

    A. 气滞血瘀　　B. 痰湿瘀结　　C. 寒湿凝结　　D. 湿热瘀阻　　E. 肾虚血瘀

50. 某女，下腹部肿块疼痛2月余，伴低热，经行量多，经期延长，带下量多，色黄如脓或五色杂下，心烦不宁，便秘溲黄，舌暗红，有瘀斑，苔黄，脉弦滑数。最佳治法是（　　　）

    A. 清热利湿破瘀消癥　　　　　B. 行气活血化瘀消癥　　　　　C. 理气化痰散结消癥

    D. 补肾活血消癥散结　　　　　E. 清热解毒利湿止带

51. 急性盆腔炎热毒炽盛证，治疗首选（　　　）

    A. 五味消毒饮　　　　　　　　B. 大黄牡丹汤　　　　　　　　C. 清营汤

    D. 大柴胡汤　　　　　　　　　E. 五味消毒饮合大黄牡丹汤

52. 急性盆腔炎主要表现为高热不退，小腹部疼痛，一般不伴有（　　　）

    A. 停经　　　　B. 腹胀　　　　C. 腹泻　　　　D. 尿频　　　　E. 尿急

53. 急性盆腔炎，身热面红，恶热汗出，口渴，脉洪数，首选（　　　）

    A. 五味消毒饮　　　　　　　　B. 大黄牡丹汤　　　　　　　　C. 清营汤

    D. 银翘散　　　　　　　　　　E. 白虎汤

54.急性盆腔炎湿热瘀结证的主要临床表现是（　　　　）

　　A.身热腹痛，恶寒或寒战　　　　　　B.高热腹痛，下腹部疼痛拒按

　　C.下腹部胀满，疼痛拒按，寒热往来　D.下腹部隐痛，痛连腰骶，低热起伏

　　E.下腹部胀痛或刺痛，经行加重

55.慢性盆腔炎湿热瘀结证，首选的护治原则是（　　　　）

　　A.清热利湿化瘀止痛　　　　B.清热解毒利湿排脓　　　　C.活血化瘀理气止痛

　　D.祛寒除湿活血化瘀　　　　E.益气健脾化瘀散结

56.慢性盆腔炎气滞血瘀证，治疗首选（　　　　）

　　A.少腹逐瘀汤　　　　　　　B.膈下逐瘀汤　　　　　　　C.慢盆汤

　　D.大黄牡丹汤　　　　　　　E.理冲汤

57.慢性盆腔炎寒湿凝滞证，治疗首选（　　　　）

　　A.右归丸　　　　　　　　　B.桂附八味丸　　　　　　　C.慢盆汤

　　D.理冲汤　　　　　　　　　E.金匮温经汤

58."热入血室"出自（　　　　）

　　A.《内经》　　　　　　　　B.《诸病源候论》　　　　　C.《金匮要略》

　　D.《妇人大全良方》　　　　E.《脉经》

59.某患者药物流产后5天，高热腹痛，下腹部疼痛拒按，阴道流血气味臭秽，量较多，脓血混杂，大便秘结，小便短赤，舌红，苔黄厚，脉滑数。最佳治法是（　　　　）

　　A.清热利湿化瘀止痛　　　　B.活血化瘀理气止痛　　　　C.清热解毒利湿排脓

　　D.清热解毒，泻腑通便　　　E.清热解毒，利湿止带

60.某女士40岁，下腹部疼痛结块3月余，痛连腰骶，经行加重，经血量多有块，带下量多;精神不振，疲乏无力，食少纳呆，舌体暗红，有瘀点，苔白，脉弦涩无力。最佳选方是（　　　　）

　　A.少腹逐瘀汤　　　　　　　B.膈下逐瘀汤　　　　　　　C.理冲汤

　　D.大黄牡丹汤　　　　　　　E.固冲汤

61.妇女的主要生理特点是（　　　　）

　　A.经、带、胎、产、乳　　　B.冲、任、督、带　　　　　C.经、孕、产、乳

　　D.胞宫、天葵　　　　　　　E.经、孕、杂、产

62.胞宫属于（　　　　）

　　A.脏　　　　　B.腑　　　　　C.奇恒之腑　　　　D.经络　　　　E.以上都不是

63.子宫的主要生理功能是（　　　　）

　　A.主月经和孕育胎儿　　　　B.主月经、带下、排恶露　　C.主月经和分娩

　　D.主带下和胎孕　　　　　　E.主月经和生理带下

64.下列说法错误的是（　　　　）

　　A.孕妇生活要有规律，不宜过度劳累或负重、攀高

　　B.孕妇应定期检查，妊娠60天时产前检查最为重要

C. 饮食宜清淡平和，孕 7 个月后不宜过咸，以防子肿、子满

D. 妊娠 7 个月后应避免房事，以防早产

E. 注意胎教，妇人怀孕，其思想、视听、言行，均应端正

65. 妊娠足月，胎位下移，腰腹阵痛，有便意或"见红"者，是（　　）

    A. 临产　　　　B. 试胎　　　　C. 弄胎　　　　D. 分娩　　　　E. 以上都不是

66. 导致妇科疾病的情志因素以哪项为常见（　　）

    A. 怒、思、恐　　　　　　　B. 悲、恐、惊　　　　　　　C. 喜、悲、怒

    D. 忧、恐、惊　　　　　　　E. 怒、思、悲

67. 下列不属于妇科疾病的主要病机是（　　）

    A. 脏腑功能失常　　　　　　B. 胞宫、胞脉、胞络受损　　　　C. 冲任督带损伤

    D. 气血失调　　　　　　　　E. 邪气阻滞

68. 生活因素是致病的条件，下列不是妇女疾病的主要致病因素的是（　　）

    A. 房劳多产　　　　　　　　B. 饮食失节　　　　　　　　C. 劳逸过度

    D. 跌仆损伤　　　　　　　　E. 工作环境

69. 经行后期，经量少、色泽淡、质稀薄，多属（　　）

    A. 气血两虚　　B. 血寒　　　　C. 气虚　　　　D. 血瘀　　　　E. 以上都不是

70. 下列哪项不属于调经的具体原则（　　）

    A. 调理气血　　B. 养心　　　　C. 扶脾　　　　D. 疏肝　　　　E. 补肾

71. "治崩三法"是指（　　）

    A. 止血、固脱、调经　　　　B. 调经、固本、善后　　　　C. 塞流、澄源、复旧

    D. 补肾、扶脾、调肝　　　　E. 以上都不是

72. 下列不属恶阻病的是（　　）

    A. 子病　　　　B. 病儿　　　　C. 阻病　　　　D. 胞病　　　　E. 妊娠呕吐

73. 下列不属于妊娠恶阻的常见证候是（　　）

    A. 恶心、呕吐　　B. 食入即吐　　C. 呕吐、恶食　　D. 头晕、厌食　　E. 恶心、嗜酸

74. 患者，停经 48 天，反复恶心呕吐清涎，伴疲倦乏力，尿妊娠实验阳性。诊断为（　　）

    A. 胎漏　　　　B. 胞漏　　　　C. 恶阻　　　　D. 胞阻　　　　E. 转胞

75. 患者，停经 45 天，尿妊娠试验阳性，出现腰酸腹痛、阴道少量流血 1 天。应拟为
（　　）

    A. 胎漏　　　　B. 胎动不安　　C. 妊娠腹痛　　D. 堕胎　　　　E. 胎死不下

76. 一孕妇受孕 5 个月，阴道出血 3 天，色如咖啡，腰酸口臭，腹胀下坠明显，子宫
增大如孕 2 月大小，诊断为（　　）

    A. 胎动不安　　B. 胎漏　　　　C. 胎死不下　　D. 滑胎　　　　E. 堕胎

77. "血海"是（　　）

    A. 冲脉　　　　B. 任脉　　　　C. 冲任二脉　　D. 带脉　　　　E. 督脉

78. 脾胃虚弱型恶阻治法是（　　）

    A. 益气养阴，和胃止呕　　　　　　　　　　B. 抑肝和胃，降逆止呕

C. 健脾豁痰，降逆止呕   D. 健脾和胃，降逆止呕

E. 宽胸理气，化痰止呕

79. 胎动不安的证候为（   ）

A. 妊娠期间腰酸、腹痛、小腹坠胀、阴道少量出血

B. 妊娠期，阴道少量出血、时下时止

C. 孕后不规则出血、晕厥、突然一侧小腹撕裂样痛

D. 妊娠期间恶心、呕吐、目眩

E. 孕后小腹疼痛、反复发作

80. 患者，女，29 岁，职员，已婚，自孕 6 周开始出现恶心呕吐，呕吐物为胃内容物及清水，不欲进食，四肢乏力，面色无华，精神欠佳。尿妊娠试验阳性，超声波可显示胎囊影像。患者目前所患何病（   ）

A. 恶阻   B. 胎漏   C. 胞漏   D. 胞阻   E. 转胞

81. 恶阻的用药护理不正确的是（   ）

A. 中药汤剂宜浓煎，少量多次服用

B. 服药前可先饮鲜姜汁少许，或配合指压内关，再服中药

C. 脾胃虚弱型汤药宜偏热服

D. 肝胃不和型汤药宜凉服

E. 气阴两虚型汤剂宜浓煎，饭后顿服

82. 盆腔炎常用的护理技术不包括（   ）

A. 中药贴敷   B. 中药保留灌肠   C. 拔火罐   D. 刮痧   E. 艾灸

X 型题

1. 腹膜刺激征的临床表现包括（   ）

A. 压痛   B. 反跳痛   C. 刺痛   D. 痛无定处   E. 腹肌紧张

2. 治崩三法是（   ）

A. 塞流   B. 澄源   C. 复旧   D. 止血   E. 求因

3. 脾虚崩漏的主要证候是（   ）

A. 经血非时暴下不止或淋沥日久不尽   B. 血色淡、质清稀，面色㿠白

C. 神疲气短或面浮肢肿   D. 小腹空坠，四肢不温，纳呆便溏

E. 舌质淡胖，边有齿印，苔白

4. 暴崩之际，急当"塞流"止崩，以防厥脱，可选下列哪些方法（   ）

A. 补气摄血止崩   B. 温阳止崩   C. 滋阴固气止崩

D. 祛瘀止崩   E. 针灸止崩

5. 崩漏止血后的中医复旧治疗，常用方法有（   ）

A. 辨证论治   B. 中药人工周期疗法   C. 先补后攻法

D. 健脾止血法   E. 促绝经法

6. 肾虚崩漏常见的证型是（   ）

A. 肾气虚   B. 肾阳虚   C. 肾阴虚   D. 肾阴阳俱虚   E. 肾虚血瘀

7. 崩漏的常见证型（　　）

A. 肾虚　　　B. 肝郁　　　C. 脾虚　　　D. 血热　　　E. 血瘀

8. 虚热崩漏的主要证候是（　　）

A. 经量少淋沥不尽或量多势急，血色鲜红　　　B. 面颊潮红，烦热少寐

C. 咽干口燥，便结　　　D. 舌红，少苔，脉细数　　　E. 腰膝酸软

9. 崩漏患者健康指导正确的是（　　）

A. 劳逸结合，培养个人爱好，保持心情愉悦　　B. 加强饮食调养，多食血肉有情之品

C. 对先天不足的少女，应及早治疗月经不调　　D. 做好保暖工作，不要冒雨涉水

E. 做好计划生育，避免房劳多产

10. 胎漏的症状特点是（　　）

A. 腹痛、阴道流血　　　B. 妊娠后，阴道不时少量流血　　C. 无腹痛、腰酸

D. 头痛、腰痛腹痛　　　E. 以上均不正确

11. 胎动不安的临床表现是（　　）

A. 少量阴道出血　　　B. 腰酸腹痛、小腹下坠　　　C. 胸肋胀满

D. 小腹胀痛、恶心呕吐　　　E. 以上均不是

12. 以下哪项是胎漏、胎动不安的常见病因病机（　　）

A. 肾虚　　　B. 肝郁　　　C. 血热　　　D. 血瘀　　　E. 气血虚弱

13. 气血虚弱胎动不安的证候表现正确的是（　　）

A. 阴道出血，色淡红，质清稀　　　B. 小腹空坠而痛，腰酸

C. 面色㿠白，心悸气短　　　D. 舌质淡苔薄白，脉细弱略滑

E. 神疲肢倦

14. 妊娠病的发病机制中，下列描述正确的是（　　）

A. 肾气不足，无力系胞，易致胎元不固

B. 脾胃虚弱，生化之源不足，影响胎元

C. 胎体渐大，致气机升降失调

D. 血聚养胎，致阴血偏虚，肝阳偏亢

E. 寒湿凝滞，冲任受阻

15. 妊娠期用药应慎用或禁用（　　）

A. 健脾消食　　B. 峻下滑利　　C. 祛瘀破血　　D. 耗气散气　　E. 有毒药品

16. 一源三岐，同起于胞宫的奇脉是（　　）

A. 督脉　　　B. 冲脉　　　C. 任脉　　　D. 带脉　　　E. 阴跷脉

17. 妊娠期间，用药护理描述恰当的是（　　）

A. 安胎药多为补益剂，滋补药宜用文火久煎

B. 汤剂宜温服，观察用药后疗效

C. 跌打损伤的药物多具有活血通络、舒筋行气的功效，不可擅自使用

D. 局部外贴活血化瘀的膏药

E. 便秘者忌用泻药

18. 导致胎动不安的因素有（　　　）

    A. 房事不节　　　B. 肝郁化热　　　C. 素体虚弱　　　D. 饮食辛辣　　　E. 癥瘕瘀血

19. 胎漏、胎动不安应与哪些病鉴别（　　　）

    A. 异位妊娠　　　B. 胎死不下　　　C. 胎堕难留　　　D. 妊娠腹痛　　　E. 葡萄胎

20. 妊娠恶阻又称（　　　）

    A. 子病　　　　　B. 病儿　　　　　C. 阻病　　　　　D. 恶阻　　　　　E. 以上都不正确

21. 肝胃不和恶阻的证候表现正确的是（　　　）

    A. 恶心，呕吐酸水或苦水　　　　B. 恶闻油腻，烦渴　　　　C. 口干口苦，胸闷暖气

    D. 心烦头胀，胸满胁胀，溲赤便秘　　　　　　E. 舌淡红，苔微黄，脉弦滑

22. 脾胃虚弱型恶阻的主要表现有（　　　）

    A. 呕吐物为食物，不思饮食　　　B. 呕吐清涎，口淡乏味　　　C. 头晕体倦

    D. 脘痞腹胀　　　　　　E. 舌淡，苔白，脉缓滑无力

23. 恶阻的治疗原则有（　　　）

    A. 健脾和胃　　　B. 顺气降逆　　　C. 平肝和胃　　　D. 和胃止呕　　　E. 益气养阴

24. 恶阻常见证候包括（　　　）

    A. 恶心呕吐　　　B. 头晕厌食　　　C. 呃逆　　　　　D. 食入即吐　　　E. 以上均不正确

25. 安胎的主要方法是（　　　）

    A. 健脾　　　　　B. 补肾　　　　　C. 养心　　　　　D. 理气　　　　　E. 养血

26. 妊娠期间哪些药品应慎用或禁用（　　　）

    A. 峻下　　　　　B. 滑利　　　　　C. 祛瘀　　　　　D. 破血　　　　　E. 耗气、散气之品

27. 血瘀崩漏的证候描述正确的是（　　　）

    A. 血色紫黑有块　　　　　B. 舌质紫暗，脉涩　　　　　C. 小腹坠胀

    D. 经血非时而下　　　　　E. 经色淡红

28. 妊娠恶阻发生机制正确的是（　　　）

    A. 脾胃虚弱　　　B. 肝胃不和　　　C. 气阴两虚　　　D. 冲任上逆　　　E. 以上都不正确

29. 妊娠恶阻患者的辨证施护正确的是（　　　）

    A. 观察呕吐物的内容、颜色、气味、数量

    B. 轻者可参加日常活动，但避免过度疲劳及重体力劳动

    C. 保持室内通风良好，空气清新，注意口腔护理

    D. 饮食宜清淡，易于消化，营养丰富，少量多餐

    E. 中药汤剂宜浓煎，少量多次服用

30. 输卵管妊娠发生的原因与哪些因素有关（　　　）

    A. 慢性输卵管炎　　　　　B. 输卵管发育不良　　　　　C. 输卵管结扎后再通

    D. 盆腔内肿瘤牵引　　　　E. 孕卵外游

31. 异位妊娠破裂可出现哪些临床表现（　　　）

    A. 停经史和早孕反应　　　B. 不规则阴道流血　　　C. 突发下腹部剧烈疼痛

    D. 休克　　　　　　　　　E. 后穹窿穿刺抽出不凝血

32. 宫外孕 I 号方的组成（　　　）

　　A. 当归　　　B. 赤芍　　　C. 丹参　　　D. 桃仁　　　E. 白术

33. 异位妊娠未破损期的主要证候表现是（　　　）

　　A. 可有停经史及早孕反应　　　B. 一侧下腹部撕裂样疼痛

　　C. 阴道出血淋漓　　　D. 妇检可触及一侧附件有软性包块、压痛

　　E. 妊娠试验阳性

34. 异位妊娠已破损期不稳定型的主要证候表现是（　　　）

　　A. 腹痛按拒，腹部有压痛及反跳痛，但逐步减轻　　　B. 可触及界限不清的包块

　　C. 时有少量阴道出血　　　D. 头晕神疲，血压平稳

　　E. 舌质淡，苔薄白，脉细弦

35. 异位妊娠已破损期瘀结成癥型的主要证候表现是（　　　）

　　A. 腹腔血肿包块形成　　　B. 腹痛拒按，腹痛逐步减轻

　　C. 可有下腹坠胀或便意感　　　D. 阴道出血逐渐停止

　　E. 舌质暗或正常，苔薄白，脉细涩

36. 异位妊娠患者护理要点妥当的是（　　　）

　　A. 密切观察腹痛腹胀、阴道出血、阴道排出物、肛门坠胀感等

　　B. 做好后穹窿穿刺的准备

　　C. 慎起居，适寒温

　　D. 防外感保持外阴清洁，每天用温开水清洗外阴，勤换内裤

　　E. 中药汤剂宜饭前温服

37. 宫外孕 II 号方组成（　　　）

　　A. 丹参　　　B. 赤芍　　　C. 三棱　　　D. 莪术　　　E. 桃仁

38. 异位妊娠与急性盆腔炎从哪些方面鉴别诊断（　　　）

　　A. 临床表现　　　B. 腹部体征　　　C. 妇科检查　　　D. 辅助检查　　　E. 以上都不正确

39. 异位妊娠患者进行健康指导正确的是（　　　）

　　A. 治疗盆腔炎、子宫内膜异位症等

　　B. 注意经期和性生活卫生，减少炎症发生

　　C. 做好避孕工作，减少人工流产及引产次数

　　D. 定期门诊复查，特别是术后和包块型患者

　　E. 再次妊娠后，如出现腹痛、阴道出血时及时就诊

40. 可参考癥瘕辨证治疗的西医妇科疾病包括（　　　）

　　A. 子宫肌瘤　　　B. 卵巢肿瘤　　　C. 盆腔炎性包块

　　D. 陈旧性宫外孕血肿　　　E. 盆腔结核性包块

41. 根据癥瘕临床特点不同，古代医家曾分别称为（　　　）

　　A. 积聚　　　B. 肠覃　　　C. 石瘕　　　D. 癥　　　E. 瘕

42. 关于癥瘕，下列说法正确的是（　　　）

　　A. 七癥八瘕是古人的一种辨证分类方法

　　B. 病程日久者正气虚弱，气血痰湿互相影响

　　C. 盆腔内可触及子宫或卵巢肿瘤、炎症肿块

　　D. 临证新病多实，治宜攻补兼施，以攻为主

　　E. 盆腔结核性包块可参考癥瘕辨证治疗

43. 癥瘕的常见证型有（　　　）

　　A. 气滞血瘀　　B. 痰湿瘀结　　C. 寒湿凝结　　D. 湿热瘀阻　　E. 肾虚血瘀

44. 湿热瘀阻癥瘕临床表现，下列描述正确的是（　　　）

　　A. 下腹部肿块，热痛起伏，触之痛剧，痛连腰骶

　　B. 经行量多，经期延长

　　C. 带下量多，色黄如脓或五色杂下

　　D. 身热口渴，心烦不宁，便秘溲黄

　　E. 舌暗红，有瘀斑，苔黄，脉弦滑数

45. 中医辨证治疗癥瘕的原则有（　　　）

　　A. 行气活血化瘀消癥　　　　　　　B. 理气化痰散结消癥

　　C. 清热利湿破瘀消癥　　　　　　　D. 补肾活血消癥散结

　　E. 清热利湿缓急止痛

46. 癥瘕病位主要在（　　　）

　　A. 子宫　　　　B. 胞脉　　　　C. 冲任　　　D. 肝、肾、脾　　E. 带脉

47. 癥瘕患者日常生活护理要点正确的是（　　　）

　　A. 注意休息，避免劳累

　　B. 起居有规律，适当进行体育锻炼

　　C. 注意会阴清洁卫生，勤换卫生垫或内裤

　　D. 宜食清淡易消化、高蛋白、营养丰富及适量水果

　　E. 服药时间多以饭前为佳

48. 慢性盆腔炎的病因病机可概括为（　　　）

　　A. 湿　　　　　B. 热　　　　　C. 瘀　　　　D. 虚　　　　　E. 实

49. 急性盆腔炎，下列哪项是正确的（　　　）

　　A. 临床表现为高热不退，小腹疼痛难忍

　　B. 多为突然腹痛，渐加重，甚至恶心呕吐

　　C. 发病多见于产后、流产后、宫腔内手术后等

　　D. 病因以热毒为主，兼有湿、瘀

　　E. 痛在下腹部，伴有压痛、反跳痛

50. 慢性盆腔炎下列哪项是正确的（　　　）

　　A. 多由邻近器官炎症蔓延而来

　　B. 可无急性发病史，起病缓慢，反复不愈

C. 既往有急性盆腔炎等病史

D. 表现为下腹部疼痛，伴有低热起伏，易疲劳等症

E. 多为邪热余毒残留，耗伤气血，虚实错杂

51. 急性盆腔炎最常见的是（　　）

    A. 输卵管炎　　　　　　　B. 卵巢炎　　　　　　　　C. 子宫内膜炎

    D. 输卵管卵巢炎　　　　　E. 盆腔脓肿

52. 急性盆腔炎病因以热毒为主，兼有（　　）

    A. 风　　　　B. 火　　　　C. 痰　　　　D. 湿　　　　E. 瘀

53. 慢性盆腔炎既往史常有（　　）

    A. 急性盆腔炎　　　　　　B. 月经不调　　　　　　　C. 阴道炎

    D. 阑尾炎　　　　　　　　E. 不洁性生活史

54. 慢性盆腔炎临床常见的证型是（　　）

    A. 湿热瘀结　　B. 气滞血瘀　　C. 寒湿凝滞　　D. 气虚血瘀　　E. 痰湿瘀结

55. 急性盆腔炎临床常见的证型是（　　）

    A. 热毒炽盛　　B. 湿热瘀结　　C. 气滞血瘀　　D. 寒湿凝滞　　E. 气虚血瘀

56. 慢性盆腔炎寒湿凝滞的临床表现正确的是（　　）

    A. 小腹冷痛，或坠胀疼痛，经行腹痛加重　　B. 喜热恶寒，得热痛缓

    C. 经行延后，经血量少，色暗，带下淋漓　　D. 神疲乏力，腰骶冷痛，小便频数

    E. 舌暗红，苔白腻，脉沉迟

57. 急性盆腔炎热毒炽盛证的护理正确的是（　　）

    A. 取半卧位卧床休息，利于脓液引流

    B. 观察腹痛的部位、性质、程度及伴随症状

    C. 中药汤剂一般宜饭后偏凉服

    D. 积极治疗内生殖器邻近器官疾病

    E. 注意个人卫生，保持外阴清洁

58. 盆腔炎的用药护理正确的是（　　）

    A. 急性盆腔炎热毒炽盛、湿热瘀结型，汤剂宜饭后温服

    B. 慢性盆腔炎气滞血瘀型，汤剂宜饭后温服

    C. 慢性盆腔炎寒湿凝滞型，汤剂宜饭后温服

    D. 慢性盆腔炎气虚血瘀型，汤剂宜温热服

    E. 以上都不正确

59. 恶阻常见的证型是（　　）

    A. 肝肾亏损　　B. 脾胃虚弱　　C. 肝经郁热　　D. 肝胃不和　　E. 气血虚弱

60. 胎死不下的主要诊断依据是（　　）

    A. 妇科检查子宫小于妊娠月份　　　　　B. 停经后阴道流血病史

    C. 早孕反应消失　　　　　　　　　　　D. 孕妇下腹胀痛，呈阵发性

    E. B超提示无胎心搏动

61. 胎动不安临床症状可能有（　　　）

    A. 腰酸腹痛　　　　　　　　B. 下腹坠胀　　　　　　　　C. 阴道少量出血

    D. 有阴道少量出血而无腰酸腹痛　　　　　　　E. 可无阴道出血

62. 急性盆腔炎常用的中医护理操作技术包括（　　　）

    A. 中药热敷　　　　　　　　B. 中药离子定向透药　　　　C. 中药贴敷

    D. 保留灌肠　　　　　　　　E. 拔罐

63. 已破损气血亏损型异位妊娠的护理正确的是（　　　）

    A. 饮食营养丰富、易消化，多食新鲜蔬菜及水果

    B. 绝对卧床休息，输氧，注意保暖，勿搬动和按压腹部

    C. 安慰患者，解释病情，消除不良精神刺激，调节情绪

    D. 慎起居，适寒温，防外感，保持室内安静，舒适，温、湿度适宜

    E. 适当下床活动，以后逐渐增加活动量

64. 异位妊娠的护治原则正确的是（　　　）

    A. 未破损期宜活血化瘀，消癥杀胚

    B. 已破损休克型宜益气固脱，活血祛瘀

    C. 已破损不稳定型宜活血化瘀，佐以益气

    D. 已破损包块型宜活血祛瘀消癥

    E. 已破损不稳定型宜活血化瘀，消癥杀胚

65. 易引起异位妊娠的因素有（　　　）

    A. 阴虚津亏　　B. 房事不节　　C. 饮食劳倦　　D. 素性抑郁　　E. 素体虚弱

66. 癥瘕的用药护理正确的是（　　　）

    A. 气滞血瘀型汤剂宜温服　　　　　　B. 痰湿瘀结型汤剂宜温凉服

    C. 湿热瘀阻型汤剂宜温凉服　　　　　　D. 服药时间常以饭后为佳

    E. 肾虚血瘀型汤剂宜温热服

67. 妊娠恶阻的观察要点正确的是（　　　）

    A. 呕吐物的色、质、量、气味　　　　　B. 患者的食欲、口味

    C. 是否有腰腹疼痛、阴道流血等情况　　　D. 准确记录出入水量

    E. 有无神志异常、呼吸急促或发热

68. 保胎孕妇的饮食护理包括（　　　）

    A. 饮食宜清淡、易消化、富有营养

    B. 肾虚者，可以选用红枣、阿胶、核桃做食疗

    C. 气血虚弱者，宜多食血肉有情之品，如瘦肉、鱼肉等

    D. 血热口干者，可用梨汁、藕汁、甘蔗以清热生津

    E. 血虚者，食疗以补气养血、固冲安胎为主

二、名词解释

1. 崩漏

2. 胎动不安

3. 胎漏

4. 恶阻

5. 妊娠病

6. 异位妊娠

7. 癥瘕

8. 癥

9. 瘕

10. 急性盆腔炎

11. 慢性盆腔炎

三、简答题

1. 简述崩漏的病因病机。

2. 简述肾虚崩漏的证候表现。

3. 简述血热证胎动不安、胎漏患者辨证施护措施。

4. 简述胎漏、胎动不安的治疗原则。

5. 简述妊娠恶阻出现酮症酸中毒的护理要点。

6. 简述妊娠恶阻患者的健康指导要点。

7. 简述异位妊娠已破损休克型的急症处理措施。

8. 简述异位妊娠已破损期证候分型及临床表现。

9. 癥瘕是如何发生的?

10. 如何做好癥瘕患者健康指导?

11. 简述慢性盆腔炎的临床表现。

12. 简述急性盆腔炎热毒炽盛的护理要点。

选择题参考答案

A型题:

1.A	2.D	3.A	4.A	5.C	6.B	7.A	8.D	9.A	10.A	11.C
12.B	13.C	14.A	15.A	16.B	17.C	18.C	19.E	20.E	21.A	22.B
23.E	24.A	25.C	26.B	27.E	28.E	29.B	30.D	31.E	32.C	33.E
34.D	35.A	36.E	37.D	38.A	39.D	40.C	41.B	42.C	43.A	44.D
45.A	46.D	47.C	48.D	49.A	50.A	51.E	52.A	53.E	54.C	55.A
56.B	57.C	58.C	59.C	60.C	61.A	62.C	63.A	64.B	65.A	66.A
67.E	68.E	69.A	70.B	71.C	72.D	73.E	74.C	75.B	76.C	77.A
78.D	79.A	80.A	81.E	82.C						

X型题:

1.ABE	2.ABC	3.ABCDE	4.ABCDE	5.ABCDE	6.ABC	7.ACDE
8.ABCD	9.ABCDE	10.BC	11.AB	12.ACDE	13.ABCDE	14.ABCD
15.BCDE	16.ABC	17.ABE	18.ABCDE	19.ABCDE	20.ABCD	21.ABCDE

22.ABCDE 23.ABCDE 24.ABD 25.ABDE 26.ABCDE 27.ABCD 28.ABCD

29.ABCDE 30.ABCDE 31.ABCDE 32.BCD 33.ACDE 34.ABCDE 35.ABCDE

36.ABCDE 37.ABCDE 38.ABCD 39.ABCDE 40.ABCDE 41.BCDE 42.ABCE

43.ABDE 44.ABCDE 45.ABCD 46.ABC 47.ABCDE 48.ABCD 49.ACDE

50.BCDE 51.AD 52.DE 53.ACE 54.ABCD 55.AB 56.ABCDE

57.ABCDE 58.BCD 59.BD 60.AE 61.ABCE 62.ABCD 63.BCD

64.ABCD 65.BCDE 66.ABCE 67.ABCDE 68.ABCDE

第十六章　儿科疾病护理

第一节　肺炎喘嗽

肺炎喘嗽是因外邪犯肺，痰阻气道，肺气郁闭所致的肺系疾病。以发热，咳嗽，痰壅，喘促，鼻煽为主要临床表现。重者可见张口抬肩，呼吸困难，面色苍白，口唇青紫等症。本病一年四季均可发生，而以冬春两季较为常见。好发于 3 岁以下的婴幼儿，年龄越小，发病率越高，病情越严重。

一、病因病机

小儿形气未充，肺脏娇嫩，卫外不固，外感风邪经口鼻、皮毛而入，侵犯肺卫，肺气失司，化热灼津，炼液成痰，阻于气道，清宣肃降功能失职，以致肺气郁闭，出现咳嗽、气喘、痰鸣、鼻煽等证候。热毒化火，内陷厥阴，引动肝风，可致神昏、抽搐之变证。若正不胜邪，气滞血瘀加重，可致心失所养，心气不足，甚而心阳虚衰。

二、辨证论治

本病分常证、变证两类。常证主要分风寒闭肺、风热闭肺、痰热闭肺、毒热闭肺、阴虚肺热、肺脾气虚 6 型。风寒闭肺型治法宜辛温宣肺、化痰止咳，代表方华盖散加减；风热闭肺型治法宜辛凉宣肺、清热化痰，代表方银翘散合麻杏石甘汤加减；痰热闭肺型治法宜清热涤痰、开肺定喘，代表方五虎汤合葶苈大枣泻肺汤加减；毒热闭肺型治法宜清热解毒、泻肺开闭，代表方黄连解毒汤合三拗汤加减；阴虚肺热型治法宜养阴清肺、润肺止咳，代表方沙参麦冬汤加减；肺脾气虚型治法宜补肺健脾、益气化痰，代表方人参五味子汤加减。变证主要分心阳虚衰、邪陷厥阴两型；心阳虚衰型治法宜温补心阳、救逆固脱，代表方参附龙牡救逆汤加减；邪陷厥阴型治法宜平肝息风、清心开窍，代表方羚角钩藤汤合牛黄清心丸加减。

三、辨证施护

肺炎喘嗽的辨证施护见表 16-1。

表16-1　肺炎喘嗽的辨证施护

项目	常证						变证	
	风寒闭肺	风热闭肺	痰热闭肺	毒热闭肺	阴虚肺热	肺脾气虚	心阳虚衰	邪陷厥阴
病情观察	恶寒发热	发热恶风	发热烦躁	高热持续	低热	低热	恶寒重	壮热
	无汗	微汗	有汗	无汗	盗汗	多汗	大汗	少汗

项目	常证						变证	
	风寒闭肺	风热闭肺	痰热闭肺	毒热闭肺	阴虚肺热	肺脾气虚	心阳虚衰	邪陷厥阴
	咳嗽气急,色白痰稀,咽不红	咳嗽气促,黄色稠痰,咽红	咳嗽气促,喉间痰鸣,黄色稠痰,鼻翕,憋喘	剧咳气急,咳痰无力,鼻翕,喘憋	干咳,无痰,面色潮红,气短	咳嗽无力,面色少华,气短	咳嗽少力,面色苍白,气弱	咳嗽,痰声辘辘,气促
	舌苔薄白,脉浮紧	舌尖红,苔薄黄,脉浮数	舌红,苔黄腻,脉滑数	舌红,苔黄干,脉滑数	舌红,苔花剥,少苔或无苔,脉细数	舌淡,苔薄,脉细	舌淡紫,苔薄白,脉微弱虚数	舌红绛,苔黄腻,脉弦滑数
	观察患儿恶寒、发热、体温变化及气急、鼻煽情况和痰（色、质、量）并做好记录；对重症患儿应加强巡视，观察是否出现面色苍白、发绀、气急、惊厥等，及时发现心阳虚衰、邪陷心肝等变证。							
起居护理	病室宜温暖,可热水袋保温	室温宜凉爽,空气宜湿润	空气清新,衣被不宜太厚,汗出当避风	室内温度宜偏低,绝对卧床休息	盗汗过多时,及时擦干并更换衣物	注意休息,避免活动量过大	病室宜向阳,注意保暖	避免对流风,以防引动肝风
	保持病室安静，室内空气消毒，每天上、下午各通风 1 次，每次 20～30 分钟；发热咳喘期让患儿卧床休息，喘憋明显的给半卧位，以减少机体耗氧和变证的发生，治疗护理应集中安排以保证充足休息和睡眠时间。							
饮食护理	咳嗽剧烈用苏叶煎取浓汁兑姜汁频服,以散寒止咳	宜食生津止渴之品如荸荠、梨萝卜、藕汁等	可食冰糖炖梨,喉间多痰气急可服鲜竹沥水15～30ml,每日3次	多饮水或藕汁、荸荠汁等,必要时静脉补充水分、营养	宜润肺止咳之品如梨、甘蔗、萝卜汁和银耳汤、百合粥等	可用黄芪、浮小麦、麻黄根煎水代茶饮	宜食温阳散寒之品,如肉桂、黑芝麻、花生、核桃等,忌生冷之物	宜食清心开窍之品,如橘子汁、柚子汁、苹果汁等
	饮食宜清淡、富营养、易消化。伴有发热者，给予流质饮食，如牛乳、米汤、蛋花汤、菜汤等，热退后可加半流质饮食，如稀饭、面条、蛋糕等，忌肥甘、生冷、辛辣之品，如肥肉、冷饮、辣椒等；喂食应耐心，每次喂食必须将头部抬高或抱起。气急、鼻翕严重时，可暂时停止哺乳，给予吸氧，待症状缓解后再进食。							
用药护理	汤剂宜热服,药后热饮并加衣被,忌大汗	汤剂宜温服	汤剂宜温服频服	汤剂宜凉服	汤剂宜温服		汤剂宜热服	汤剂宜温凉服
	汤剂应遵医嘱服用；服用困难的小儿应少量多次喂服							
情志护理	小儿惧怕打针，故操作时动作要轻柔，要转移其注意力，减少患儿痛苦，以免引起患儿情绪激动加重憋喘；向家属宣教疾病的预防措施与功能锻炼，及时发现并促进患儿的恢复							
护理技术	1. 拔罐：取病侧肩胛骨下部拔罐，每次 5～15 分钟，5 天 1 疗程 2. 推拿：清肺经、大肠经，清天河水，揉二扇门，按天枢、风池、肺俞，擦胸背 3. 中药敷背：大黄打粉与适量玄明粉、蒜汁调成糊状，敷于肺部啰音处 4. 耳穴贴压：取肺、气管、支气管、平喘、交感穴，适用于发热、咳嗽、咳痰、喘息者 5. 经皮给药：取膻中、平喘、肺俞等穴 6. 其他：痰多黏稠者可遵医嘱中药雾化吸入；高热不退者可中药足浴或中药洗浴							

四、健康指导

1. 保持室内空气流通，避免直接吹风，可用醋或用野菊花、板蓝根、贯众煎水后喷雾消毒。

2. 加强患儿营养，多进行体育锻炼，增强体质。注意天气变化，随时增减衣物。冬春季节，疾病流行期间尽量避免带儿童去公共场所，防止交叉感染。

3. 发生感冒、咳嗽时及时治疗，避免病情发展成为肺炎。呼吸急促时应保持呼吸道通畅，并及时就医。

第二节　哮喘

哮喘是因小儿肺、脾、肾三脏功能不足导致痰浊内生，痰饮留伏，感受外邪或接触异物后引动伏痰，气壅痰阻，肺失宣肃，痰随气升，气因痰阻，相互搏击，气机升降不利，以喘促气急，喉间痰吼哮鸣，呼气延长，严重者不能平卧，呼吸困难，张口抬肩，摇身撷肚，唇口青紫为主要临床表现的肺系疾病。本病冬春两季及气候骤变时发病率较高，常在清晨或夜间发作或加剧。

一、病因病机

小儿禀赋异常，肺脾肾三脏功能不足，兼而气血阴阳未充，痰饮留伏。若感受外邪、接触异物、异味、嗜食咸酸、情绪激动或活动过度等刺激机体，引起肺失宣降，肺气上逆，发为哮喘。反复发作，又常导致肺之气阴耗损形成缓解期的哮喘。哮喘发作期以邪实为主，缓解期以正虚为主，但也有虚实夹杂的复杂证候。

二、辨证论治

哮喘分发作期、缓解期两类。发作期主要分寒性哮喘、热性哮喘、外寒内热、虚实夹杂4型。寒性哮喘型治法宜温肺散寒、化痰定喘，代表方小青龙汤合三子养亲汤加减；热性哮喘型治法宜清肺涤痰、止咳平喘，代表方麻杏石甘汤合苏葶丸加减；外寒内热型治法宜解表清里，定喘止咳，代表方大青龙汤加减；虚实夹杂型治法宜泻肺补肾、标本兼顾，代表方射干麻黄汤合都气丸加减。缓解期主要分肺气虚弱、脾气虚弱、肾气虚弱、肺肾阴虚四型：肺气虚弱型治法宜补肺固表，代表方人参五味子汤合玉屏风散加减；脾气虚弱型治法宜健脾化痰，代表方六君子汤加减；肾气虚弱型治法宜补肾固本，代表方金匮肾气丸加减；肺肾阴虚型治法宜养阴清热、补益肺肾，代表方麦味地黄丸加减。

三、辨证施护

哮喘的辨证施护见表16-2。

表16-2 哮喘的辨证施护

	发作期				缓解期			
	寒性哮喘	热性哮喘	外寒内热	虚实夹杂	肺气虚弱	脾气虚弱	肾气虚弱	肺肾阴虚
病情观察	恶寒,无汗	发热,无汗	发热,恶寒	恶寒	恶寒,自汗	恶寒,便溏	恶寒,遗尿	恶寒,盗汗
	气喘	喘息,气急	喘促,气急	喘促,胸满	气短	气短	气促	喘促,气短
	咳嗽,喉间哮鸣,痰多,白沫	咳嗽,痰鸣,喉间哮吼,痰稠,色黄	咳嗽,痰鸣,痰稠,色黄	咳嗽,痰多,喘息持续,动则甚	咳嗽,乏力	痰多,脘痞	喉中有痰	咳嗽,咳痰
	面色淡白	面赤身热	面白	面色无华,神疲	面白,神疲	面色萎黄	面色淡白无华	面色潮红
	舌淡红,苔白滑,脉浮滑	舌红,苔黄,脉滑数	舌红,苔薄白,脉滑数	舌淡红,苔薄腻,脉细弱	舌质淡,苔薄白,脉细弱	舌质淡,苔白腻,脉细缓	舌淡,苔白,脉细沉	舌质红,苔花剥,脉细数
	哮喘发作前及发作时的表现:面色、呼吸、脉搏、咳嗽、气喘、喉鸣的变化及用药后的反应							
起居护理	室温宜偏暖可加衣被	室温宜偏凉爽	室温宜偏暖	室内宜通风	卧床休息,避免风寒		室温宜偏暖	湿度偏低
	环境清洁、通风,避免尘埃飞扬;防烟尘,取半卧位或坐位,必要时吸氧							
饮食护理	宜食蜂蜜生姜汁等祛寒化痰之品,忌生冷之物或冷饮	宜食清热润肺化痰之品如梨、百合、白木耳、橘、藕、萝卜、枇杷叶粥等	宜食香蕉、蜂蜜等润肠通便之品	宜食核桃、补骨脂、生姜等降逆平喘之品	宜食补肺益气之品,如黄芪膏、黄芪炖燕窝等	宜食健脾补气食品,如山药粥、黄芪粥、红枣、牛奶等	宜食补肾纳气之品,如黑豆核桃肉、白果仁、黑芝麻等	宜食养阴生津之品,如梨、萝卜汁、百合粥、枸杞子、生地黄粥、银耳汤
	宜食清淡、营养丰富、含维生素A、维生素C、维生素E、微量元素硒及菌类等易消化食物,忌过咸过腻过酸过甜过冷过热及辛辣之品							
用药护理	汤剂宜热服,药后予热饮	汤剂宜温凉服	汤剂宜温服	汤剂宜温服	汤剂宜温热服	汤剂宜温热服	汤剂宜温热服	汤剂宜温服
	解表药煎药加盖,煎药时间不宜过长,补益药应在两餐之间服用							
情志护理	消除患儿精神紧张,减轻患儿心理压力,保持患儿精神愉快、心静平和、情绪稳定,针对性地进行以情胜情的指导							
护理技术	1. 敷贴:外寒内热以麻黄、黄芩、胆南星等,食醋调成药饼,贴于肺俞、膻中等穴 2. 推拿:清肺经、推揉膻中、揉天突、搓摩胁肋、揉肺俞、运内八卦 3. 耳穴贴压:哮喘发作前可取穴肺、肾、气管等平喘 4. 穴位按摩:咳痰无力者可按摩天突、丰隆、肺俞等穴 5. 其他:取肺俞、膻中等穴,经皮给药。痰多不易咯出者可中药雾化吸入							

四、健康指导

1.起居有常，注意四时气候变化，做好防寒保暖的措施，预防外感诱发哮喘。

2.积极寻找、避免接触过敏原。如居室内切勿放置花草，禁止养宠物及铺设地毯等，忌食海鲜发物等易引发过敏的食物。

3.病情缓解期，鼓励患儿积极参加日常活动，坚持锻炼身体以增强体质，但避免剧烈活动。指导患儿呼吸，以加强呼吸肌的功能，在执行呼吸运动前，应先清除呼吸道分泌物。

第三节　泄泻

泄泻是因外感六淫、内伤乳食、脾胃虚弱等导致脾胃运化失常后引起大便次数增多，粪质稀薄或如水样为主要临床表现的一种小儿常见疾病。本病四季均可发生，以夏秋两季更为多见。

一、病因病机

因胃乃水谷之海，受纳腐熟水谷，脾主运化水湿和水谷精微。若内伤饮食、外邪侵袭、脾胃虚弱，因脾胃之气损伤，则水反为湿，谷反为滞不能输化，运化失健，水谷不化，精微不布，升降失职，清浊不分，合污下流导致泄泻。

二、辨证论治

泄泻分常证、变证两类。常证主要分湿热泻、风寒泻、伤食泻、脾虚泻、脾肾阳虚泻5型。湿热泻治法宜清肠解热、化湿止泻，代表方葛根黄芩黄连汤加减；风寒泻治法宜疏风散寒、化湿和中，代表方藿香正气散加减；伤食泻治法宜运脾和胃、消食化滞，代表方保和丸加减；脾虚泻治法宜健脾益气、助运止泻，代表方参苓白术散加减；脾肾阳虚泻治法宜温补脾肾、固涩止泻，代表方附子理中汤合四神丸加减。变证主要分气阴两伤、阴竭阳脱两型：气阴两伤型治法宜健脾益气、酸甘敛阴，代表方人参乌梅汤加减；阴竭阳脱型治法宜挽阴回阳、救逆固脱，代表方生脉散合参附龙牡救逆汤加减。

三、辨证施护

泄泻的辨证施护见表16-3。

表16-3　泄泻的辨证施护

项目	常证					变证	
	湿热泻	风寒泻	伤食泻	脾虚泻	脾肾阳虚泻	气阴两伤	阴竭阳脱
病情观察	暴泻			久泻		久泻不止	
	腹痛时作，或伴呕吐	肠鸣，腹痛，咳嗽，流涕	腹满胀痛拒按或有呕吐	腹胀喜按，食后作泻	腹胀拒按或见脱肛	心烦口渴，四肢乏力，小便短少	表情淡漠，腹凉肢冷，尿少或无

项目	常证					变证	
	湿热泻	风寒泻	伤食泻	脾虚泻	脾肾阳虚泻	气阴两伤	阴竭阳脱
	大便如蛋花汤,或有黏液臭秽	大便清稀,夹有泡沫,臭气不甚	大便稀烂,夹有乳凝块或食物残渣,酸臭	大便稀溏,夹少量不消化食物,色淡不臭	大便澄澈,完谷不化,色淡不臭	大便稀薄,完谷不化,色淡不臭	
	舌红,苔黄腻,脉滑数,指纹紫	舌淡,苔薄白或白腻,脉浮紧,指纹淡红	舌苔厚腻或微黄,脉滑实,指纹滞	舌淡胖齿痕,苔白,脉缓弱,指纹淡	舌淡,苔白,脉沉细弱,指纹色淡	舌红,少津,苔少或无,脉细数	舌淡,无津,脉细沉欲绝
	观察大便次数、性状、颜色、气味、量及体温、脉搏、呼吸、血压、神志、腹胀腹痛和用药后反应						
起居护理	室温宜凉爽	室温宜偏暖,腹部保暖	室内宜温暖	病室宜向阳,防寒保暖			
	居室内保持空气流通,温湿度适宜,适时添减衣物,做好患儿饮食用具及污染尿布的消毒隔离工作						
饮食护理	宜食清暑解表之品,如扁豆、藿香及芦根、淡竹叶、淡盐水等	宜食生姜、绿茶等辛温之品	宜食焦米稀饭汤、山楂等健脾和胃之品,呕吐时暂禁食	宜食健脾、益气食品,如山药糊、大枣、软面等	宜食河虾、糯米、干姜、党参、核桃粥、羊肉粥等辛温之品	可用石斛、甘草、乌梅煎水代茶饮,多饮荸荠汁、藕汁等	可用生姜、葱白、红糖煎水趁热多饮
	宜软烂、少纤维素,忌荤腥、肥腻、生冷、辛辣、坚硬之品;重症暂禁食,好转后由少到多,由稀到稠						
用药护理	汤剂可凉服	汤剂宜热服,药后予热饮	汤剂宜温服	汤剂宜温热服	汤剂宜温服	汤剂宜温服	汤剂宜热服
	湿热泻及伤食泻汤剂宜少量多次服用,以防呕吐;伤食泻患儿中药宜浓煎;气阴两虚泻及阴竭阳脱泻患儿中药宜急煎后频饮						
情志护理	关心体贴患儿,多交流,了解其需要。可嘱其适当看电视、听音乐等,分散注意力,减轻不适感。耐心解答患儿对疾病信息的需求,鼓励其努力战胜疾病						
护理技术	1. 艾灸:取足三里、中脘、天枢等穴,也可隔盐灸神阙 2. 中药敷脐:可用丁香、吴茱萸、胡椒研末后用黄酒或醋调糊敷于脐部,风寒泻者也可用葱姜泥敷脐 3. 推拿按摩:可补脾经,补大肠,推三关,摩腹,揉按中脘、下脘、足三里,揉脐,推上七节骨,揉龟尾,捏脊、提拿肩井等,适用于虚寒泄泻 4. 耳穴贴压:取穴脾、胃、大肠、小肠、交感,适用于腹痛、腹泻、呕吐者 5. 经皮给药:取神阙、中脘等穴 6. 其他:腹胀者可采用腹部热敷、按摩腹部或葱熨疗法、肛管排气等						

四、健康指导

1. 提倡母乳喂养,不要在夏季断奶。合理饮食,讲究饮食卫生,注意食物应新鲜、清洁,乳儿餐具应消毒处理。教育儿童饭前便后洗手,勤剪指甲。

2. 适应四季气候变化,防止受凉或过热,春冬季避免腹部受凉,夏季多喝水。加强户外活动,多晒太阳,增强体质。

3. 保持臀部清洁干燥，每次便后用温水清洗臀部，用软毛巾擦干，必要时涂以氧化锌软膏或滋润油。

4. 遵医嘱用药，切勿滥用抗生素，避免肠道菌群失调，导致霉菌性、金黄色葡萄球菌性腹泻。

第四节　急惊风

惊风是以抽搐、神昏为主要临床表现的一种小儿急重病症。分为急惊风与慢惊风。急惊风来势急骤，多由外感时邪疫病，内蕴痰热食积以及暴受惊恐引起，临床以高热伴抽风、神昏为主要特点，痰、热、惊、风四证俱全。慢惊风来势缓慢，病程较长，时作时止，抽搐无力，反复难愈，可伴昏迷、瘫痪等症。慢惊风常出现于大病久病之后，或因急惊风治疗未愈，日久迁延而成。

一、病因病机

急惊风多见于外感热病，病因包括外感时邪、内蕴湿热、暴受惊恐等。小儿脏腑娇嫩，肌肤薄弱，卫外不固，易于感受外邪。外邪由表入里，由卫及气，郁而化热化火，热甚生痰，痰甚生惊，惊甚生风，而见急惊诸症；饮食不洁，误食污秽或毒物，湿热疫毒蕴结肠脏，化热化火，上扰神明，内陷心肝，迅速变为高热昏厥，抽风不止；小儿元气未充，神气怯弱，若乍闻异声，猝见异物，或不慎跌仆，暴受惊恐，惊则气乱，恐则气下，以致气机逆乱，伤神失志，则心神不宁，惊惕不安，重者引动肝风。

二、辨证论治

急惊风主要分风热动风、湿热疫毒、气营两燔、邪陷心肝、惊恐惊风5型。风热动风型治法宜疏风清热、息风镇惊，代表方银翘散加减；湿热疫毒型治法宜清热化湿、解毒息风，代表方黄连解毒汤合白头翁汤加减；气营两燔型治法宜清气凉营、息风开窍，代表方清瘟败毒饮加减；邪陷心肝型治法宜清心开窍、平肝息风，代表方羚羊钩藤汤加减；惊恐惊风型治法宜镇惊安神、平肝息风，代表方琥珀抱龙丸加减。

三、辨证施护

急惊风的辨证施护见表16-4。

表16-4　急惊风的辨证施护

项目	风热动风	湿热疫毒	气营两燔	邪陷心肝	惊恐惊风
病情观察	发热骤起	持续高热	壮热多汗	高热不退	不发热
	烦躁不宁	反复抽搐，神昏谵语，烦躁不安，呕吐腹痛	头痛项强，烦躁抽搐，谵妄神昏	烦躁谵语，神志昏迷，反复抽搐，两目上视	身体颤动，夜间惊啼

项目	风热动风	湿热疫毒	气营两燔	邪陷心肝	惊恐惊风
	大便可	便下脓血	便秘	便秘	大便色青
	口不渴	口渴	口渴欲饮	口渴	口不渴
	舌红苔白，脉浮数	舌质红,苔黄腻,脉滑数	舌质红,苔黄,脉弦数	舌质绛红,苔黄燥,脉弦数	舌红,苔黄,脉浮数
	密切观察患儿体温、呼吸、脉搏、血压、瞳孔、面色的变化；患儿抽搐程度、次数、持续时间及两次抽搐间歇期意识恢复情况，辨别病情轻重；注意抽搐与高热的关系，是否热退抽搐则停，辨别是否属于高热惊厥				
起居护理	高热表邪未解可温水擦浴,避吹风和冰水冷敷	昏迷时间较长者,注意皮肤护理,防压疮	室内凉爽,通风,避免潮湿	两目上视者注意眼部护理,可盖凡士林纱布	减少噪声
	保持病室安静，尽量减少噪音；留陪护，加床栏，防止病情发作时碰伤、坠伤；切勿强行牵拉患儿肢体，以免损伤筋骨；抽搐控制后加强功能锻炼，保持肢体功能位，予肢体被动运动				
饮食护理	多饮温开水,可用梨、藕、鲜芦根及西瓜汁代茶饮,	宜予以软食,必要时鼻饲流质;忌荤腥厚味食物	宜辅以藕节、荷叶、绿豆等清暑利湿之品,忌甜、黏之品	宜食清淡易消化半流质或流质	宜食补心养血之品如龙眼肉、大枣、莲子猪心安神汤等
	宜食清淡、易消化、富营养的流质或半流质，忌油腻、辛辣之品，抽搐时禁食				
用药护理	汤剂宜温服	汤剂宜温凉服	汤剂宜温服	汤剂宜温凉服	汤剂宜温服
	惊厥完全停止后方可灌服药物，避免呛入气管，必要时鼻饲给药。				
情志护理	安慰患儿及家长，缓解并消除紧张与焦虑，尊重患儿及家长情感，灵活掌握检查次序，多鼓励开导他们，争取他们的主动配合。对年长的患儿，可采取"恐伤，以思胜之，以忧解之"等以情胜情法进行情志护理。				
护理技术	1. 捏脊：督脉或膀胱经腧穴，适用于恶风寒而发热无汗者 2. 按摩：清肝经、清心经，退六腑，清天河水 3. 艾灸：取迎香、曲池、大椎穴，适用于汗出不畅者 4. 刮痧：颈部、两侧夹脊、背部胸肋处、上肢肘窝、下肢腘窝等处 5. 耳穴贴压：取肾、肺、肝、心、交感、神门、脑等穴 6. 其他：温水擦浴、醇浴、冰帽等				

四、健康指导

1. 保持居室安静，空气流通，避免惊恐，防止诱发惊风，夏季要采取降温措施。

2. 注意饮食卫生，避免食入不洁食物。加强锻炼，提高抗病能力。

3. 长期卧床患儿，定时改变体位，并用乙醇按摩受压部位。

4. 指导家长掌握预防小儿惊风及控制小儿惊风发作的措施，告知家长患儿抽搐时切忌强行牵拉其肢体，以免伤及筋骨。

第五节　慢惊风

一、病因病机

慢惊风多见于久病正气方虚，其病位主要在肝、脾、肾三脏，病理性质以虚证为主，亦可见虚中夹实。脾胃虚弱小儿，暴吐暴泻，或久吐久泻，或因其他病妄用汗、下之法，中焦受损，脾胃虚弱土虚木乘，肝亢生风；小儿禀赋不足，或脾胃素虚，复因吐泻日久、误服寒凉，致脾肾阳虚，不能温煦筋脉，而成时时抽动之慢脾风；急惊风迁延失治，或温热病后期，热邪久羁，消灼真阴，以致肾阴亏损，肝血耗伤，水不涵木阴虚风动。

二、辨证论治

慢惊风主要分脾虚肝亢、脾肾阳衰、阴虚风动3型。脾虚肝亢型治法宜温中健脾、缓肝理脾，代表方缓肝理脾汤加减；脾肾阳衰型治法宜温补脾肾、回阳救逆，代表方固真汤合逐寒荡惊汤加减；阴虚风动型治法宜育阴潜阳、滋水涵木，代表方大定风珠加减。

三、辨证施护

慢惊风的辨证施护见表16-5。

表16-5　慢惊风的辨证施护

项目	脾虚肝亢	脾肾阳衰	阴虚风动
病情观察	精神萎靡，嗜睡露睛	精神极度萎靡	烦躁
	抽搐无力，时作时止	手足震颤	肢体拘挛或强直，时或抽搐
	面色萎黄，四肢不温	面色白或晦滞，四肢厥冷	面色潮红，手足心热
	时有腹泻，色带青绿，时有腹鸣	大便澄澈清冷	便秘
	舌淡，苔白，脉沉弱	舌质淡，苔薄白，脉沉微	舌红，苔少或无苔，脉细数
	密切观察患儿体温、呼吸、脉搏、血压、瞳孔、面色的变化和抽搐程度、次数、持续时间及两次抽搐间歇期意识恢复情况，辨别病情轻重		
起居护理	保暖，避免复感外邪，注意皮肤护理，预防压疮	保暖，可热敷或药熨脐部	室温适宜，注意及时擦拭汗液，避免感受风寒
	保持病室安静，尽量减少噪音；留陪护，加床栏，防止病情发作时碰伤、坠伤；切勿强行牵拉患儿肢体，以免损伤筋骨；抽搐控制后加强功能锻炼，保持肢体功能位，予肢体被动运动		
饮食护理	饮食宜定时定量、不偏食，多食鸡内金、山药、大枣等健脾补胃之品	多食羊肉、狗肉、鸽子、糯米、黄米等温热食物	多食鸭肉、桑葚、海参、甲鱼等以滋阴养血，虚烦低热者可予青蒿、麦冬等泡水代茶饮，便秘者可晨起喝蜂蜜水
	宜食清淡、易消化、富营养的流质或半流质，抽搐时禁食		

项目	脾虚肝亢	脾肾阳衰	阴虚风动
用药护理	汤剂宜温服	汤剂宜热服	汤剂宜温服
	惊厥完全停止后方可喂服药物，避免呛入气管，必要时鼻饲给药		
情志护理	安慰、鼓励、开导患儿及家长，缓解并消除紧张与焦虑，争取其主动配合。尊重患儿及家长情感，灵活掌握检查次序，对年长患儿可采取"恐伤，以思胜之，以忧解之"等以情胜情法进行情志护理		
护理技术	1. 推拿：运五经，推脾土，揉脾土，揉五指关节 2. 艾灸：取穴大椎、脾俞、命门、关元、气海、百会、足三里等 3. 耳穴贴压：取脾、肝、肾等穴		

四、健康指导

参见急惊风相关内容。

第六节　痄腮

痄腮为感受痄腮时邪引起的，以发热、耳下腮部漫肿疼痛为主要临床表现的一种时行疾病。本病四季均可发生，冬春两季节较易流行。

一、病因病机

本病因气候变化，冷暖失常，小儿机体正气不足，卫外不固，风温之邪，经口鼻而入侵犯少阳，与气血相搏，凝聚局部，致腮部漫肿疼痛，热盛化火则高热不退，烦躁头痛。多以风温为主。

二、辨证论治

痄腮分常证、变证两类。常证主要分邪犯少阳、热毒蕴结两型。邪犯少阳型治法宜疏风清热、散结消肿，代表方柴胡葛根汤加减；热毒蕴结型治法宜清热解毒、软坚散结，代表方普济消毒饮加减。变证主要分邪陷心肝、毒窜睾腹两型。邪陷心肝型治法宜清热解毒、息风开窍，代表方清瘟败毒饮加减；毒窜睾腹型治法宜清肝泻火、活血止痛，代表方龙胆泻肝汤加减。

三、辨证施护

痄腮的辨证施护见表 16-6。

表16-6　痄腮的辨证施护

项目	常证		变证	
	邪犯少阳	热毒蕴结	邪陷心肝	毒窜睾腹
病情观察	轻微发热,恶寒或有头痛	高热、头痛	壮热、头痛项强	或伴有发热、头痛

项目	常证		变证	
	邪犯少阳	热毒蕴结	邪陷心肝	毒窜睾腹
	咽红、一侧或两侧腮肿疼痛、咀嚼不利	咽红肿痛、两侧腮部肿胀疼痛、坚硬拒按、咀嚼困难	耳下腮部漫肿疼痛,坚硬拒按	腮部肿胀消退、睾丸肿胀或少腹疼痛,痛时拒按
	无呕吐	有呕吐	或有呕吐	或有呕吐
	舌红,苔薄白或薄黄,脉浮数	舌红,苔黄,脉滑数	舌红,苔黄,脉弦数	舌红,苔黄,脉数
	体温、精神及神志等生命体征的变化,用药后的反应			
起居护理	室温偏凉爽,避对流风	室温宜偏凉爽	室温适宜,保持安静	室内温湿度适宜
	保持空气清新,定时开窗通风,室内可用食醋加水熏蒸,每次30分钟,每天一次,进行空气消毒			
饮食护理	饮食宜清淡,可用夏枯草、菊花泡水代茶饮	宜食生津解渴之品,如绿豆汤、梨汁、糖盐水等;便秘者可用蕃泻叶泡水喝	嗜睡、神昏患儿宜采取鼻饲,可用生石膏适量煎水代茶饮以清热凉营	宜食活血泻火之品,如当归汤、桃仁粥、栀子煎水服等
	饮食宜流质或半流质,忌过热、过酸、过干及过硬的食物			
用药护理	汤剂宜温服	汤剂宜温凉服	汤剂宜凉服	汤剂宜温服
	中药随煎随服,可加少量糖类,便于吞服			
情志护理	患儿因疼痛常出现烦躁不安,畏惧进食,要耐心说服,采取移情易性之法,转移患儿注意力,满足其营养需求			
护理技术	1. 中药外敷:可用如意金黄散加矾冰液调和后外敷,适用于腮部肿胀疼痛者 2. 中药足浴或中药熏洗:清热解表中药打粉后置于热水中,用于高热不退,汗出不畅者 3. 推拿:可按摩合谷、曲池、翳风、风池穴,清天河水、退六腑、清肺经,适用于头痛恶心、咽痛全身不适、食欲下降者 4. 其他:邪陷心肝发作时可掐人中、十宣、内关、神门、合谷、涌泉等穴以醒脑开窍,息风止痉			

四、健康指导

1. 痄腮流行期间,易感患儿应少去公共场所,有接触史的患儿应隔离观察,可用板蓝根15~30克煎汤口服,3次/天,连服3~5天。

2. 可按时给予接种疫苗,未患过本病的儿童可给予免疫球蛋白。

3. 抽搐时立即取平卧位,头偏向一侧,松解衣领,保持呼吸道通畅。发热时卧床休息。睾丸肿大痛甚者可局部冷湿敷,并用纱布做成吊带,将肿胀的阴囊托起。

4. 注意口腔卫生,可用生理盐水或4%硼酸溶液漱口或清洗口腔。

5. 患儿应隔离至腮肿消退后3天,衣具及其口鼻分泌物污染物品应煮沸或暴晒消毒。

第七节　水痘

水痘是由水痘时邪（水痘－带状疱疹病毒）引起的一种传染性较强的出疹性疾病，以发热，皮肤黏膜分批出现皮疹、丘疹、疱疹、结痂同时存在为主要临床表现的疾病。本病四季均可发生，以冬、春季节发病率较高。

一、病因病机

本病主要是由时邪侵袭人体而致病；或因人体正气虚弱，肺脏娇嫩，脾常不足，卫外不固，当机体抵抗力下降时，时邪由口鼻而入，蕴郁于肺脾，时邪袭肺，且与内湿相搏，而出现发热、流涕、水痘等症。

二、辨证论治

水痘主要分邪伤肺卫、毒炽气营、毒陷心肝 3 型。邪伤肺卫型治法宜疏风清热、解毒利湿，代表方银翘散加减；毒炽气营型治法宜清气凉营，解毒化湿，代表方清胃解毒汤加减；毒陷心肝型治法宜清热解毒、镇惊息风，代表方清瘟败毒饮加减。

三、辨证施护

水痘的辨证施护见表 16-7。

表16-7　水痘的辨证施护

项目	邪伤肺卫	毒炽气营	毒陷心肝
病情观察	无发热或轻微发热	壮热	高热不退
	鼻塞,流涕,轻咳	口渴,面红目赤,口舌生疮	头痛呕吐
	疱疹稀疏,根盘红晕,疹壁薄,泡浆清亮	疱疹密布,疹色紫癜,泡浆浑浊	泡液稠浊,疹色紫癜
	神清	烦躁	迷糊嗜睡或昏迷抽搐
	舌淡苔薄白,脉浮数	舌红或绛,苔黄厚,少津,脉洪数	舌质绛红,舌苔黄厚,脉数有力
	神志、体温、舌苔、脉象及皮疹出现的时间、部位、色泽、形态及分布特点并详细记录		
起居护理	室内宜清洁、温暖	室内宜清洁、温暖，做好口腔护理,保持眼部清洁	室内安静,空气流通,新鲜
	患儿应严格按接触传染和呼吸道传染病执行隔离，至疱疹全部结痂为止。保持室内空气新鲜,宜采用紫外线消毒。保持皮肤清洁干燥,衣服应宽大、松软,勤修指甲,以免抓伤皮肤、继发感染		

项目	邪伤肺卫	毒炽气营	毒陷心肝
饮食护理	宜流质半流质,多饮水或萝卜、荸荠、甘蔗等煎水代茶饮;忌油腻、荤腥等	多饮水及汤汁,多食水果蔬菜,忌厚味食物等	饮食宜流质或半流质,忌荤腥、油腻食物等
	宜食清淡、富含维生素、易消化的食物,忌生姜、辣椒等食物,忌烟酒		
用药护理	汤剂宜少量多次饮服,服药后以微汗为宜	汤剂宜温凉服	汤剂宜温凉服
	汤剂每日一剂,分两次于饭后服用。出疹期不能使用激素类药物,以免病情恶化		
情志护理	情志舒畅、乐观开朗有利于增强正气,祛邪外达。多安慰患者,解释疾病的发生、转归,使其能树立治疗的信心,积极配合治疗。患儿皮肤瘙痒哭闹时可用讲故事听音乐等移情法转移其注意力		
护理技术	1. 按摩:按摩迎香穴或加用热毛巾敷鼻,适用于鼻塞流涕者 2. 艾灸:迎香、曲池、大椎穴,适用于汗出不畅者 3. 耳穴贴压:取肾上腺、内分泌、肾、神门、肺等穴 4. 中药涂擦:用金黄散或青黛散麻油调后涂擦患处,适用于皮肤破溃者 5. 口腔护理:口腔疱疹可用珠黄散涂擦,饭后、睡前用野菊花煎水漱口 6. 其他:高热者可温水擦浴、冰敷等		

四、健康指导

1. 告知患儿及家长,水痘传染性很强,发现应该立即隔离,直至全部疱疹结痂为止。污染的衣被及用具、玩具等,应采取暴晒、煮沸、紫外线灯照射等方法消毒隔离。

2. 饮食宜进清淡、易消化、富营养的食物,多饮温开水,可用荸荠,甘蔗等煎水代茶饮。

3. 保持皮肤清洁,勤换内衣,剪短手指甲,或戴连指手套,以防抓破疱疹,减少继发感染。若有抓破感染者,可用青黛散、绵茧散或1%甲紫液外涂。

4. 发热患儿不可使用水杨酸制剂,以免发生瑞氏综合征。正在使用肾上腺糖皮质激素治疗期间的患儿应立即减量或者停用。

5. 进行预防接种。冬春为水痘流行期,未患过水痘的小儿尽量少去公共场所。

第八节　疫毒痢

疫毒痢是指因进食不洁之物,湿热蕴伏肠胃,疫毒内陷,损伤肠络,内陷心包,引动肝风所致,以突发高热、神昏、惊厥、便下脓血(或无)为主要临床表现。多发于夏秋季节,小儿易感。

一、病因病机

夏秋季节，暑湿秽浊，疫毒易于滋生，或内伤饮食，秽邪疫毒入侵脾胃，若着凉、疲劳、饥饿，以及其他疾病后体弱未复及小儿脾胃脆弱，湿热内盛，脾胃受困，毒聚肠中，其正气尚盛者与邪相争，则湿从热化、热盛化火，内窜营分，进迫厥阴、少阴，则可出现壮热、神昏、抽风的邪实内闭；若正不敌邪或在闭厥的同时，又可伴见正气不支的虚脱证。

二、辨证论治

本病主要分毒邪内闭、内闭外脱两型。毒邪内闭型治法宜清肠解毒、泻火开闭，代表方黄连解毒汤加减；内闭外脱型治法宜扶正固脱、潜阳息风，代表方参附汤加减。

三、辨证施护

疫毒痢的辨证施护见表 16-8。

表16-8　疫毒痢的辨证施护

项目	毒邪内闭	内闭外脱
病情观察	壮热	恶寒
	无汗	自汗
	恶心、呕吐、腹痛腹胀、大便量少或便脓血、里急后重	呕吐咖啡状物，腹痛腹胀，痢下不止或便脓血、里急后重
	口渴	口不渴
	舌红苔黄腻，脉滑数	舌红绛，苔黄燥，脉滑数或细微欲绝
	体温、神志、大便的，量、次数、颜色、性质、气味及腹痛、里急后重等情况	
起居护理	室内温度宜凉爽，保持安静	室内温度宜偏暖，避免对流风
	定时开窗通风，保持室内空气清新，可用食醋熏蒸或紫外线灯照射进行空气消毒，做好消毒隔离工作	
饮食护理	宜食清热解毒之品，如鱼腥草粥、马齿苋苦瓜粥、绿茶水、金银花莲子粥等	宜食马齿苋、绿茶水，可用五味子煎水频服
	急性期暂禁食，待病情好转后宜食高热量、高蛋白、高维生素、少渣、少纤维、清淡易消化的流质或半流质饮食，忌肥甘油腻、辛辣煎炸、生冷不洁坚硬难化之物	
用药护理	汤剂宜凉服	汤剂宜温服
	不能口服者可给与鼻饲。有抽搐者加钩藤、全蝎、僵蚕；烦躁、神志不清者可用安宫牛黄丸、羚角钩藤汤；壮热、皮肤出血者可用犀角地黄汤；有瘀血者可用桃红四物汤	
情志护理	解释腹痛、里急后重及脓血便的原因和诱因，缓解患儿及家属的担忧、紧张情绪，使其积极配合治疗	

项目	毒邪内闭	内闭外脱
护理技术	1. 中药保留灌肠：可用白头翁、黄柏、黄连、秦皮等浓煎后保留灌肠 2. 外敷：大黄适量，研为细末，醋调为膏或苦参适量，烘干研为细末，开水调为膏，纱布包裹，敷于神阙 3. 厥脱之证，针刺人中，十宣放血	

四、健康指导

1. 起居有常，可多晒太阳，加强锻炼，可选用太极拳、增强御邪能力。

2. 饮食有节，不饮生水，不吃变质和腐烂食物，不吃被苍蝇沾过的食物，饭前便后洗手。不要暴饮暴食，以免胃肠道抵抗力降低。

3. 注意防寒保暖，体质弱易感者，注意加强防护。

4. 搞好环境卫生，加强厕所及粪便管理，消灭苍蝇滋生地。

5. 在痢疾流行季节可适当食用生蒜瓣，每次 1 ~ 2 瓣，或与菜食同食，痢疾病情平稳后，仍以清淡饮食为好，忌食油腻荤腥之品。

练习题

一、选择题

A 型题

1. 肺炎喘嗽发病率最高的季节是（　　　）

　　A. 冬季　　　　B. 春季　　　　C. 夏季　　　　D. 秋季　　　　E. 冬春季

2. 肺炎喘嗽风热闭肺证应首选（　　　）

　　A. 麻杏石甘汤　　　　　　　　B. 银翘散　　　　　　　　C. 杏苏散

　　D. 麻杏石甘汤合银翘散　　　　E. 黄连解毒汤合麻杏石甘汤

3. 肺炎喘嗽病机关键是（　　　）

　　A. 肺气失宣　　　B. 肺失清肃　　C. 肺气上逆　　D. 肺气郁闭　　E. 痰饮内伤

4. 肺炎喘嗽的病变部位主要是在（　　　）

　　A. 肺　　　　　　B. 脾　　　　　C. 心　　　　　D. 肝　　　　　E. 肾

5. 小儿肺炎喘嗽的基本治疗原则是（　　　）

　　A. 辛温宣肺，化痰止咳　　　　　　　　B. 辛凉宣肺，清热化痰

　　C. 清热涤痰，开肺定喘　　　　　　　　D. 清热解毒，泻肺开闭

　　E. 开肺化痰，止咳平喘

6. 支气管肺炎 X 线检查肺部典型的表现是（　　　）

　　A. 肺门阴影增深　　　　　B. 肺纹理紊乱　　　　　C. 透光度增强

　　D. 点片状阴影　　　　　　E. 哑铃状双极影

7. 小儿肺炎喘嗽与咳嗽的鉴别要点是（　　　）

　　A. 咳嗽有痰　　　　　　　B. 气急鼻翕　　　　　　C. 高热不退

　　D. 口渴咽干　　　　　　　E. 大便干结

8. 患儿，9 岁，发热咳嗽 2 天。微热恶寒，无汗，呛咳不爽，气急，咳痰色白而稀，咽不红，舌淡红，苔薄白，脉浮紧。治疗应首选（　　　）

　　A. 银翘散　　　B. 桑菊饮　　　C. 华盖散　　　D. 三拗汤　　　E. 荆防败毒散

9. 患儿，5 个月，发热、咳嗽 3 天，喘促 1 天。发热恶寒，咳嗽气急，微有汗出，口渴咽干，舌红，苔薄黄，指纹浮紫。其证候是（　　　）

　　A. 风寒闭肺　　B. 风热闭肺　　C. 痰热闭肺　　D. 毒湿闭肺　　E. 阴虚肺热

10. 肺炎喘嗽好发年龄是（　　　）

　　A. 新生儿　　　B. 婴儿　　　　C. 幼儿　　　　D. 婴幼儿　　　E. 学龄前儿童

11. 小儿肺炎喘嗽痰热闭肺证的治法是（　　　）

　　A. 辛温开肺，化痰止咳　　　　　　　　B. 清热涤痰，开肺定喘

　　C. 养阴清肺，润肺止咳　　　　　　　　D. 补肺健脾，益气化痰

　　E. 辛凉宣肺，清热化痰

12. 心阳虚衰型肺炎喘嗽的护治原则是（　　　）

    A. 辛温开肺，化痰止咳　　　　　　　　　　B. 清热涤痰，开肺定喘

    C. 温补心阳，救逆固脱　　　　　　　　　　D. 补肺健脾，益气化痰

    E. 辛凉宣肺，清热化痰

13. 风寒闭肺型肺炎喘嗽的舌苔为（　　　）

    A. 舌红绛苔黄腻　　　　　　B. 舌红苔黄腻　　　　　　　　C. 舌红苔花剥

    D. 舌红绛苔白腻　　　　　　E. 舌淡苔薄白

14. 患儿，2 岁，高热、咳喘 9 天后，低热盗汗，面色潮红，口唇樱赤，干咳无痰，舌苔光剥，质红而干。其治法是（　　　）

    A. 养阴清肺　　B. 清肺止咳　　C. 止咳化痰　　D. 养阴益胃　　E. 益气健脾

15. 肺炎喘嗽，证见壮热神昏，烦躁谵语，四肢抽搐，口噤项强，两目上视。应辨证为（　　　）

    A. 心阳虚衰　　B. 痰热闭肺　　C. 风热闭肺　　D. 痰浊闭肺　　E. 邪陷厥阴

16. 哮喘易发作的季节是（　　　）

    A. 春夏　　　　B. 夏秋　　　　C. 秋冬　　　　D. 冬春　　　　E. 春秋

17. 初次发生哮喘的常见年龄是（　　　）

    A.1 岁以内　　B.2 岁以内　　C.3 岁以内　　D.4 岁以内　　E.5 岁以内

18. 哮喘发病率最高的年龄是（　　　）

    A.6 个月至 1 岁　　　　　　B.1 至 3 岁　　　　　　　　C.3 至 6 岁

    D.1 至 6 岁　　　　　　　　E.6 至 12 岁

19. 哮喘的内因责之于何脏功能不足（　　　）

    A. 肺肝肾　　　　B. 肺脾肾　　　　C. 肺脾心　　　　D. 肺肝脾　　　　E. 肺心肝

20. 哮喘与肺炎喘嗽的鉴别要点是（　　　）

    A. 发热　　　　　　　　　　B. 咳嗽　　　　　　　　　　C. 咯痰

    D. 喉间痰鸣哮吼　　　　　　E. 气急喘促

21. 哮喘的病变部位主要在（　　　）

    A. 心　　　　　B. 肝　　　　　C. 脾　　　　　D. 肺　　　　　E. 肾

22. 寒性哮喘首选中成药是（　　　）

    A. 小青龙汤合三子养亲汤　　　　B. 麻杏石甘汤合苏葶丸　　　　C. 人参五味子汤

    D. 六君子汤　　　　　　　　　　E. 麦味地黄丸

23. 哮喘的发作主要是由于（　　　）

    A. 感受外邪，引动伏痰　　　　　　　　　　B. 肺气不足，表虚卫固

    C. 肺脾气虚，痰阻气道　　　　　　　　　　D. 肺肾阴虚，痰热耗灼

    E. 脾肾阳虚，运化失司

24. 患儿，6 岁，近年来咳喘时有发作。昨日鼻塞，流清涕，不热，恶寒，无汗，形寒肢冷，面色淡白，咳嗽，夜间喘促，喉间痰鸣，舌淡红，苔白滑，脉浮滑。其诊断是（　　　）

A. 哮喘，寒性哮喘证　　　　　B. 感冒夹痰　　　　　　　　C. 风寒咳嗽

D. 哮喘，外寒内热证　　　　　E. 肺炎喘嗽，风寒闭肺证

25. 哮喘的命名首见于（　　　　）

A. 诸病源候论　　　　　　　　B. 小儿药证直诀　　　　　　C. 小儿卫生总微论方

D. 丹溪心法　　　　　　　　　E. 幼科发挥

26. 哮喘肺气虚弱型的治法是（　　　　）

A. 温肺化痰　　B. 清肺化痰　　C. 补肺固表　　D. 健脾化痰　　E. 补肾固本

27. 哮喘的病机关键是（　　　　）

A. 气血未充　　B. 痰饮留伏　　C. 气阴耗损　　D. 虚实夹杂　　E. 肺气上逆

28. 虚实夹杂型哮喘的呼吸特征是（　　　　）

A. 气喘　　　　B. 喘促气急　　C. 喘促胸满　　D. 喘息气急　　E. 喘促气短

29. 脾气虚弱型哮喘的护治原则是（　　　　）

A. 补肺固表　　B. 健脾化痰　　C. 补肾固本　　D. 解表清里　　E. 芳香化湿

30. 下列哪项属于肺气虚弱型哮喘的舌苔表现（　　　　）

A. 舌淡苔薄白　　　　　　　　B. 舌红苔黄腻　　　　　　　C. 舌红苔花剥

D. 舌红绛苔黄腻　　　　　　　E. 舌红绛苔白腻

31. 小儿泄泻发病率最高的季节是（　　　　）

A. 春夏　　　　B. 夏秋　　　　C. 秋冬　　　　D. 冬春　　　　E. 春秋

32. 泄泻的病位主要在（　　　　）

A. 肝胆　　　　B. 心小肠　　　C. 肺大肠　　　D. 脾胃　　　　E. 肾膀胱

33. 小儿泄泻临床最常见的证型是（　　　　）

A. 湿热泻　　　B. 风寒泻　　　C. 伤食泻　　　D. 脾虚泻　　　E. 脾肾阳虚泻

34. 小儿泄泻的病因中最重要的是（　　　　）

A. 暑　　　　　B. 热　　　　　C. 寒　　　　　D. 湿　　　　　E. 风

35. 小儿泄泻的诊断要求每日大便次数应当（　　　　）

A. ≥ 2 次　　　B. ≥ 3 次　　　C. ≥ 4 次　　　D. ≥ 5 次　　　E. 比平时增多

36. 小儿泄泻引起慢惊风的病机是（　　　　）

A. 土虚木旺　　B. 肝木侮土　　C. 水不涵木　　D. 血虚生风　　E. 阴虚动风

37. 泄泻的基本治疗原则是（　　　　）

A. 清肠化湿　　B. 消食化积　　C. 祛风散寒　　D. 运脾化湿　　E. 健脾化湿

38. 最易导致泄泻气阴两伤证的是（　　　　）

A. 湿热证　　　B. 风寒泻　　　C. 伤食泻　　　D. 脾虚泻　　　E. 肾脾阳虚泻

39. 患儿，8 个月，急性泄泻，大便稀溏 2 天，夹有乳凝块，气味酸臭，呕吐 2 次，脘腹胀满疼痛拒按，不思乳食，夜卧不安，舌苔厚腻，指纹滞。其主要病因是（　　　　）

A. 外感风寒　　B. 乳哺不当　　C. 饮食不洁　　D. 脾胃虚弱　　E. 饥饱不均

40. 患儿，10 个月，发热泄泻 2 天，大便日行十余次，泻势急迫，如蛋花汤样，量多，

色黄秽臭，烦恼，小便短黄。其最需防范的并发症是（　　　）

    A. 休克　　　　B. 脱水　　　　C. 营养不良　　　D. 心力衰竭　　　E. 高热惊厥

41. 患儿，6岁，泄泻1天，泻下稀薄如水注，粪色深黄夹有少量黏液，腹部时感疼痛，食欲减退，恶心欲呕，口渴引饮，舌红苔黄腻，其证候是（　　　）

    A. 脾虚泄　　　B. 伤食泻　　　C. 风寒泻　　　D. 湿热泻　　　　E. 脾肾阳虚泻

42. 患儿，2岁，泄泻2天，大便日行10余次，质稀如水，色黄混浊，精神不振，口渴心烦，眼眶凹陷，皮肤干燥，小便短赤，舌红少津，苔少，其治法是（　　　）

    A. 消食化积　　B. 疏风散寒　　C. 酸甘敛阴　　D. 渗湿止泻　　　E. 清热利湿

43. 伤食泻患儿中药服法为（　　　）

    A. 凉服　　　　B. 热服　　　　C. 温服　　　　D. 温热服　　　　E. 热服，药后予热饮

44. 湿热泻的舌苔表现为（　　　）

    A. 舌红苔黄腻　　　　　B. 舌淡苔薄白　　　　　　　C. 舌红苔黄

    D. 舌红绛苔白腻　　　　E. 舌红苔花剥

45. 下列大便中夹有泡沫的为（　　　）

    A. 脾虚泻　　　B. 湿热泻　　　C. 风寒泻　　　D. 伤食泻　　　　E. 脾肾阳虚泻

46. 惊风好发年龄是（　　　）

    A. 新生儿　　　B. 婴儿　　　　C.1～5岁　　　D.5～10岁　　　E.10岁以上

47. 下列不属于急惊风证候特点的是（　　　）

    A. 痰　　　　　B. 热　　　　　C. 瘀　　　　　D. 风　　　　　E. 惊

48. 急惊风中邪陷心肝证的首选方是（　　　）

    A. 银翘散　　　　　　　B. 琥珀抱龙丸　　　　　　C. 清瘟败毒饮

    D. 羚羊钩藤汤　　　　　E. 黄连解毒汤

49. 急惊风湿热疫毒证的证候特点为（　　　）

    A. 惊惕颤栗，喜投母怀，夜间惊啼

    B. 来势缓慢，抽搐无力，时作时止

    C. 先见风热表证，随即出现惊厥，惊厥持续时间不长

    D. 盛夏发病，高热不退，反复抽搐，神志昏迷

    E. 初起即高热，迅速出现昏迷、抽搐，伴脓血便

50. 下列不属于急惊风中气营两燔证特点的是（　　　）

    A. 鼻塞，流涕，咳嗽　　　B. 多发于盛夏，起病急　　　C. 头痛项强，恶心呕吐

    D. 烦躁，抽搐，神昏，口渴　　E. 舌红苔黄，脉弦数

51. 患儿，1岁。发热半天，测体温40℃，神昏、抽搐1次，伴鼻塞、流涕、咳嗽，苔薄黄，脉浮数。其治法是（　　　）

    A. 镇惊安神，平肝息风　　　　B. 疏风清热，息风镇惊

    C. 清心开窍，平肝息风　　　　D. 清气凉营，息风开窍

    E. 清热化湿，解毒息风

52. 患儿，6月。受到惊吓后出现惊惕不安，夜间啼哭，神志不清，抽风，大便色青，脉率不整。治疗首选方是（　　　）

　　A. 安宫牛黄丸　　　　　　　　B. 玉枢丹　　　　　　　　　C. 紫雪丹

　　D. 朱砂安神丸　　　　　　　　E. 琥珀抱龙丸

53. 患儿，2岁，高热2天不退，烦躁谵语，神昏，反复抽搐，抽时可见两目上视，四肢抽动，舌红，苔黄燥，脉弦数。其证候是（　　　）

　　A. 邪陷心肝　　B. 湿热疫毒　　C. 惊恐惊风　　D. 气营两燔　　E. 风热动风

54. 患儿，4岁，急惊风后肢体拘挛强直，持续低热，形容憔悴，面色潮红，手足心热，舌绛少津。其治法是（　　　）

　　A. 温补脾肾，回阳救逆　　　　　　　　B. 温中健脾，缓肝理脾

　　C. 益气养血，柔肝熄风　　　　　　　　D. 补益肝肾，滋阴养血

　　E. 育阴潜阳，滋水涵木

55. 患儿，4岁，精神疲惫，形容憔悴，虚烦低热，手足心热，肢体拘挛强直，舌绛少津，无苔。其证候是（　　　）

　　A. 血虚生风　　B. 风热动风　　C. 脾虚肝亢　　D. 脾肾阳衰　　E. 阴虚风动

56. 急惊风患儿病情观察正确的是（　　　）

　　A. 风热动风证抽搐持续　　　B. 湿热疫毒证便秘　　C. 气营两燔证便下脓血

　　D. 邪陷心肝证两目上视　　　E. 惊恐惊风证大便色白

57. 急惊风的病位主要是（　　　）

　　A. 心脾　　　B. 心肝　　　C. 肝脾　　　D. 心肾　　　E. 肝肾

58. 肝风内动时表现为（　　）

　　A. 两目凝视　　B. 目光呆滞　　C. 两目无神　　D. 目无光彩　　E. 眼珠转动灵活

59. 急惊风惊恐惊风型的指纹为（　　　）

　　A. 紫　　　B. 青　　　C. 青紫　　　D. 紫滞　　　E. 浮紫

60. 惊风八候中的搐指（　　　）

　　A. 两目斜视　　B. 两目上视　　C. 两目发直　　D. 口眼相引　　E. 眼露白睛不灵活

61. 最早将惊风与癫痫区别开来的著作是（　　　）

　　A.《诸病源候论》　　　　　　　B.《太平圣惠方》　　　　　　C.《小儿药证直诀》

　　D.《幼幼新书》　　　　　　　　E.《医宗金鉴》

62. 慢惊风的治疗原则是（　　　）

　　A. 清风开窍　　　　　　　　　B. 补虚治本　　　　　　　　　C. 平肝息风

　　D. 镇惊安神　　　　　　　　　E. 豁痰息风

63. 导致慢脾风的主要病机是（　　　）

　　A. 气血不足　　B. 阴虚风动　　C. 脾肾阳衰　　D. 脾虚肝亢　　E. 肝肾阴虚

64. 慢惊风脾虚肝亢证的首选方是（　　　）

　　A. 固真汤　　B. 大定风珠　　C. 逐寒荡惊汤　　D. 缓肝理脾汤　　E. 镇肝息风汤

65. 患儿，2岁，精神萎靡，嗜睡露睛，面色萎黄，大便稀溏，抽搐无力，时作时止，

舌淡苔白，脉沉弱。其病机是（　　　）

    A. 阴虚风动　　B. 肝风内动　　C. 脾虚肝亢　　D. 脾虚阳衰　　E. 血虚生风

66. 患儿，1岁。泄泻3月余，近2日出现精神萎靡，昏睡露睛，面色灰滞，额汗不温，四肢厥冷，手足震颤。治疗首选方是（　　　）

    A. 固真汤合逐寒荡惊汤　　　　B. 缓肝理脾汤　　　　　　C. 三甲复脉汤

    D. 大定风珠　　　　　　　　　E. 附子理中汤

67. 患儿，4岁，面色萎黄，精神萎靡，睡时露睛，大便稀溏，抽搐无力，时作时止，舌淡苔白，其治法是（　　　）

    A. 育阴潜阳，滋肾养肝　　　　　　　　B. 温中健脾，缓肝理脾

    C. 补益肝肾，滋阴息风　　　　　　　　D. 益气养血，柔肝息风

    E. 温补脾肾，回阳救逆

68. 患儿，2岁，面色潮红，虚烦低热，手足心热，形体消瘦，肢体拘挛或强直，时或抽搐，盗汗，便秘，舌红，苔少或无苔，脉细数。治疗首选方是（　　　）

    A. 大定风珠　　　　　　　B. 固真汤合逐寒荡惊汤

    C. 缓肝理脾汤　　　　　　D. 黄连解毒汤　　　　　　E. 银翘散

69. 小儿发热伴有两目呆滞或直视上窜者，应考虑是（　　　）

    A. 癫痫之兆　　B. 昏迷之兆　　C. 肝血不足　　D. 惊风之兆　　E. 暴盲之兆

70. 提出"疗惊必先豁痰，豁痰必先驱风，驱风必先解热，解热必先祛邪"的论点的著名医家是（　　　）

    A. 钱乙　　　　B. 万全　　　　C. 龚信　　　　D. 夏禹铸　　　E. 吴鞠通

71. 慢惊风的病变主要部位在（　　　）

    A. 肝脾肾　　B. 心肝肾　　C. 肝脾肺　　D. 心脾肾　　E. 心肝肺

72. 慢惊风患儿病情观察描述错误的是（　　　）

    A. 脾虚肝亢患儿四肢不温　　　　　　　B. 脾肾阳衰患儿面色黄

    C. 阴虚内动患儿面色潮红　　　　　　　D. 脾虚肝亢患儿抽搐时作时止

    E. 脾肾阳衰患儿手足震颤

73. 慢惊风总的治疗原则是（　　　）

    A. 重在育阴　　B. 重在逐寒　　C. 重在治本　　D. 重在柔肝　　E. 重在健脾

74. 脾肾阳虚证的中药为（　　　）

    A. 温服　　　　　　　　　B. 热服　　　　　　　　　C. 凉服

    D. 温凉服　　　　　　　　E. 热服，药后予热饮

75. 痄腮出现高热，耳下腮部肿胀，同时伴见神昏嗜睡、头痛项强、恶心呕吐、反复抽搐。其证候是（　　　）

    A. 痰热闭窍　　B. 余邪留恋　　C. 邪犯少阳　　D. 热毒壅盛　　E. 邪陷心肝

76. 痄腮病名首见于（　　　）

    A.《诸病源候论》　　　　B.《疮疡经验全书》　　　　C.《外科正宗》

    D.《疡科心得集》　　　　E.《冷庐医话》

77. 痄腮常证病位主要在（　　　）

    A. 少阳经脉　　B. 太阳经脉　　C. 厥阴经脉　　D. 少阴经脉　　E. 阳明经脉

78. 痄腮的潜伏期为（　　　）

    A.5 ~ 12 天　　B.7 ~ 14 天　　C.14 ~ 21 天　　D.15 ~ 25 天　　E.7 ~ 21 天

79. 下列不属于痄腮的临床特征的是（　　　）

    A. 发热、耳下腮部漫肿疼痛　　B. 高热，持续可达 2 周　　C. 腮腺管口红肿

    D. 血中白细胞总数不高　　E. 尿及血清中淀粉酶升高

80. 痄腮好发年龄是（　　　）

    A.3 ~ 7 岁　　B.3 ~ 15 岁　　C.2 岁以下　　D.2 ~ 5 岁　　E.6 ~ 9 岁

81. 痄腮毒窜睾腹证出现呕吐的机制是（　　　）

    A. 胃热气逆　　B. 肝气乘脾　　C. 肝气犯胃　　D. 胃阴亏虚　　E. 脾胃不和

82. 痄腮邪陷心肝证的发热特点为（　　　）

    A. 发热恶寒　　B. 热势不高　　C. 寒热往来　　D. 壮热不退　　E. 定时发热

83. 下列哪项不是痄腮腮腺肿胀的特点（　　　）

    A. 腮腺肿胀多为两侧，也可为单侧

    B. 可见颌下腺或舌下腺肿大而无腮腺肿胀

    C. 肿胀部位有弹性感及触痛

    D. 耳下腮部肿胀疼痛，边缘不清

    E. 肿处皮肤红赤，触之微热

84. 患儿，7 岁。发热 5 天，高热不退，多见两侧腮部疼痛，坚硬拒按，张口咀嚼困难，口渴欲饮，烦躁不安，或伴头痛，咽红肿痛，食欲缺乏，便秘溲赤，舌红，苔黄，脉滑数。其首选代表方是（　　　）

    A. 普济消毒饮加减　　B. 柴胡葛根汤加减　　C. 清瘟败毒饮加减

    D. 龙胆泻肝汤加减　　E. 六君子汤加减

85. 痄腮之腮部漫肿疼痛是由于邪毒侵犯了人体经络中的哪一条（　　　）

    A. 肝经　　　　　　　　B. 阳明经　　　　　　　　C. 少阳经

    D. 胆经　　　　　　　　E. 膀胱经

86. 患儿，男，8 岁，发热 2 天，左侧腮部肿胀、疼痛，边缘不清，触之痛甚，咀嚼不便，伴头痛，咽痛，纳少，舌红，苔薄黄，脉浮数。其治法是（　　　）

    A. 清热解毒，软坚散结　　B. 疏风清热，散结消肿

    C. 疏肝理气，软坚散结　　D. 清肝泻火，活血镇痛

    E. 滋阴降火，活血消肿

87. 腮腺管口红肿，按摩肿胀腮部有脓水流出者称为（　　　）

    A. 痄腮　　B. 发颐　　C. 痰核　　D. 瘰疬　　E. 乳蛾

88. 下列哪种外治法不适应于痄腮（　　　）

    A. 玉枢丹外敷　　　　B. 鲜仙人掌外敷　　　　C. 鲜败酱草水熏洗

    D. 鲜板蓝根水熏洗　　E. 如意金黄散外敷

89. 邪犯少阳型痄腮的中药汤剂服法为（　　　）

    A. 热服　　　B. 温服　　　　C. 凉服　　　　D. 顿服　　　　E. 温凉服

90. 水痘的好发年龄为（　　　）

    A.6 个月至 6 岁　　　　　　B.1 ~ 4 岁　　　　　　C.6 ~ 9 岁

    D.10 岁以下　　　　　　　E.2 ~ 10 岁

91. 下列哪项不符合水痘的临床特征（　　　）

    A. 发病 1 ~ 2 天出疹　　　　　　B. 在同一时期，丘疹、疱疹、干痂并见

    C. 皮疹呈离心性分布，以四肢居多　　D. 皮疹呈向心性分布，以躯干居多

    E. 亦可见于头皮、眼鼻、口腔等黏膜

92. 水痘的隔离期是（　　　）

    A. 疱疹结痂　　　　　　B. 发热消退后 1 周　　　　C. 疱疹结痂后 1 周

    D. 全部疱疹结痂　　　　E. 疱疹消退 1 周

93. 水痘的好发季节是（　　　）

    A. 夏秋　　　B. 秋冬　　　　C. 冬春　　　　D. 夏季　　　　E. 春夏

94. 水痘主要病位是（　　　）

    A. 心肝　　　B. 心脾　　　　C. 心肺　　　　D. 脾肾　　　　E. 肺脾

95. 水痘重证其疱疹特点是（　　　）

    A. 皮薄如水疱　　B. 疱浆混浊　　C. 浆液澄清　　D. 晶亮如露珠　E. 疹小如绿豆

96. 水痘疱疹已消退，出现壮热不退，昏迷，抽搐的病机是（　　　）

    A. 邪毒炽盛，内陷心肝　　　　　　B. 邪热伤阴，阴虚动风

    C. 邪热入里，气营两燔　　　　　　D. 邪热炽盛，热扰肝经

    E. 痰热蒙蔽心包

97. 水痘愈后变化是（　　　）

    A. 有破损　　　B. 有瘢痕　　　C. 无瘢痕　　　D. 脱屑　　　E. 有色素沉着

98. 水痘总的治疗原则是（　　　）

    A. 清热疏风止痒　　　　B. 清热凉血解毒　　　　　C. 清热解毒利湿

    D. 健脾祛湿养肺　　　　E. 清热养阴生津

99. 水痘风热轻型首选方剂是（　　　）

    A. 桑菊饮　　　B. 银翘散　　　C. 透疹凉解汤　D. 大连翘汤　　E. 清胃解毒汤

100. 引起水痘的主要病机为（　　　）

    A. 时邪袭肺，蕴郁肺脾　　　B 肺失宣降，肺气上逆

    C. 湿热内盛，脾胃受困　　　D. 内陷厥阴，引动肝风

    E. 心失所养，心气不足

101. 水痘出疹期间不适宜用下列哪类药物，以免病情恶化（　　　）

    A. 抗生素　　B. 激素　　　C. 退热药　　　D. 甲紫　　　　E. 抗病毒药

102. 毒炽气营型水痘服用中药汤剂时宜（　　　）

    A. 热服　　　B. 凉服　　　　C. 温服　　　　D. 温凉服　　　E. 温热服

103. 水痘应采取下列哪项隔离措施（　　　　）

    A.严密隔离　B.接触隔离　　　　C.血液隔离　　　D.昆虫隔离　　E.保护性隔离

104. 毒炽气营证水痘舌苔的特征为（　　　　）

    A.舌质绛红，舌苔黄厚　　　　B.舌淡苔薄白　C.舌红或绛，苔黄厚，少津

    D.舌红，苔黄腻　　　　E.舌质红，苔白

105. 疫毒痢在何季节最多发（　　　　）

    A.冬春季　　B.夏秋季　　　　C.春夏季　　　　D.秋冬季　　　E.春秋季

106. 疫毒痢的病因不包括（　　　　）

    A.进食不洁之物　　　　B.湿热蕴伏肠胃　　　　　　C.疫毒内陷

    D.内陷心包　　　　E.表虚未固

107. 疫毒痢的传播途径是（　　　　）

    A.呼吸道传播　　　　B.消化道传播　　　　　　C.虫媒传播

    D.血液传播　　　　E.接触传播

108. 疫毒痢的临床特点是（　　　　）

    A.纯白无赤，或泻下如鱼脑　　　　B.赤白夹杂

    C.痢下频繁，恶心、呕吐　　　　D.痢下鲜紫脓血，伴高热神昏

    E.痢久不愈，时作时止

109. 疫毒痢的临床表现哪项是不正确的（　　　　）

    A.高热　　B.抽搐　　　　C.神昏　　　　D.惊厥　　　E.便下脓血（或无）

110. 毒邪内闭证疫毒痢护治原则正确的是（　　　　）

    A.清肠解毒，泻火开闭　　　　B.扶正固脱，潜阳息风

    C.温中健脾，缓肝理脾　　　　D.补益肝肾，滋阴息风

    E.益气养血，柔肝息风

111. 患儿，5岁，突然高热，恶心呕吐，烦躁谵妄，甚则反复惊厥，神志昏迷，大便量少肚腹作胀，或痢下脓血，小便黄赤，或虽未见下痢症状，但肛检有脓血便者。首选治疗方是（　　　　）

    A.参附汤加减　　　　B.黄连解毒汤加减　　　　C.逐寒荡惊汤

    D.缓肝理脾汤　　　　E.镇肝息风汤

112. 疫毒痢基本病理生理改变是（　　　　）

    A.严重腹泻导致脱水　　　　B.代谢性酸中毒　　　　　C.电解质严重紊乱

    D.微循环障碍　　　　E.脑水肿

113. 疫毒痢好发年龄是（　　　　）

    A.青壮年　　B.10～14岁　C.2～7岁　　D.2岁以下　　E.老年

114. 内闭外脱证疫毒痢患儿临床表现错误的是（　　　　）

    A.呕吐咖啡状物　　　　B.腹痛腹胀　　　　C.痢下不止或便脓血

    D.里急后重　　　　E.恶寒无汗

115. 疫毒痢的病位主要在（　　　　）

    A.肺脾　　B.脾胃　　　　C.肺胃　　　　D.心肺　　　E.肝脾

116. 男，5岁，于夏季突然出现高热，2小时后抽搐，面色灰暗，四肢凉，血压下降，心肺未见异常，脑膜刺激征阴性。最可能的诊断为（　　　）

    A. 结核性脑膜炎　　　　　　B. 颅内出血　　　　　　　　C. 颅内肿瘤

    D. 中毒性细菌性痢疾　　　　E. 化脓性脑膜炎

117. 儿童，夏季突然发病，有抽搐，休克等表现，应首先考虑中毒性细菌性痢疾，脑膜刺激征阴性可排除脑膜炎之类疾病。为确诊，应进一步检查（　　　）

    A. 血常规　　　B. 粪常规　　　C. 脑脊液　　　D. 脑电图　　　E. 头部 CT

118. 疫毒痢急性期的饮食护理正确的是（　　　）

    A. 暂禁食　　　B. 高蛋白　　　C. 高热量　　　D. 高维生素　　　E. 少渣、少纤维

119. 疫毒痢患者突然出现面色苍白或青灰，四肢厥冷，汗出不温，脉细数无力时的护治原则为（　　　）

    A. 疏风清热，息风镇惊　　　　　　　　B. 养阴清热，补益肺肾

    C. 扶正固脱，潜阳息风　　　　　　　　D. 清热解暑，芳香化湿

    E. 镇惊安神，平肝息风

X 型题

1. 肺炎喘嗽的辨证要点是（　　　）

    A. 辨外感内伤　　B. 辨风寒风热　　C. 辨常证变证　　D. 辨表里虚实　　E. 辨痰重热重

2. 新生儿肺炎的临床表现主要有（　　　）

    A. 体温不升　　　B. 口吐白沫　　　C. 不思乳食　　　D. 咳嗽剧烈　　　E. 喉间痰鸣

3. 小儿肺炎的病原微生物有（　　　）

    A. 病毒　　　B. 细菌　　　C. 肺炎支原体　　D. 衣原体　　　E. 真菌

4. 肺炎喘嗽之邪陷厥阴证主要临床表现是（　　　）

    A. 肝脏增大　　　B. 二目窜视　　　C. 壮热烦躁　　　D. 四肢抽搐　　　E. 口噤项强

5. 肺炎喘嗽之风寒闭肺证主要治则包括（　　　）

    A. 辛温宣肺　　　B. 清热涤痰　　　C. 化痰止咳　　　D. 养阴清肺　　　E. 开肺定喘

6. 肺炎喘嗽患儿护理要点正确的是（　　　）

    A. 保持病室安静，室内每日进行空气消毒

    B. 发热咳喘期，应让患儿卧床休息，喘憋明显的患儿给予半卧位

    C. 饮食宜以清淡、富营养、易消化为原则

    D. 气急、鼻翕严重时，可暂时停止哺乳，给予吸氧，待症状缓解后再进食

    E. 中药汤剂宜温服

7. 对控制喘憋有一定疗效的针刺穴位有（　　　）

    A. 定喘　　　　　B. 丰隆　　　　　C. 平喘　　　　　D. 肺俞　　　　　E. 膻中

8. 肺炎喘嗽的常见变证是（　　　）

    A. 心阳虚衰　　　B. 邪陷厥阴　　　C. 毒热闭肺　　　D. 阴虚肺热　　　E. 肺脾气虚

9. 小儿肺炎喘嗽发生的原因主要有（　　　）

    A. 感受风邪　　　　　　　　B. 后天喂养失宜　　　　　　C. 肺脏娇嫩

D. 卫外不固　　　　　　　　E. 正气虚弱

10. 肺炎合并心衰的诊断依据正确的是（　　　）

A. 心率突然加快，婴儿超过 160 次 / 分，幼儿超过 140 次 / 分

B. 呼吸突然加快，超过 60 次 / 分

C. 突然发生极度烦躁不安

D. 面色明显发绀，皮肤苍白，少尿或无尿

E. 心音低钝，有奔马律，颈静脉怒张

11. 肺炎喘嗽的常见中医护理技术包括（　　　）

A. 拔罐　　　　B. 推拿　　　　C. 针刺　　　　D. 经皮给药　　　　E. 中药熏洗

12. 肺炎喘嗽下列证型用药指导正确的是（　　　）

A. 风寒闭肺宜热服　　　　　　B. 毒热闭肺宜温服　　　　　　C. 邪陷厥阴宜热服

D. 痰热闭肺宜温服　　　　　　E. 阴虚肺热宜温服

13. 肺炎喘嗽的常见常证是（　　　）

A. 风寒闭肺　　B. 风热闭肺　　C. 阴虚火旺　　D. 毒热闭肺　　E. 痰热闭肺

14、肺炎喘嗽耳穴压豆取穴（　　　）

A. 肺　　　　B. 心　　　　C. 气管　　　　D. 大肠　　　　E. 支气管

15. 肺炎喘嗽患儿健康指导下列哪些是合适的（　　　）

A. 保持室内空气流通，避免对流风

B. 患儿应多穿衣服，避免再次感冒

C. 加强体育锻炼，增强体质

D. 感冒初起时及时治疗，避免发展成肺炎

E. 疾病流行期间应避免带儿童去公共场所，防止交叉感染

16. 哮喘常用的中成药有（　　　）

A. 健儿清解液　　　　　　　　B. 急支糖浆　　　　　　　　C. 小青龙口服液

D. 哮喘颗粒　　　　　　　　　E. 桂龙咳喘宁

17. 支气管哮喘发作时，肺功能测定显示（　　　）

A. 换气量和潮气量减低　　　B. 残气容量增加　　　C. 血气分析呈 PaO_2 降低

D. 呼气峰流速值降低　　　　E. 病情严重的血 $PaCO_2$ 上升

18. 哮喘发作期常见证型有（　　　）

A. 寒性哮喘　　B. 热性哮喘　　C. 外寒内热　　D. 肺实肾虚　　E. 肺肾阴虚

19. 哮喘缓解期常见证型是（　　　）

A. 肺脾气虚　　B. 脾肾阳虚　　C. 肺肾阴虚　　D. 脾虚肝旺　　E. 心脾两虚

20. 小儿哮喘发作的病机关键是（　　　）

A. 外感六淫　　B. 内伤饮食　　C. 情志失常　　D. 肺失宣降　　E. 肺气上逆

21. 哮喘的发病原因有（　　　）

A. 痰饮留伏　　　　　　　　　B. 感受外邪　　　　　　　　C. 接触异物、异味

D. 嗜食咸酸　　　　　　　　　E. 活动过度

22. 热性哮喘发作期证候表现正确的是（　　　）
    A. 咳喘气急，声高息涌，喉间哮吼痰鸣，痰稠色黄
    B. 胸闷膈满，身热而赤   C. 烦躁口渴，或有发热
    D. 恶寒自寒，便溏   E. 舌红，苔黄，脉滑数

23. 患儿，4岁。喘促胸满，咳嗽痰多，哮喘持续不已，动则喘甚，病程较长，面色无华，神疲纳呆，畏寒肢冷，舌淡红，苔薄腻，脉细弱。其护治原则正确的是（　　　）
    A. 泻肺补肾   B. 温肺散寒   C. 清肺涤痰   D. 标本兼顾   E. 补肾固本

24. 哮喘患者的调护措施正确的是（　　　）
    A. 忌食海鲜发物等易引发过敏的食物
    B. 病情缓解期，鼓励患儿积极参加日常活动，坚持锻炼身体
    C. 积极寻找过敏源，预防哮喘复发
    D. 指导患儿学会呼吸运动以强化横膈呼吸肌
    E. 起居有常，注意四时气候变化，做好防寒保暖

25. 小儿哮喘发作期治疗常用穴位是（　　　）
    A. 定喘   B. 天突   C. 内关   D. 尺泽   E. 肺腧

26. 哮喘经皮给药的穴位是（　　　）
    A. 膻中   B. 肺俞   C. 大椎   D. 合谷   E. 曲池

27. 下列哪些证型的哮喘中药汤剂宜温服（　　　）
    A. 寒性哮喘   B. 热性哮喘   C. 肺肾阴虚   D. 外寒内热   E. 虚实夹杂

28. 下列哪些推拿治疗可以促进哮喘的恢复（　　　）
    A. 清肺经   B. 揉推膻中   C. 揉天突   D. 揉肺俞   E. 搓摩胁肋

29. 脾气虚弱型哮喘宜食（　　　）
    A. 山药粥   B. 黄芪粥   C. 红枣   D. 牛奶   E. 枇杷

30. 哮喘患儿情志护理包括下列哪些（　　　）
    A. 消除患儿精神紧张   B. 减轻患儿心理压力   C. 保持精神愉快
    D. 保持心静平和情绪稳定   E. 针对性的进行以情胜情的指导

31. 泄泻日久脾虚，易转化成（　　　）
    A. 疳证   B. 积滞   C. 口疮   D. 鹅口疮   E. 慢惊风

32. 小儿伤食泻的辨证要点有（　　　）
    A. 脘腹胀满   B. 便下酸臭   C. 泻后痛减   D. 小便清长   E. 有乳食不节史

33. 保和丸常用于（　　　）
    A. 疳证之疳气   B. 泄泻之伤食泻   C. 积滞之食积证
    D. 呕吐之伤食吐   E. 厌食之脾运失健证

34. 风寒泻证见于（　　　）
    A. 大便清稀，夹有泡沫，臭气不甚   B. 肠鸣腹痛
    C. 舌质淡，苔薄白或白腻，脉浮紧   D. 大便稀溏，色淡不臭
    E. 泻下稀烂，夹有乳凝块或食物残渣，气味酸臭

35. 患儿，1岁，久泻不止，大便清稀，完谷不化，或见脱肛，形寒肢冷，面色淡白无华，精神萎靡，睡时露睛，舌淡，苔白，脉沉细弱，指纹色淡，其护治原则是（　　　）

　　A. 温补脾肾　　B. 固涩止泻　　　C. 健脾益气　　　D. 疏风散寒　　　E. 清肠解热

36. 泄泻的证候类型有（　　　）

　　A. 湿热泻　　　B. 风寒泻　　　　C. 伤食泻　　　　D. 脾虚泻　　　　E. 脾肾阳虚泻

37. 泄泻的治疗方剂有（　　　）

　　A. 葛根黄芩黄连汤加减　　　　　B. 藿香正气散　　　　　　　　C. 保和丸

　　D. 参苓白术散　　　　　　　　　E. 附子理中汤

38. 泄泻的治法有（　　　）

　　A. 清肠解热，化湿止泻　　　　　B. 疏风散寒，化湿和中

　　C. 运脾和胃，消食化滞　　　　　D. 健脾益气，助运止泻

　　E. 温补脾肾，固涩止泻

39. 寒湿困脾证泄泻患儿的施护措施正确的是（　　　）

　　A. 病室宜向阳，室温宜略高而湿度偏低

　　B. 饮食以清淡、易消化、少渣食物为主

　　C. 中药汤剂宜热服，服后盖被静卧或服热粥

　　D. 腹痛明显，患者喜热恶寒，可选用温热疗法

　　E. 加强患者心理状况的评估和护理

40. 适用于虚寒泄泻的推拿按摩部位描述正确的是（　　　）

　　A. 推上七节骨　　B. 揉龟尾　　　C. 捏脊　　　　D. 提拿肩井　　E. 推三关

41. 下列哪些适合脾虚泻患儿食用（　　　）

　　A. 山药粥　　　B. 黄芪粥　　　　C. 红枣　　　　D. 西瓜汁　　　E. 枇杷

42. 泄泻的主要病变部位在于（　　　）

　　A. 肝　　　　　B. 脾　　　　　　C. 胃　　　　　D. 大肠　　　　E. 小肠

43. 下列哪些不属于肝气乘脾泄泻的治法（　　　）

　　A. 抑肝扶脾　　B. 清热利湿　　　C. 消食导滞　　D. 健脾益胃　　E. 解表化湿

44. 泄泻患儿服药护理正确的是（　　　）

　　A. 湿热泻宜凉服　　　　　　　　B. 风寒泻宜热服　　　　　　　C. 伤食泻宜凉服

　　D. 脾虚泻宜温热服　　　　　　　E. 气阴两伤泻宜温服

45. 泄泻患儿健康指导措施阐述是正确的（　　　）

　　A. 合理饮食，讲究饮食卫生

　　B. 提倡母乳喂养，不宜在冬季寒冷季节断奶，以防感冒

　　C. 加强户外活动，增强体质

　　D. 注意臀部卫生，便后用温水清洗，保持臀部清洁干燥

　　E. 遵医嘱用药，切勿滥用抗生素，避免肠道菌群失调

46. 急惊风的治疗原则是（　　　）

　　A. 清热　　　　B. 豁痰　　　　　C. 柔肝　　　　D. 息风　　　　E. 镇惊

47. 急惊风湿热疫毒证的证候特点是（　　　）

    A. 盛夏高热不退，反复抽搐，神志昏迷   B. 腹痛，呕吐，伴脓血便

    C. 鼻塞，流涕，头痛   D. 惊惕不安，喜投母体

    E. 舌质红，苔黄腻，脉滑数

48. 急惊风的临床表现是（　　　）

    A. 高热   B. 抽风   C. 昏迷   D. 嗜睡   E. 四肢不温

49. 小儿急惊风的病位主要在（　　　）

    A. 心   B. 肺   C. 肝   D. 肾   E. 脾

50. 造成急惊风的病机有（　　　）

    A. 外感时邪   B. 内蕴痰热   C. 土虚木亢   D. 暴受惊恐   E. 气血两虚

51. 惊风患儿的预防调护措施包括（　　　）

    A. 保持病室安静，尽量减少噪音   B. 加床栏，发作时约束患儿肢体

    C. 抽搐控制后加强功能锻炼，保持肢体功能位   D. 避免惊恐

    E. 注意饮食卫生，避免食入不洁食物

52. 急惊风惊恐惊风的证候描述正确的是（　　　）

    A. 惊惕不安，身体颤动   B. 夜间惊啼，甚至惊厥、抽风

    C. 大便黏腻伴脓血   D. 脉律不齐   E. 指纹紫滞

53. 属于急惊风八候范畴的是（　　　）

    A. 搐   B. 颤   C. 反   D. 引   E. 窜

54. 小儿惊风属急症，变化迅速，威胁患儿生命，并影响小儿智力发育，直接引发急

    惊风的因素包括（　　　）

    A. 痰   B. 热   C. 风   D. 湿   E. 燥

55. 刮痧疗法治疗惊风的部位选取正确的是（　　　）

    A. 颈部   B. 两侧夹脊   C. 背部胸肋处   D. 上肢肘窝   E. 头面部

56. 急惊风临床的主要症状为（　　　）

    A. 抽搐   B. 昏迷   C. 高热   D. 瘫痪   E. 寒颤

57. 急惊风邪陷心肝证的主症有（　　　）

    A. 高热烦躁   B. 呕吐腹痛   C. 四肢欠温   D. 反复抽搐   E. 神昏谵语

58. 下列哪些是惊厥的持续状态（　　　）

    A. 一次发作持续 30 分钟以上   B. 频繁反复惊厥而常规止痉处理无效

    C. 两次发作间歇期意识不能完全恢复   D. 24 小时内惊厥发作 2 次以上

    E. 反复发作历时 30 分钟以上

59. 急惊风湿热疫毒证的证候特点是（　　　）

    A. 舌质红，苔黄腻，脉滑数   B. 腹痛，呕吐，伴脓血便

    C. 鼻塞，流涕，头痛   D. 惊惕不安，喜投母体

    E. 盛夏高热不退，反复抽搐，神志昏迷

60. 急惊风患儿下列哪些护理措施是正确的（　　　）
    A. 保持居室安静，空气流通，避免惊恐
    B. 抽搐发作时切记强行牵拉其肢体
    C. 保持大便通畅，避免湿热内积
    D. 汗出不畅时可艾灸曲池、大椎等穴
    E. 风热动风证患儿中药汤剂宜温服

61. 慢惊风的病因病机是（　　　）
    A. 阴虚风动　　B. 脾肾阳虚　　C. 肝肾阴虚　　D. 风热动风　　E. 脾胃虚弱

62. 下列那一项是慢惊风的特点是（　　　）
    A. 来势缓慢　　　　　　　B. 常伴发热　　　　　　C. 时作时止，反复难愈
    D. 伴有昏迷、瘫痪　　　　E. 抽搐无力

63. 慢惊风的病位在（　　　）
    A. 心　　　　　B. 肝　　　　C. 脾　　　　D. 肺　　　　E. 肾

64. 慢惊风的治疗原则是（　　　）
    A. 温运脾阳　　B. 镇惊安神　　C. 育阴潜阳　　D. 养血益气　　E. 固本培元

65. 慢惊风的常见证型有（　　　）
    A. 土虚木亢　　B. 心阴不足　　C. 脾肾阳衰　　D. 肾阴亏损　　E. 阴虚风动

66. 疫毒痢可采取下列哪些推拿治疗（　　　）
    A. 推大肠、分阴阳　　　　B. 推上三天、退下六腑　　　　C. 揉龟尾土
    D. 推下七节，推上七节　　E. 揉五指关节

67. 惊风的主要临床表现是（　　　）
    A. 昏迷　　　　　　　　B. 口吐白沫　　　　　　　C. 作畜鸣声
    D. 抽搐　　　　　　　　E. 发过即苏，复如常人

68. 慢惊风脾虚肝亢的证候特点是（　　　）
    A. 精神萎靡，嗜睡露睛，面色萎黄　　　　B. 面色潮红，虚烦低热，手足心热
    C. 舌淡，苔白，脉沉弱　　　　　　　　　D. 四肢不温，抽搐无力，时作时止
    E. 大便澄澈清冷

69. 慢惊风脾虚肝亢患儿的护理措施正确的是（　　　）
    A. 注意保暖，防止受寒　　　B. 饮食宜健脾温肾、益气和中、易消化的食物
    C. 中药汤剂宜凉服　　　　　D. 保持肛周皮肤的清洁
    E. 以情胜情法缓解并消除紧张与焦虑

70. 慢惊风脾肾阳衰的护治原则包括（　　　）
    A. 温中健脾　　B. 缓肝理脾　　C. 温补脾肾　　D. 回阳救逆　　E. 育阴潜阳

71. 慢惊风的饮食护理阐述正确的是（　　　）
    A. 饮食宜清淡，富营养的流质或半流质
    B. 抽搐时宜禁食
    C. 脾虚肝亢患儿多食糯米、山药、大枣等健脾补胃之品

D. 阴虚风动患儿应多食甲鱼、鸭肉等滋阴养血之品

E. 便秘者可晨起喝蜂蜜水

72. 慢惊风患儿辨证施护阐述正确的是（　　　）

A. 脾虚肝亢患儿要保暖，避免复感外邪

B. 脾肾阳衰患儿可热敷药熨脐部

C. 慢惊风年长患儿常用以情胜情法进行情志护理

D. 脾肾阳衰患儿大便时有腹泻，色带青绿

E. 惊厥发作时可鼻饲给药

73. 适合慢惊风患儿艾灸的穴位有哪些（　　　）

A. 大椎　　　　B. 脾俞　　　　C. 命门　　　　D. 关元　　　　E. 气海

74. 慢惊风的患儿可采取下列哪些推拿治疗（　　　）

A. 运五经　　　B. 推脾土　　　C. 揉脾土　　　D. 揉五指关节　　E. 搓摩胁肋

75. 慢惊风可耳穴压豆可取穴（　　　）

A. 肺　　　　　B. 脾　　　　　C. 肾　　　　　D. 肝　　　　　E. 内分泌

76. 痄腮临床表现中，下列说法正确的是（　　　）

A. 肿胀处有压痛　　　　　　　　B. 腮部可一侧肿大，也可两侧肿大

C. 肿胀以耳垂为中心肿大　　　　D. 肿胀处有波动感　　　　　　E. 发热，腮部肿大

77. 痄腮的预防护理措施中，不妥当的是（　　　）

A. 痄腮流行期间，易感患儿应少去公共场所，有接触史的患儿应检疫半月

B. 生后 8 个月内幼儿可给予接种疫苗，未曾患过本病的儿童，可给予免疫球蛋白

C. 发热期间应卧床休息，患儿应隔离至腮肿消退后 5 天

D. 睾丸肿大痛甚者，局部可给予冷湿敷

E. 饮食宜流质或半流质，忌过热、过酸、过干及过硬的食物

78. 属于痄腮常证的证型是（　　　）

A. 邪犯少阳　　B. 热毒蕴结　　C. 邪陷心肝　　D. 毒窜睾腹　　E. 蒙蔽心包

79. 痄腮的代表方包括（　　　）

A. 普济消毒饮加减　　　　　　　B. 柴胡葛根汤加减　　　　　　C. 清瘟败毒饮加减

D. 龙胆泻肝汤加减　　　　　　　E. 缓肝理脾汤加减

80. 痄腮变证的护治原则正确的是（　　　）

A. 清热解毒　　B. 清肝泻火　　C. 疏风清热　　D. 活血止痛　　E. 息风开窍

81. 毒邪内闭型疫毒痢宜食（　　　）

A. 鱼腥草粥　　　　　　　　　　B. 马齿苋苦瓜粥　　　　　　　C. 绿茶水

D. 金银花莲子粥　　　　　　　　E. 桂圆肉

82. 痄腮邪犯少阳证辨证施护措施正确的是（　　　）

A. 室内空气要新鲜，定时通风

B. 加强口腔护理，每日用生理盐水或银花甘草水多次漱口

C. 饮食宜流质或半流质，避免进食过热的食物

D. 中药汤剂宜温服，少量多次饮服

E. 腮部肿痛者，用中药如意金黄散加醋或温水外敷局部

83. 痄腮热毒蕴结证辨证施护措施正确的是（　　　）

　　A. 饮食宜性偏寒冷之品

　　B. 中药汤剂宜温凉服，少量多次喂服

　　C. 根据年龄的不同开展各种不同形式的活动

　　D. 发热恶寒者，按摩风池、大椎、曲池穴

　　E. 加强口腔护理，保持口腔清洁

84. 痄腮常见的并发症有（　　　）

　　A. 邪陷心肝　　B. 睾丸炎　　　C. 脑膜炎　　　D. 心肌炎　　　E. 乳腺炎

85. 邪陷心肝发作时具有以醒脑开窍，熄风止痉的穴位是（　　　）

　　A. 人中　　　B. 十宣　　　C. 内关　　　D. 神门　　　E. 合谷

86. 痄腮高热不退者可用下列哪些措施（　　　）

　　A. 中药足浴　　　　　B. 中药洗浴　　　　　C. 针刺十宣

　　D. 口服退热药　　　　E. 肛塞退热药

87. 痄腮患儿出现头痛恶心、咽痛不适等表证时的推拿治疗的护理措施包括（　　　）

　　A. 清天河水，退六腑，清肺经　　　　B. 按摩合谷，曲池，翳风，风池穴

　　C. 针刺十宣穴放血　　　　　　　　　D. 指掐人中，十宣，内关

　　E. 揉按中脘，下脘，足三里

88. 下列哪些属于痄腮邪陷心肝的证候表现（　　　）

　　A. 腮部漫肿疼痛，坚硬拒按　　　　B. 壮热不退　　　　　C. 头痛项强

　　D. 舌质红，苔黄，脉弦数　　　　　E. 严重者昏迷、抽搐

89. 痄腮各证型舌脉象描述正确的有（　　　）

　　A. 邪犯少阳 – 舌红苔薄白，脉浮数　　　B. 毒邪内闭 – 舌红苔黄腻，脉滑数

　　C. 热毒蕴结 – 舌红苔黄，脉滑数　　　　D. 邪陷心肝 – 舌红苔黄，脉弦数

　　E. 毒窜睾腹 – 舌红苔黄，脉数

90. 下列哪些食物宜热毒蕴结型痄腮患儿食用（　　　）

　　A. 羊肉　　　B. 狗肉　　　C. 梨汁　　　D. 绿豆汤　　　E. 糖盐水

91. 水痘的临床特征有（　　　）

　　A. 疹退后不留瘢痕　　B. 同时期丘疹，疱疹，干痂并见

　　C. 病后终生免疫　　　D. 发热 1～2 天内出疹　　　　　　E. 以四肢较多

92. 水痘的外治用药有（　　　）

　　A. 绵茧散　　B. 冰硼散　　C. 珠黄散　　D. 甲紫　　E. 青黛散

93. 水痘病位是（　　　）

　　A. 心　　　B. 肺　　　C. 肝　　　D. 胆　　　E. 脾

94. 水痘常见分型是（　　　）

　　A. 邪伤肺卫　　B. 毒炽气营　　C. 毒陷心肝　　D. 热毒重证　　E. 脾虚湿困

95. 患儿，3岁，发热2天，伴咳嗽，躯干散见斑丘疹、疱疹，形状如豆粒，色泽明亮如水泡，苔薄白，脉浮数。以下护理措施中正确的是（　　　）
    A. 饮食宜清淡、易消化　　　　B. 勤换内衣，保持清洁
    C. 忌食辛辣刺激食物　　　　D. 禁用激素　　E. 慎避风寒，密闭居室

96. 水痘的变证包括（　　　）
    A. 邪伤肺卫　　B. 毒炽气营　　C. 毒陷心肝　　D. 毒热陷肺　　E. 内闭外脱

97. 水痘皮疹的特点包括（　　　）
    A. 分批出现　　　　　　　B. 向心性分布　　　　　　C. 大小相似
    D. 常伴瘙痒　　　　　　　E. 丘疹、疱疹、结痂并见

98. 水痘又称为（　　　）
    A. 水花　　　　B. 水疮　　　　C. 水喜　　　　D. 水疥　　　　E. 水疱

99. 患儿，8岁，低热、流清涕、咳嗽24小时后出小红疹，数小时到1天后，大多变成椭圆形疱疹，疹壁薄，泡浆清亮，根盘红晕，疱疹稀疏，以躯干为多。舌淡苔薄白，脉浮数。护治原则是（　　　）
    A. 疏风清热　　B. 辛凉解表　　C. 解毒利湿　　D. 清热解毒　　E. 镇惊息风

100. 水痘轻证与重证鉴别正确的是（　　　）
    A. 病位不同，轻证病在气营，重证病在卫分
    B. 皮疹特点不同，轻证痘疹细小，色红润，内含水液清亮
    C. 重证痘疹粗大，痘色紫暗，疱浆混浊
    D. 轻证常伴身热，流涕，咳嗽
    E. 重证常伴壮热烦渴，舌红苔黄

101. 水痘常见的症候表现有（　　　）
    A. 发热　　B. 流涕　　C. 水痘　　D. 头痛　　E. 咳嗽

102. 下列哪些食物适用于水痘邪伤肺卫时食用（　　　）
    A. 萝卜　　B. 荸荠　　C. 甘蔗　　D. 藕汁　　E. 桂圆肉

103. 水痘出现鼻塞流涕者可采用的护理措施是（　　　）
    A. 按摩迎香穴　　　　　　B. 热毛巾敷鼻　　　　　　C. 鲜仙人掌外敷
    D. 玉枢丹外敷　　　　　　E. 如意金黄散外敷

104. 水痘可耳穴压豆下列哪些穴位（　　　）
    A. 肾　　B. 肺　　C. 神门　　D. 肾上腺　　E. 内分泌

105. 水痘的皮肤黏膜主要存在的临床表现有哪些（　　　）
    A. 皮疹　　B. 丘疹　　C. 疱疹　　D. 结痂　　E. 脓疱疹

106. 疫毒痢的诱发因素包括（　　　）
    A. 着凉　　B. 疲劳　　C. 饥饿　　D. 体弱未复　　E. 进食不洁食物

107. 疫毒痢的病机变化正确的是（　　　）
    A. 湿从热化　　B. 热盛化火　　C. 内窜营分　　D. 厥阴少阴　　E. 邪实内闭

108. 高热惊厥者，针刺急救穴哪项是正确（　　）

  A. 人中 B. 百会 C. 内关   D. 风池穴 E. 十宣

109. 毒邪内闭疫毒痢患儿的调护措施正确的是（　　）

  A. 执行消化道隔离，至患儿症状消失，大便培养连续三次阴性

  B. 抽搐者加床档，以保护患儿

  C. 便后用温热水洗净肛门并擦干，必要时涂油保护肛周皮肤

  D. 疾病初期，呕吐频繁者，少量流食

  E. 中药汤剂宜少量多次温服

110. 疫毒痢患儿病情好转期饮食护理正确的是（　　）

  A. 高热量 B. 高蛋白 C. 高维生素 D. 少渣少纤维 E. 清淡易消化

111. 不属于治疗疫毒痢代表方的是（　　）

  A. 参附汤加减   B. 麻杏石甘汤合苏葶丸   C. 人参五味子汤

  D. 六君子汤   E.　黄连解毒汤加减

112. 属于疫毒痢的治则的是（　　）

  A. 清肠解毒 B. 泻火开闭 C. 扶止固脱 D. 潜阳息风 E. 标本兼顾

113. 患儿出现面色苍白、大汗淋漓、四肢厥冷、血压下降、脉沉细而弱时，应报告医生，遵医嘱急予中药汤剂是（　　）

  A. 独参汤   B. 参附汤   C. 麻杏石甘汤

  D. 六君子汤   E. 人参五味子汤

114. 患儿出现高热不退、神昏谵语、呕吐抽搐时，急救措施正确的是（　　）

  A. 将患儿头偏向一侧，松解领扣，保持呼吸道通畅

  B. 必要时给氧   C. 及时报告医生，配合处理

  D. 遵医嘱急予益气回阳救逆汤剂 E. 针刺人中等急救穴位

115. 内闭外脱疫毒痢患儿的调护措施正确的是（　　）

  A. 保持室内空气新鲜，执行消化道隔离

  B. 保证摄入足够的水分，可饮淡盐汤或含钾饮料

  C. 中药汤剂宜少量多次温服

  D. 遵医嘱予参附汤回阳救逆

  E. 艾灸气海、百会

116. 疫毒痢腹泻时的护理要点是（　　）

  A. 记录大便的次数 B. 观察粪便的性状 C. 用药前做大便培养

  D. 防止肛门和直肠坏死 E. 防止上行性尿路感染

117. 疫毒痢的临床特征有哪些（　　）

  A. 急性高热，反复惊厥，昏迷 B. 大便常规检查发现大量炎性细胞

  C. 迅速发生休克，呼吸衰竭 D. 腹痛、无里急后重 E. 脑脊液化验正常

118. 下列哪些为疫毒痢内伤饮食的因素（　　）

  A. 过食肥甘厚味 B. 误食染有疫毒之物 C. 误食发霉之物

  D. 高纤维饮食 E. 高蛋白饮食

二、名词解释

1. 肺炎喘嗽

2. 感冒

3. 咳嗽

4. 哮喘

5. 热哮

6. 寒哮

7. 风哮

8. 泄泻

9. 伤食泻

10. 脾虚泻

11. 脾肾阳虚泻

12. 急惊风

13. 辨证施护

14. 痄腮邪陷心肝

15. 惊风八候

16. 慢惊风

17. 惊风

18. 痄腮

19. 痄腮毒窜睾腹证

20. 痄腮邪陷心肝证

21. 疫毒痢

22. 痢疾

23. 噤口痢

24. 休息痢

25. 哮喘持续状态

26. 湿热泻

27. 惊风四证

28. 痄腮邪犯少阳证

29. 水痘病机

30. 壮热

三、简答题

1. 试述肺炎喘嗽的病因病机。

2. 简述肺炎喘嗽心阳虚衰证的护理措施。

3. 简述热性哮喘的中医护理措施。

4. 哮喘并发自发性气胸患儿如何进行紧急救护。

5. 小儿泄泻与成人相比有何不同?

6. 寒湿困脾证泄泻如何进行饮食调护？

7. 简述急惊风的施护要点。

8. 简述急惊风的特点及治则。

9. 试述慢惊风患儿的情志护理措施。

10. 简述慢惊风阴虚风动证的临床表现及护治原则。

11. 试述痄腮邪陷心肝证的护理措施。

12. 简述痄腮患儿健康指导。

13. 简述水痘的发病特点。

14. 如何鉴别水痘与脓疱疮？

15. 简述疫毒痢内闭外脱证的证候表现及护治原则。

16. 试述疫毒痢患儿健康指导。

17. 简述肺炎喘嗽风寒闭肺证的饮食护理。

18. 简述哮喘的健康指导措施。

19. 简述泄泻患儿的辨证施膳。

20. 简述急惊风的健康指导措施。

21. 简述慢惊风患儿的辨证施膳。

22. 简述痄腮患儿的辨证施膳。

23. 简述水痘患儿的健康指导措施。

选择题参考答案

A型题：

1.E	2.D	3.D	4.A	5.E	6.D	7.B	8.C	9.B	10.D	11.B
12.C	13.E	14.A	15.E	16.D	17.C	18.D	19.B	20.D	21.D	22.A
23.A	24.A	25.D	26.C	27.B	28.C	29.B	30.A	31.B	32.D	33.A
34.D	35.E	36.A	37.D	38.A	39.B	40.B	41.D	42.C	43.C	44.A
45.C	46.C	47.C	48.D	49.E	50.A	51.B	52.E	53.A	54.E	55.E
56.D	57.B	58.A	59.D	60.A	61.B	62.B	63.C	64.D	65.C	66.A
67.B	68.A	69.D	70.D	71.A	72.B	73.C	74.B	75.E	76.B	77.A
78.C	79.B	80.B	81.C	82.D	83.E	84.A	85.C	86.B	87.B	88.D
89.B	90.C	91.C	92.D	93.C	94.E	95.B	96.A	97.C	98.C	99.B
100.A	101.B	102.D	103.B	104.C	105.B	106.E	107.B	108.D	109.B	110.A
111.B	112.D	113.C	114.E	115.B	116.D	117.B	118.A	119.C		

X型题：

1.BCDE	2.ABC	3.ABCDE	4.BCDE	5.AC	6.ABCDE	7.ABDE
8.AB	9.ABCDE	10.BCDE	11.ABCD	12.ADE	13.ABDE	14.ACE

15.ACDE   16.CDE   17.ABCDE   18.ABCD   19.ABC   20.ABCDE   21.ABCDE
22.ABCE   23.AD   24.ABCDE   25.ABCE   26.AB   27.CDE   28.ABCDE
29..ABCD   30.ABCDE   31.AE   32.ABCE   33.BCD   34.ABC   35.AB
36.ABCDE   37.ABCDE   38.ABCDE   39.ABCDE   40.ABCDE   41.ABC   42.BCDE
43.BCDE   44.ABDE   45.ACDE   46.ABDE   47.ABE   48.ABC   49.AC
50.ABD   51.ACDE   52.ABDE   53.ABCDE   54.ABC   55.ABDE   56.ABC
57.ADE   58.AC   59.ABE   60.ABCDE   61.ABCE   62.ACDE   63.BCE
64.ACDE   65.ACE   66.ABCD   67.AD   68.ACD   69.ABDE   70.CD
71.ABCDE   72.ABCE   73.ABCDE   74.ABCD   75.BCD   76.ABCE   77.ABC
78.AB   79.ABCD   80.ABDE   81.ABCD   82.ABCDE   83.ABCDE   84.BCDE
85.ABCDE   86.ABCDE   87.AB   88.ABCDE   89.ACDE   90.CDE   91.ABCD
92.ACDE   93.BE   94.ABC   95.ABCD   96.CD   97.ABDE   98.ABCE
99.AC   100.BCDE   101.ABC   102.ABCD   103.AB   104.ABCDE   105.ABCD
106.ABCDE 107.ABCDE 108.ABCDE   109.ABCE   110.ABCDE 111.BCD   112.ABCD
113.AB   114.ABCDE 115.ABCDE   116.ABC   117.ABCE   118.ABC

第十七章　急危重症护理

第一节　中暑

中暑是指在长夏季节感受暑热之邪，伤气耗津而骤然发生的以高热、汗出、烦渴、乏力或神昏、抽搐等为主要临床表现的急性热病。中暑发病具有明显的季节性，多发于长夏季节，男女老幼皆可罹患。

一、病因病机

盛暑炎热之时，烈日暴晒过长或在高温挟湿环境中劳作、远行，暑热蒸腾，人在气交之中，外伤暑热，传于阳明，津耗阴伤，致气阴两亏。若正不胜邪，暑热迅速内陷心包，蒙蔽心神而致神志昏愦。正气亏虚，不耐暑热，暑热外袭，耗气伤津，变生诸证；或素体强健，长途跋涉、劳累过度、饥渴过久、少寐疲乏之时，正气内虚，外感暑热，亦可发病。

二、辨证论治

中暑主要分暑厥、阳暑、暑风3型。暑厥型治法宜清热祛暑、醒神开窍，代表方清营汤、安宫牛黄丸；阳暑型治法宜清暑益气生津，代表方王氏清暑益气汤、藿香正气（水）胶囊；暑风型治法宜清热养阴熄风，代表方羚羊钩藤汤、紫雪散、至宝丹。

三、辨证施护

中暑的辨证施护见表17-1。

表17-1　中暑的辨证施护

项目	暑厥	阳暑	暑风
病情观察	昏倒不省人事，手足痉挛，烦躁不安，胸闷气促，或小便失禁	头昏头痛，心烦胸闷，口渴多饮，全身疲软	手足抽搐，角弓反张，牙关紧闭，唇甲青紫
	高热无汗，体若燔炭	汗多，发热，面红	高热无汗，皮肤干燥
	舌红，苔燥无津，脉细促	舌红，苔黄，脉浮数	舌红绛，脉细弦紧或脉伏欲绝
	严密观察病情变化及服药后反应，用药后忌大汗，以遍身微微汗出为最佳		

项目	暑厥	阳暑	暑风
起居护理	室内光线宜暗，通风凉爽	室内宜偏凉爽	同阳暑证
	室内定时开窗通风但避免直接吹风；每日空气消毒，可用食醋熏蒸或紫外线灯照射；对感受疫疠时邪者，做好消毒隔离工作；抽搐者加床栏保护，专人护理，防意外		
饮食护理	不能经口进食者可鼻饲注入大量清凉饮料，如西瓜汁、绿茶、凉淡盐开水（含盐量0.3％）、冰橘水、绿豆汤等以清热解暑，止渴生津	宜予流质或半流质，口渴者给清凉饮料如西瓜汁、绿茶、凉淡盐开水（含盐量0.3%)冰橘水、绿豆汤等以清热解暑，止渴生津	宜服祛湿健脾、益气养阴之品，如薏苡仁、扁豆、山药、人参等煎水代茶饮
	宜食清淡、含丰富维生素、高热量、易消化的食物，忌烟酒，油腻、煎炸类燥热食物，忌黏滞、坚硬不易消化食物		
用药护理	汤剂宜偏凉服，可鼻饲灌注	汤剂宜凉服	汤剂宜温服
情志护理	安慰、疏解患者及家属情绪，向其解释疾病的病因、转归预后等	情志舒畅、乐观开朗有利于增强正气，祛邪外达。多安慰患者，解释疾病的发生、转归，使其能树立治疗的信心，积极配合治疗	
护理技术	1. 穴位按摩：人中、合谷、曲池、大椎等穴 2. 放血：十宣、委中穴针刺放血 3. 推拿：高热者拿肩井，按揉膀胱经穴 4. 刮痧：颈部、两侧夹脊、背部胸肋处、肘窝、腘窝等处，适用于外感暑湿兼发热头身困重者 5. 穴位注射：曲池穴注射复方柴胡注射液；神昏痛厥者，遵医嘱鼻饲灌注紫雪丹、牛黄清心丸、至宝丹或用卧龙丹吹鼻取嚏开窍 6. 捏脊：督脉或膀胱经腧穴，适用于恶风寒而发热无汗者 7. 其他：高热可用4℃冰盐水灌肠，温水擦浴、醇浴、冰敷，但高热无汗不可用，以防毛窍闭塞而邪无出路		

四、健康指导

1. 生活起居护理：高温酷暑季节应尽量避开10时～15时外出，非外出不可则应带好防晒用具，选择浅色棉质透气的衣物。空调室内外温差不宜太大。

2. 多喝水及含盐饮料。

3. 改善劳动条件，掌握高温作业禁忌证。

第二节　高热

高热指机体在内外病因作用下，造成脏腑气机紊乱，阳气亢盛而引发的以体温超过39℃为主证的常见急症，包括外感高热与内伤高热。是发生在许多疾病过程中的常见症状。西医的感染性与非感染性发热可参考本节救治。

一、病因病机

实证以外感居多，亦有因外伤、内在伏邪、饮食、药毒等引发者，且多为内外合邪而引发，尤以外邪与内在伏邪为最常见。且常见邪郁化毒，"毒寓于邪，毒随邪入，热由毒生"。

虚证则久瘀伤正，或实证因医药之误而损正，或劳倦内伤致使气血阴阳亏虚，脏腑气机功能失调，阳气偏盛而引发高热。此外，虚体之人复感于内外之邪，即引发虚中夹实，实中带虚之高热。

二、辨证论治

高热主要分表实、里实、里虚 3 型。表实型分为风寒表证和风热表证，风寒表证治法宜辛温解表，代表方葱豉汤或荆防败毒散；风热表证治法宜辛凉解表，代表方银翘散。里实型治法宜清热解毒，代表方大柴胡汤；里虚型治法宜扶正补虚，代表方当归补血汤。

三、辨证施护

高热的辨证施护见表 17-2。

表17-2　高热的辨证施护

项目	表实		里实	里虚
	风寒表证	风热表证		
病情观察	发热恶寒,无汗	发热微恶寒,少汗或无汗	高热,口渴,汗多	少数出现高热或身热心烦,多低热
	头身痛,流清涕,咳嗽,痰稀	头痛,咳嗽,痰黏或痰黄,流浊涕,咽痛,口渴	大热烦渴,口苦口干,尿赤便秘,可有神昏谵语,皮肤斑疹充血	倦怠乏力,食少纳呆,气短懒言,神情不振
	舌苔白润,脉浮而紧	舌苔薄尖红,脉浮数	舌红苔厚,脉实而数	舌淡脉虚
	在高热病因未明确之前,禁止滥用退热药、抗生素与激素类药物,以免掩盖病象表现。病情严重者进行相应的监护。严密观察生命体征及伴随症状：神志、瞳孔、体温、脉搏、呼吸、血压、尿量、舌象、脉象等			
起居护理	保持病室空气新鲜,温湿度适宜,周围环境安静,避免噪声影响患者休息		室温宜偏凉爽,室内光线柔和,避免强光刺激	保持病室温暖、安静舒适,定期空气消毒,及时更换衣被,根据病情适当活动,如散步、慢跑等
饮食护理	给予温热饮食,如热粥、微热汤食等	多饮清凉饮料,如西瓜汁、绿茶、绿豆汤、百合粥等以止渴生津	宜多饮清凉饮料或水果、果汁等	宜富含营养之流质或半流质饮食,如瘦肉、猪肝、桂圆、红枣以滋阴生津
	饮食宜清淡、细软、易消化,以流质、半流质为宜,忌油腻、煎炸、辛辣刺激食品,如辣椒、桂皮、肥肉等			
用药护理	汤剂热服,药后加衣被,取微汗,热退药停,不可多服	汤剂温凉服	汤剂宜凉服,热盛者可多次频服	热服,服后多饮热水或热粥以助汗出

项目	表实		里实	里虚
	风寒表证	风热表证		
情志护理	劝导、安慰患者，向其讲解高热的相关知识，提高对自身疾病的认识。多关心患者，耐心解释，使其保持心情平和，避免忧思恼怒，积极配合治疗。			
护理技术	1. 穴位按摩：大椎、曲池、合谷、风池等穴或十宣、大椎点刺放血降温 2. 推拿：高热者拿肩井，按揉膀胱经穴 3. 刮痧：颈部、两侧夹脊、背部胸肋处、肘窝、腘窝等处，亦可循经刮痧适用于外感暑湿兼发热头身困重者 4. 穴位注射：复方柴胡注射液穴位注射，取穴：曲池穴 5. 中药灌肠：大黄枳实汤，适用于各种外感高热者 6. 其他：超高热或中暑高热者可辨证选方药浴、灌肠等，神昏痉厥者遵医嘱鼻饲灌注紫雪丹、牛黄清心丸、至宝丹或用卧龙丹吹鼻取嚏开窍			

四、健康指导

1. 保持病室空气流通，温湿度适宜，光线柔和，避免各种不良刺激。做好口腔护理，口唇干燥者涂以石蜡油。多饮水，予清淡、营养饮食，调节情志。

2. 注意四时气候的变化，随时增减衣被，防寒保暖，避免外邪侵袭。

3. 注意锻炼身体以增强体质，平素易于感冒者可进行耐寒锻炼，自夏天开始坚持冷水浴，持之以恒，可收良效。体质虚弱者，可打太极拳等，以增强体质，提高抗病能力。

4. 积极治疗原发病。对时疫之气引发的高热，必须予以隔离治疗，并及时填报传染病报告卡。

第三节　神昏

神昏是指由多种病证引起心脑受邪，窍络不通，神明被蒙，以神志障碍为特征的急危重症。中医文献中论述的"昏迷""昏愦""昏冒""昏蒙"或"昏不知人"等均属神昏范畴。神昏不是一个独立的疾病，是多种急慢性疾病危重阶段常见的症状之一。

一、病因病机

外感温热疫毒，热毒火盛，燔灼营血，内陷心包，扰乱神明或郁阻气分不解，水津不行，酿成痰浊，蒙蔽心窍；素体脾虚湿盛，邪热蒸灼，痰热互结，上蒙清窍，神失所用，发为神昏；肝失疏泄，木失条达之性，郁而化火，风阳攻冲，上犯清窍而成神昏；其它如失血过多、气随血脱；或脾气衰败，泻下频作；或高热大汗，津液内竭；或热邪久困，耗液伤津；或阴竭阳亡，心神不养，脑髓失荣，神无所倚，皆可致神昏。

二、辨证论治

神昏主要分邪毒内陷、内闭外脱、虚证三型。邪毒内陷型治法宜清热化痰、开闭醒神，代表方菖蒲郁金汤合安宫牛黄丸、紫雪丹。内闭外脱型治法宜开窍通闭、回阳固脱，代表方回阳救逆汤合参附注射液。虚证型又分亡阴、亡阳两型：亡阴型治法宜救阴敛阳、固脱醒神，代表方冯氏全真一气汤合生脉散；亡阳型治法宜回阳固脱，代表方陶氏回阳急救汤合参附注射液。

三、辨证施护

神昏的辨证施护见表17-3。

表17-3　神昏的辨证施护

项目	邪毒内陷	内闭外脱	虚证	
			亡阴	亡阳
病情观察	高热或身热不扬,烦躁,或见谵语,二便秘结	口开目合,肢厥,鼻鼾息微或声高气促	皮肤干皱,口唇干燥无华,自汗肤冷,气息低微	呼吸微弱,冷汗淋漓,四肢厥逆,二便失禁
	面红身热	面色苍白	面色苍白,或面红身热,目陷睛迷	面色苍白,口唇青紫
	舌红或绛,苔厚或腻,黄或白,脉沉实有力	舌苔厚腻,脉微欲绝	舌淡或绛,少苔,脉芤或细数或结代	唇舌淡润,脉微欲绝
	保持呼吸道通畅，密切观察生命体征及神志、瞳孔、舌象、脉象变化,出现危象及时报告			
起居护理	安置在背阳的房间,病室安静,降低室温,光线暗淡	安静,空气流通,温度适宜,光线柔和,避免不良刺激	注意防寒保暖,室内温度稍偏高,阳光充足,四肢注意保暖	
饮食护理	抽搐时禁食,必要时鼻饲饮食		病情好转后,可选择营养丰富、补益气血之流质或半流质食品	
	保证足够营养及水分，鼻饲高热量、高蛋白、高维生素的流质饮食			
用药护理	汤剂宜偏凉服		汤剂宜温服	
情志护理	采用呼唤式护理、播放轻音乐、讲故事等方式促醒患者	指导患者学会自我调整心态	关心、同情患者,减少探视,避免不良情绪刺激	
	消除紧张、恐惧等不良心理；解释、安慰家属,稳定患者情绪			
护理技术	1.穴位按摩：内关、人中、百会、涌泉、大椎等穴 2.穴位注射：参附注射液或参麦注射液注射合谷、曲池穴 3.艾灸：内关、中脘、关元、气海、神阙等穴,以回阳救逆或温针灸涌泉、百会、人中穴 4.其他：物理降温、中药保留灌肠、十宣放血,通关散吹鼻适用于实证神昏			

四、健康指导

1. 急性期患者宜卧床休息，同时密切观察病情，重点注意神志、瞳孔、气息、脉象等情况，若体温超过 39℃，可物理降温，并警惕抽搐、呃逆、呕血及虚脱等变证的发生，重视神昏先兆症的观察。

2. 保持呼吸道通畅，防止肺部、口腔、皮肤、会阴等部位感染，积极治疗原发病。

3. 言语不利者进行语言训练；肢体活动障碍者配合推拿及功能训练，并指导患者自我锻炼，促进患肢功能的恢复。要有耐心，掌握循序渐进的原则。

4. 病人神志转清后，应耐心安慰和开导患者，解除其不良的情绪，保持心情舒畅促使疾病早愈。

5. 加强营养，保证患者有足够的营养及水分，鼻饲高热量、高蛋白、高维生素的流质饮食。每日水分摄入量不少于 2000ml。保持大便通畅，3 天未解大便者可鼻饲番泻叶水或按摩下腹部，必要时中药灌肠。

第四节　脱证

脱证是指因邪毒侵扰，脏腑败伤，气血受损，阴阳互不维系而致的以突然汗出，目合口开，二便自遗，甚则神昏为主要表现的急危病证。西医各类休克可参考本病救治。

一、病因病机

本病的病因有外感风热、暑湿、疫气之邪，以及卒中虫兽邪毒、猝然金创。因来势迅猛而遏阻阳气，扰乱气机，遏阻血脉，而且可因邪热内盛而耗气、伤津、动血，从而导致阴阳之气不相顺接。而猝然金创，大出血更可造成阴阳离决之势；内伤七情与饮食，诸如暴怒、惊恐、饱餐、饥饿、酗酒等因素直接迫乱气机之外，还可借助积食、停饮、蓄痰、留瘀而间接加剧气机逆乱之势，均可导致阴阳之气不相顺接。因长期内伤与禀赋较弱而形成的气血阴阳虚衰之体质，既助长外邪而伤正，又易滋生饮、痰、瘀等病理产物而遏阳，从而酿致脱证；不当用而妄施汗、吐、下三法，可因伤津耗气而促成正气欲脱之势。

二、辨证论治

脱证主要分气脱、阴脱、阳脱 3 型。气脱型治法宜益气固脱，代表方独参汤；阴脱型治法宜救阴固脱，代表方生脉散；阳脱型治法宜回阳救逆，代表方参附汤。

三、辨证施护

脱证的辨证施护见表 17-4。

表17-4　脱证辨证施护

项目	气脱	阴脱	阳脱
病情观察	面色苍白,神志淡漠,声低息微,倦怠乏力,汗漏不止,四肢微冷	神志恍惚或烦躁不安,面色潮红,心烦潮热,口干欲饮,便秘少尿,皮肤干燥而皱	突然大汗不止或汗出如油,神情恍惚,心慌气促,声短息微,四肢逆冷,二便失禁
	舌淡,苔白润,脉微弱	舌红而干,脉微细数	舌卷而颤,脉微欲绝
	严密观察并记录神色、汗出、呕吐物、大小便、饮水量以及生命体征、舌象、脉象等病情变化		
起居护理	取头低脚高位,忌搬动。室内通风、温暖,忌对流风	专人守护防坠床,必要时约束护理,室内温凉、湿润、通风,忌对流风	及时更换衣物,保持皮肤清洁干燥,保持室内温暖
	保持病室安静,减少探视,绝对卧床休息		
饮食护理	多食大枣、蛋汤、藕粉、桂圆汤、荔枝等温热食物	宜频饮淡盐水、饮料,多食虫草水鸭汤、木瓜枸杞银耳汤等清淡营养品	给高热量、富营养饮食,如糯米、鸡蛋、牛奶、肉类等,多饮水
	宜清润温补,少食多餐,忌食肥甘厚味及辛辣之品		
用药护理	汤剂宜温服	汤剂宜温凉服	汤剂宜热服
情志护理	行心理疏导,鼓励患者及家属,消除紧张情绪,保持心情愉快,树立治疗信心;尊重、保护患者隐私		
护理技术	1.指掐人中、按揉合谷、内关、足三里等穴 2.穴位注射:参附注射液或参麦注射液穴位注射,取穴:内关穴 3.其他:艾条或艾炷灸涌泉穴		

四、健康指导

1.年老久病,命火虚少,应避免过劳及寒冷刺激,因劳则耗气,寒则伤阳,终成阳气欲脱之象。根据自身情况适当参加体育锻炼,增强体质。

2.注意保持心情舒畅,勿为七情所伤。调摄情志,疏通气机,避免肝气郁久,化生肝火,动血伤阴。保持室内空气流通,温湿度适宜。注意保暖。

3.养成良好的饮食卫生习惯,饮食有节,忌食肥甘厚味及辛辣之品,以防脾土受损,气血乏源。

4.积极治疗原发病,按时服药,定期复查。

第五节　血证

凡血液不循常道,或上溢于口鼻诸窍,或下泄于前后二阴,或渗出于肌肤,所形成的一类出血性疾患,统称为血证,亦称为血病或失血。其中急性出血因病情重、变化迅速,并发症多（常见血脱、窒息等），不及时处理可危及生命，是常见急危重症，本章主要讨论急性出血中的咳血、呕血、便血，西医的支气管扩张、肺癌、肺结核、食道胃底静脉曲张破裂、胃溃疡、胃癌、结肠癌、白血病等引起的出血，可参照本节内容论治。

一、病因病机

1.咳血　邪袭肺脏，肺络受损，络破血溢则咳血；或邪壅肺气，肺失宣降，上逆为咳，热壅于肺，灼伤肺络，血溢气道而咳血；或情志不遂，肝气横逆，上逆犯肺，血随火动而咳血；或阴虚肺燥，虚火内炽，或肝肾阴虚，水亏火旺，灼伤肺金而咳血；或损伤脾胃，正气亏乏，以致气虚而血无所主，血不循经，溢出肺络而咳血。

2.呕血　感受外邪，热伤营血或遭受外伤，气机逆乱，血随胃气上逆，络破血溢而致呕血；或饮食不当而致燥热蕴结于胃，胃气失和，胃热内炽，扰动血络，血随胃气上逆而成呕血；或肝气郁结，郁而化火，肝火犯胃，损伤胃络，迫血妄行而上逆为呕血；或久病脾虚不能统摄血液，血液外溢上逆而致呕血。

3.便血　饮食不当致胃中积热，或感受外邪化热扰胃，或重病所致气机逆乱，化火伤络，迫血外溢，血液下渗肠道而成便血；或湿热日久蕴结肠道，损伤肠道脉络，血液外溢而致便血；或脾气虚衰，失于统摄，气不摄血，血无所归，溢于肠道而为便血。

二、辨证论治

1.咯血　分实证、虚证两类。实证主要分肺热壅盛、肝火灼肺两型：肺热壅盛型治法宜清热泻肺、化痰止血，代表方泻白散合小陷胸汤；肝火灼肺型治法宜清肝泻火、凉血止血，代表方泻白散合黛蛤散。虚证治法宜滋阴清热、润肺止血，代表方百合固金汤。

2.呕血、便血　主要分实证和虚证两型。实证治法宜清热泻火、凉血止血，代表方泻心汤、大黄粉、十灰散、三七粉、白及粉、云南白药、紫地宁血散；虚证治法宜益气、健脾、摄血，代表方归脾汤、白及粉、三七粉、云南白药、归脾丸。

三、辨证施护

血证的辨证施护见表17-5、表17-6。

表17-5　咯血辨证施护

项目	实证		虚证
	肺热壅盛	肝火灼肺	
病情观察	血色鲜红或痰血相间,起病急骤,咳吐黄痰而量多,胸闷胸痛,气急,口渴心烦,便秘,或发热	咳嗽频作,咳血鲜红而量多,甚或从口鼻涌出,胸胁疼痛,烦躁易怒,口苦咽干	咳嗽阵作,反复咳血,血色鲜红或淡红,咳嗽痰少,或干咳无痰,常伴有口干咽燥,潮热盗汗,颧红
	舌质红,苔黄,脉滑数	舌质红,苔黄,脉弦数	舌质红,脉细数
	注意监测生命体征、舌象、脉象变化，保持呼吸道通畅		

项目	实证		虚证
	肺热壅盛	肝火灼肺	
起居护理	室温偏低,湿度适宜	室内光线偏暗	偏阳虚者室温偏高,朝阳;偏阴虚室温偏凉
	安静、空气新鲜,保持呼吸道通畅,盗汗者及时擦汗更衣,避免吹风		
饮食护理	多食梨、柑橘、藕、百合等	多食绿豆等清泻肝火的食物	恢复期可食甲鱼、蜂蜜、牛奶等
	富有营养、易消化,忌烟酒、辛辣刺激、燥热之品		
用药护理	汤剂宜偏凉服	汤剂宜凉服	汤剂宜温服
情志护理	关心安慰患者,缓解患者情绪,消除紧张心理,减少搬动及不必要的检查		
护理技术	1.穴位按摩:三阴交、肺俞、鱼际或列缺、尺泽、涌泉等穴 2.穴位贴敷:出血多,双足不温者,先温水泡双足,后以大蒜泥去皮捣碎加硫黄、肉桂、冰片敷于双足涌泉穴		

表17-6　呕血、便血辨证施护

项目	实证	虚证
病情观察	胃脘胀痛,呕吐频作,呕血色红或紫暗,常夹有食物残渣,便血紫黑,口苦或口臭,烦躁,大便次数常增加	呕血缠绵不止,时轻时重,或便血紫暗,或色黑如漆,胃脘疼痛隐隐,面色无华,神疲懒言
	舌质红,苔黄,脉滑数	舌质淡,脉细弱
	严密观察出血的时间、量、色、质及血压的变化,伴随的症状;留取标本及时送检;防止昏厥,有气随血脱之象时及时报告医生;保持呼吸道通畅	
起居护理	室内保持空气新鲜,安心静养,避免刺激	病室温暖,湿度适宜;卧床休息,注意防寒保暖
饮食护理	流质或半流质饮食,少量多餐为宜。多食绿豆、百合、三七粉等清肝降火、凉血止血食物	清淡、易消化、补气养血的流质或半流质饮食如红枣、牛奶等
	呕血及便血期间暂禁食禁饮	
用药护理	汤剂宜凉服	汤剂宜温服
情志护理	关心安慰患者,避免紧张等各种精神刺激,消除恐惧心理,减少搬动及不必要的检查	
护理技术	1.穴位贴敷:蒜泥敷涌泉穴 2.穴位按摩:取足三里、神门,便血者加三阴交、大肠俞等穴 3.其他:中药口腔护理、中药坐浴等	

四、健康指导

1.宣传出血性疾病的有关知识，避免诱发因素。

2.起居有节，劳逸结合，保证充足睡眠，适寒温，节房事。保持心情舒畅，避免情绪波动，消除恐惧及忧虑，加强锻炼，注意个人卫生，保持大便通畅。

3.调节饮食，大呕血时禁食，血止后予清淡、营养、易消化的食物，定时定量，少量多餐，忌食粗纤维及辛辣刺激性食物，不饮浓茶、咖啡等。

4.遵医嘱按时服药，定期复查。

练习题

一、选择题

A 型题

1. 中暑高热多见于（ ）

    A. 健康青壮年   B. 老年人   C. 未能适应高温者

    D. 儿童   E. 重症患者

2. 中暑患者放置房间的温度宜多少？（ ）

    A.12-14℃   B.15-20℃   C.22-25℃   D.26-28℃   E.29-30℃

3. 中暑最严重的类型是（ ）

    A. 热射病   B. 热衰竭   C. 热中暑   D. 热痉挛   E. 热昏迷

4. 为中暑患者降温，下列哪项不属于体外降温（ ）

    A. 冰帽   B. 冰袋   C. 中药灌肠   D. 冰毯   E. 冰水擦拭

5. 高温环境下工作者，最好给下列哪种饮料防止中暑（ ）

    A. 温开水   B. 凉开水   C. 冰水   D. 淡盐水   E. 橘子汁

6. 中暑患者出现昏迷，可刺激急救穴位来进行急救，下列关于内关急救穴不正确的是（ ）

    A. 腕横纹上 2 寸   B. 手太阴肺经   C. 位于前臂掌侧

    D. 掌长肌腱与桡侧腕屈肌腱之间   E. 直刺 0.5~1 寸

7. 针对暑热天外出，护士给患者的着装建议最佳的是（ ）

    A. 穿浅色衣服，不戴帽   B. 棉质衣服   C. 穿深色衣服，戴帽

    D. 穿丝绸衣服   E. 穿浅色衣服，戴帽

8. 中暑患者行体内降温，灌肠液的温度是（ ）

    A.4℃   B.10℃   C.15℃   D.20℃   E.22℃

9. 关于先兆中暑的说法正确的是（ ）

    A. 口渴、乏力   B. 体温升高   C. 循环功能紊乱

    D. 低钠血症   E. 骨骼肌痉挛

10. 中暑患者，降温速度与预后有关，1 小时内直肠温度应降至（ ）

    A.36 ~ 36.5℃   B.36.6 ~ 37℃   C.37.1 ~ 37.5℃

    D.37.5 ~ 37.7℃   E.37.8 ~ 38.9℃

11. 暑厥证代表方是（ ）

    A. 清营汤   B. 王氏清暑益气汤   C. 羚羊钩藤汤

    D. 紫雪散   E. 至宝丹

12. 阳暑证治法是（ ）

    A. 清暑益气生津   B. 清热养阴熄风   C. 清热祛暑

    D. 醒神开窍   E. 养阴生津

13. 阳暑证代表方是（　　）
   A. 清营汤　　　　　　　　B. 王氏清暑益气汤　　　　C. 羚羊钩藤汤
   D. 紫雪散　　　　　　　　E. 至宝丹

14. 暑风证代表方是（　　）
   A. 清营汤　　　　　　　　B. 王氏清暑益气汤　　　　C. 羚羊钩藤汤
   D. 藿香正气胶囊　　　　　E. 安宫牛黄丸

15. 暑厥证治法是（　　）
   A. 清暑益气生津　　　　　B. 清热养阴熄风
   C. 清热祛暑、醒神开窍　　D. 清里热　　　　　　　　E. 养阴生津

16. 高热患者每日适宜的饮水量是（　　）
   A.1000ml　　　　B.1500ml　　　　C.2000ml　　　　D.2500ml　　　　E.3000ml

17. 风寒表证中医法治是（　　）
   A. 辛温解表　　B. 辛凉解表　　C. 清泻里热　　D. 护阴保津　　E. 补养气血

18. 风寒表证宜选用的方药是（　　）
   A. 葱豉汤　　B. 补中益气汤　　C. 银翘散　　D. 白虎汤　　E. 五磨子饮

19. 风热表证宜选用的方药是（　　）
   A. 葱豉汤　　B. 荆防败毒散　　C. 银翘散　　D. 白虎汤　　E. 五磨子饮

20. 风热表证的中医法治是（　　）
   A. 辛温解表　　B. 辛凉解表　　C. 清泻里热　　D. 护阴保津　　E. 补养气血

21. 里实证的中医法治是（　　）
   A. 辛温解表　　B. 辛凉解表　　C. 健脾渗湿　　D. 清热解毒　　E. 补养气血

22 里实证宜选用的方药是（　　）
   A. 葱豉汤　　B. 补中益气汤　　C. 银翘散　　D. 大柴胡汤　　E. 五磨子饮

23. 高热患者如护理不及时最易发生（　　）
   A. 代谢性酸中毒　　　　　B. 代谢性碱中毒　　　　　C. 呼吸性酸中毒
   D. 混合性酸中毒　　　　　E. 混合性碱中毒

24. 高热患者一般需大量补液，体温每升高 1℃ , 基础代谢率提高多少（　　）
   A.5%　　　　　B.13%　　　　　C.27%　　　　　D.50%　　　　　E.1 倍

25. 为了更好地护理高热患者退热，我们要了解人体最重要的散热途径是（　　）
   A. 肺　　　B. 尿　　　C. 粪　　　D. 肌肉　　　E. 皮肤

26. 符合风寒表证的症状是（　　）
   A. 发热恶寒、无汗　　　　B. 高热心烦　　　　　C. 高热、口渴、汗多
   D. 少数出现高热或身热心烦 , 多低热　　　　　　E. 午后潮热

27. 风热表证舌象表现为（　　）
   A. 舌苔白润 , 脉浮而紧　　B. 舌苔薄尖红 , 脉浮数
   C. 舌红苔厚 , 脉实而数　　D. 舌淡脉虚　　　　E. 舌红苔黄 , 脉沉

28. 风寒表证汤剂服法宜（　　）

A. 凉服　　　　B. 温服　　　　C. 热服，药后加衣被，取微汗，热退药停，不可多服

D. 凉服，热盛者可多次频服　　E. 热服，热盛者可多次频服

29. 里虚证宜选用的方药是（　　　）

　　A. 葱豉汤　　　B. 补中益气汤　C. 银翘散　　　D. 白虎汤　　　E. 当归补血汤

30. 里虚证的中医治法是（　　　）

　　A. 辛温解表　　B. 辛凉解表　　C. 扶正补虚　　D. 护阴保津　　E. 补养气血

31. 神昏的病位在（　　　）

　　A. 心　　　　B. 脑　　　　C. 髓　　　　D. 肝　　　　E. 脉

32. 神昏急救时指掐或针刺人中穴，下列描述正确的是（　　　）

　　A. 后发际正中直上 7 寸　　　　　　　B. 脐窝正中

　　C. 在面部，人中沟上 1/3 与中 1/3 交界处　　　D. 两眉头连线的中点

　　E. 鼻翼外缘中点，旁开约 0.5 寸，当鼻唇沟中

33. 神昏初期以何证居多（　　　）

　　A. 实证　　　B. 虚证　　　C. 虚实夹杂　　D. 表证　　　E. 里证

34. 神昏邪毒内陷型中医治疗法则是（　　　）

　　A. 泻热护阴　　　　　B. 清热化痰，开闭醒神　　　C. 温阳化痰

　　D. 救阴敛阳　　　　　E. 回阳救逆

35. 神昏内闭外脱型中医治疗法则是（　　　）

　　A. 开窍通闭，回阳固脱　　B. 清热化痰开窍　　　C. 温阳化痰

　　D. 救阴敛阳　　　　　E. 回阳救逆

36. 亡阴证的中医治法是（　　　）

　　A. 清心开窍　　　　　B. 清热化痰　　　　C. 温阳化痰

　　D. 救阴敛阳，固脱醒神　　E. 回阳救逆

37. 神昏患者亡阴证宜选用何方药（　　　）

　　A. 牛黄清心丸　　　　B. 至宝丹　　　　C. 涤痰汤

　　D. 云南白药　　　　　E. 冯氏全真一气汤

38. 神昏患者亡阳证宜选用何方药（　　　）

　　A. 牛黄清心丸　　　　B. 至宝丹　　　　C. 陶氏回阳急救汤

　　D. 生脉散　　　　　E. 涤痰汤

39. 急救神昏患者时，针刺劳宫穴，下列对该穴描述不正确的是（　　　）

　　A. 直刺 0.3 ~ 0.5 寸

　　B. 属手少阴心经

　　C. 主治昏迷，晕厥，中暑，呕吐，心痛，癫狂等

　　D. 属荥（火）穴

　　E. 在手掌心，当第 2、第 3 掌骨之间偏于第 3 掌骨，握拳屈指时中指尖处

40. 给神昏患者进行皮肤护理时，下列做法不正确的是（　　　）

　　A. 骨突处用红花酒精按摩　　　　　B. 更换体位，每 2 小时翻身 1 次

C. 经常用冷水擦洗臀部、背部以刺激皮肤　　D. 二便失禁者及时更换床单

E. 出汗后及时擦干，更换衣被

41. 神昏的病证主要特征是（　　）

A. 神志障碍　　B. 呕吐　　C. 胸闷　　D. 气促　　E. 高热

42. 症见胸闷心悸，神昏癫狂，说明痰饮停于（　　）

A. 肺系　　B. 心窍　　C. 胃络　　D. 巅顶　　E. 经络筋骨

43. 阴脱的中医治法是（　　）

A. 益气固脱　　B. 救阴固脱　　C. 益气健脾　　D. 回阳救逆　　E. 温补阳气

44. 亡阳的中医治法是（　　）

A. 回阳固脱　　B. 清热开窍　　C. 平肝熄风　　D. 救阴敛阳　　E. 扶正化浊开窍

45. 患者男，90 岁，表现为面色苍白，神志淡漠，声低息微，倦怠乏力，汗漏不止，四肢微冷，舌淡，苔白润，脉微弱。此时属于（　　）

A. 阴脱　　B. 气脱　　C. 血脱　　D. 阳脱　　E. 闭证

46. 患者突然神志恍惚或烦躁不安，面色潮红，心烦潮热，口干欲饮，便秘少尿，皮肤干燥而皱，舌红而干，脉微细数。该患者辨证为（　　）

A. 气脱　　B. 闭证　　C. 阴脱　　D. 阳脱　　E. 血脱

47. 气脱的最佳选方为（　　）

A. 独参汤　　B. 参附汤　　C. 生脉散　　D. 归脾汤　　E. 补中益气汤

48. 气脱的中医治法是（　　）

A. 益气固脱　　B. 救阴固脱　　C. 益气健脾　　D. 回阳救逆　　E. 温补阳气

49. 阴脱的最佳选方为（　　）

A. 独参汤　　B. 参附汤　　C. 生脉散　　D. 归脾汤　　E. 补中益气汤

50. 阳脱的中医法治是（　　）

A. 益气固脱　　B. 救阴固脱　　C. 益气健脾　　D. 回阳救逆　　E. 温补阳气

51. 阳脱证汤剂服用方法为（　　）

A. 宜热服　　　　B. 宜凉服

C. 热服，服药后加衣被，取微汗，热退药停，不可多服

D. 温服　　　　E. 凉服，热盛者可多次频服

52. 阴脱的舌、脉象表现为（　　）

A. 舌淡，苔白润，脉微弱　　B. 舌红而干，脉微细数

C. 舌卷而颤，脉微欲绝　　D. 舌红或绛，苔厚或腻，黄或白，脉沉实有力

E. 舌苔白润，脉浮而紧

53. 阳脱的舌、脉象表现为（　　）

A. 舌淡，苔白润，脉微弱　　B. 舌红而干，脉微细数

C. 舌卷而颤，脉微欲绝　　D. 舌红或绛，苔厚或腻，黄或白，脉沉实有力

E. 舌苔白润，脉浮而紧

54. 气脱的舌、脉象表现为（   ）

    A. 舌淡，苔白润，脉微弱　　　B. 舌红而干，脉微细数

    C. 舌卷而颤，脉微欲绝　　　　D. 舌红或绛，苔厚或腻，黄或白，脉沉实有力

    E. 舌苔白润，脉浮而紧

55. 将血证病机概括为"火盛"及"气虚"两个方面的医学著作是（   ）

    A.《血证论》　　　　　　　　B.《先醒斋医学广笔记》

    C.《景岳全书》　　　　　　　　D.《丹溪心法》

    E.《医学正传》

56. 治疗脾胃虚寒所致的便血，宜选用（   ）

    A. 归脾汤　　　　　B. 十全大补汤　　　　　C. 黄土汤

    D. 理中汤　　　　　E. 黄芪建中汤

57. 治疗咯血虚证最佳选方是（   ）

    A. 清燥救肺汤　　　B. 百合固金汤　　　　　C. 泻白散

    D. 银翘散　　　　　E. 沙参麦冬汤

58. 呕血量多，气随血脱，症见面色苍白，声低息微，汗漏不止，脉微者，可用（   ）

    A. 参附龙牡汤合黑锡丹 B. 独参汤　　　　　C. 回阳救逆汤

    D. 回阳解毒汤　　　　E. 通脉四逆汤

59. 治疗咯血燥热伤肺型最佳选方是（   ）

    A. 桑杏汤　　　　　B. 龙胆泻肝汤　　　　　C. 桑菊饮

    D. 泄心汤　　　　　E. 独参汤

60. 治疗咯血肝火灼肺最佳选方是（   ）

    A. 桑杏汤　　　　　B. 龙胆泻肝汤　　　　　C. 泻白散合黛蛤散

    D. 泄心汤　　　　　E. 独参汤

61. 呕血虚证的中医治法是（   ）

    A. 滋阴润肺　　　　B. 健脾益气摄血　　　　C. 凉血止血

    D. 健脾补肾　　　　E. 清热解毒

62. 呕血患者属虚证宜选何方（   ）

    A. 无比山药丸　　　B. 知柏地黄丸　　　　　C. 小蓟饮子

    D. 玉女煎　　　　　E. 归脾汤

63. 在咯血虚证患者的护理中，不正确的是（   ）

    A. 保持呼吸通畅　　B. 饮食宜清淡　　　　　C. 气阴皆虚者可含西洋参切片

    D. 汤剂凉服　　　　E. 方用百合固金汤

64. 下列关于咯血肝火灼肺型的患者不正确的是（   ）

    A. 治则清肝泻火，凉血止血　　　　B. 减少搬动

    C. 方用百合固金汤　　　　　　　　D. 饮食清淡

    E. 汤剂凉服

65.咯血实证肺热壅盛型汤剂服法宜（　　　）

　　A.宜热服　　　　　　　　　　B.宜凉服

　　C.热服，服药后加衣被，取微汗，热退药停，不可多服

　　D.温服　　　　　　　　　　　E.凉服，热盛者可多次频服

66.咯血肺热壅盛型中医治法是（　　　）

　　A.清热泻肺、化痰止血　　　　B.清肝泻火、凉血止血

　　C.滋阴清热、润肺止血　　　　D.益气固脱　　　　E.　回阳救逆

67.咯血肝火灼肺型中医治法是（　　　）

　　A.清热泻肺、化痰止血　　　　B.清肝泻火、凉血止血

　　C.滋阴清热、润肺止血　　　　D.益气固脱　　　　E.回阳救逆

68.咯血虚证的中医治法是（　　　）

　　A.清热泻肺、化痰止血　　　　B.清肝泻火、凉血止血

　　C.滋阴清热、润肺止血　　　　D.益气固脱　　　　E.回阳救逆

69.呕血中实证的中医法治是（　　　）

　　A.滋阴润肺　　　　　　　B.健脾益气摄血　　　　C.清热泻火、凉血止血

　　D.健脾补肾　　　　　　　E.解毒化郁

70.阳脱的最佳选方（　　　）

　　A.独参汤　　B.归脾汤　　C.生脉散　　　D.参附汤　　　E.补中益气汤

71.抗休克的根本措施是（　　　）

　　A.纠正酸中毒　　　　　　　　B.补充血容量

　　C.应用血管扩张剂，改善微循环　　D.抗凝治疗解除微细血栓

　　E.糖皮质激素

72.下列西医疾病中，在中医上属于脱证的是（　　　）

　　A.中风　　　B.胸痹　　　C.过敏性休克　D.中暑　　　E.脑出血

X型题

1.中暑行物理降温时，冰袋不宜放置下列哪些部位（　　　）

　　A.心前区　　　　　　B.腹部和足底　　　　　C.腘窝

　　D.腋窝　　　　　　　E.枕后、耳郭和阴囊

2.人体的散热方式有哪几种（　　　）

　　A.辐射　　　B.传导　　　C.对流　　　D.排泄　　　E.蒸发

3.中暑患者采用的中医治疗方法有（　　　）

　　A.刺血疗法　　B.穴位按摩　　C.氯丙嗪　　D.食疗　　E.擦药疗法

4.中暑根据临床表现可分哪三级（　　　）

　　A.轻度中暑　　B.先兆中暑　　C.轻症中暑　　D.重症中暑　　E.重度中暑

5.下列哪些人群容易发生中暑（　　　）

　　A.年老者　　B.体弱患者　　C.产妇　　　D.肥胖者　　E.发热患者

6.中暑的原因可归纳下列哪几种（　　　）

　　A.产热增加　　　　　　　　B.散热障碍　　　　　C.环境温度过高

　　D.汗腺功能障碍　　　　　　E.过度劳累

7. 重症中暑按表现不同可分哪几型（　　　）

   A. 热射病　　　B. 热衰竭　　　C. 热中暑　　　D. 热痉挛　　　E. 热昏迷

8. 重症中暑的处理原则是（　　　）

   A. 抓紧时间迅速降温　　　　　　　　　　B. 防治休克

   C. 纠正水、电解质紊乱和酸碱失衡　　　　D. 积极防治循环衰竭

   E. 防治并发症

9. 中暑急救穴，有关合谷穴描述不正确的有（　　　）

   A. 治疗头痛　　　　　　　　B. 直刺 0.5~1 寸

   C. 不可灸　　　　　　　　　D. 手厥阴心包经

   E. 手背第 1、第 2 掌骨间，当第 2 掌骨桡侧的中点处

10. 给中暑患者放置通风良好的低温环境中散热，做法可取的是（　　　）

   A. 开电风扇　　　B. 开冷空调　　　C. 开窗　　　D. 按摩四肢　　　E. 按摩躯干

11. 中暑分型（　　　）

   A. 暑厥　　　B. 阳暑　　　C. 暑风　　　D. 阴暑　　　E. 暑热

12. 中暑的病因有哪些（　　　）

   A. 烈日暴晒过长

   B. 正气亏虚，不耐暑热，暑热外袭，耗气伤津，变生诸证

   C. 长途跋涉、劳累过度

   D. 高温夹湿环境中劳作、远行

   E. 饥渴过久、少寐疲乏

13. 暑风证代表方有（　　　）

   A. 羚羊钩藤汤　　　　　　　B. 紫雪散　　　　　　　C. 至宝丹

   D. 清营汤　　　　　　　　　E. 王氏清暑益气汤

14. 阳暑证代表方有（　　　）

   A. 羚羊钩藤汤　　　　　　　B. 紫雪散　　　　　　　C. 至宝丹

   D. 藿香正气（水）胶囊　　　E. 王氏清暑益气汤

15. 暑厥证代表方有（　　　）

   A. 羚羊钩藤汤　　　　　　　B. 安宫牛黄丸　　　　　C. 至宝丹

   D. 清营汤　　　　　　　　　E. 王氏清暑益气汤

16. 高热患者降温的护理方法有哪些（　　　）

   A. 物理降温法　　　　　　　B. 针刺法　　　　　　　C. 刮痧法

   D. 药物降温法　　　　　　　E. 中药灌肠法

17. 外感高热的发病因素有哪些（　　　）

   A. 五志过极化火　　　　　　B. 风寒之邪　　　　　　C. 风热之邪

   D. 暑热之邪　　　　　　　　E. 邪郁化火

18. 内伤高热的发病因素有哪些（　　　）

    A. 五志过极化火　　　　　　B. 风寒之邪　　　　　　　　C. 风热之邪

    D. 暑热之邪　　　　　　　　E. 邪郁化火

19. 点刺放血退热时，可选用的穴位有哪些（　　　）

    A. 大椎　　　　B. 十宣　　　　C. 神阙　　　　D. 风池　　　　E. 合谷

20. 采用刮痧的方法给高热患者退热，可刮拭的部位有哪些（　　　）

    A. 面部　　　B. 两胁部　　　C. 腹部　　　D. 夹脊部　　　E. 肘窝部

21. 下列有关风寒表证说法正确的有（　　　）

    A. 宜采用辛温解表法　　　　B. 方药可用葱豉汤

    C. 方药可用荆防败毒散　　　D. 方药可用银翘散　　　　　E 宜采用辛凉解表法

22. 下列有关风热表证说法正确的有（　　　）

    A. 宜采用辛温解表法　　　　B. 方药可用葱豉汤

    C. 方药可用荆防败毒散　　　D. 方药可用银翘散　　　　　E 宜采用辛凉解表法

23. 高热的病位位于（　　　）

    A. 脑　　　　B. 心　　　　C. 脏腑　　　　D. 气血阴阳　　　E. 髓

24. 有关高热里实证的护理说法正确的有（　　　）

    A. 病室内要凉爽

    B. 便秘的患者可用缓泻药通便

    C. 口渴喜冷饮者宜多给清凉饮料

    D. 有动风征兆，应立即报告医生，采取急救措施

    E. 如出现斑疹、便血等证，应按血证进行护理

25. 高热患者常见的护理问题有哪些（　　　）

    A. 体温过高　B. 活动无耐力　C. 体液不足　　D. 营养失调　　E. 感知改变

26. 在高热病因未明确之前，禁止滥用（　　　），以免掩盖病象表现

    A. 退热药　　B. 抗生素　　C. 激素类药物　D. 解毒药　　　E. 止咳药

27. 高热患者穴位按摩可选用的穴位有（　　　）

    A. 大椎　　　B. 曲池　　　C. 合谷　　　D. 风池　　　E. 十宣点刺放血

28. 高热引起的神昏晕厥患者遵医嘱可以鼻饲灌注（　　　）以吹鼻取嚏开窍.

    A. 紫雪丹　　B. 牛黄清心丸　C. 至宝丹　　　D. 卧龙丹　　　E. 生脉散

29. 风热表证的临床表现有（　　　）

    A. 大热烦渴　　　　　　　　B. 舌淡脉虚　　　　　　C. 口渴汗多

    D. 发热微恶寒　　　　　　　E. 舌苔薄尖红，脉浮数

30. 风寒表证的临床表现有（　　　）

    A. 发热恶寒，无汗　　　　　B. 头身痛，流清涕，咳嗽，痰稀

    C. 头痛，咳嗽，痰黏或痰黄，流浊涕，咽痛，口渴

    D. 舌苔白润，脉浮而紧　　　E. 舌淡脉虚

31. 神昏的病因包括（　　　）

A. 热陷心包，痰浊蒙窍　　　　　B. 风火内闭，情志过极

C. 失血过多，气随血脱　　　　　D. 阴竭阳亡　　　　　　　　E. 热结阳明

32. 神昏患者的护理中下列哪些是正确的（　　　）

A. 保持呼吸道通畅，头偏向一侧　　　　　B. 躁动不安者加床栏，防止坠床

C. 病室安静，光线要强　　　　　D. 按摩四肢肌肉，防止肌肉萎缩

E. 眼睑闭合不全的患者，用凡士林油纱布覆盖双眼

33. 神昏后期多转为何证（　　　）

A. 实证　　　B. 虚证　　　C. 虚实夹杂　　　　　D. 表证　　　　　E. 里证

34. 肺热壅盛型的咯血患者临床表现有（　　　）

A. 血色鲜红或痰血相间　　　　　B. 咳吐黄痰而量多，胸闷胸痛

C. 气急，口渴心烦　　　D. 便秘，或发热　　　E. 舌淡，苔白润，脉微弱

35. 神昏患者可辨证使用下列哪些方药（　　　）

A. 邪毒内陷证宜选用紫雪丹　　　B. 内闭外脱证宜选用回阳救逆汤

C. 亡阴证宜选用苏合香丸　　　D. 亡阳证宜选用生脉散　　　E. 亡阳证宜选用参附散

36. 神昏邪毒内陷证患者，下列护理措施恰当的有哪些（　　　）

A. 安置在背阳房间　　　B. 修剪指甲，防止抓伤

C. 十宣放血，以助退热　　　D. 中药汤剂宜偏凉服

E. 抽搐时进食，必要时鼻饲饮食

37. 虚证的神昏患者下列哪些做法正确（　　　）

A. 阳光充足，特别注意手足部保暖　　　　　B. 水肿者需控制饮水量

C. 保持呼吸道通畅　　　　　D. 中药汤剂宜偏凉服

E. 呕吐频繁时可予鼻饲服药

38. 尿潴留的神昏患者，下列方法可取哪些（　　　）

A. 小腹热敷　　　　　B. 腹部按摩　　　　　　　C. 针刺膀胱俞穴

D. 针刺中极穴　　　　　E. 导尿

39. 为保持神昏患者呼吸道通畅，下列做法正确的是（　　　）

A. 头偏向一侧，以利分泌物排出　　　　　B. 使用口咽通气管

C. 吸痰器吸引痰液　　　　　D. 口噤不开者，可使用开口器

E. 舌体后坠者需托起下颌，用舌钳将舌拉出

40. 下列为神昏患者进行退热的措施中恰当的是（　　　）

A. 使用各种退热剂　　　B. 针刺合谷　　　　　C. 风门穴拔罐

D. 中药保留灌肠　　　　　E. 十宣穴放血

41. 神昏的辨证分型有（　　　）

A. 邪毒内陷　　　B. 风痰上扰　　　C. 湿浊内阻　　　D. 亡阴亡阳　　　E. 内闭外脱

42. 患者突然出现大量咯血时，应采取的紧急处理措施有（　　　）

A. 禁食　　　　　　　　　　　　B. 保持呼吸道通畅

C. 迅速建立静脉通路，遵医嘱给药　　　　　D. 取头高脚低位

E. 持续低流量给氧

43. 神昏常见的护理问题有（　　　）

A. 体温过高　　　　　　　　B. 清理呼吸道无效　　　　　　C. 自理缺陷

D. 有皮肤完整性受损的危险　　E. 有口腔黏膜改变的危险

44. 神昏的中医急救方法有（　　　）

A. 指掐或针刺人中、劳宫穴　　B. 十宣放血　　　　　　　　C. 按摩太阳穴

D. 针刺大椎、曲池、陶道等穴　E. 艾灸关元、神阙等穴

45. 回阳固脱法的适应证包括（　　　）

A. 四肢厥逆　　　　　　　　B. 汗出淋漓

C. 舌淡而润，脉微欲绝　　　D. 胸腹灼热　　　　　　　　E. 面色萎黄，脘痞胸闷

46. 关于阳脱证，证候描述正确的有哪些（　　　）

A. 不省人事　　B. 四肢逆冷　　C. 汗出如油　　D. 二便失禁　　E. 脉微欲绝

47. 呕血患者饮食调护应注意（　　　）

A. 大呕血时禁食　　　B. 血止后予清淡、营养、易消化的食物

C. 定时定量　　　D. 少量多餐　　　　　E. 可食粗纤维及辛辣刺激性食物。

48. 下列证型哪些属于脱证？（　　　）

A. 气脱　　　　B. 血脱　　　C. 阴脱　　　D. 阳脱　　　E. 气不摄血

49. 脱证的治疗原则是（　　　）

A. 益气固脱　　B. 益气养血　　C. 回阳救逆　　D. 救阴固脱　　E. 温补阳气

50. 参附汤的中药组成有（　　　）

A. 麦冬　　　　B. 人参　　　C. 附子　　　D. 五倍子　　　E. 黄芪

51. 关于阳脱证正确的有（　　　）

A. 汗出如油　　B. 脉微欲绝　　C. 独参汤　　D. 四肢厥冷　　E. 回阳救逆

52. 患者判断为脱证时，下列做法可取的是（　　　）

A. 上氧　　　B. 硝普钠　　　C. 扩容　　　D. 监测尿量　　　E. 减慢输液速度

53. 血证患者起居护理不恰当的是（　　　）

A. 起居有节，劳逸结合　　　　　　　　B. 可以少量饮酒

C. 可以长期从事精神紧张的工作　　　　D. 加强锻炼，注意个人卫生

E. 保持大便通畅

54. 关于气脱不正确的是（　　　）

A. 烦躁不安　　B. 倦怠乏力　　C. 面色潮红　　D. 益气固脱　　E. 独参汤

55. 以下哪些不符合休克诊断标准（　　　）

A. 脉细数，>100次／分　　B. 尿量＜25ml／h　　　C. 血压 100／60mmHg

D. 四肢温暖　　　　E. 有诱发休克的病因

56. 气脱的临床表现有（　　　　）
　　A. 面色苍白　　　　　　　　　　　B. 神志淡漠，声低息微
　　C. 倦怠乏力，汗漏不止　　　　　　D. 四肢微冷　　　　　　E. 舌淡，苔白润，脉微弱

57. 脱证的病因有（　　　　）
　　A. 外感风热　　　　　　　　　　　B. 暑湿、疫气之邪　　　　　　C. 卒中虫兽邪毒
　　D. 猝然金创　　　　　　　　　　　E. 劳倦内伤

58. 脱证可以使用哪些中医特色护理项目（　　　　）
　　A. 穴位注射　　　B. 艾灸　　　　C. 穴位按摩　　　D. 刮痧　　　　E. 中药熏洗

59. 脱证的主要病机有（　　　　）
　　A. 邪毒侵扰　　　B. 脏腑败伤　　C. 气血受损　　　D. 遏阻血脉　　E. 气机逆乱

60. 阳脱的临床表现有（　　　　）
　　A. 大汗不止或汗出如油　　　　　　B. 神情恍惚，心慌气促
　　C. 声短息微，四肢逆冷　　　　　　D. 二便失禁　　　　　　E. 舌卷而颤，脉微欲绝

61. 下列哪些是呕血患者生活调理的禁忌（　　　　）
　　A. 暴饮暴食　　　　　　　　　　　B. 饮酒　　　　　　　　C. 情志过激
　　D. 呕血期间暂禁食禁饮　　　　　　E. 辛辣刺激性食品

62. 治疗血证三原则是（　　　　）
　　A. 治火　　　　B. 治气　　　　C. 治血　　　　D. 治痰　　　　E. 补虚

63. 下列西医疾病中哪些可参照血证进行护理（　　　　）
　　A. 白血病　　　B. 支气管扩张　　C. 心衰　　　　D. 肝硬化大出血　　　E. 脑出血

64. 血证的病因包括（　　　　）
　　A. 感受外邪　　　B. 饮食失调　　C. 情志过极　　　D. 劳倦过度　　E. 久病或热病之后

65. 呕血、便血患者可用哪些中成药（　　　　）
　　A. 白及粉　　　B. 三七粉　　　C. 云南白药　　　D. 归脾丸　　　E. 大黄粉

66. 咯血肺热壅盛证患者，以下说法正确的有（　　　　）
　　A. 室温偏低，清净凉爽　　　　　　　　　B. 血出较多者应卧床休息
　　C. 中医治法：清胃泻火　　　　　　　　　D. 方药用百合固金汤
　　E. 中药汤剂宜偏凉服

67. 凡出血者不宜采用的护理措施有（　　　　）
　　A. 加压压迫　　B. 热敷　　　　C. 热熨　　　　D. 艾灸　　　　E. 上氧

68. 呕血患者属实证，下列行为合理的有（　　　　）
　　A. 绝对卧床休息　　　B. 严密观察病情　　　C. 呕吐后淡盐水漱口
　　D. 暂禁食　　　　　　E. 汤剂温服

69. 为咯血肝火灼肺证患者护理正确的有（　　　　）
　　A. 多活动　　　　　　B. 饮食营养，多食清泻肝火的食物　　　C. 避免碰撞
　　D. 归脾汤　　　　　　E. 汤剂凉服

70. 呕血胃火炽盛患者下列做法不恰当的是（　　　　）

    A. 注意口腔卫生　　　B. 合理调节饮食　　　　　　C. 避免激动

    D. 汤剂温服　　　　　E. 增加活动量

71. 肝火灼肺型的咯血患者临床表现有（　　　　）

    A. 咳嗽频作，咳血鲜红而量多，甚或从口鼻涌出

    B. 胸胁疼痛　　　　　　C. 烦躁易怒

    D. 口苦咽干　　　　　　E. 舌质红，苔黄，脉弦数

二、名词解释

1. 中暑

2. 暑厥证

3. 阳暑证

4. 暑风证

5. 高热

6. 五志过极化火

7. 表实证

8. 壮热

9. 神昏

10. 亡阴

11. 亡阳

12. 邪毒内闭

13. 脱证

14. 暴脱

15. 气脱证

16. 阳脱证

17. 血证

18. 呕血

19. 便血

20. 咳血

三、问答题

1. 简述中暑患者的急救护理措施。

2. 简述中暑的健康指导。

3. 简述高热患者的饮食护理。

4. 如何做好高热患者的健康教育？

5. 简述亡阴亡阳的中医辨证施护。

6. 简述神昏患者的健康指导内容。

7. 简述脱证的临证护理。

8. 如何做好脱证患者的健康指导？

9. 简述呕血患者的急救护理措施。

10. 如何做好血证患者的健康指导?

选择题参考答案

A型题:

1.B	2.C	3.A	4.C	5.D	6.B	7.E	8.A	9.A	10.E	11.A
12.A	13.B	14.C	15.C	16.E	17.A	18.A	19.C	20.B	21.D	22.D
23.A	24.B	25.E	26.A	27.B	28.C	29.E	30.C	31.B	32.C	33.A
34.B	35.A	36.D	37.E	38.C	39.B	40.C	41.A	42.B	43.B	44.A
45.B	46.C	47.A	48.A	49.C	50.D	51.A	52.B	53.C	54.A	55.C
56.A	57.B	58.B	59.A	60.C	61.B	62.E	63.D	64.C	65.B	66.A
67.B	68.C	69.C	70.D	71.B	72.C					

X型题:

1.ABE	2.ABCE	3.ABDE	4.BCD	5.ABCDE	6.ABCDE	7.ABD
8.ABCDE	9.CD	10.ABC	11.ABC	12.ABCDE	13.ABC	14.DE
15.BD	16.ABCDE	17.BCD	18.AE	19.AB	20.BDE	21.ABC
22.DE	23.CD	24.ABCDE	25.ABCD	26.ABC	27.ABCD	28.ABCD
29.DE	30.ABD	31.ABCD	32.ABDE	33.BC	34.ABCD	35.ABE
36.ABCDE	37.ABC	38.ABCDE	39.ABCDE	40.ABCDE	41.ADE	42.ABC
43.BCDE	44.ABD	45.ABC	46.ABCDE	47.ABD	48.ACD	49.ACD
50.BC	51.ABDE	52.ACD	53.BC	54.AC	55.CD	56.ABCDE
57.ABCD	58.ABC	59.ABCDE	60.ABCDE	61.ABCE	62.ABC	63.ABD
64.ABCDE	65.ABCDE	66.ABE	67.BCD	68.ABCD	69.BE	70.DE
71.ABCDE						

第十八章 常见中医护理操作技术及考核评分标准

常见中医护理操作技术及考核评分标准详见表18-1～表18-19。

表18-1 艾条灸考核内容及评分标准

项目	考核内容	分值	评分要求
评估 10分	1.核对医嘱、治疗卡、床头卡、腕带（床号、姓名、住院号等）。	3	一项未核对或核对不准确扣2分，扣完为止
	2.评估患者：体质及艾灸处皮肤情况；既往病史，目前症状，发病部位及相关因素；心理状态和对治疗疾病的信心，接受配合程度。	5	一项未评估扣1分，扣完为止
	3.评估环境：环境整洁、舒适、安静。调节室温22～24℃，必要时用屏风遮挡。	2	一项不合要求扣1分，扣完为止
计划 15分	1.预期目标：外感风寒或脾胃虚寒引起的发热、头痛、腹痛、腹泻、呕吐，风寒湿痹引起的关节疼痛，中气下陷引起的遗尿、脱肛、阴挺、胎动不安、崩漏、带下，或阳气虚脱引起的大汗淋漓、四肢厥冷等症状得到解除或缓解；预防疾病，保健强身。	2	回答漏一项扣1分，回答不完整酌情扣0.5～1分
	2.准备 （1）护士自身准备：衣、帽、鞋穿着整洁，修剪指甲，洗手，备口罩。	4	前四项不到位每项扣1分，未洗手或洗手方法不正确扣2分，扣完为止
	（2）用物准备：治疗盘、艾条、火柴、弯盘、卫生纸、小口瓶，必要时备浴巾、屏风。	7	每缺一项扣1分，扣完为止
	（3）患者准备：缓解紧张情绪，适量进食，排空大小便。	2	一项不合要求扣1分，扣完为止
实施 60分	1.备齐用物携至床旁，再次核对治疗卡、床头卡、腕带（床号、姓名、住院号等），做好解释。	5	一项不合要求扣1分，未与患者解释交流全扣，解释不到位酌情扣1～4分
	2.取合适体位，暴露施灸部位，注意防寒和保护患者隐私。	6	一项不合要求扣3分，扣完为止
	3.取穴，做好标记。	6	取穴不正确全扣，未做标记扣3分
	4.撕开艾条的外包装，将艾条点燃①温和灸：艾火对准施灸部位的腧穴或患处，距离皮肤约2～3cm进行熏烤，以患者局部皮肤有温热感而无灼痛为宜、出现红晕为度。一般每穴或患处施灸10～15分钟。②雀啄灸：对准施灸部位的皮肤，像鸟雀啄食一样，一上一下的施灸，给施灸的局部一个变量刺激。每处5分钟左右。③回旋灸：施灸时艾火悬于施灸部位上方，与施灸部位皮肤保持一定的距离，并向左右或上下方向反复移动或旋转施灸。可灸20～30分钟。	15	一种方法实施不正确扣5分

项目	考核内容	分值	评分要求
	5.随时询问患者有无灼痛感，及时调整距离，防止烧伤。	5	不合要求全扣。烧伤患者皮肤或烧损衣被此项操作不合格
	6.及时将艾灰弹入弯盘中，防止烧伤皮肤及衣物。	6	未及时弹艾灰或方法不正确每次扣3分，扣完为止
	7.施灸完毕，立即将艾条插入小口瓶熄灭艾火，清洁局部皮肤。	6	一项不合要求扣3分，扣完为止
	8.协助患者整理衣着，取舒适体位，整理床单位，酌情开窗通风。	5	一项不合要求扣2分，扣完为止
	9.清理用物，洗手，做好记录。	5	一项不合要求扣2分，未记录或记录有误全扣
评价 10分	1.患者：体位合理，感觉舒适，皮肤无烫伤，衣物无烧损，症状改善。	5	一项不合要求扣1分，扣完为止
	2.护士：方法正确，部位准确，操作熟练。	5	一项不合要求扣2分，扣完为止
提问 5分	如注意事项等。	5	酌情扣分

表18-2 艾炷灸考核内容及评分标准

项目	考核内容	分值	评分要求
评估10分	1. 核对医嘱、治疗卡、床头卡、腕带（床号、姓名、住院号等）。	3	一项未核对或核对不准确扣2分，扣完为止
	2. 评估患者：体质及艾灸处皮肤情况；既往病史，目前症状，发病部位及相关因素；心理状态和对治疗疾病的信心。	5	一项未评估扣1分，扣完为止
	3. 评估环境：环境整洁、舒适、安静。关好门窗，调节室温22～24℃。	2	一项不合要求扣1分，扣完为止
计划15分	1. 预期目标 外感风寒或脾胃虚寒引起的发热、头痛、腹痛、腹泻、呕吐，风寒湿痹引起的关节疼痛，中气下陷引起的遗尿、脱肛、阴挺、胎动不安、崩漏、带下，或阳气虚脱引起的大汗淋漓、四肢厥冷等症状得到解除或缓解；预防疾病，保健强身。	2	回答漏一项扣1分，回答不完整酌情扣0.5～1分
	2. 准备（1）护士自身准备：衣、帽、鞋穿着整洁，修剪指甲、洗手、戴口罩。	4	前四项不到位每项扣1分，未洗手或洗手方法不正确扣2分，扣完为止
	（2）用物准备：治疗盘、艾炷、火柴、凡士林、棉签、镊子、弯盘，必要时备浴巾、屏风等。间接灸时，备姜片（将鲜姜切成直径2～3cm、厚0.2～0.3cm的薄片，用粗针在中间刺数孔）或蒜片或食盐或附子饼（将附子研末以黄酒调和而成，厚0.6～0.9cm，中心用粗针刺数孔）	7	每缺一项扣1分，扣完为止
	（3）患者准备：缓解紧张情绪，进食，排空大小便。	2	一项不合要求扣1分，扣完为止
实施60分	1. 备齐用物，携至床旁。再次核对治疗卡、床头卡、腕带（床号、姓名、住院号等），与患者交流解释。	5	一项不合要求扣1分，未与患者解释交流全扣，解释不到位酌情扣1～4分
	2. 取合适体位，暴露施灸部位，注意防寒和保护患者隐私。	6	一项不合要求扣2分，扣完为止
	3. 施灸（1）取穴，并做好标记。	10	一个穴位不正确扣5分，未做标记扣2.5分，扣完为止
	（2）施灸 ①直接灸（常用无瘢痕灸）：先在施灸部位涂以少量凡士林，放置艾炷后点燃，艾炷燃至2/5左右，患者感到灼痛时，即用镊子取走余下的艾炷，放于弯盘中，更换新柱再灸，一般连续灸5～7壮。	12	一项不合要求扣5分，扣完为止
	②间接灸（常用隔姜灸、隔蒜灸、隔盐灸、隔附子饼灸）：施灸部位涂凡士林，根据医嘱，放上鲜姜片或蒜片或附子饼一片，上置艾炷，点燃施灸。当艾炷燃尽或患者感到灼痛时，则更换新柱再灸，一般灸3～7壮。达到灸处皮肤红晕，不起泡为度。	12	一项不合要求扣5分，扣完为止
	4. 随时询问患者有无灼痛感，认真观察，防止艾灰脱落，以免烧伤皮肤或烧坏衣物。	5	不合要求全扣。烧伤患者皮肤或烧坏衣被此项操作不合格
	5. 施灸完毕，清洁局部皮肤，协助患者整理衣着、取舒适体位，整理床单位，酌情开窗通风。	5	一项不合要求扣2分，扣完为止
	6. 清理用物，洗手，做好记录。	5	一项不合要求扣2分，未记录或记录错误全扣
评价10分	1. 患者：体位合理，感觉舒适，皮肤无烫伤，衣物无烧损，症状改善。	5	一项不合要求扣1分，扣完为止
	2. 护士：方法正确，部位准确，操作熟练。	5	一项不合要求扣2分，扣完为止
提问5分	如注意事项等。	5	酌情扣分

表18-3　拔火罐考核内容及评分标准

项目	考核内容	分值	评分要求
评估 10分	1. 核对医嘱、治疗卡、床头卡、腕带（床号、姓名、住院号等）。	3	一项未核对或核对不准确扣2分，扣完为止
	2. 评估患者：体质及拔罐处皮肤情况，既往病史，目前症状，发病部位及相关因素；患者心理状态及对治疗疾病的信心，接受配合程度。	5	一项未评估扣1分，扣完为止
	3. 评估环境　环境清洁舒适，室温适宜，必要时备屏风。	2	一项不合要求扣1分，扣完为止
计划 15分	1. 预期目标　外感风寒引起的头痛、腹痛、腹泻，风寒湿痹引起的关节疼痛、腰背痛、颈肩痛、落枕、扭、挫伤引起的疼痛、行动不便，中风引起的口眼㖞斜、偏瘫等症状得到解除或缓解。	2	回答不正确全扣，不完整酌情扣1～1.5分
	2. 准备 （1）护士自身准备：衣、帽、鞋穿着整洁，修剪指甲，洗手，戴口罩。	4	前四项不到位每项扣1分，未洗手或洗手方法不正确扣2分，扣完为止
	（2）用物准备：治疗盘、罐具、血管钳、95%乙醇棉球（湿度适中）、火柴、弯盘、小口瓶（内盛少许水）、酒精灯、凡士林、卫生纸、压舌板、必要时备浴巾和屏风。	7	每缺一项扣1分，扣完为止
	（3）患者准备：说明治疗目的，缓解紧张情绪。	2	一项不合要求扣1分
实施 60分	1. 备齐用物携至床旁，再次核对治疗卡、床头卡、腕带（床号、姓名、住院号等），与患者解释交流。	5	一项不合要求扣1分，未向患者解释交流全扣，解释交流不到位酌情扣1～4分
	2. 协助患者取舒适体位，充分暴露拔罐部位。	3	一项不合要求扣2分，扣完为止
	3. 选择合适火罐，检查罐口边缘是否光滑无破损。	3	一项不合要求扣2分，扣完为止
	4. 手持血管钳夹乙醇棉球点燃，另一只手持罐，快速将点燃的火伸入罐内中段绕1～2周后迅速将火退出，立即将罐叩在所取部位，使之吸附在皮肤上。将乙醇棉球置小口瓶中灭火。	10	投火方法不正确造成投火不成功每次扣3分，扣完为止；其他一项不合要求扣5分，扣完为止
	5. 拔罐方法 （1）留罐：火罐吸附在皮肤上不动，留置10～15分钟，使局部呈红紫现象。	6	火罐吸附力不强每罐扣2分，无吸附力全扣
	（2）闪罐：火罐吸附在皮肤上后，立即将罐起下，反复多次吸拔，至局部呈现红紫现象。	8	手法不正确全扣，吸拔力度不够一次扣2分，扣完为止
	（3）走罐：先在应拔局部皮肤上均匀涂上一层凡士林，将罐吸附在皮肤上后，操作者一只手扶住罐体用力向上下左右来回推动，另一只手固定皮肤，推动时罐体前半边略提起后半边着力，至局部呈现红紫现象。	10	一项不合要求扣2分，扣完为止；推动时罐体脱落全扣
	6. 拔罐过程中要随时观察火罐吸附情况和皮肤颜色，询问患者感觉。	2	不合要求全扣
	7. 起罐：一手扶住罐体，另一手以拇指或食指将罐口边缘的皮肤轻轻按下，使空气经缝隙进入罐内，将罐取下。	4	一项不合要求扣2分，起罐动作要领掌握不到位，强行拉扯或者转动全扣
	8. 起罐后用温热毛巾或软纸清洁皮肤，协助整理衣着，置舒适体位，整理床单位。	4	一项不合要求扣2分，扣完为止
	9. 清理用物、洗手、做好记录。	5	一项不合要求扣2分，未记录或记录有误全扣
评价 10分	1. 患者：体位合适、安全舒适，火罐吸附力强，无烫伤，衣着无烧损，症状改善。	5	一项不合要求扣1分，烫伤患者或烧损患者衣服该项操作不合格
	2. 护士：方法正确、部位准确、选罐合适、操作熟练。	5	一项不合要求扣2分，扣完为止
提问 5分	如注意事项等。	5	酌情扣分

表18-4 刮痧疗法考核内容及评分标准

项目	考核内容	分值	评分要求
评估 10分	1. 核对医嘱、治疗卡、床头卡、腕带（床号、姓名、住院号等）。	3	一项未核对或核对不准确扣2分，扣完为止
	2. 评估患者：体质及局部皮肤情况、既往病史、目前症状、发病部位及相关因素；患者心理状态及对治疗疾病的信心，接受配合程度。	5	一项未评估扣1分，扣完为止
	3. 评估环境：环境清洁、舒适、安静，根据季节关好门窗，调节室温22~24℃，必要时备屏风遮挡。	2	一项不合要求扣1分，扣完为止
计划 15分	1. 预期目标 急性热病引起的意识模糊、头昏脑胀、中暑、日射病引起的高热、头痛，急性胃肠炎引起的恶心、呕吐、腹痛、腹泻等症状得到解除或缓解。	2	回答不完善扣1分，不正确扣2分
	2.准备 （1）护士自身准备：衣、帽、鞋穿着整洁，修剪指甲，洗手，戴口罩。	4	前四项不到位每项扣1分，未洗手或洗手方法不正确扣2分，扣完为止
	（2）用物准备:治疗盘、卫生纸、弯盘、刮具（瓷勺、牛角刮板等）、治疗碗内盛少量清水（根据情况可准备液状石蜡等润滑剂），必要时备浴巾、屏风等。	7	每缺一项扣1分，扣完为止
	（3）患者准备：说明治疗目的，缓解紧张情绪。	2	一项不合要求扣1分，扣完为止
实施 60分	1. 备齐用物携至床旁，再次核对治疗卡、床头卡、腕带（床号、姓名、住院号等），与患者解释交流。	5	一项不合要求扣1分，未向患者解释交流全扣，交流不到位酌情扣1~4分
	2. 协助患者取合适体位，暴露刮痧部位，注意防寒及保护患者隐私。	4	一项不合要求扣2分，扣完为止
	3. 检查刮具边缘是否光滑，有无缺损，以免划破皮肤。	2	未检查刮具或检查不到位全扣
	4. 右手持刮痧工具，蘸上水或润滑剂，在患者体表的特定部位按一定方向进行刮拭，刮具与皮肤之间角度以45°为宜。一般采用腕力，臂力，忌用蛮力。用力要均匀，适中，由轻渐重，不可忽轻忽重，以患者能耐受为度。刮痧要顺一个方向刮，在需要刮痧的部位单向重复地刮，不要来回刮。	12	一项不合要求扣2分，扣完为止
	5. 刮具干涩时，需及时沾湿再刮，以皮下呈现红色、暗红色痧点、斑块即可。	4	一项不合要求扣2分，扣完为止
	6. 一般每个部位刮10～20次左右，直到皮肤出现深红色斑条（血痕）为止。根据部位不同，"血痕"可刮成直条或弧形。如需再刮应间隔3～6天，以皮肤上痧退为标准。	4	一项不合要求扣2分，扣完为止
	7. 刮痧方法①面刮：在身体平坦部位，用刮板一侧边缘接触皮肤，刮板与皮肤间的角度约45°进行刮拭。②角刮：在凹凸部位，用刮板的角度在穴位上以较短的距离进行刮拭。	18	一种刮痧方法未做扣5分，手法错误扣4分，扣完为止
	8. 随时询问患者有无不适，观察皮肤颜色变化，及时调节手法力度。	2	不合要求全扣
	9. 刮拭完毕，清洁局部皮肤，协助整理衣着及床单位。取合适体位，嘱患者饮一杯温开水或淡糖盐水，休息20～30分钟。	4	一项不合要求扣2分，扣完为止
	10. 清理用物，洗手，做好记录。	5	一项不合要求扣2分，未记录或记录有误全扣
评价 10分	1.患者：体位正确，皮肤无破损，衣物无污染，症状改善。	5	不合要求每项扣2分，扣完为止。污染衣服全扣，划破皮肤该项操作不合格
	2. 护士：操作手法正确、熟练，刮力均匀适中，刮痕符合要求。	5	一项不合要求扣2分，扣完为止
提问 5分	如注意事项等。	5	酌情扣分

表18-5　穴位注射考核内容及评分标准

项目	考核内容	分值	评分要求
评估 10分	1. 核对医嘱、治疗卡、床头卡、腕带（床号、姓名、住院号、药物等）。	3	一项未核对或核对不准确扣2分，扣完为止
	2. 评估患者　患者体质及注射处皮肤情况；既往病史及药物过敏史，目前症状，发病部位及相关因素；心理状态和对治疗疾病的信心。	5	一项未评估扣1分，扣完为止
	3. 评估环境　清洁舒适，光线充足，温度适宜，符合无菌操作要求。	2	一项不合要求扣1分，扣完为止
计划 20分	1. 预期目标　各种急慢性疾病引起的不适症状解除或缓解。	2	回答漏一项扣1分，回答不完整酌情扣1~1.5分
	2. 准备 （1）护士自身准备：衣、帽、鞋穿戴整洁，修剪指甲，洗手，戴口罩。	4	前四项不到位每项扣1分，未洗手或洗手方法不正确扣2分，扣完为止
	（2）用物准备：治疗盘，无菌持物钳，皮肤消毒剂，无菌注射器及针头，无菌棉签，无菌纱布，无菌巾包，药液，砂轮，弯盘。	4	每缺一项扣1分，扣完为止
	（3）患者准备：缓解紧张情绪，进食。	2	一项不合要求扣1分，扣完为止
	（4）检查用物，铺无菌盘：药物、消毒剂及无菌用品在有效期内，安瓿无裂缝，药物无沉淀、无浑浊、无絮状物。指示胶带已变色，注射器包装无破损。铺无菌盘，记录铺盘时间。	4	漏检查一项扣1分，铺无菌盘错误扣3分，未记录铺无菌盘时间扣3分，扣完为止。违反无菌操作原则全扣
	（5）抽吸药液：再次查对药物，消毒安瓿、砂轮，砂轮锯安瓿痕，拭去玻璃碎屑，用无菌纱布包好折断安瓿，无菌注射器抽吸药液，排尽空气，置无菌盘内。	4	一项不合要求及违反无菌操作原则全扣
实施 55分	1. 用物带至床旁，再次核对治疗卡、床头卡、腕带（床号、姓名、住院号等），与患者解释交流。	5	一项不合要求扣1分，未与患者解释交流全扣，解释交流不到位酌情扣1~4分
	2. 协助患者松解衣着，取合适体位，注意保暖。	6	一项不合要求扣2分
	3. 取穴，常规消毒局部皮肤。	8	一项不合要求扣4分，选穴不正确全扣，扣完为止
	4. 持注射器排除空气，另一手绷紧患者皮肤，针尖对准穴位迅速刺入皮下，用针刺手法将针身刺入一定深度，并上下提插，得气后若回抽无血即将药液缓慢注入。如所用药量较多可推入部分药液后，将针头稍微提起再注入余药。	20	程序不正确扣10分，违反无菌操作原则扣10分，未得气扣10分，其余一项不符合要求扣2分，扣完为止
	5. 密切观察患者有无晕针、弯针、折针、药物过敏等情况，出现意外紧急处理。	5	未及时观察患者情况或患者出现意外未紧急处理全扣
	6. 注射完毕快速拔针，用无菌干棉签按压针孔，再次核对。	5	一项不合要求扣2分，扣完为止
	7. 协助患者整理衣着，取舒适体位，整理床单位，清理用物，洗手做好记录。	6	一项不合要求扣2分，未记录或记录错误扣5分，扣完为止
评价 10分	1. 患者：体位合适，症状改善，无不良反应。	5	一项不合要求扣2分，扣完为止
	2. 护士：取穴正确，药物剂量准确，操作熟练，无菌观念强，坚持三查八对。	5	一项不合要求扣1分
提问 5分	如注意事项等。	5	酌情扣分

表18-6　皮肤针考核内容及评分标准

项目	考核内容	分值	评分要求
评估 10分	1. 核对医嘱、治疗卡、床头卡、腕带（床号、姓名、住院号等）。	3	一项未核对或核对不准确扣2分，扣完为止
	2. 评估患者：体质及局部皮肤情况；既往病史，目前症状，发病部位及相关因素；心理状态和对治疗疾病的信心，接受配合程度。	5	一项未评估扣1分，扣完为止
	3. 评估环境：清洁舒适，光线充足，温度适宜，符合无菌操作要求。	2	一项不合要求扣1分
计划 15分	1. 预期目标　各种原因引起的头痛、胁痛、腰背痛、皮肤麻木、痛经、消化不良等症状，神经性皮炎、斑秃、带状疱疹、牛皮癣等皮肤病引起的瘙痒、疼痛等症状及近视眼等得到解除或缓解。	2	回答不正确全扣，不完整酌情扣1~1.5分
	2. 准备 （1）护士自身准备：衣、帽、鞋穿戴整洁，修剪指甲，洗手，戴口罩。	4	前四项不到位每项扣1分，未洗手或洗手方法不正确扣2分，扣完为止
	（2）用物准备：治疗盘、无菌梅花针、皮肤消毒剂、无菌棉签、弯盘、小剪刀、无菌持物筒、持物钳、手消毒液，必要时备浴巾、屏风。	7	每缺一项扣1分，扣完为止
	（3）患者准备：说明治疗目的，缓解紧张情绪，进食。	2	一项不合要求扣1分
实施 60分	1. 备齐用物携至患者床旁，再次核对治疗卡、床头卡、腕带（床号、姓名、住院号等），与患者交流、沟通。	5	一项不合要求扣1分，未与患者解释交流全扣，解释交流不到位酌情扣1~4分
	2. 协助患者取合适体位，暴露叩刺部位，注意保暖及保护患者隐私。	4	一项不符合要求扣2分，未注意保暖及保护患者隐私全扣
	3. 用75%的乙醇消毒局部皮肤，检查针具（针尖无钩曲或缺损、针柄无松动），手持针柄后段，食指直伸压在针柄中段，针尖段对准叩刺部位，使用手腕之力，将针尖垂直叩刺在皮肤上，并迅速弹起，反复进行。	11	一项不合要求扣4分，未检查针具或检查不到位扣5分，扣完为止
	4. 叩刺方式：①循经叩刺（条叩）：沿着与疾病有关的经脉循行路线叩刺，每隔1cm左右叩刺一下，一般可叩刺8~16次。②穴位叩刺（点叩）：选取与疾病相关的穴位叩刺。③局部叩刺（环叩、片叩）：在病变局部叩刺。	15	一种叩刺方式未做或错误扣5分，扣完为止
	5. 刺激的强度：根据刺激的部位、患者的体质和病情的不同而决定，一般分轻、中、重3种。①轻叩刺：用较轻的腕力进行叩刺，皮肤仅见潮红、充血为度。适用于头面部疾病、虚证、久病患者及老弱妇女。②中叩刺：介于轻刺和重刺之间，以局部有较明显潮红，但不出血为度，适用于一般部位及一般患者。③重叩刺：用较重的腕力进行叩刺，皮肤有明显潮红、局部皮肤可见隐隐出血，患者有疼痛感。适用于压痛点明显、背部、臀部及年轻体壮患者。	15	一种叩刺强度掌握不好扣5分
	6. 观察患者面色、表情、皮肤情况、询问患者有无不适等。一旦发现异常立即停止治疗，采取处理措施。	2	不符合要求全扣
	7. 叩刺完毕，如有出血，用干棉球擦拭干净，保持清洁，以防感染。	3	一项不符合要求扣2分，扣完为止
	8. 协助患者整理衣着及床单位。清理用物，洗手，做好记录。	5	一项不合要求扣2分，未记录或记录有误全扣，扣完为止
评价 10分	1. 患者：体位合适，症状改善。	5	一项不合要求扣2分，扣完为止
	2. 护士：部位准确，方法正确，操作熟练，扣刺强度适宜。	5	一项不合要求扣2分，扣完为止
提问 5分	如注意事项等。	5	酌情扣分

表18-7　穴位按摩考核内容及评分标准

项目	考核内容	分值	评分要求
评估10分	1. 核对医嘱、治疗卡、床头卡、腕带（床号、姓名、住院号等）。	3	一项未核对或核对不准确扣2分，扣完为止
	2. 评估患者：主要症状、发病部位及相关因素；体质及按摩部位皮肤情况；心理状态及对治疗的信任度，接受配合程度	5	一项未评估扣1分，扣完为止
	3. 评估环境：整洁、舒适、安静。调节室温22～24℃，必要时用屏风遮挡。	2	一项不合要求扣1分，扣完为止
计划15分	1. 预期目标　恶心呕吐等临床症状解除或缓解；预防疾病，保健强身。	2	回答漏一项扣1分，回答不完整酌情扣1～1.5分
	2.准备 （1）护士自身准备：衣、帽、鞋穿着整洁；修剪指甲，洗手，戴口罩。	6	前四项不到位每项扣1分，未洗手或洗手方法不正确扣2分，扣完为止
	（2）用物准备：治疗巾，手消毒液。必要时备浴巾，屏风等。	3	缺一项扣2分，扣完为止
	（3）患者准备：情绪稳定，进食，排空大小便，取合适体位。	4	一项不合要求扣2分，扣完为止
实施60分	1. 用物带至床旁，再次核对治疗卡、床头卡、腕带（床号、姓名、住院号等），与患者解释交流。	5	一项不合要求扣1分，未与患者解释全扣，解释不到位酌情扣1～4分
	2. 拿法：用大拇指和食、中两指，或用大拇指和其余四指作相对用力，在一定部位或穴位上进行节律性地提捏。	16	手法不正确全扣，不到位酌情扣分
	3. 按法：①指按法：用拇指指端或指腹按压体表一定部位或穴位。②掌按法：用单掌或双掌，也可用双手掌重叠按压体表一定部位或穴位。③肘按法：用肘深压于体表一定部位或穴位，用力由轻而重，稳而持续。	16	手法不正确全扣，不到位酌情扣分
	4. 揉法：用掌根、大鱼际或手指指腹在体表一定部位或穴位上做环形运动，以带动皮下组织做回旋运动。 上述基本操作方法可以单独或复合运用，也可视具体情况选用点法、叩击法、掐法等其他手法。	16	手法不正确全扣，不到位酌情扣分
	5. 观察患者面色、表情、皮肤情况，询问患者有无不适。	2	不合要求全扣
	6. 协助患者取舒适体位，整理用物，洗手，记录。	5	一项不合要求扣2分，未记录或记录错误扣5分，扣完为止
评价10分	1.患者：体位合适，感觉舒适，症状改善。	5	一项不合要求扣2分，扣完为止
	2.护士：部位准确，手法正确，用力均匀，操作熟练。	5	一项不合要求扣2分，扣完为止
提问5分	如注意事项等。	5	酌情扣分

表18-8　循经按摩考核内容及评分标准

项目	考核内容	分值	评分要求
评估 10分	1. 核对医嘱、治疗卡、床头卡、腕带（床号、姓名、住院号等）。	3	一项未核对或核对不准确扣2分，扣完为止
	2. 评估患者：体质及皮肤情况；既往病史，目前症状，发病部位及相关因素；心理状态和对治疗疾病的信心；接受及配合程度。	5	一项不合要求扣1分，扣完为止
	3. 评估环境：环境整洁、舒适、安静。关好门窗，调节室温22～24℃，必要时备屏风。	2	口述环境评估情况，一项不合要求扣1分，扣完为止
计划 15分	1. 预期目标：患者所患疾病引起的症状得到缓解或消除；预防疾病，保健强身。	2	未口述扣2分，口述不完全扣1~5分
	2. 准备 （1）护士自身准备：衣、帽、鞋穿着整洁；修剪指甲，洗手，戴口罩。	6	衣、帽、鞋、口罩不合要求每项扣1分，未口述已剪指甲或指甲过长各扣1分，未洗手或方法不正确洗手扣2分，扣完为止
	（2）用物准备：治疗盘内备药物精油、卫生纸、手消毒液，浴巾，必要时备屏风。	5	缺一项扣1分，扣完为止
	（3）患者准备：情绪稳定，排空大小便，取合适体位。	2	一项不合要求扣2分，扣完为止
实施 60分	1. 用物带至床旁，再次核对治疗卡、床头卡、腕带（床号、姓名、住院号等），与患者解释交流。	5	一项不合要求扣1分，未与患者解释全扣，解释不到位酌情扣1~2分
	2. 协助患者取合适体位，暴露按摩部位，注意防寒及保护患者隐私。	4	一项不符合要求扣2分，扣完为止
	3. 依次进行手臂、背部和肩部按摩。（以风寒型感冒为例） （1）指揉手太阴肺经，指按尺泽和列缺穴。	15	取穴和手法不正确全扣，不到位酌情扣分
	（2）掌揉足太阳膀胱经，肘按肾俞，掌按另一腧穴（肺俞穴）。	15	取穴和手法不正确全扣，不到位酌情扣分
	（3）拿肩井穴。	8	取穴和手法不正确全扣，不到位酌情扣分
	4. 按摩过程中随时问患者感觉，及时调整手法力度。	3	未询问全扣
	5. 协助患者取舒适体位，整理用物，洗手，记录。	5	一项不合要求扣2分，未记录或记录方法不正确全扣
	6. 交代相关注意事项，实施健康指导。	5	不合要求酌情扣1~3分。未脱口罩与患者交流扣2分
评价 10分	1. 患者：体位合适，感觉舒适，症状改善。	5	一项不合要求扣2分，扣完为止
	2. 护士：部位准确，手法正确，用力均匀，操作熟练。	5	一项不合要求扣2分，扣完为止
提问 5分	如注意事项等。	5	酌情扣分

表18-9　中药蜡疗考核内容及评分标准

项目	考核内容	分值	评分要求
评估 10分	1. 核对医嘱、治疗卡、床头卡、腕带（床号、姓名、住院号等）。	3	一项未核对或核对不准确扣2分，扣完为止
	2. 评估患者：体质及患处皮肤情况；既往病史，目前症状，发病部位及相关因素；心理状态和对治疗疾病的信心，接受配合程度。	5	一项未评估扣1分，扣完为止
	3. 评估环境：环境整洁、舒适、安静。关好门窗，调节室温22～24℃，必要时屏风遮挡。	2	一项不合要求扣1分，扣完为止
计划 15分	1. 预期目标 各种急慢性疾病引起的疼痛；非感染性炎症所致的关节功能障碍，如关节强直、痉挛等症状得到解除或缓解。	2	回答漏一项扣1分，回答不完整酌情扣0.5～1分
	2. 准备 （1）护士自身准备：衣、帽、鞋穿着整洁，修剪指甲，洗手，戴口罩。	4	前4项不到位每项扣1分，未洗手或洗手方法不正确扣2分，扣完为止
	（2）用物准备：治疗盘、蜡液、小铲刀、纱布、药酒、棉垫、测温装置、弯盘、手消毒液，必要时备小毛刷、浴巾、屏风等。	7	每缺一项扣1分，扣完为止
	（3）患者准备：缓解紧张情绪，适量进食，排空大小便。	2	一项不合要求扣1分，扣完为止
实施 60分	1. 备齐用物，携至床旁。再次核对医嘱、床头卡、治疗卡（腕带床号、姓名、住院号等），与患者交流、解释。	5	一项不合要求扣1分，未与患者解释交流全扣，解释不到位酌情扣1～4分
	2. 取合适体位，暴露治疗部位，注意防寒和保护患者隐私。	5	一项不合要求扣2分，扣完为止
	3. 实施 （1）蜡饼法 a. 将融化的蜡液倒入治疗盘（根据不同部位选择不同大小的治疗盘），待凝结成块时用小铲刀切下（厚约2～3cm，表面温度50℃左右）。	5	一项不符合要求扣5分，扣完为止
	b. 把浸泡药酒的纱布敷在患者治疗部位，将做好的蜡饼放置患处，询问患者的皮肤温度感觉，如患者感觉温度适宜，即用棉垫包裹患者的治疗部位，固定妥当，使其保温30分钟。	10	一项不符合要求扣5分，扣完为止
	（2）刷蜡法 融化的蜡液冷却至55～60℃时，用小毛刷蘸取蜡液快速、均匀的刷在治疗部位，使蜡液形成一层蜡膜，如此反复涂刷直至形成约1cm厚的蜡膜，再以棉垫包裹保温。	10	一项不符合要求扣5分，扣完为止
	（3）浸蜡法 融化的蜡液冷却至55～60℃时，用小毛刷在治疗部位涂薄层蜡液，待冷却后形成保护膜，再将患肢反复、迅速蘸取蜡液直至形成厚达1cm的手（袜）套，然后将患肢持续浸入蜡液中10分钟左右。	10	一项不符合要求扣5分，扣完为止
	4. 加强巡视，注意询问患者感觉，认真观察，防止蜡液流出。	5	不合要求全扣。烫伤患者皮肤此项操作不合格
	5. 治疗完毕，清洁局部皮肤，协助患者整理衣着、取舒适体位，整理床单位。	5	一项不合要求扣2分，扣完为止
	6. 清理用物，洗手，做好记录。	5	一项不合要求扣2分，未记录或记录错误全扣
评价 10分	1. 患者：体位合理，感觉舒适，皮肤无烫伤，症状改善。	5	一项不合要求扣2分，扣完为止
	2. 护士：方法正确，操作熟练。	5	一项不合要求扣3分，扣完为止
提问 5分	如注意事项等。	5	酌情扣分

表18-10　中药超声雾化吸入疗法考核内容及评分标准

项目	考核内容	分值	评分要求
评估 10分	1. 核对医嘱、治疗卡、床头卡、腕带（床号、姓名、住院号等）。	3	一项未核对或核对不准确扣2分，扣完为止
	2. 评估患者：目前病情，治疗用药情况，对疾病的认识及对雾化吸入的了解程度；心理状态和对治疗疾病的信心，接受配合程度。	5	一项未评估扣1分，扣完为止
	3. 评估环境 宽敞、明亮、清洁、舒适、温度适宜。	2	一项不合要求扣1分，扣完为止
计划 20分	1. 预期目标：呼吸道炎症如咽炎、喉炎、气管炎、支气管炎、鼻窦炎、肺炎等引起的咳嗽、咳痰等症状得到解除或缓解；胸部手术前后预防呼吸道感染，配合人工呼吸机做呼吸道湿化或间歇雾化吸入药物。	2	回答漏一项扣1分，不完整酌情扣1~1.5分
	2. 准备 （1）护士自身准备：衣、帽、鞋穿戴整洁，修剪指甲，洗手，戴口罩。	3	前四项不到位每项扣1分，未洗手或其方法不正确扣2分，扣完为止
	（2）用物准备：超声波雾化器一套、水温计、纱布或毛巾、冷蒸馏水250ml、过滤好的中药液30~50ml、弯盘、50ml注射器、快速手消毒剂、电插板。	8	一项不合要求扣1分，扣完为止
	（3）患者准备：明确雾化吸入目的，积极配合，取坐位或侧卧位。	2	一项不合要求扣2分。蒸馏水及药物注入量不准确扣5分，注入药物错误该项操作不合格
	（4）安装雾化器并注入药物：①接雾化器主件和附件，并检查各部件是否连接好，关好开关；②往槽内加冷蒸馏水250ml，液面高度约3cm，或至浮标浮起，要浸没雾化罐底的透声膜；③雾化罐内放药液30~50ml；④将罐盖旋紧，检查无漏水后，把雾化罐放入水槽内，将水槽盖盖紧；⑤插上电源，打开雾化器开关，调节雾量，拔下开关待用，检查电压、电源、吸入器是否符合要求。	5	每缺一项扣1分，扣完为止
实施 55分	1. 用物带至床旁，再次核对治疗卡、床头卡、腕带（床号、姓名、住院号等），与患者解释交流。	4	一项不合要求扣1分，未与患者解释交流全扣，解释不到位酌情扣1~4分
	2. 接通电源，打开电源开关，预热3分钟。	4	一项不合要求扣2分，扣完为止
	3. 协助患者取舒适体位，将治疗巾或毛巾置于患者颌下。	2	一项不合要求扣1分
	4. 连接螺旋管和口含嘴。	6	不合要求全扣
	5. 开雾化开关；调节雾量；调节时间；将口含嘴放入患者口中，并交代注意事项。	10	一项不合要求扣2分，未交代注意事项扣5分，交代不全酌情扣2~4分
	6. 在雾化过程中，注意观察患者有无不适，用水温计测水槽内水温，水温超过60℃，应停机调换冷蒸馏水；雾化罐内药液过少时，影响正常雾化，不关机，从盖上的小孔内注入药液。	10	一项不合要求扣2分。水温超过60℃，未停机调换冷蒸馏水全扣，扣完为止
	7. 每次治疗时间为15~20分钟；治疗完毕先关雾化开关，再关电源开关。	5	治疗时间不够或顺序颠倒全扣
	8. 擦干患者面部，协助患者取舒适体位，注意保暖，整理床单位。	6	一项不合要求扣2分，扣完为止
	9. 将水槽内的水倒掉；擦干水槽。整理用物。	4	一项不合要求扣2分，扣完为止
	10. 洗手，做好记录。	4	一项不合要求扣2分
评价 10分	1. 患者：呼吸道通畅，能咳出痰液；感觉舒适、满意。	5	一项不合要求扣2分，扣完为止
	2. 护士：操作熟练，方法正确；雾量调节适宜。	5	一项不合要求扣2分，扣完为止
提问 5分	如注意事项等。	5	酌情扣分

表18-11 中药保留灌肠考核内容及评分标准

项目	考核内容	分值	评分要求
评估 10分	1. 核对医嘱、治疗卡、床头卡、腕带（床号、姓名、住院号等）。	3	一项未核对或核对不准确扣2分，扣完为止
	2. 评估患者：病情及发病部位，大便的性状及肛周皮肤情况，心理状态和对疾病的认识，接受配合治疗的程度。	5	一项未评估扣1分，扣完为止
	3. 评估环境：环境整洁、舒适、安静。调节室温22～24℃，关闭门窗，必要时备输液架和屏风。	2	一项不合要求扣1分，扣完为止
计划 15分	1. 预期目标：慢性结肠炎、慢性肾功能衰竭、慢性痢疾等疾病引起的便秘及其他不适，高热持续不退，腹部手术后，慢性盆腔炎引起的腹痛、带下等症状得到解除或缓解。	2	回答漏一项扣1分，回答不完整酌情扣1～1.5分，扣完为止
	2. 准备 （1）护士自身准备：衣、帽、鞋穿戴整洁，修剪指甲、洗手，戴口罩。	4	前四项不到位每项扣1分，未洗手或洗手方法不正确扣2分，扣完为止
	（2）用物准备：中药液，50ml注射器，少量温水，小号肛管，弯盘，止血钳，润滑剂，棉签，卫生纸，治疗巾，10cm高的小枕，手套，便盆及便盆布，屏风，水温计（要求：手套大小合适，中药温度适宜，手套、肛管、棉签等用物在有效期内，并且包装完好无破损），手消毒液。	7	缺一项扣1分。中药量不准确扣4分，中药有误该项操作不合格
	（3）患者准备：缓解紧张情绪，排空大小便。	2	一项不合要求扣1分
实施 60分	1. 用物带至床旁，再次核对治疗卡、床头卡、腕带（床号、姓名、住院号等），与患者解释交流。	6	一项不合要求扣1分，未与患者解释全扣，解释不到位酌情扣1～4分
	2. 协助患者取适宜体位（左侧或右侧卧位），双膝屈曲，裤脱至膝部，臀移至床沿，上腿弯曲，下腿伸直微弯。垫橡胶单与治疗巾于臀下，垫小枕于橡胶单下以抬高臀部10cm。注意防寒及保护患者隐私。	7	一项不合要求扣3分，未注意防寒及保护患者隐私全扣，扣完为止
	3. 戴手套，检测药液温度，注射器抽取药液，连接肛管，润滑肛管前端，排气，夹紧肛管并放入清洁弯盘内，弯盘置于臀下。	10	一项不合要求扣2分，扣完为止
	4. 左手用卫生纸分开臀部，显露肛门，右手持血管钳夹住肛管前端轻轻插入15cm，松开左手固定肛管，松开血管钳，缓慢注入药液，液面距肛门不超过30cm。注入时间宜在15～20分钟内。	8	一项不合要求扣2分。注入药物太快扣5分，扣完为止
	5. 药液灌毕，夹紧肛管，分离注射器，抽5～10ml温开水从肛管缓缓注入。	5	一项不合要求扣2分，扣完为止
	6. 分离注射器，抬高肛管，反折或捏紧肛管，右手用卫生纸包住肛管拔出置弯盘内。	8	一项不合要求扣2分
	7. 左手用卫生纸轻揉肛门处，嘱患者屈膝仰卧，抬高臀部，待10～15分钟后取出小枕，嘱患者静卧1小时以上。	8	一项不合要求扣2分。未指导正确体位或静卧时间扣5分，扣完为止
	8. 整理床单位，撤去屏风，开窗。观察患者反应，清理用物，洗手，做好记录。	8	一项不合要求扣1分，未记录或记录有误扣5分，扣完为止
评价 10分	1. 患者：卧位正确，感觉舒适，暴露少，无污染。	5	一项不合要求扣2分，扣完为止
	2. 护士：操作熟练，方法正确，药温适宜，剂量准确，肛管插入深度符合要求。	5	一项不合要求扣2分，扣完为止
提问 5分	如注意事项等。	5	酌情扣分

表18-12　热熨考核内容及评分标准

项目	考核内容	分值	评分要求
评估 10分	1. 核对医嘱、治疗卡、床头卡、腕带（床号、姓名、住院号等）。	3	一项未核对或核对不准确扣2分，扣完为止
	2. 评估患者：体质、既往病史、有无过敏史，目前症状，发病部位及相关因素；对治疗疾病的信心，接受配合程度。	5	一项未评估扣1分，扣完为止
	3. 评估环境：环境清洁、舒适、安静，关好门窗，调节室温22～24℃，必要时屏风遮挡。	2	一项不合要求扣1分
计划 20分	1. 预期目标：寒邪客胃引起的胃脘疼痛、腹冷、呕吐等症状缓解或解除。	2	回答不完善扣1分，不正确全扣
	2. 准备 （1）护士自身准备：衣、帽、鞋穿着整洁，修剪指甲，洗手，戴口罩。	4	前四项不到位每项扣1分，未洗手或洗手方法不正确扣2分，扣完为止
	（2）用物准备：治疗盘、治疗碗、大毛巾、双层棉布袋2个、凡士林、棉签、纱布或卫生纸，根据病情准备药物（如生姜、小茴香、吴茱萸、坎离砂等），根据情况备白酒或食醋、炒具、捣臼等。必要时备屏风。	7	每缺一项扣1分，扣完为止
	（3）药物准备：将药物用白酒或食醋搅拌后置于锅中，用文火炒至60～70℃后装袋，或将药物和适当的辅料搅匀装入布袋，加温至50～60℃，用大毛巾保温备用。	5	不合要求全扣
	（4）患者准备：说明治疗目的，缓解紧张情绪，排空大小便。	2	一项不合要求扣1分
实施 55分	1. 备齐用物携至床旁，再次核对治疗卡、床头卡、腕带（床号、姓名、住院号等），与患者解释交流。	5	一项不合要求扣1分，未向患者解释交流全扣，解释交流不到位酌情扣1～4分
	2. 协助患者取合适体位，暴露药熨部位并注意保暖和保护患者隐私，必要时屏风遮挡。	5	体位不合适扣3分，未注意保暖和保护患者隐私扣4分，扣完为止
	3. 涂凡士林，取出备好的热熨包，持热熨包于局部皮肤上来回推熨。用力要均匀，开始时用力要轻，速度可稍快，以患者能耐受为宜。随着热熨包温度的降低，力量可增大，同时速度减慢。热熨包温度过低时，可更换热熨包，操作时间约15～30分钟，每日1～2次。	30	一项不合要求扣3分，扣完为止
	4. 操作过程中，观察患者对热的反应及局部皮肤情况，防止烫伤。	5	一项不合要求全扣，烫伤患者此项操作不合格
	5. 热熨完毕后，用卫生纸清洁皮肤，协助患者穿好衣服，取舒适卧位，整理床单位。	5	一项不合要求扣2分，扣完为止
	6. 清理用物，洗手，做好记录。	5	一项不合要求扣2分，未记录或记录有误全扣，扣完为止
评价 10分	1. 患者：体位正确，感觉舒适，症状改善，皮肤无烫伤。	5	一项不合要求扣2分，扣完为止
	2. 护士：部位准确，方法正确，用力均匀，热熨包温度适宜。	5	一项不合要求扣2分，扣完为止
提问 5分	如注意事项等。	5	酌情扣分

表18-13 耳穴贴压法考核内容及评分标准

项目	考核内容	分值	评分要求
评估 10分	1. 核对医嘱、治疗卡、床头卡、腕带（床号、姓名、住院号等）。	3	一项未核对或核对不准确扣2分，扣完为止
	2. 评估患者：耳部的皮肤情况；既往病史，目前症状，发病部位及相关因素；对疼痛的耐受程度和对治疗疾病的信心，接受配合程度。	5	一项未评估扣1分，扣完为止
	3. 评估环境：环境清洁、舒适、宽敞、安静，光线充足。	2	一项不符合要求扣1分，扣完为止
计划 15分	1. 预期目标：减轻各种疾病及术后所致的疼痛、失眠、焦虑、眩晕、便秘、腹泻等症状。	2	回答不正确全扣，不完整酌情0.5～1分
	2. 准备 （1）护士自身准备：衣、帽、鞋穿戴整洁，修剪指甲，洗手，戴口罩。	4	前四项准备不到位每项扣1分，未洗手或洗手方法不正确扣2分，扣完为止
	（2）用物准备：治疗盘、敷料缸（内装药籽或菜籽等），75%乙醇、棉签、镊子、探棒、胶布、弯盘、小剪刀等、手消毒液等。	7	每缺一项扣1分，扣完为止
	（3）患者准备：缓解紧张情绪。	2	不合要求全扣
实施 60分	1. 备齐用物携至床旁，再次核对治疗卡、床头卡、腕带（床号、姓名、住院号等），做好解释。	5	一项不合要求扣1分，未与患者解释交流全扣，解释不到位酌情扣1～4分
	2. 选择及探查耳穴部位，并做好标记。	10	取穴不正确全扣，未做标记扣5分
	3. 取舒适体位，耳穴部位用75%乙醇消毒及脱脂。	5	一项不合要求扣2.5分
	4. 左手手指托持耳廓，右手用镊子夹取备好的小方块胶布，中心黏上准备好的药籽，对准穴位紧紧贴压固定，并轻轻揉按1～2分钟。	25	一项不合要求扣5分
	5. 耳穴压豆过程中应询问患者有无轻微热、麻、胀、痛的感觉。	5	未按要求询问及了解患者情况全扣
	6. 操作完毕，协助患者取舒适体位，整理床单位。	5	一项不合要求扣2.5分
	7. 清理用物，洗手，做好记录。	5	一项不合要求扣2分，未记录或记录有误全扣
评价 10分	1. 患者：体位合适，感觉舒适，症状改善。	5	一项不合要求扣2分，扣完为止
	2. 护士：取穴准确，方法正确，操作熟练。	5	一项不合要求扣2分，扣完为止
提问 5分	如注意事项等。	5	酌情扣分

表18–14 中药湿敷法考核内容及评分标准

项目	内容	分值	评分要求
评估 10分	1. 核对医嘱、治疗卡、床头卡、腕带（床号、姓名、住院号等）。	3	一项未核对或核对不准确扣2分，扣完为止
	2. 评估患者：病情、意识、治疗情况；既往病史及药物过敏史；患者体质及湿敷部位的皮肤情况；心理状态及接受配合程度。	5	一项未评估扣1分，扣完为止
	3. 评估环境：整洁、安静，光线充足，适宜操作。调节室温22～24℃，必要时屏风遮挡。	2	一项不合要求扣1分，扣完为止
计划 15分	1. 预期目标：外伤、骨折、脱位、软组织损伤及皮肤疾病所致的疼痛、出血、肿胀、感染、瘙痒等症状得到解除或缓解。	2	预期目标每缺一项扣1分，扣完为止
	2. 准备 （1）护士自身准备：衣、帽、鞋穿戴整洁，修剪指甲，洗手，戴口罩。	4	一项不合要求扣1分，扣完为止，未洗手或洗手方法不正确扣2分，扣完为止
	（2）用物准备：治疗盘、遵医嘱配制的药液、治疗碗、敷布数块（无菌纱布制成）、无菌持物钳及筒、无菌镊子2把、棉签、干毛巾、弯盘、中单、水温计，手消毒液、必要时备屏风。	7	用物准备每缺一项扣1分，扣完为止
	（3）患者准备：理解目的，愿意合作，取舒适体位，排空大小便。	2	一项不合要求扣1分，扣完为止
实施 60分	1. 备齐用物，携至床旁，再次核对治疗卡、床头卡、腕带（床号、姓名、住院号），药物等，做好解释。	5	一项不合要求扣1分
	2. 取合适体位，暴露患处，治疗部位下垫中单，置弯盘于中单上。注意保暖。	10	一项不合要求扣2分，扣完为止
	3. 将调制好的药液（温度适宜）倒入治疗碗内，敷布浸入药液中，用无菌镊子夹起拧至半干（以不滴水为度），抖开，折叠后敷于患处。	20	一项不合要求扣5分，扣完为止
	4. 每隔5～10分钟用无菌镊子夹取纱布浸药后淋药液于敷布上，保持湿润及温度，以发挥药效，每次湿敷30～60分钟。	10	一项不合要求扣5分
	5. 湿敷过程中，注意观察皮肤颜色及全身情况。	5	未观察全扣，观察不全面酌情扣2～3分
	6. 湿敷完毕，取下敷布，擦干局部药液，撤除弯盘及中单，协助患者整理衣着，安排舒适体位，整理床单位。	5	一项不合要求扣1分
	7. 清理用物，洗手，做好记录。	5	一项不合要求扣2分，扣完为止
评价 10分	1. 患者 安全舒适，无并发症，症状改善。	5	一项不合要求扣1分
	2. 护士 动作轻稳，用药准确，方法正确，操作熟练。	5	
提问 5分	如注意事项等。	5	酌情扣分

表18-15　中药熏洗考核内容及评分标准

项目	考核内容	分值	评分要求
评估 10分	1. 核对医嘱、治疗卡、床头卡、腕带（床号、姓名、住院号等）。	3	一项未核对或核对不准确扣2分，扣完为止
	2. 评估患者：体质及熏洗处皮肤情况；既往病史及药物过敏史，目前症状，发病部位及相关因素；心理状态和对治疗疾病的信心，接受配合程度。	5	一项未评估扣1分，扣完为止
	3. 评估环境：环境整洁、舒适、安静。关好门窗，调节室温22～24℃，必要时屏风遮挡。	2	一项不合要求扣1分，扣完为止
计划 15分	1. 预期目标：局部疼痛得到有效缓解。	2	回答不正确全扣，不完整酌情扣1～1.5分
	2. 准备 （1）护士自身准备：衣、帽、鞋、口罩穿戴整洁，修剪指甲，洗手。	4	前四项不到位每项扣1分，未洗手或洗手方法不正确扣2分，扣完为止
	（2）用物准备：治疗盘、中药液（温度50～70℃）、熏洗盆（根据熏洗部位的不同，可备坐浴椅、有孔盖浴盆及治疗碗等）、水温计、浴巾或布单、干毛巾、手消毒液，必要时备屏风。	7	每缺一项扣1分，扣完为止
	（3）患者准备　缓解紧张情绪，适量进食，排空大、小便。	2	一项不合要求扣1分，扣完为止
实施 60分	1. 备齐用物，携至床旁。再次核对治疗卡、床头卡、腕带（床号、姓名、住院号等），与患者交流、解释。	5	一项不合要求扣1分，未与患者解释交流全扣，解释不到位酌情扣1～4分
	2. 取合适体位，暴露熏洗部位，注意防寒和保护患者隐私。	10	体位不合适扣5分，未注意防寒和保护患者隐私酌情扣3～5分。扣完为止
	3. 将药液倒入熏洗盆内，测药液温度，根据部位不同进行熏腾。 　　眼部熏洗时：将煎好的药液趁热倒入治疗碗，眼部对准碗口进行熏腾，每次15～30分钟； 　　四肢熏洗时：将药物趁热倒入盆内，患肢架于盆上，用浴巾或布单围盖后熏腾； 　　坐浴时：将药液趁热倒入盆内，上置带孔木盖，协助患者脱去内裤，坐在木盖上熏腾。 　　熏腾一般每日一次，每次20～30分钟，视病情也可以一日两次。	20	未测药液温度扣2分，温度不合要求扣1～3分，熏洗部位放置不正确扣5～10分、未围盖好熏洗部位扣3～5分，扣完为止
	4. 待药液冷却至40℃以下，或者用手测试温度适宜时，即用清洁纱布蘸中药液为患者反复擦洗患处，或将患肢浸泡于药液中，或坐入盆中进行泡洗。	10	一项不合要求扣5分，扣完为止
	5. 熏洗时，观察患者病情变化，随时询问患者有无灼痛感，防止烫伤。	5	未及时询问患者和观察患者病情变化全扣。烫伤患者皮肤此操作不合格
	6. 熏洗完毕，清洁局部皮肤、擦干，协助患者整理衣着，安置舒适体位，酌情开窗通风。	5	一项不合要求扣2分，扣完为止
	7. 清理用物，洗手，做好记录。	5	一项不合要求扣2分，未记录或记录错误全扣
评价 10分	1. 患者　体位合理，感觉舒适，皮肤无烫伤，衣物无药物污染，症状改善。	5	一项不合要求扣1分，扣完为止
	2. 护士　方法正确，部位准确，操作熟练。	5	一项不合要求扣2分，扣完为止
提问 5分	如注意事项等。	5	酌情扣分

表18-16　涂药法考核内容及评分标准

项目	考核内容	分值	评分要求
评估 10分	1. 核对医嘱、治疗卡、床头卡、腕带（床号、姓名、住院号等）。	3	一项未核对或核对不准确扣2分，扣完为止
	2. 评估患者：主要症状、既往史及药物过敏史；体质及涂药部位的皮肤情况；心理状态和对治疗疾病的信心，接受配合的程度。	5	一项未评估扣1分，扣完为止
	3. 评估环境：清洁、舒适、光线充足，温度适宜，必要时备屏风遮挡。	2	一项不合要求扣1分，扣完为止
计划 15分	1. 预期目标：各种皮肤病引起的皮肤瘙痒、红肿、疼痛等症状得到缓解或解除。	2	回答漏一项扣1分
	2. 准备 （1）护士自身准备：衣、帽、鞋穿戴整洁，修剪指甲，洗手，戴口罩。	4	前四项未准备每项扣1分，未洗手或洗手方法不正确扣2分，扣完为止
	（2）用物准备：治疗盘、橡胶单、中单、弯盘、药物、棉签、镊子、治疗碗（内盛生理盐水）、棉球、纱布、胶布、绷带、手消毒液。必要时备屏风。	7	每缺一项扣1分，扣完为止
	（3）患者准备：缓解紧张情绪，排空大小便，取合理体位。	2	一项不合要求扣1分，扣完为止
实施 60分	1. 备齐用物至床旁，再次核对治疗卡、床头卡、腕带（床号、姓名、住院号等），做好解释。	5	一项不合要求扣1分，未与患者解释交流全扣，与患者解释交流不到位酌情扣1~4分
	2. 协助患者取合适体位，患处下铺中单。	5	一项不合要求扣2分
	3. 揭去原来的敷料，用棉球蘸生理盐水擦去原药迹，清洁皮肤，并观察局部皮肤情况。	10	一项不合要求扣2分，扣完为止
	4. 将配制的药物用棉签均匀地涂于患处。面积较大时，可用镊子夹棉球蘸药物涂于患处，蘸药干湿度适宜，以不滴水为度，涂药厚薄均匀。	20	一项不合要求扣5分，扣完为止
	5. 必要时用纱布覆盖，胶布（或绷带）固定。	10	一项不合要求扣5分
	6. 协助患者穿好衣着，置舒适体位，整理床单位。	5	一项不合要求扣2分，扣完为止
	7. 清理用物，洗手，做好记录。	5	一项不合要求扣2分，未记录或记录错误全扣
评价 10分	1. 患者：体位合理，感觉舒适，无不良反应，症状改善。	5	一项不合要求扣2分，扣完为止
	2. 护士：方法正确，部位准确，操作熟练。	5	一项不合要求扣2分，扣完为止
提问 5分	如注意事项等。	5	酌情扣分

表18-17　穴位贴敷考核内容及评分标准

项目	考核内容	分值	评分要求
评估 10分	1. 核对医嘱、治疗卡、床头卡、腕带（床号、姓名、住院号等）。	3	一项未核对或核对不准确扣2分，扣完为止
	2. 评估患者：体质及敷贴处皮肤情况；既往病史，药物过敏史，目前症状，发病部位及相关因素；心理状态和对治疗疾病的信心，接受配合程度。	5	一项未评估扣1分，扣完为止
	3．评估环境：环境整洁、舒适、安静。调节室温22~24℃，必要时用屏风遮挡。	2	一项不合要求扣1分，扣完为止
计划 15分	1.预期目标：胃脘痛等症状解除或缓解。	2	回答漏一项扣1分，回答不完整酌情扣0.5~1分
	2.准备 （1）护士自身准备：衣、帽、鞋穿着整洁，修剪指甲、洗手，戴口罩。	4	前四项不到位每项扣1分，未洗手或洗手方法不正确扣2分，扣完为止
	（2）用物准备：治疗盘、治疗卡、配制中药、白酒、麻油或食醋、一次性敷贴贴片、棉签、纸巾或小毛巾、手消毒液，必要时备浴巾、屏风等。	7	每缺一项扣1分，扣完为止
	（3）患者准备：缓解紧张情绪，适量进食，排空大小便。	2	一项不合要求扣1分，扣完为止
实施 60分	1.备齐用物携至床旁，再次核对治疗卡、床头卡、腕带（床号、姓名、住院号等）、做好解释。	5	一项不合要求扣1分，未与患者解释交流全扣，解释不到位酌情扣1~4分
	2.关闭门窗，取合适体位，暴露贴敷部位，注意防寒和保护患者隐私。	10	一项不合要求扣2分，扣完为止
	3.再次核对，清洁患部皮肤，确定贴敷穴位并做好标记。	15	选穴不准确全扣，其余一项不合要求扣4分，扣完为止
	4.将贴敷中药用温水、酒或醋调好，用一次性敷贴贴片包好，贴敷于穴位上。	15	未及时调好敷贴扣5分，敷贴方法不正确一个部位扣5分
	5.随时询问患者有无不适，交代注意事项。	5	一项不合要求扣2分，扣完为止
	6.敷贴完毕，协助患者穿好衣着，整理床单位，酌情开窗通风。	5	一项不合要求扣2分，扣完为止
	7.清理用物，洗手，做好记录。	5	一项不合要求扣2分，未记录或记录有误全扣
评价 10分	1.患者：体位合理，感觉舒适，症状改善。	5	一项不合要求扣2分，扣完为止。
	2.护士：方法正确，部位准确，操作熟练。	5	一项不合要求扣2分，扣完为止
提问 5分	如注意事项等。	5	酌情扣分

表18-18 中药离子导入疗法考核内容及评分标准

项目	考核内容	分值	评分要求
评估 10分	1. 核对医嘱、治疗卡、床头卡、腕带（床号、姓名、住院号等）。	3	一项未核对或核对不准确扣1分，扣完为止
	2. 评估患者：体质及治疗处皮肤情况，既往病史，目前症状，发病部位及相关因素；心理状态，对治疗的接受配合程度和对治疗疾病的信心。	5	一项未评估扣1分，扣完为止
	3. 评估环境：环境整洁、舒适、安静、关好门窗，调节室温22～24℃，必要时屏风遮挡。	2	一项不符合要求扣1分，扣完为止
计划 15分	1. 预期目标：各种急慢性疾病引起的关节疼痛、腰背痛、颈肩痛及盆腔炎所致的腹痛等症状解除或缓解；预防疾病，保健强身。	2	回答漏一项扣1分，不完整酌情扣分
	2. 准备 （1）护士自身准备：衣、帽、鞋穿戴整洁，修剪指甲，洗手，戴口罩。	4	前四项不到位每项扣1分，未洗手或洗手方法不正确扣2分，扣完为止
	（2）用物准备：中药制剂、离子导入治疗仪、治疗盘、棉衬套（垫片）2个、持物钳、无菌镊子2把、绷带或松紧搭扣、沙袋、隔水布、小毛巾、水温计、手消毒液，必要时备听诊器、浴巾和屏风。	7	每缺一项扣1分，扣完为止
	（3）患者准备：缓解紧张情绪，进食进饮，排空大、小便。	2	一项不符合要求扣2分，扣完为止
实施 60分	1. 备齐用物携至床旁。再次核对治疗卡、床头卡、腕带（床号、姓名、住院号等），做好解释。	6	一项不符合要求扣1分，未向患者解释交流全扣，解释交流不到位酌情扣1～4分
	2. 协助患者取舒适体位，暴露治疗部位，注意保暖。	4	一项不符合要求扣2分，扣完为止
	3. 打开电源开关，将2块棉衬套（垫片），浸入38～42℃的中药液后取出，拧至不滴水为宜。	10	未测药液温度扣5分，棉衬套未拧干，滴水扣5分
	4. 将电极放入衬套内，平置于治疗部位，电极板相距2cm以上，外用隔水布覆盖，绷带或松紧搭扣固定，必要时使用沙袋。	10	两电极板相距<2cm，扣5分；电极板未固定好扣3分，其余一项不符合要求扣2分
	5. 启动输出按钮，调节电流强度，至患者耐受为宜。	6	电流强度不合适全扣
	6. 治疗过程中随时询问患者感受，调节电流强度。	6	治疗过程中未和患者沟通全扣
	7. 治疗结束，取下电极板，擦干局部皮肤，观察皮肤情况。	6	一项不符合要求扣2分
	8. 操作完毕，安排舒适体位，整理床单位。	6	一项不符合要求扣2分
	9. 清理用物，洗手，做好记录。	6	一项不符合要求扣2分
评价 10分	患者：体位合适，安全舒适，无电灼伤，症状改善。	5	一项不符合要求扣2分，扣完为止。如患者出现电灼伤此项操作不合格
	护士：方法正确，部位准确，电流强度适宜，操作熟练。	5	一项不符合要求扣2分，扣完为止
提问 5分	如注意事项等。	5	酌情扣分

表18-19　中药火疗技术考核内容及评分标准

项目	考核内容	分值	评分要求
评估 10分	1.核对医嘱、治疗卡、床头卡、腕带（床号、姓名、住院号等）。	3	一项未核对或核对不准确扣1分，扣完为止
	2.评估患者：主要症状、既往病史及过敏史、是否妊娠、经期；皮肤感知觉有无障碍及对热的耐受程度；有无恐惧焦虑及对疾病和中药火疗技术的认知程度	5	一项未评估扣1分，扣完为止
	3.评估环境：环境整洁舒适、安静安全、光线充足、避风，调节温度22~24℃，必要时用屏用遮挡。	2	一项不符合要求扣1分，扣完为止
计划 15分	1.预期目标：气滞血瘀、风寒湿痹、寒凝血滞所引起的疼痛，如：胃脘痛、腰背痛、关节痛、痛经、闭经、寒疝、腹痛等症状解除或缓解。	2	回答漏一项扣1分，不完整酌情扣分
	2.准备 （1）护士自身准备：衣、帽、鞋穿戴整洁，修剪指甲，洗手，戴口罩。	4	未洗手或洗手方法不正确扣2分，其它每项扣1分，扣完为止
	（2）用物准备：治疗盘、中药（或药垫）、95%酒精、20ml注射器、打火机、皮肤测温仪、纸巾、塑料膜、毛巾或纱布垫（隔热用，用水浸湿，拧干后以不滴水为宜）、防火圈（棉纱做成，用水浸湿拧干后以不滴水为宜，控制点火范围防止火势外延）、手消毒液、毛巾或保暖垫。必要时备屏风。	7	每缺一项扣1分，扣完为止
	（3）患者准备：缓解紧张情绪，进食进饮，排空大、小便，穿宽松衣服。	2	一项不符合要求扣2分，扣完为止
实施 60分	1.药物（药垫）准备：遵医嘱将中药粉末调至糊状，涂在纱布上，厚度以0.2~0.3cm为宜。	4	一项不符合要求扣2分
	2.备齐用物携至床旁，再次核对治疗卡、床头卡、腕带（床号、姓名、住院号等），做好解释工作。	5	一项不符合要求扣1分，未向患者解释交流全扣，解释交流不到位酌情扣1~4分
	3.协助患者取舒适体位，暴露治疗部位，注意保暖，保护隐私。	4	一项不符合要求扣2分
	4.清洁局部皮肤，将药物（或药垫）预热后覆盖，外敷保鲜膜	4	一项不符合要求扣2分
	5.纱布垫（或毛巾）覆盖药垫，标记酒精范围（可用防火圈）。	4	一项不符合要求扣2分
	6.用注射器抽取95%乙醇10~15ml，S型均匀喷洒在标记范围内	4	一项不符合要求扣2分
	7.用打火机从边缘处点燃酒精，燃烧过程中询问患者对温度的感受，温度达到患者耐受程度时用保暖垫（湿毛巾）覆盖燃烧处（必要时加盖大毛巾保暖），待温度逐渐降低时再次点火加温，如此往复，持续20~30分钟。	20	一项不符合要求扣4分，扣完为止
	8.操作过程中随时询问患者的感觉，如有不适，立即停止操作。操作后清洁并观察皮肤。	5	操作过程中没和患者沟通全扣，未清洁和观察皮肤一项扣3分
	9.协助患者穿衣，取舒适体位，整理床单位，卧床休息5~10分钟，协助患者适量饮水。	5	一项不符合要求扣2分，扣完为止
	10.清理用物，洗手，做好记录。	5	一项不符合要求扣2分，扣完为止
评价 10分	患者：体位合适，安全舒适，无烧伤，症状改善。	5	一项不符合要求扣2分，扣完为止。如患者发生烧伤扣30分
	护士：方法正确，部位准确，操作熟练。	5	一项不合要求扣2分，扣完为止
提问 5分	如注意事项等。	5	酌情扣分

练习题

一、选择题

A 型题

1. 雀啄灸的时间是（ ）

    A. 约 5 分钟   B. 约 10 分钟   C.10 ~ 15 分钟

    D. 约 15 分钟   E.20 ~ 30 分钟

2. 以下检查火罐的方法不正确的是（ ）

    A. 用手在火罐边缘检查   B. 用棉签检查罐具的内缘

    C. 用棉签检查罐具的外缘   D. 查看罐具有无裂缝

    E. 罐具的大小是否适宜

3. 进行面刮的操作时刮板与皮肤的角度是（ ）

    A.30°   B.45°   C.60°   D.90°   E. 不受限制

4. 以下不需要评估患者药物过敏史的中医护理操作是（ ）

    A. 穴位注射   B. 中药涂药   C. 皮肤针   D. 中药湿敷   E. 中药火疗

5. 以下关于穴位注射的操作不正确的是（ ）

    A. 协助患者取合适体位   B. 取穴，常规消毒局部皮肤

    C. 注射器排空空气   D. 针尖刺入穴位后回抽有血后再注入药物

    E. 药物注射完毕后快速拔针，无菌棉签按压针孔

6. 皮肤针的操作手法正确的是（ ）

    A. 手持针柄后段   B. 手持针柄中段   C. 食指直伸压在针柄前段

    D. 示指直伸压在针柄后段   E. 使用手臂的力量进行叩刺

7. 中药超声雾化吸入每次治疗的时间是（ ）

    A.10 ~ 15 分钟   B.15 ~ 20 分钟   C.20 ~ 30 分钟

    D.30 ~ 40 分钟   E.60 分钟

8. 在雾化的过程中，水槽内的水温不能超过（ ）

    A.40℃   B.45℃   C.50℃   D.55℃   E.60℃

9. 患者出现晕罐先兆处理不正确的是（ ）

    A. 取平卧位   B. 取下重拔   C. 及时起罐

    D. 轻者适量喂水   E. 轻者静卧休息

10. 闪罐遵循的循环手法是（ ）

    A. 留 – 拔 – 推   B. 拔 – 留 – 推   C. 拔 – 留 – 拔

    D. 拔 – 推 – 留   E. 留 – 拔 – 留

11. 蜡疗法的禁忌证是（ ）

    A. 腰腿痛   B. 痹症   C. 乳腺增生   D. 慢性盆腔炎   E. 心肾衰竭

12. 年老、婴幼儿药熨的温度不宜超过（　　　）

   A.35℃   B.40℃   C.45℃   D.50℃   E.55℃

13. 老年人中药全身熏洗时药液的温度最好保持在（　　　）

   A.50 ~ 60℃   B.45 ~ 55℃   C.38 ~ 45℃   D.42 ~ 56℃   E.35 ~ 40℃

14. 艾炷灸后局部皮肤最理想的表现是（　　　）

   A. 皮肤出现轻微水泡   B. 皮肤如正常颜色

   C. 皮肤感觉温热、未见红晕   D. 皮肤出现大片发红

   E. 皮肤出现红晕而不起泡

15. 中药离子导入每次治疗的时间是（　　　）

   A.10 ~ 15 分钟   B.15 ~ 20 分钟   C.20 ~ 30 分钟

   D.30 ~ 40 分钟   E.60 分钟

X 型题

1. 执行中医护理操作时需要核对的项目有（　　　）

   A. 医嘱   B. 治疗卡   C. 床头卡   D. 住院号   E. 姓名

2. 实施艾灸时需要评估的内容包括（　　　）

   A. 体质及艾灸处皮肤情况   B. 既往病史，目前症状

   C. 发病部位及相关因素   D. 心理状态及对治疗的信心   E. 接受配合的程度

3. 艾炷灸的方法有（　　　）

   A. 雀啄灸   B. 回旋灸   C. 温和灸   D. 直接灸   E. 间接灸

4. 以下关于刮痧的叙述正确的是（　　　）

   A. 刮痧之前需要再次检查刮具   B. 右手持刮具，蘸上水或润滑剂

   C. 操作时用力要均匀   D. 在需要刮痧的部位来回刮

   E. 以皮下呈暗红色痧点、斑块为度

5. 皮肤针叩刺的方式包括（　　　）

   A. 条叩   B. 点叩   C. 环叩   D. 片叩   E. 直叩

6. 穴位按摩的手法有（　　　）

   A. 拿法   B. 按法   C. 压法   D. 掐法   E. 揉法

7. 中药蜡疗蜡饼法的操作方法正确的是（　　　）

   A. 将融好的蜡液导入治疗盘   B. 待凝结成块时用小铲刀切下

   C. 将浸泡药酒的纱布敷在患者的治疗部位   D. 蜡饼放在患处

   E. 温度适宜时用棉垫包裹固定

8. 中药保留灌肠的叙述正确的是（　　　）

   A. 肛管的前端应插入肛门内 15 厘米   B. 液面距肛门不超过 30 厘米

   C. 注入药液的时间宜在 15 ~ 20 分钟   D. 药液灌完后应注入少许的凉开水

   E. 灌肠后患者应取平卧位

9. 拔罐的作用有（　　　）

    A. 温经通络　　　B. 活血散瘀　　　C. 消肿止痛　　　D. 除湿祛寒　　　E. 宣通气血

10. 适合拔罐的部位是（　　　）

    A. 肌肉丰厚处　　　　　　　B. 富有弹性处　　　　　　　C. 骨隆突处

    D. 毛发较多处　　　　　　　E. 远离溃烂、出血处

11. 刮痧常用的部位是（　　　）

    A. 头部　　　　　B. 眉心　　　　　C. 太阳穴　　　　D. 颈项部　　　　E. 唇部

12. 耳穴贴压法的禁忌证是（　　　）

    A. 外耳有渗湿　　　　　　　B. 外耳溃疡　　　　　　　C. 严重心脏病

    D. 严重贫血者　　　　　　　E. 妊娠妇女

13. 灸法的作用有（　　　）

    A. 扶阳固脱　　　B. 开窍泻热　　　C. 温经散寒　　　D. 消瘀散结　　　E. 防病保健

14. 耳穴贴压的配穴必须遵循的原则是（　　　）

    A. 根据脏腑功能取穴　　　　B. 根据疾病部位取穴　　　　C. 经验取穴

    D. 循经取穴　　　　　　　　E. 根据现代医学理论取穴

15. 适合直接刮痧的疗法的是（　　　）

    A. 瘀证　　　　　B. 热证　　　　　C. 虚证　　　　D. 体弱　　　　E. 体瘦

二、名词解释

1. 艾条灸

2. 艾炷灸

3. 拔罐法

4. 刮痧疗法

5. 穴位注射

6. 循经按摩

7. 中药蜡疗

8. 中药保留灌肠

9. 热熨法

10. 中药熏洗

11. 涂药法

12. 中药火疗技术

13. 中药离子导入法

三、简答题

1. 拔火罐时患者出现晕罐时应如何处理?

2. 简述雀啄灸的操作手法。

3. 简述走罐的操作手法。

4. 简述面刮的操作手法。

5. 简述循经叩刺的操作手法

6. 简述穴位按摩中拿法的操作手法。

7. 简述中药保留灌肠的目的。

8. 简述药熨法的手法。

9. 简述眼部中药熏洗的方法。

10. 简述穴位注射的操作手法。

参考答案

A型题：

1.A   2.A   3.B   4.C   5.D   6.A   7.B   8.E   9.B   10.C   11.E

12.D   13.E   14.E   15.C

X型题：

1.ABCDE   2.ABCDE   3.DE   4.ABCE   5.ABCD   6.ABE   7.ABCDE

8.ABC   9.ABCDE   10.ABE   11.ABCD   12.ABCDE   13.ACDE   14.ABCE

15.AB

中医护理"三基"培训考试模拟试卷（一）

一、单选题（20题，每题1分，共20分）

1. 中医理论体系形成的时期是（　　　　）
   A. 战国至秦汉时期　　　　B. 两晋、隋、唐　　　　C. 宋、金、元
   D. 明清　　　　E. 近代

2. 为中医学理论体系的确立奠定了基础的著作是（　　　　）
   A.《黄帝内经》　　　　B.《伤寒杂病论》　　　　C.《难经》
   D.《神农本草经》　　　　E.《金匮要略》

3. 构成世界的本原是（　　　　）
   A. 天气　　　B. 精气　　　C. 地气　　　D. 水精　　　E. 阳气

4. 气的根本属性是（　　　　）
   A. 上升　　　B. 下降　　　C. 外出　　　D. 运动　　　E. 静止

5. 藏象的基本含义是（　　　　）
   A. 五脏六腑的形象　　　　B. 内在组织器官的形象
   C. 五脏六腑和奇恒之腑　　D. 藏于内的脏腑及表现于外的生理病理现象
   E. 以五脏为中心的整体观

6. 能用阴阳的相互依存来解释的是（　　　　）
   A. 阳胜则阴病　　B. 阴病治阳　　C. 阴损及阳　　D. 阴胜则寒　　E. 阴胜则阳病

7. 与血液生成运行关系最密切的物质是（　　　　）
   A. 元气　　　B. 营气　　　C. 精气　　　D. 宗气　　　E. 谷气

8. "并精而出入者"，谓之（　　　　）
   A. 神　　　B. 魂　　　C. 魄　　　D. 意　　　E. 志

9. 气血运行的主要通路是（　　　　）
   A. 十二正经　　B. 奇经八脉　　C. 十二别经　　D. 经筋　　E. 十五别络

10. 十二经脉命名主要包括哪三方面（　　　　）
    A. 阴阳、五行、脏腑　　　　B. 阴阳、五行、手足　　　　C. 手足、阴阳、脏腑
    D. 手足、脏腑、五行　　　　E. 手足、阴阳、五脏

11. 明确提出"中医三因学说"的是（　　　　）
    A. 张仲景　　B. 陶弘景　　C. 陈无择　　D. 巢元方　　E. 刘完素

12. 以下属于病理产物形成的病因是（　　　　）
    A. 疠气　　　B. 六淫　　　C. 七情　　　D. 瘀血　　　E. 劳逸

13. 望神重点是观察（　　　　）
    A. 面色　　　B. 神情　　　C. 两目　　　D. 形体　　　E. 姿态

14. 面部青色主病，错误的是（　　　　）
    A. 寒证　　　B. 痛证　　　C. 瘀血证　　　D. 水饮证　　　E. 惊风

15. 表证的特点不包括下述哪项（　　　）

    A. 感受外邪所致　　　　　　B. 起病一般较急　　　　　　C. 必发展成里证

    D. 病较轻病程短　　　　　　E. 恶寒发热并见

16. 亡阳亡阴的共同之处，错误的是（　　　）

    A. 见于病久体弱患者　　　　B. 出现在病情危重之时　　　C. 病变趋势极其危急

    D. 以出现"绝汗"为特征　　　E. 对方亦可随之而亡

17. 药物的四气又叫（　　　）

    A. 四味　　　　B. 四性　　　　C. 四状　　　　D. 四态　　　　E. 四形

18. "能散能行"是五味中哪一味的功效（　　　）

    A. 酸　　　　B. 苦　　　　C. 甘　　　　D. 辛　　　　E. 咸

19. 体质是指人体的（　　　）

    A. 身体素质　　　B. 心理素质　　　C. 身心特性　　　D. 遗传特质　　　E. 形态结构

20. 奠定中医体质理论基础的古代医籍为（　　　）

    A.《伤寒杂病论》　　　　　　B.《妇人良方》　　　　　　C.《景岳全书》

    D.《黄帝内经》　　　　　　　E.《备急千金要方》

二、多选题（15题，每题2分，共30分）

1. 中医学治未病是指（　　　）

    A. 未病先防　　B. 正治反治　　C. 既病防变　　D. 扶正祛邪　　E. 治标治本

2. 应慎用温热之剂的体质是（　　　）

    A. 阳盛之体　　B. 阴盛之体　　C. 阴虚之体　　D. 阳虚之体　　E. 气虚之体

3. 养生的基本原则是（　　　）

    A. 顺应自然规律　　　　　　B. 重视精神调养　　　　　　C. 注意形体锻炼

    D. 调和饮食五味　　　　　　E. 保证充足睡眠

4. 中医病情观察的方法是（　　　）

    A. 听取患者主诉，详细了解病情发展　　　　B. 运用辨证方法分析病情

    C. 运用四诊的方法，观察病情变化　　　　　D. 深入病室观察，获取准确资料

    E. 观察治疗和护理效果，及时修改护理计划

5. 中医一般护理内容包括（　　　）

    A. 生活起居　　B. 情志护理　　C. 饮食护理　　D. 病情观察　　E. 药物治疗

6. 阴阳学说的基本内容包括（　　　）

    A. 阴阳的对立制约　　　　　B. 阴阳的互根互用　　　　　C. 阴阳的消长

    D. 阴阳转化　　　　　　　　E. 阴阳离合

7. 患者，男，45岁，时年8月就诊，突然发病，壮热，有汗而热不解，身重倦怠，口渴，
　小便短赤，舌苔黄腻，脉濡数，其病因是（　　　）

    A. 风　　　　B. 热　　　　C. 湿　　　　D. 燥　　　　E. 暑

8. 感冒的病因有（　　　）

    A. 外感六淫　　B. 时行疫毒　　C. 过食寒凉　　D. 情志不畅　　E. 正气虚弱

9. 下列哪些是感冒的治法 （　　　）

　　A. 解表达邪　　　B. 辛温解表　　　C. 辛凉解表　　　D. 滋阴解表　　　E. 益气解表

10. 下列哪些不是治感冒之忌 （　　　）

　　A. 微汗出　　　B. 饮食清淡　　　C. 温被取汗　　　D. 生冷油腻　　　E. 热粥，热米汤

11. 下列哪些属于湿热毒蕴型丹毒患者的证候表现 （　　　）

　　A. 发于下肢　　　　　　　　B. 苔黄腻，脉洪数　　　　　　　C. 多见于头面部

　　D. 水疱、紫斑，甚至结毒化脓或皮肤坏死　　　E. 反复发作，可形成大脚风

12. 丹毒患者应多吃以下哪些食物 （　　　）

　　A. 西瓜　　　B. 绿豆　　　C. 苦瓜　　　D. 冬瓜　　　E. 羊肉

13. 下列丹毒的护理措施正确的是 （　　　）

　　A. 不宜饮酒及食用牛羊肉

　　B. 避免蚊虫叮咬

　　C. 宜食清淡、含丰富维生素、易消化的食物，忌烟酒

　　D. 避免物理性、化学性物质和药物刺激，防止外伤和滥用药物

　　E. 多饮开水，床旁隔离

14. 治崩三法是 （　　　）

　　A. 塞流　　　B. 澄源　　　C. 复旧　　　D. 止血　　　E. 求因

15. 脾虚崩漏的主要证候是 （　　　）

　　A. 经血非时暴下不止或淋沥日久不尽　　　　　B. 血色淡、质清稀，面色㿠白

　　C. 神疲气短或面浮肢肿　　　　　　　　　　　D. 小腹空坠，四肢不温，纳呆便溏

　　E. 舌质淡胖，边有齿印，苔白

三、名词解释（5题，每题3分，共15分）

1. 急惊风

2. 辨证施护

3. 邪陷心肝

4. 脱证

5. 中暑

四、简答题（3题，每题5分，共15分）

1. 简述水痘的发病特点。

2. 寒湿困脾证泄泻如何进行饮食调护？

3. 简述亡阴亡阳的中医辨证施护。

五、案例分析题（1题20分）

　　孙某，男，32岁，公司职员，已婚。2010年3月23日初诊。

　　发热伴流鼻涕2天。

　　患者于2天前因劳累受凉，当晚开始恶寒发热，鼻塞，流清涕，睡眠欠佳。次日晨起鼻塞加重，发热不恶寒，午后热甚，微恶寒，汗出不多，自测体温38℃。第三天自觉鼻塞，头痛。遂来院就诊。症见：发热重，恶风，鼻塞，流浊涕，头胀痛，面赤，口渴欲饮，吐黏液。

　　既往体健，无其他内科疾病史。

否认家族疾病史。

否认药物、食物过敏史。

体查:T 38.9℃,P 96次/分,R 24次/分,BP 110/70mmHg。患者神清,咽部深度充血,扁桃体不肿,心肺正常。舌红,苔薄黄,根部略厚,脉浮数。

相关检查:血常规:白细胞 6.9×10^9/L,中性粒细胞 0.75,淋巴细胞 0.25,红细胞 4.48×10^{12}/L。胸部 X 线片检查无异常。

1. 该患者目前患的是何病何证?

2. 该患者存在哪些护理问题?如何解决?

参考答案

单选题:

1.A   2.A   3.B   4.D   5.D   6.C   7.C   8.C   9.A   10.C

11.C   12.D   13.C   14.D   15.C   16.A   17.B   18.D   19.C   20.D

多选题:

1.AC   2.AC   3.ABCD   4.ABCDE   5.ABCD   6.ABCD   7.CE

8.ABE   9.BCDE   10.ABCE   11.ABDE   12.ABCD   13.ABCDE   14.ABC

15.ABCDE

案例分析:1. 辨为风热感冒   2.(1)发热;(2)鼻塞,流涕;(3)头身疼痛

行动方案:

1. 每6小时测量1次体温,做好记录。

2. 观察汗出及头身疼痛情况。

3. 观察鼻涕,痰液的色,质,量,气味等。

4. 观察脉象、心律、心率等变化。

5. 嘱患者静卧休息,减少外出,避免劳累。

6. 病室温度为 18~22℃,湿度为 50%~60%。

7. 鼓励患者多饮温水。

8. 汤药武火快煎,香气大出即取之温服,服后静卧休息,稍加衣被,以周身微微汗出为佳,不可过汗。

9. 温水擦浴。水温 50~52℃,重点擦腋窝,腘窝,腹股沟等处,不宜擦胸前,腹部。禁用冷敷或乙醇擦浴。

10. 刮痧清热。

11. 按摩缓解头身疼痛。

12. 保持口腔清洁,可用淡盐水或银花甘草液漱口。

13. 宣通鼻窍。

14. 及时回答患者疑问,安慰患者,帮助其保持心情舒畅。

15. 教育患者慎起居,适温寒。锻炼身体,增强体质,以御外邪。避免过度劳累。

中医护理"三基"培训考试模拟试卷（二）

一、单选题（20题，每题1分，共20分）

1.《黄帝内经》要求习医者"上知天文，下知地理，中傍人事"，说明了人与（　　　）有密切联系

    A. 自然环境　　　B. 社会环境　　　C. 外界环境　　　D. 风土人情　　　E. 社会治安

2. 扶正祛邪的基本原则为（　　　）

    A. 先扶正，后祛邪　　　　　　　　　　　　B. 先祛邪，后扶正

    C. 扶正不留邪，祛邪而不伤正　　　　　　D. 扶正与祛邪并用

    E. 以扶正为主，兼以祛邪

3. "春夏养阳，秋冬养阴"是（　　　）原则的体现

    A. 因时制宜　　　B. 因人制宜　　　C. 因地制宜　　　D. 因病制宜　　　E. 三因制宜

4. 下列哪项不属于喘证直接的病因（　　　）

    A. 外邪侵袭　　　B. 饮食不当　　　C. 情志所伤　　　D. 疫病邪毒　　　E. 劳倦内伤

5. 痰浊阻肺喘证的主证是（　　　）

    A. 脉濡苔白　　　B. 咯痰爽利　　　C. 自汗恶风　　　D. 胸痛烦闷　　　E. 喘咳痰多而黏

6. 喘证常用的中医护理技术不包括（　　　）

    A. 艾灸　　　　　B. 中药湿敷　　　C. 穴位按摩　　　D. 耳穴压豆　　　E. 穴位贴敷

7. 风寒袭肺喘证，表寒未解，里热又现，证见喘逆上气，息粗鼻翕，咳痰黏稠，伴恶寒发热，烦热口渴，有汗，苔薄白，中心黄，脉浮数。治疗宜选下列何方（　　　）

    A. 定喘汤　　　　B. 麻黄汤　　　　C. 大青龙汤　　　D. 小青龙汤　　　E. 麻杏石甘汤

8. 胰瘅病机特点是（　　　）

    A. 肝胆脾胃功能紊乱，气机升降失调　　　　　　　B. 饮食不节

    C. 蛔虫内扰　　　　　　　D. 外感风寒　　　　　　　E. 情志不畅

9. 肝郁气滞胰瘅的护治原则正确的是（　　　）

    A. 疏肝理气，和胃通里　　　B. 通里攻下，泄热导滞　　　C. 清热利湿，通腑泄热

    D. 回阳救逆，化瘀止痛　　　E. 行气活血，通腑攻下

10. 脾胃实热胰瘅的代表方是（　　　）

    A. 清胰汤加减

    B. 复方大柴胡汤合清胰汤加减　　　　　　C. 枳实导滞丸合茵陈蒿汤加减

    D. 附子理中汤合膈下逐瘀汤加减　　　　　　E. 大承气汤

11. 正虚邪陷胰瘅的疼痛描述正确的是（　　　）

    A. 压痛，反跳痛，肌紧张

    B. 持续性钝痛，阵发性加剧或绞痛

    C. 腹或近两胁处阵痛或窜痛，按之痛重

D. 上腹部剧烈胀满疼痛, 拒按, 持续性或阵发性加剧, 痛如刀割

E. 上腹胀痛

12. 妊娠病的治疗原则大多是（　　　）

A. 以治病为主　　　　　　　B. 以安胎为主　　　　　　　C. 先治病后安胎

D. 下胎以益母　　　　　　　E. 治病与安胎并举

13. 肝胃不和恶阻的主要特征是（　　　）

A. 呕吐食物　　B. 呕吐痰涎　　C. 呕吐清涎　　D. 呕吐酸腐　　E. 呕吐酸水苦水

14. 脾胃虚弱恶阻的首选方是（　　　）

A. 橘皮竹茹汤　　　　　　　B. 香砂六君子汤　　　　　　　C. 生脉散合增液汤

D. 加味温胆汤　　　　　　　E. 左金丸

15. 支气管肺炎 X 线检查肺部典型的表现是（　　　）

A. 肺门阴影增深　　　　　　B. 肺纹理紊乱　　　　　　　C. 透光度增强

D. 点片状阴影　　　　　　　E. 哑铃状双极影

16. 小儿肺炎喘嗽与咳嗽的鉴别要点是（　　　）

A. 咳嗽有痰　　B. 气急鼻煽　　C. 高热不退　　D. 口渴咽干　　E. 大便干结

17. 患儿, 9 岁, 发热咳嗽 2 天。微热恶寒, 无汗, 呛咳不爽, 气急, 咳痰色白而稀, 咽不红, 舌淡红, 苔薄白, 脉浮紧。治疗应首选（　　　）

A. 银翘散　　B. 桑菊饮　　C. 华盖散　　D. 三拗汤　　E. 荆防败毒散

18. 风寒表证汤剂服法宜（　　　）

A. 凉服　　　　B. 温服　　　　C. 热服, 药后加衣被, 取微汗, 热退药停, 不可多服

D. 凉服, 热盛者可多次频服　　E. 热服, 热盛者可多次频服

19. 里虚证宜选用的方药是（　　　）

A. 葱豉汤　　B. 补中益气汤　　C. 银翘散　　D. 白虎汤　　E. 当归补血汤

20. 里虚证的中医治法是（　　　）

A. 辛温解表　　B. 辛凉解表　　C. 扶正补虚　　D. 护阴保津　　E. 补养气血

二、多选题（15题, 每题2分, 共30分）

1. 精气的两种存在状态是（　　　）

A. 弥散　　　　B. 变幻莫测　　C. 凝聚　　　　D. 气化　　　　E. 以上均是

2. 对中医学理论体系的形成和发展最有影响的古代哲学思想是（　　　）

A. 水地说　　B. 道家思想　　C. 精气学说　　D. 阴阳学说　　E. 五行学说

3. 广义之"精", 泛指人体中的（　　　）

A. 气　　　　B. 血　　　　C. 津液　　　　D. 先天之精　　　E. 水谷之精

4. 血的营养滋润的作用体现在（　　　）

A. 面色红润　　　　　　　　B. 肌肉丰满壮实　　　　　　　C. 皮肤润泽

D. 毛发乌黑光泽　　　　　　E. 感觉和运动灵活自如

5. 与津液排泄最相关的脏腑是（　　　）

A. 肝　　　　B. 心　　　　C. 脾　　　　D. 肺　　　　E. 肾

6. 津液的功能包括（　　）
   A. 滋润濡养　　　　　　　B. 排泄废物　　　　　　　C. 疏通水道
   D. 充养血脉　　　　　　　E. 调节机体体温
7. 下列哪些脏腑功能失调最易导致津液代谢失常（　　）
   A. 肺　　　B. 脾　　　C. 三焦　　　D. 肾　　　E. 心
8. 饮溢肌肤可见（　　）
   A. 胸闷　　　B. 肌肤水肿　　　C. 小便不利　　　D. 身痛而重　　　E. 心悸
9. 引起疾病的常见原因是（　　）
   A. 六淫　　　B. 七情　　　C. 药邪　　　D. 医过　　　E. 饮食劳倦
10. 以下属外感病因的是（　　）
   A. 饮食失宜　　　B. 外伤　　　C. 六淫　　　D. 疠气　　　E. 虫兽伤
11. 目前根据病因发生的途径、形成过程，将病因分为（　　）
   A. 外感病因　　　　　　　B. 内伤病因　　　　　　　C. 外伤病因
   D. 其他病因　　　　　　　E. 病理产物形成的病因
12. 七情内伤的致病特点是（　　）
   A. 皆从心而发　　　　　　B. 直接伤及内脏　　　　　C. 影响脏腑气机
   D. 发为情志病　　　　　　E. 病情变化与情志有关
13. 中医辨证的基本内容包括（　　）
   A. 病位　　　B. 病因　　　C. 病性　　　D. 病势　　　E. 病机
14. 下列各项中，与阴虚证关系较密切的是（　　）
   A. 潮热　　　B. 盗汗　　　C. 神疲乏力　　　D. 喜热饮　　　E. 脉虚
15. 阳虚证患者小便改变，可见到（　　）
   A. 尿清　　　B. 尿少　　　C. 夜尿多　　　D. 尿涩痛　　　E. 尿后余沥不尽

三、名词解释（5题，每题3分，共15分）

1. 假神
2. 三部九候
3. 归经
4. 癃闭
5. 癥瘕

四、简答题（3题，每题5分，共15分）

1. 简述妊娠恶阻患者的健康指导要点。
2. 肝的疏泄功能主要表现在哪些方面？
3. 简述骨折各期的证候特点。

五、案例分析题（1题20分）

陈某,女,22岁,公司文员,已婚未育。2003年11月28日初诊。双膝关节酸痛,肿胀,活动受限4天。患者于半月前感冒,经服用解表退热药后缓解,4日前因外出感受风寒出现双膝关节酸痛,疼痛部位游走不定,关节屈伸不利,伴见恶风发热。症见:双膝关节酸痛较重,疼痛部位游走不定,关节屈伸不利。

既往体健,无其他内科疾病史。

否认家族病病史。

否认药物、食物过敏史。

查体:T 37.4℃,P 70次/分,R 20次/分,BP 120/75mmHg。患者神清,双膝关节肿胀,局部皮温较高,压痛明显,双侧浮髌实验（+）,苔薄白,脉浮。

相关检查:血常规:白细胞 11.9×10^9/L;抗链球菌溶血素"O"（ASO）:580IU/ml;抗链球菌激酶（ASK）:1∶90;抗透明质酸酶:1∶140。

1. 本例患者目前所患的是何病何证?

2. 本例患者存在的护理问题有哪些? 如何解决?

参考答案

单选题:

1.C 2.C 3.A 4.D 5.E 6.B 7.E 8.A 9.A 10.B 11.A
12.E 13.E 14.B 15.D 16.B 17.C 18.C 19.E 20.C

多选题:

1.AC 2.CDE 3.ABCDE 4.ABCDE 5.DE 6.ADE 7.ABCD
8.BCD 9.ABE 10.CD 11.ABDE 12.BCDE 13.ABCD 14.AB
15.AC

案例分析:1.辨为行痹

2.（1）关节疼痛;（2）焦虑;（3）潜在并发症:痿证。

行动方案:

1. 观察疼痛的部位,性质,程度及与气候变化的关系,及皮肤,汗出,体温,脉搏,舌象,伴随症状变化等。

2. 注意保暖 患者宜居住在温暖,向阳的房间,切勿吹风受寒,发热恶寒者宜卧床休息。

3. 减少关节活动 可将痛肢用软垫保护,采取舒适卧位,以减轻患者的疼痛,以睡硬板床为宜,不宜高枕,但要经常变换卧位,保持关节功能位置,避免受压及发生畸形。

4. 中药汤剂 服药后盖被避风,可辅以热粥,并应严密观察服药后的反应。

5. 不良情绪可加重疼痛的程度,要关心、体贴患者,使患者保持情绪稳定。

6. 饮食应以热高热量,高蛋白,高维生素,易消化的食物为主,忌生冷,肥甘厚腻的食品。

7. 可采用灸法、中药外敷、中药熏洗、中药离子导入等方法活血通络,缓解疼痛。

8. 教育患者加强体育锻炼,增强体质。

中医护理"三基"培训考试模拟试卷（三）

一、单选题（20题，每题1分，共20分）

1. 六淫中最易导致疼痛的邪气是（　　　）
   A. 寒邪　　　　B. 火邪　　　　C. 风邪　　　　D. 燥邪　　　　E. 湿邪

2. 中医学认识致病因素的主要方法是（　　　）
   A. 分析气候变化　　　　　B. 辨证求因　　　　　C. 了解地理特点
   D. 认识体质特点　　　　　E. 掌握情志变化

3. 下列选项中具有病程长，难以速愈的邪气是（　　　）
   A. 寒邪　　　　B. 火邪　　　　C. 风邪　　　　D. 暑邪　　　　E. 湿邪

4. 一患儿因感冒而汗出恶风，咽痒咳嗽，次日晨起即现面目一身悉肿及小便少、舌淡
   红、苔薄白、脉浮缓等症。此发病与下列哪项关系最密切（　　　）
   A. 湿浊停滞　　B. 热邪郁闷　　C. 风性主动　　D. 湿性趋下　　E. 风性数变

5. 湿邪、寒邪的共同致病特点是（　　　）
   A. 损伤阳气　　B. 阻遏气机　　C. 黏腻重浊　　D. 凝滞收引　　E. 易袭阴位

6. 腹部按诊，局部灼热痛不可忍者为（　　　）
   A. 阳明经热证　　B. 阳明腑实证　　C. 内痈　　　　D. 蛔虫　　　　E. 气胀

7. 寸口脉分候脏腑，肝脏病变反映于（　　　）
   A. 右关部　　　B. 左关部　　　C. 左尺部　　　D. 右尺部　　　E. 左寸部

8. 确认辨证论治理论的著作是（　　　）
   A.《黄帝内经》　　　　　B.《伤寒杂病论》　　　　　C《诸病源候论》
   D.《景岳全书》　　　　　E.《温病条辨》

9. 患者就诊时最感痛苦的症状，体征及其持续时间，属（　　　）
   A. 现在症　　　B. 现病史　　　C. 主诉　　　　D. 生活史　　　E. 既往史

10. 现病史应除外哪一项（　　　）
    A. 发病情况　　B. 病变过程　　C. 诊治情况　　D. 现在症状　　E. 预防接种情况

11. "八纲"中相互对立的两纲同并现，称为（　　　）
    A. 证候相兼　　B. 证候转化　　C. 证候错杂　　D. 证候真假　　E. 证候并见

12. 下列临床表现，哪一项不属于气虚证（　　　）
    A. 少气懒言　　B. 头晕目眩　　C. 自汗　　　　D. 便泻不爽　　E. 脉虚

13. 患者头晕目眩，少气懒言，乏力自汗，面色萎黄，心悸失眠，舌淡而嫩，脉细弱，
    证属（　　　）
    A. 血虚　　　　B. 气虚　　　　C. 阴虚　　　　D. 气血两虚　　E. 阳虚

14. 血虚证不包括下列哪项（　　　）
    A. 心血虚证　　B. 肝血虚证　　C. 血虚肠燥证　　D. 血虚肤燥生风证　　E. 肺血虚证

15. 阴虚患者在渴饮方面的表现是（　　　）

A. 咽干少饮　　　　　　B. 渴喜冷饮　　　　　　C. 渴喜热饮

D. 漱水不咽　　　　　　E. 大渴引饮

16. 老年患者、新生儿、沐浴者、阳虚证、寒证患者的病房的室温应在（　　　）

A.18 ~ 26℃　　　　　　B.18 ~ 28℃　　　　　　C.20 ~ 24℃

D.24 ~ 26℃　　　　　　E.20 ~ 26℃

17. 病情观察的目的哪项不妥（　　　）

A. 为护理诊断和护理计划提供依据　　　　B. 判断疾病的发展趋向和转归

C. 及时了解用药反应和治疗效果　　　　D. 及时发现危重症或并发症

E. 及时了解患者及家属的意见和建议

18. 根据四时气候变化的规律，以下说法哪一项错误（　　　）

A. 春防风　　B. 夏防热　　C. 长夏防湿　　D. 秋防燥　　E. 冬防寒

19. 正常舌象是（　　　）

A. 淡白舌、厚白苔　　　　B. 淡红舌、薄白苔　　　　C. 红绛、深黄苔

D. 青紫舌、灰黑苔　　　　E. 鲜红舌、厚腻苔

20. 下列哪项不属于气机失调（　　　）

A. 气滞　　B. 气逆　　C. 气虚　　D. 气闭　　E. 气脱

二、多选题（15题，每题2分，共30分）

1. 破伤风生活起居护理正确的有（　　　）

A. 防止摔伤和骨折　　　　　　B. 注意口腔和皮肤护理

C. 所有用物无须特殊处理　　　　D. 患者用物需进行消毒灭菌处理

E. 患者使用过的用物及排泄物需进行终末消毒处理

2. 破伤风患者可采用以下哪些护理技术（　　　）

A. 针刺　　B. 吸痰　　C. 鼻饲　　D. 推拿　　E. 中药外敷

3. 骨折的内因有（　　　）

A. 年龄　　B. 体质　　C. 性别　　D. 解剖结构　　E. 损伤部位

4. 患者，男，53岁，关节紧痛不移，舌质淡红，苔白而薄腻，脉弦紧；诊断为痛痹，其主要症候表现有（　　　）

A. 肢体遇寒则痛增　　　　B. 肢体得热则痛减　　　　C. 关节屈伸不利

D. 关节活动自如　　　　E. 局部皮肤不红触之不热

5. 风湿性关节炎、类风湿关节炎等主要症状是（　　　）

A. 屈伸不利　　　　B. 头痛　　　　C. 半身不遂

D. 头昏、视物模糊　　　　E. 肌肉、筋骨关节发生酸痛、麻木

6. 下列属于痹症的病因病机的是（　　　）

A. 久居湿地、严寒冻伤　　　　B. 久居炎热潮湿之地

C. 饮食不节，用药不当　　　　D. 外伤跌仆　　　　E. 年老久病

7. 下列哪几项属于气机失调（　　　）

A. 气虚　　B. 气滞　　C. 气逆　　D. 气陷　　E. 气脱

8. 与气的生成密切相关的脏腑是（　　　）

    A. 心　　　　　B. 肺　　　　　C. 脾　　　　　D. 肝　　　　　E. 肾

9. 与气机升降密切相关的两脏是（　　　）

    A. 肝　　　　　B. 心　　　　　C. 肺　　　　　D. 脾　　　　　E. 胆

10. 二者关系密切，可分阴阳，且彼此调和的气是（　　　）

    A. 宗气　　　　B. 元气　　　　C. 卫气　　　　D. 经气　　　　E. 营气

11. 足三里穴主要用于治疗（　　　）

    A. 腹胀　　　　B. 泄泻　　　　C. 胃痛　　　　D. 头痛　　　　E. 水肿

12. 人体前正中线上的穴位有（　　　）

    A. 关元　　　　B. 气海　　　　C. 中极　　　　D. 天枢　　　　E. 天突

13. 水湿痰饮、瘀血、结石致病均为（　　　）

    A. 导致疼痛　　　　　　B. 致病因素　　　　　　C. 阻滞气机

    D. 有形病理产物　　　　E. 致病广泛，病程较长

14. 属虚实错杂病理状态的是（　　　）

    A. 表虚里实　　B. 上实下虚　　C. 至虚有盛候　　D. 表实里虚　　E. 上虚下实

15. 可造成实性病理变化的有（　　　）

    A. 经络闭塞　　　　　　B. 久病耗精　　　　　　C. 脏腑功能亢奋

    D. 气机阻滞　　　　　　E. 脏腑功能减退，病理产物凝结

三、名词解释（5题，每题3分，共15分）

1. 七情内伤

2. 谵语

3. 真寒假热

4. 真心痛

5. 蛇串疮

四、简答题（3题，每题5分，共15分）

1. 简述疠气的致病特点。

2. 简述气与血两者间的关系。

3. 简述中风患者的主要护理措施。

五、案例分析题（1题20分）

    患儿，男，8岁，2008年3月8日就诊。

    发热、咽痛、胸闷、活动后气促1天，全身出现皮疹1天。患儿入院时急性病面容。

症见：头痛烦躁，口渴喜饮，咽痛，心悸，胸闷，便干，尿黄短赤，舌红起刺，舌苔黄燥，脉数无力，或结代。

    既往体健，无其他内科疾病史。

    否认家族病病史。

    否认药物、食物过敏史。

    查体：T 39.5℃，P 120次/分，R 30次/分，BP 98/50mmHg。全身皮肤潮红，胸背

部可见密集的紫红色丘疹,部分融合成片,压之褪色,伴痒感,舌乳头色红增大,似草莓。咽部充血,扁桃体 I 度肿大,伴有糜烂白腐。

相关检查:血常规:白细胞 14.2×10^9/L,中性粒细胞 0.85,淋巴细胞 0.10。咽拭子、脓液培养可获得 A 组链球菌。心肌酶谱:乳酸脱氢酶 248 U/L,谷草转氨酶 68 U/L,肌酸激酶 368 U/L。心电图:心肌缺血。

1. 本例患儿目前所患的是何病何证?

2. 本例患儿存在的护理问题有哪些?如何解决?

参考答案

单选题:

1.A　　2.B　　3.E　　4.E　　5.A　　6.C　　7.B　　8.B　　9.C　　10.E

11.C　　12.D　　13.D　　14.E　　15.A　　16.E　　17.E　　18.B　　19.B　　20.C

多选题:

1.ABDE　　2.ABCE　　3.ABD　　4.ABCE　　5.AE　　6.ABCDE　　7.BCDE

8.BCE　　9.AC　　10.CE　　11.ABCE　　12.ABCE　　13.ABCDE　　14.ABDE

15.ACD

案例分析:1. 辨证为丹痧之心脉痹阻变证

2.(1)发热;(2)便秘;(3)皮疹;(4)心悸;(5)胸闷

行动方案:

1. 病室宜安静,保持空气流通,避免直接吹风。

2. 起病时患儿应绝对卧床,待恢复时宜多卧床休息,防止活动过度耗损正气诱发辨证

3. 执行呼吸道隔离,应隔离至症状消失,或咽培养连续两次阴性。

4. 注意观察与记录病程各阶段情况:如体温,疹出情况(分布,颜色,形态,大小,压之是否褪色),皮肤皱褶处是否有线状疹(帕氏线),神志变化等。

5. 密切观察脉象结代或细小无序是否加重,是否出现气急,端坐,唇青。

6. 观察患儿尿量,并准确记录出入水量。

7. 观察是否出现面部浮肿或关节疼痛。

8. 患儿饮食以清淡,素软易消化,忌鱼腥发物为总原则。

9. 衣着清洁干燥,宽大柔软,将患儿指甲剪短,防止应瘙痒而搔破皮肤。

10. 采用锡类散吹药少许于喉中,以消肿止痛。

11. 持续高热者可采用物理降温,并配合小儿推拿手法退热,推脊,揉大椎,揉曲池等。

12. 疹退皮肤开始脱屑,应任其自然脱落,防止患儿用手剥皮肤,以免撕破,引起感染。

13. 病程后期出现大便秘结,可让患儿晨起喝蜂蜜水,服用香蕉等润肠道通便之物。

14. 告知患儿及家长疾病相关基本知识,并要求家长能够复述。

参考文献

1. 王琦，田原. 解密中国人的九种体质. 北京：中国中医药出版社,2009.

2. 李军改. 皮肤病性病护理学. 北京：人民军医出版社,2010.

3. 陈文松. 中医护理学学习指导及习题集. 北京：人民卫生出版社,2011.

4. 何清湖. 中医临床"三基"训练（医师分册）. 长沙：湖南科技出版社,2011.

5. 陆静波. 骨伤科护理学. 第2版. 北京：中国中医药出版社,2012.

6. 李灿东，吴承玉. 中医诊断学. 第3版. 北京：中国中医药出版社,2012.

7. 马勇. 中医筋伤学. 北京：人民卫生出版社,2012.

8. 孙秋华. 中医护理学. 第3版. 北京：人民卫生出版社,2012.

9. 陈佩仪. 中医护理学基础学习指导及习题集. 北京：人民卫生出版社,2012.

10. 梁繁荣. 针灸学. 第2版 上海：上海科学技术出版社,2012.

11. 陈佩仪. 中医护理学基础. 北京：人民卫生出版社,2012.

12. 王和鸣，黄桂成. 中医骨伤科学. 第2版. 北京：中国中医药出版社,2012.

13. 李曰庆，何清湖. 中医外科学. 第3版. 北京：中国中医药出版社,2012.

14. 吴勉华，王新月. 中医内科学. 第3版. 北京：中国中医药出版社,2012.

15. 谢宁. 中医学基础. 第3版. 北京：中国中医药出版社,2012.

16. 陈德宇. 中西医结合皮肤性病学. 第2版. 北京：中国中医药出版社,2012.

17. 徐桂华，张先庚. 中医临床护理学. 北京：人民卫生出版社,2012.